# 北京协和医院

# 呼吸内科疑难病例析评
## ——协和医生临床思维例释

肖　毅　蔡柏蔷　主　编
许文兵　王孟昭　副主编

编　　者（按汉语拼音排序）

| | | | | | |
|---|---|---|---|---|---|
| 蔡柏蔷 | 曹欣欣 | 曹　彬 | 冯瑞娥 | 高金明 | 郭　军 |
| 郭潇潇 | 韩　冰 | 黄　慧 | 黄　蓉 | 江　伟 | 季颖群 |
| 李炳宗 | 李龙芸 | 刘鸿瑞 | 柳　涛 | 刘颖娴 | 陆慰萱 |
| 彭　敏 | 邵　池 | 施举红 | 斯晓燕 | 孙雪峰 | 田欣伦 |
| 王汉萍 | 王京岚 | 王孟昭 | 吴　东 | 吴　炜 | 肖　毅 |
| 徐　凌 | 徐凯锋 | 许文兵 | 徐作军 | 杨　明 | 张　弘 |
| 张　力 | 赵　静 | 郑　可 | 钟　旭 | 朱晨雨 | |

学术秘书　王汉萍

中国协和医科大学出版社

图书在版编目（CIP）数据

呼吸内科疑难病例析评——协和医生临床思维例释／肖毅、蔡柏蔷主编. —北京：中国协和医科大学出版社，2012.8

ISBN 978 - 7 - 81136 - 729 - 4

Ⅰ. ①呼…　Ⅱ. ①肖…②蔡…　Ⅲ. ①呼吸系统疾病 - 病案 - 分析　Ⅳ. ①R56

中国版本图书馆 CIP 数据核字（2012）第 149840 号

---

**呼吸内科疑难病例析评——协和医生临床思维例释**

---

主　　编：肖　毅　蔡柏蔷

责任编辑：吴桂梅　姜淑惠

---

出版发行：**中国协和医科大学出版社**
　　　　　（北京东单三条九号　邮编100730　电话65260431）

网　　址：www. pumcp. com

经　　销：新华书店总店北京发行所

印　　刷：北京朝阳印刷厂有限责任公司

---

开　　本：787×1092　1/16 开

印　　张：25

字　　数：600 千字

版　　次：2013 年 3 月第一版

印　　次：2018 年 10 月第二次印刷

定　　价：75.00 元

---

ISBN 978 - 7 - 81136 - 729 - 4

---

# 前　言

呼吸系统疾病是危害人民健康的常见病和多发病，进入 21 世纪后，其发病率仍呈不断上升的趋势，病死率甚高。据统计，城市中因呼吸系统疾病死亡者居总死亡率的第三位，农村中则高居第一位。加强对呼吸系统疾病的防治，提高对呼吸系统疾病的临床诊疗水平是当前呼吸内科医师的迫切任务。

近十年来，呼吸系统疾病的诊治技术发展迅速。从临床角度来看，既往呼吸系统疾病的病种较为单纯，临床上以感染性疾病（如细菌性肺炎、肺结核）占主要地位。现在由于新抗菌药物的不断问世，呼吸系统感染性疾病曾一度得到满意的疗效，但近来由于产酶耐药菌株不断增多，许多条件致病菌（如真菌、军团菌等）已成为临床上常见的致病病原体，使难治性支气管－肺感染的病例亦日益增加，肺结核的发病率亦有回升趋势。另一方面，由于环境污染、吸烟人群的不断增加以及其他的职业性因素等，慢性阻塞性肺疾病、支气管哮喘、肺癌、间质性肺疾病、肺血管疾病、结节病、结缔组织疾病引起的肺损害以及免疫功能障碍导致的肺疾病亦日益增多。此外，通气功能调节障碍性疾病，如睡眠呼吸暂停综合征、全身性疾病引起肺部损害、弥漫性肺间质纤维化、急性呼吸窘迫综合征等重危和复杂疾病的诊断和治疗，仍然面临着重重困难。因此，必须提高对呼吸系统疾病的诊疗技术水平，才能使这些病因繁多、病程复杂、病情疑难的疾病得到合理的诊治。

从诊断角度来看，既往仅有一些简单的肺功能和普通的 X 线检查应用于呼吸系统疾病的临床诊断，而当今呼吸内科的发展突飞猛进，许多新的诊疗技术应运而生，如病理学、细胞学、血清学、生物化学、免疫学、分子生物学、肺功能测定、血气分析和酸碱度测定、睡眠呼吸监测、胸腔镜检查、纤维（电子）支气管镜检查、支气管肺泡灌洗液分析及经支气管肺活检、放射性核素检查、计算机体层扫描和磁共振技术已广泛地应用于呼吸内科领域疾病的诊断，并取得了划时代的进展。各种有效的抗菌药物、氧气疗法和介入治疗亦普遍地在呼吸内科临床上开展和使用，使呼吸系统疾病的诊疗技术日新月异，大幅度地提高了诊疗水平，收到了满意的效果。

北京协和医院呼吸内科在长期的临床实践中，积累了大量宝贵的临床疑难病例和罕见病例，同时也造就了一大批呼吸内科临床学者。为了适应呼吸内科诊疗水平的迅猛发展，总结经验，发扬光大，进一步提高从事本专业医师的诊疗技术水平，我们组织了呼吸内科全体医师，并且邀请了从事呼吸内科专业，特别是对诊疗技术具有丰富经验的临床医师，共同编写了《北京协和医院呼吸内科疑难病例析评》一书，试图将临床上有关呼吸系统疑难病例和呼吸病学临床进展等结合起来进行全面地阐述，尽量做到理论结合实践，力求达到实用的目的，以供同道们参阅借鉴。

本书中收集的大部分病例，病情复杂，治疗棘手，患者曾经转诊于全国多家医院。面对这些疑难或罕见的病例，确实是"如履薄冰、如临深渊"，困难重重。实际工作中需要步步为营，查询资料，精确分析，进行去伪存真，最终揭露疾病的"庐山真面目"，达到明确诊断、实施治疗的目的。医疗实践证明，作为一个临床优秀医师，不仅要有渊博的医学知识和高度的责任心，还要有敏锐的临床思维、果敢的判断能力以及勇于探索的进取精神。

这些疑难或罕见的病例的诊治过程中，也充分说明多学科合作的优势。一个疑难病例的确诊如果单单依靠一个学科的努力，可能是难以解决问题的。现代医学的发展证明了多学科合作在医学进步中的优势作用，本书中收集的大部分疑难和罕见病例，都是在北京协和医院的多个学科大力协作的结果，实际上是集体的智慧结晶，共同的医疗成果。这里特别要提及北京协和医院大内科的各个兄弟科室的协作和帮助，胸外科、放射科和病理科等科室的大力配合和参与。

本书编写过程中，力求创新，避免重复其他医书的模式，努力以临床病例为核心，突出论述当今呼吸内科学的新进展、新理论和新学说，介绍并分析疑难病例诊断和治疗方面的临床思路，并且把呼吸内科的新技术、新治疗方法作为探讨的重点。各个疑难病例的写作主要结合主管医师的经验而定，文中论点尽量尊重作者的意见，一般不予更改，但在编写格式方面尽量做到统一。

限于编写者的学术水平和经验，书中不周、错漏之处在所难免，衷心希望呼吸内科的同道们不吝赐教，惠予纠正。对于书中存在的谬误和不当之处，敬请各位专家、学者和广大读者批评指正。在编写过程中得到各编者在百忙中辛勤撰著和中国协和医科大学出版社的大力支持，使本书能顺利地完稿和出版。在此，谨致以诚挚的感谢。

北京协和医院呼吸内科

肖　毅　蔡柏蔷

# 目 录

# 第一章　感染相关病例

## 病例 1　反复咳嗽 5 个月余，发热伴血痰 2 个月
### ——急性侵袭性肺曲霉病

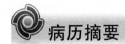

病历摘要

患者男性，55 岁，因"反复咳嗽 5 个月余，发热伴血痰 2 个月，加重 1 个月"于 2008 年 6 月 28 日入院。

患者于 2008 年 2 月 2 日起咳嗽，咳白痰，伴左侧胸痛。胸部 X 线片提示左侧胸腔积液，胸腔穿刺抽出淡黄色胸腔积液 1400ml。胸腔积液检查：李凡他试验阳性，未找到抗酸杆菌及肿瘤细胞，腺苷脱氨酶（adenosine deaminase，ADA）增高，当地医院考虑结核可能性大，即给予异烟肼、利福平、吡嗪酰胺抗结核治疗，并加用泼尼松 30mg qd 口服。治疗后左侧胸部疼痛缓解，胸腔积液逐渐吸收。但于 4 月下旬无明显诱因再次出现咳嗽加重，痰中带血，伴发热，体温最高为 38.8℃。胸部 CT 提示左肺片状阴影，呈圆形，1 周后复查胸部 CT 提示圆形片状影较前明显增大，阴影周围呈现"晕轮征"（图 1-1）。同时血痰量逐渐增多，每日约 200ml 血痰，乏力明显，血红蛋白降至 90g/L。先后应用莫西沙星、哌拉西林/他唑巴坦、亚胺培南、替考拉宁、头孢吡肟、头孢曲松等抗感染治疗，效果不明显，仍然发热，痰中持续带血，体重明显下降。患者 10 余年前确诊高血压病。入院查体：T 37.9℃，P 105 次/分，R 21 次/分，BP 120/80mmHg，消瘦，左下肺呼吸音减低，未闻及干湿啰音，心界不大，HR105 次/分，心律齐，未闻及杂音。腹软，无压痛，肝脾肋下未及，双下肢无水肿。

实验室检查：血常规：WBC $4.43 \times 10^9$/L，RBC $3.95 \times 10^{12}$/L，Hb 112g/L，N 74.7%，L 16.6%，PLT $507 \times 10^9$/L；ESR 97mm/1h；肝肾功能：ALT 46U/L，ALB 41g/L，GGT 75U/L，Cr 75μmol/L，BUN 4.75mmol/L；凝血功能无异常，抗中性粒细胞胞浆抗体（ANCA）阴性。CRP 60.6mg/L；IgG 17.9g/L、IgM 0.39g/L、IgA 3.91g/L；补体：CH50 63.4U/ml、C3 168mg/dl、C4 38.0mg/dl；T 细胞亚群：CD4$^+$淋巴细胞 220/μl，CD4$^+$细胞第二信号受体（CD28）表达比例减低；血清 1,3-β-D-葡聚糖抗原检测（G 试验）连续 2 次

阳性；血清半乳甘露聚糖抗原检测（GM 试验）连续 2 次阳性。痰真菌涂片找到孢子及菌丝；痰真菌培养：烟曲霉×3 次均为阳性、痰找结核菌×5 次均为阴性；支气管镜检查：左下叶、左舌段支气管内可见黄色黏液性血性分泌物，经支气管镜毛刷涂片找到真菌孢子；经支气管镜吸取黏液性血性分泌物培养：烟曲霉；CT 引导下经皮肺穿：少许肺组织显慢性炎，过碘酸－雪夫反应（PAS）、六胺银染色均阴性。

**诊疗过程：** 在发现 CT 有典型的"晕轮征"后，结合病史和临床表现，立即进行经验性抗真菌治疗，应用卡泊芬净静脉滴注（第一日，70 mg；第二日后，50mg/d）；同时合并应用伏立康唑静脉滴注（第一日，300mg，q12h；第二日后，200mg，q12h）。2 周后停用卡泊芬净，单用伏立康唑口服（200mg，q12h）。并同时抗结核治疗，逐渐停用泼尼松。治疗 1 周后，患者体温逐渐恢复正常，气短症状逐渐缓解，咳嗽减轻，咯血停止，一般情况恢复良好，体重增加。6 周后出院，继续服用伏立康唑和抗结核药物。3 个月后复查胸部 CT：左肺圆形阴影明显吸收，左肺纤维索条阴影，左下肺少许片状阴影（图 1-2）。一年后复查胸部 CT，左肺圆形阴影已经完全吸收，左肺仅有少许纤维索条阴影（图 1-3）。

**最后诊断：** 急性侵袭性肺曲霉病（AIPA）左侧结核性胸膜炎

## 讨论与分析

本病例临床和实验室特点：①中年男性，发病初有咳嗽、左胸痛，合并左侧胸腔积液；②胸腔穿刺曾抽出黄色胸液，按结核性胸膜炎治疗有效；在抗结核治疗的同时，曾经服用泼尼松 2 个月余；③抗结核治疗过程中病情发生恶化，出现咳嗽加重，同时咳血痰，伴发热；④胸部 CT 示左肺圆形片状阴影，短期内肺部阴影明显增大；阴影周围有明显的晕轮征（halo sign），即磨玻璃样环状阴影环绕病灶周围；病程中先后应用多种抗生素治疗，均无效；⑤实验室检查发现患者细胞免疫功能低下，CD4$^+$淋巴细胞减少；⑥G 试验和 GM 试验均 2 次阳性；⑦多次痰培养为烟曲菌，痰真菌涂片找到孢子以及菌丝，经支气管镜毛刷涂片发现真菌孢子，经支气管镜吸取分泌物培养为烟曲菌；⑧经过有效的抗真菌治疗，患者临床症状改善，出院时肺部阴影已部分吸收。

本例最后诊断为急性侵袭性肺曲霉病（AIPA），其临床表现和 AIPA 相符合。病程中有 AIPA 的危险因素存在，即患有结核性胸膜炎，而且在抗结核治疗中不恰当地使用了泼尼松，导致患者免疫功能下降，在免疫功能低下的情况下引起肺曲霉感染。AIPA 在疾病进展时可有咯血，常为少量咯血。AIPA 患者咯血，通常与曲霉丝在肺组织内增殖并侵入血管、导致坏死性血管炎、造成血栓和菌栓性出血有关。故咯血可以是肺曲霉病不同于一般细菌性肺炎的有诊断参考价值的症状。本例患者在病程中有咯血，支气管镜检查发现左下叶、左舌段支气管内可见黄色黏液性血性分泌物。患者在结核性胸膜炎治疗有效后又出现咳嗽、咯血，合并持续性发热，而且咳嗽、咯血和发热对抗生素治疗无效，也提示需要考虑肺真菌感染的可能性。因 AIPA 无特异性的临床表现，故 AIPA 早期诊断有时十分困难，最主要的诊断在于临床标本中发现和分离出曲霉，并能证实分离出的曲霉并非腐生性，确实存在于组织中。

AIPA 患者的痰液、支气管肺泡灌洗液涂片进行直接显微镜检查。过碘酸雪夫染色（PAS）和银染等特殊染色可以更清楚地显示真菌细胞。如果从无菌部位，如血液、胸腔积液、支气管肺泡灌洗液以及活检组织块中分离出真菌常提示肯定的感染。但通常对痰液等标本则应谨慎解释结果，一次培养阳性往往不能确定感染的病原体，必要时应多次重复检查。因为曲霉是条件致病菌，曲菌孢子又无处不在，所以对真菌检查尤其是阳性的培养结果要慎重判断。通常取自无菌部位标本中分离出来的曲霉有临床意义，但必须排除操作时的污染。取之于其他部位，尤其是与外界相通部位的标本，如痰液、粪便等中分离出的曲霉多无病理意义，除非真菌直接镜检同时见大量菌丝或反复培养均为同一菌种或多处标本培养均为同一菌种。

本例痰涂片、支气管镜毛刷涂片均发现真菌孢子以及菌丝，多次痰培养均提示烟曲菌。侵袭性真菌感染的常用血清学诊断方法在本病例的诊断中起到一定作用。本例抗原及其代谢物质检测（G 试验和 GM 试验）2 次均阳性，高度提示肺部真菌感染的可能性（表 1-1）。本病例在实验室检查方面没有获得组织病理学的证据，即在组织中证实真菌成分的存在，也就是缺乏真菌向组织内侵入、增殖的直接证据。

**表 1-1　侵袭性真菌感染的常用血清学诊断方法的评价**

| 血清学方法 | | G 试验<br>(1, 3)-β-D 葡聚糖 | GM 试验<br>半乳甘露聚糖 | M<br>甘露聚糖 | CCA<br>隐球菌荚膜多糖抗原 |
|---|---|---|---|---|---|
| 可能病原体 | 念珠菌 | + | − | + | |
| | 曲霉菌 | + | + | − | |
| | 接合菌 | − | − | − | |
| | 隐球菌 | | | | + |
| | 肺孢子菌（PCP） | + + | − | − | − |
| 假阳性因素 | | 内毒素，香菇多糖，白蛋白，免疫球蛋白，纤维膜等 | 青霉菌和隐球菌感染，β-内酰胺类抗生素等 | | 类风湿因子 |
| 评价 | | (1, 3)-β-D 葡聚糖升高为真菌感染的标志肺孢子菌（PCP）肺炎明显升高 | 美国 FDA 已经批准 GM 作为侵袭性曲菌感染的诊断指标 | 对念珠菌感染诊断价值大 | 乳胶凝聚试验诊断隐球菌感染最有价值 |

AIPA 的早期普通胸部 X 线片常无特殊改变,或者仅仅为片状浸润影或多发结节影。高分辨率 CT 对早期临床诊断尤为重要。AIPA 的胸部 CT 可发现特征性的改变,疾病早期(约1 周内)CT 可见晕轮征,即磨玻璃样环状阴影环绕病灶周围,是病灶周围水肿或出血所致。认识肺曲霉病的影像学表现,可以为早期诊断提供重要线索,本病例就是因为首先发现肺部阴影有晕轮征样改变,即考虑到患者有肺曲霉病存在的可能性。

AIPA 的诊断标准包括宿主因素、临床标准、微生物标准及组织病理学。诊断分三个级别:确诊、临床诊断及拟诊。本病例属于临床诊断,因为具有宿主发病危险因素≥1 项、同时侵袭性肺真菌病的 1 项主要临床特征,即 CT 检查可见肺部密度增高的阴影,病灶周围具有典型晕轮征;以及多项微生物学检查依据,包括痰涂片、支气管镜毛刷涂片发现真菌孢子以及菌丝,多次痰培养提示烟曲菌。因本例支气管镜检查和 CT 引导下经皮肺穿后,没有获得真菌感染的肺组织病理学和微生物学证据,故未能到达"确诊"的诊断标准。此外,应该注意,诊断 AIPA 时需与肺部细菌感染、其他真菌感染及肺部肿瘤等疾病相鉴别。肺内发现圆形阴影时,需与结核球、良性和恶性肿瘤、韦格纳肉芽肿和肺脓肿等疾病相鉴别。

对于病情严重的侵袭性肺曲霉病,特别是急性侵袭性肺曲霉病,一旦怀疑即应开始积极抗真菌治疗,包括对拟诊患者的经验性治疗和临床诊断患者的早期积极治疗(先发治疗)。先发治疗也就是临床诊断治疗,与经验性治疗的区别在于临床上已经具有各微生物学[分泌物或体液真菌培养和(或)血液真菌抗原及其他血清免疫学检测]阳性证据,但尚无组织病理学确诊证据,即符合临床诊断,其抗真菌治疗已有较强的选择性用药指征。目前推荐对于临床诊断 AIPA 的患者积极进行先发治疗。目前临床上常用侵袭性肺曲霉感染抗真菌药物的选择及用法可参考表 1-2。

表 1-2　侵袭性肺曲霉感染抗真菌药物的选择及用法

| 治疗阶段 | 首选(静脉) | 可选(静脉) | 口服 |
|---|---|---|---|
| 初始治疗 | VCZ:6mg/kg,q12h,d1,以后 4mg/kg,q12h | AmB:1mg/(kg·d),或 AmB 脂质体:3~5mg/(kg·d),或 ITZ:200mg,q12h,d1、d2,以后 200mg/d | VCZ 400mg/d 或 ITZ 口服液 400mg/d |
| 补救治疗 | CF 70mg,d1,以后 50mg/d 或 VCZ(初始治疗未用者):剂量同前 或 AmB 脂质体:剂量同前 | | VCZ:剂量同前 或 ITZ:剂量同前 |
| 危及生命或标准治疗失败后的联合治疗 | CF + VCZ(VCZ 单药治疗失败时,仍可用于联合治疗) 或 CF + AmB 脂质体 或 VCZ + AmB 脂质体 或 AmB + 5-FC 或 AmB 脂质体 + 5-FC | | 病情稳定后改单药静脉应用或口服 |

注:VCZ:伏立康唑;AmB:两性霉素 B;CF:卡泊芬净;ITZ:伊曲康唑;5-FC:氟胞嘧啶

本病例在考虑到 AIPA 的可能诊断之后，立即进行有效的抗真菌治疗，治疗中采用抗真菌的联合用药，即同时应用两种抗真菌药物：伏立康唑和卡泊芬净静脉滴注。抗真菌治疗后患者体温下降、咯血停止、咳嗽减轻、气短缓解以及肺部阴影吸收。获得治疗效应后，即改为口服抗真菌药物治疗。

文献报道，侵袭性曲霉病（确诊或临床诊断）患者，如果采用伏立康唑＋卡泊芬净联合治疗可以显著降低病死率。理论上，联合应用抗真菌药物可能具有的优越性：①由于不同药物的作用机制和作用靶位不同，联合用药可能产生协同或相加的抗真菌效应，或者可以更快地产生抑菌或杀菌效应；②由于不同药物的抗真菌谱并不完全相同，联合用药可能获得更广的抗真菌谱；③可以减少真菌发生继发耐药的机会；④可以减少毒性较大的药物的剂量，从而降低药物不良反应的发生率。

目前关于 AIPA 的治疗持续时间还不明确，取决于曲菌感染的范围和程度、对治疗的反应、患者的潜在疾病和免疫状态等因素，而不是单单依靠药物的总剂量。2008 年美国感染病学会临床实践关于曲霉病的治疗指南，推荐侵袭性肺曲霉病的疗程最短为 6~12 周，并且需依据临床情况及影像学的稳定，免疫功能缺陷患者需用药至免疫功能恢复并且直到病灶消除。所以，一个合理的抗真菌治疗过程应该是维持治疗到临床和影像学异常改变完全或基本消失、曲霉培养转阴性、潜在的疾病得到控制。当已经治愈的 IPA 患者免疫功能低下时，应该重新应用抗真菌治疗以预防真菌感染的复发。还应注意，抗真菌治疗时在中性粒细胞恢复的过程中，肺内病变暂时增多时不应该被误认为抗真菌治疗失败。

本例在治疗后临床症状明显改善，治疗一个月后胸部 CT 示左肺圆形阴影已经明显吸收，但是左肺仍然有纤维索条阴影，左下肺少许片状阴影。抗真菌治疗继续进行，直至肺部阴影完全或基本消失为止，才停止抗真菌药物的应用。

## 专家点评

侵袭性肺曲霉病（IPA）又称继发性肺曲霉病。多在原有肺部慢性病或严重基础疾病的基础上，特别是应用大量糖皮质激素或应用免疫抑制剂的情况时，因人体免疫功能低下而易引起曲霉感染。病理改变主要是呈急性广泛坏死性出血性肺炎、化脓、形成脓肿，或由上皮细胞和巨噬细胞组成的肉芽肿，曲霉丝在肺组织内增殖并侵入血管，导致坏死性血管炎，造成血栓和菌栓性出血，导致血行播散。IPA 的基本病理特征是化脓和梗死。

侵袭性肺曲霉病的分级诊断标准由危险因素、临床特征、微生物学检查和组织病理学四部分所组成，组织病理学仍是诊断的"金标准"。临床上诊断侵袭性肺曲霉病时要充分结合危险因素，除外其他病原体所致的肺部感染和类似临床表现的肺部疾病。侵袭性肺曲霉病早期诊断和治疗有赖于临床医师的警觉性及实验室诊断技术的进步。目前建立在非培养基础上的微生物学方法处在最前沿。新的血清学诊断方法，包括半乳甘露聚糖（GM）检测、1,3-β-D-葡聚糖（G 试验）检测以及对于真菌特异 DNA 的 PCR 技术，与临床征象、微生物培养，尤其是 CT 扫描一起，为早期诊断、监测疾病的病程和评价治疗的反应提供了更多的参考价值。

本病例由于临床诊治医师依据临床经验及时发现胸部 CT 有典型的晕轮征，结合病史和临床表现，立即考虑到肺曲霉病的可能性，在获得实验室资料之前，就及时给予抗真菌药物治疗，临床上取得显著的疗效。在积极抗真菌治疗的同时，进行实验室检查，包括微生物学检查、血清学诊断方法、CT 引导下经皮肺穿和支气管镜检查等，以取得诊断真菌感染的证据。尽管临床上应用了各种检查方法，但是仍然没有获得真菌感染的肺组织病理学和微生物学证据，故未能到达"确诊"的诊断标准，本例为临床诊断（probable）。

对于危及生命或标准治疗失败的侵袭性曲霉病应该采用联合治疗，包括具有抗曲菌活性的三唑类药物＋棘白菌素类药物，两性霉素 B 或两性霉素 B 脂质制剂＋棘白菌素类药物，两性霉素 B 或两性霉素 B 脂质制剂＋具有抗曲菌活性的三唑类药物。2008年美国感染病学会临床实践关于曲霉病的治疗指南推荐侵袭性曲霉病首选伏立康唑，替代治疗药物为两性霉素 B 脂质体、卡泊芬净、米卡芬净；病情平稳后可改为伊曲康唑 400mg 口服，每日 2 次。联合治疗常规推荐伏立康唑＋卡泊芬净。本病例发病急、病情凶险，故治疗一开始就应用伏立康唑＋卡泊芬净联合抗真菌治疗，很快控制真菌感染，逆转病情进展，挽救了患者的生命，取得相当显著的临床疗效。此外，还需注意对于侵袭性肺曲霉病治疗成功至关重要的是逆转免疫缺陷状态（如减少和停用皮质激素的剂量），该病例在抗真菌治疗初，就逐渐停用泼尼松，为成功治疗奠定了基础。

（蔡柏蔷）

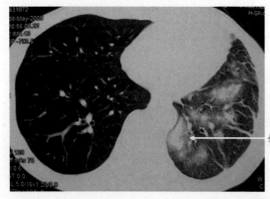

晕轮征

图 1-1　胸部 CT（2008 年 5 月 8 日）示左肺片状阴影，呈圆形，阴影周围呈现"晕轮征"

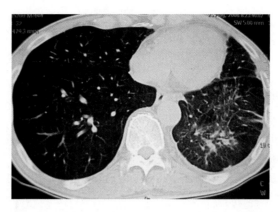

图 1-2　胸部 CT（2008 年 8 月 25 日）示左肺圆形阴影
明显吸收，左肺纤维索条阴影，左下肺少许片状阴影

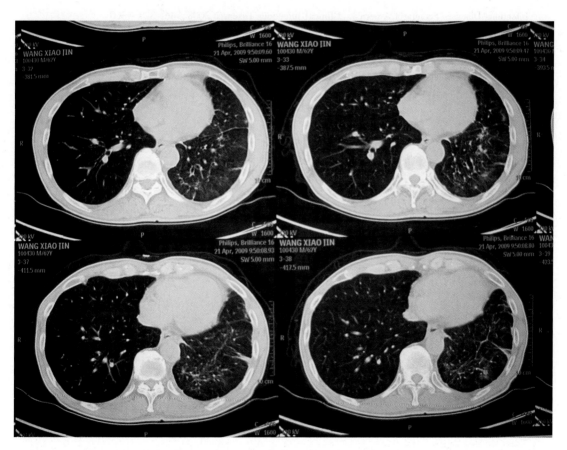

图 1-3　胸部 CT（2009 年 4 月 21 日）示左肺圆形阴影已经完全吸收，左肺仅有少许纤维索条阴影

# 参 考 文 献

[1] 曹彬，蔡柏蔷，王辉，等. 肺部真菌感染 152 例病原谱再评价. 中华结核和呼吸杂志，2007，30：279－283

[2] 蔡柏蔷. 新型抗真菌药物及其在临床上的应用. 见：蔡柏蔷，肖毅主编. 当代呼吸病学进展. 北京：中国协和医科大学出版社，2007，670－690

[3] 中华医学会呼吸病学分会感染学组，中华结核和呼吸杂志编辑委员会. 肺真菌病诊断和治疗专家共识. 中华结核和呼吸杂志，2007，11：821－834

[4] 中华内科杂志编辑委员会. 侵袭性肺部真菌感染的诊断标准与治疗原则（草案）. 中华内科杂志，2006，45：697－700

[5] 中华医学会重症医学分会. 重症患者侵袭性真菌感染诊断与治疗指南（2007）. 中华内科杂志，2007，46：960－966

[6] Walsh TJ, Anaissie EJ, Denning DW, et al. Treatment of Aspergillosis：Clinical Practice Guidelines of the Infectious Diseases Society of America. Clinical Infectious Diseases 2008，46：327－360

[7] Limper AH, Knox KS, Sarosi GA, et al. An Official American Thoracic Society Statement：Treatment of Fungal Infections in Adult Pulmonary and Critical Care Patients. Am J Respir Crit Care Med 2011，183：96－128

# 病例2　间断发热、咳嗽、咳痰、活动后气短
## ——肺曲菌球病

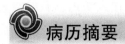

### 病历摘要

患者男性，52岁，因间断发热、咳嗽、咳痰、活动后气短1年半，加重半年入院。

患者于1年半前始间断午后发热，咳嗽，咳白黏痰，偶痰中带血丝，活动后气短，当地医院摄胸部X线片示双肺间质性改变，右侧胸腔积液，予抗感染治疗无效，后予抗结核治疗2个月仍低热，后加用泼尼松后症状改善，泼尼松渐减量至半年后停用。半年前再发上述症状，伴高热，先后予第三代头孢菌素及左氧氟沙星治疗无效。痰培养生长白色念珠菌。胸部CT示双肺弥漫性大片状高密度阴影，以两上肺为著，改用氟康唑（大扶康）抗真菌治疗，并予甲基泼尼松龙冲击治疗，症状改善，甲基泼尼松龙渐减量，后渐出现咯血、血糖升高及肝功能异常，我院胸部CT示双肺多发斑片状阴影，部分成结节团块影，部分结节内有空洞形成。既往史：2004年诊断为糖尿病，吸烟30余年，1盒/天，否认有机粉尘及发霉稻草接触史，个人史及家族史无特殊。入院查体：双肺呼吸音低，双下肺闻及少量湿性啰音。

**实验室检查：**痰真菌培养（×3次）：烟曲菌。痰抗酸染色阴性。血培养：未生长致病菌。PPD试验：红肿，大小为11mm×21mm。尿常规：白细胞大量，红细胞少量。空腹血糖：8.4mmol/L，三餐后2小时血糖分别为9.3mmol/L、9.7mmol/L、14.5mmol/L。血清血管紧张素转换酶（ACE）：34.1U/L。抗核抗体（ANA）（+）H 1∶160。抗中性粒细胞胞浆抗体（ANCA）阴性。抗双链DNA抗体阴性。

**胸部X线片：**双肺纹理明显增粗，右上肺圆形团块阴影，内有空腔（图2-1）。胸部CT：双肺间质纹理明显增粗，已进展呈双肺弥漫性多发性斑片状阴影，部分成结节状肿块，部分有空洞形成，壁增厚，无气液平（图2-2）。支气管镜：各叶段支气管管腔通畅，未见新生物，管腔内见多量白色黏稠分泌物附着，不易吸出。

**诊断：**肺曲菌球

　　　　双肺弥漫性病变，性质待定

　　　　糖尿病

**诊疗过程：**患者由于一般情况差，有肺部基础疾病，双肺弥漫性病变，性质不明确，长期使用糖皮质激素治疗，手术风险较大故未行手术治疗，予伊曲康唑口服治疗。伊曲康唑的剂量一般为200~400mg/d，本例予100mg tid口服，服用伊曲康唑治疗后体温渐降至正

常而出院，建议其疗程大于 3 个月。

定期复查胸部 X 线片，观察曲菌球的大小是否变化。若使用抗真菌药物，应定期复查肝功能。若反复发作咯血特别是危及生命的大咯血，如能耐受手术，可推荐手术治疗。

## 讨论与分析

1. 关于诊断　肺曲菌球是肺部曲菌感染的一种常见的类型，属于非侵入性的曲菌感染。肺曲菌球是曲菌孢子进入呼吸道和侵入肺内已有的空洞，特别是肺上叶空洞内寄生定植，形成的真菌球样结构。曲菌球由大量的真菌菌丝、炎症细胞、纤维、黏液、组织碎片组成，经常是在肺空洞内出现，尽管其他种类的真菌也可以形成曲菌球结构，如接合菌亚纲和镰刀菌，但曲菌尤其是烟曲菌是最常见的病原菌。肺内空洞源自于肺部原有的疾病，如肺结核、结节病、组织胞浆菌病、支气管扩张、支气管囊肿、肺脓肿、韦格纳肉芽肿、癌性空洞等。其中最常见的是开放性肺结核空洞，有 17% 的肺结核空洞患者在 3 年内出现曲菌球。曲菌球的自然病程变异很大，大部分患者肺曲菌球在很长的一段时间内保持稳定，曲菌球自然溶解消散的发生率为 7%~10%，偶尔可增大。

（1）临床表现：曲菌球可以存在数年而无临床症状，患者可于体格检查胸透或 X 线摄片时才被发现。常见的症状为咯血、咳嗽、气短、发热、疲乏。最常见的症状是咯血，偶有严重的大咯血，特别是见于有潜在肺结核的患者。失血量可达 1000ml 以上。5%~10% 曲菌球患者因大咯血致死。出血通常来自于支气管动脉，咯血的机制包括局部浸润与空洞壁相连的血管、真菌内毒素的作用、曲菌球在空洞内活动机械损伤空洞壁血管。少数患者可有低热，伴继发性感染时出现高热。但在大多数患者，影响其生存的最重要因素是其基础肺部疾病，慢性呼吸衰竭或肺炎是其主要死亡原因。也有 7%~10% 的曲菌球可自行缓解。另有部分曲菌球并无临床症状，但持续存在数年，最终形成钙化。

体格检查没有特异性，有一部分患者可以在局部有阳性体征，如呼吸动度减低及支气管呼吸音。实验室检查白细胞计数正常，红细胞沉降率（血沉）可增快。

（2）影像学检查：胸部 X 线检查是诊断肺曲菌球病的最简单的方法，胸部 X 线片的典型表现为：在一圆形或卵圆形的空洞内见一个或多个圆形块状影，可随体位改变而移动，其周边可出现新月状透亮区。好发部位以肺上叶多见，多为单个，而很少见有多个者。空洞直径一般为 3~6cm，壁厚薄不一。邻近胸膜常有增厚，并常先于曲菌球特征性 X 线病变前出现。气液平面少见，若有则多提示出血、伴发细菌感染或曲菌球液化。病程长者可在曲菌球的边缘或曲菌球内出现钙化。

有时肿块影可能在常规胸部 X 线片检查中难于发现，必要时可行体层摄影或胸部 CT 以发现曲菌球。CT 扫描对肺曲菌球有很高的诊断价值，典型的影像学表现为新月形的空气环包绕一团致密影，致密影在空洞内常可随体位变动而移动。CT 除能显示典型的肺曲菌球外，还可表现为空洞和空腔所组成的海绵状结构，无新月状空气影，此时曲菌球是固定不变的。CT 扫描还能发现不成熟或正在形成的曲菌球，故能显示不同发育阶段的曲菌球。开始为空洞内曲霉菌丝向附近的空洞壁生长，相互交织形成包含有不规则空气腔的粗糙紊乱的网状结构，以后逐渐融合形成成熟的典型曲菌球或仅停留在网状结构阶段而不继续发展。

（3）诊断和鉴别诊断：本例患者因反复发热、咳嗽、咳痰，胸部 X 线片及 CT 改变提示双肺弥漫性空洞性病变，右上肺空洞内可见团块状阴影，一般抗生素治疗无效，抗真菌药物及糖皮质激素治疗有效，应考虑肺部弥漫性肺病变合并真菌感染的可能。患者有基础肺疾病及糖尿病，长期使用糖皮质激素及反复使用广谱抗生素，咳白黏痰，应高度怀疑肺部真菌感染，胸部 X 线示右上肺空洞内团块状阴影，痰培养生长烟曲菌，可以诊断为肺曲菌球。改变体位行胸部 X 线及 CT 检查可以证实曲菌球的活动性。

肺曲菌球的临床表现并无特征性，诊断需结合临床资料、影像学和病原学检查结果综合判断。咳痰标本单次找到曲霉菌无诊断价值。采集下呼吸道标本涂片发现菌丝，真菌培养阳性有助于诊断，肺活检病理检查发现曲霉菌可作出诊断。

在曲霉菌病的诊断过程中，尚需与细菌感染、其他真菌感染及肿瘤等疾病相鉴别。如果在肺内发现球形阴影时，需将曲菌球与结核球、良性和恶性肿瘤、肺脓肿等疾病相鉴别，其鉴别见表 2-1。临床上曲霉菌感染无特异性表现，与其他很多病都非常相似，故曲霉菌病早期诊断有时十分困难，最主要的鉴别在于临床标本中发现和分离出曲霉菌，并能证实分离出的曲霉菌并非腐生性，确在组织中。因曲霉菌是条件致病菌，其孢子又无处不在，故对真菌检查尤其是阳性的培养结果要慎重判断。一般而言，取自无菌部位标本中分离出来的曲霉菌有临床意义，但必须排除操作时的污染。取之于其他部位，尤其是与外界相通部位的标本，如痰液、粪便等中分离出的曲霉菌多无病理意义，除非真菌直接镜检同时见大量菌丝或反复培养均为同一菌种或多处标本培养均为同一菌种。

表 2-1　肺曲菌球的鉴别诊断

| | 肺曲菌球 | 结核球 | 良性肿瘤 | 肺脓肿 |
|---|---|---|---|---|
| 发病年龄 | 30 岁以上，男性多见 | 青壮年较多 | 不定 | 不定 |
| 症状 | 多有咯血 | 较少见 | 常见 | 发热、脓痰、血白细胞增多 |
| X 线表现 | | | | |
| 部位 | 上肺野较多见 | 上肺野较多见 | 不定 | 中下肺野较多见 |
| 形态 | 圆球形/卵圆形 | 圆/椭圆形 | 圆/椭圆形 | 圆/椭圆形 |
| 密度 | 均匀球体上方常有一新月形透亮区，但球体可随体位改变而变动 | 多不均匀，有钙化，可有空洞形成 | 常均匀，可有空洞形成，无空洞影 | 早期呈均匀块，空洞形成后，中心透亮，液平面 |
| 边缘 | 光滑或略毛糙 | 一般清晰 | 清晰，光滑 | 模糊或稍清晰 |
| 肺野 | 清晰，或有病变 | 可有纹理走向 | 清晰或肺不张 | 模糊或稍清晰 |
| 阴影 | 肺门，周围多见 | 有结核病灶 | - | - |

2. 关于治疗 外科手术切除是唯一能够治愈曲菌球的方法。肺曲菌球的自然史表现各异，可以是从自发性溶解到反复发作危及生命的咯血，但没有一种临床表现能够预见曲菌球是自发性溶解还是反复发作危及生命的咯血。因其有如此高的不能预见的危险性，特别是危及生命的咯血，故理论上对所有的肺曲菌球患者行手术治疗均合理。然而手术治疗有较高的术后并发症及死亡率，很多患者因一般情况差、高龄、肺功能差而不能接受行手术。因此术前应行肺功能评价，根据结果作出合理的选择。对于无临床症状的肺曲菌球患者，可以选择临床观察，如本病例。对于少量咯血的患者，包括卧床休息、吸氧、镇咳、体位引流是有益的。对于大量咯血且肺功能较好的患者可以考虑手术治疗。对于出现危及生命的大咯血而又不能手术的患者可以考虑支气管动脉栓塞治疗，但只能短期内止血，易于复发。

抗真菌化学治疗适用于不能手术治疗的有症状的曲菌球患者，主要的内科治疗包括肠外、静脉注射、空洞内、或经支气管注射抗真菌药物。在体外两性霉素 B 和伊曲康唑可以有效的抗烟曲菌，然而口服伊曲康唑和静脉注射两性霉素 B 治疗结果变异很大，疗效尚不确切，因为药物很难扩散到空洞内曲菌球内。有人认为，CT 表现为海绵样曲菌球是曲菌球形成的早期阶段，在这一阶段两性霉素 B 加伊曲康唑联合治疗有良好的效果。两性霉素 B 常用的剂量是 $0.6 \sim 1.2 mg/(kg \cdot d)$，然而对于严重的免疫抑制的患者必需使用较大的剂量 $[1 \sim 1.5 mg/(kg \cdot d)]$，伊曲康唑是另一种用于治疗侵入性肺曲霉病的抗真菌治疗药物，其剂量为 $200 \sim 400 mg/d$。抗真菌药物治疗最佳疗程尚未知，但推荐至少使用至临床症状缓解，一般不应短于 3 个月。抗真菌药物的不良反应，两性霉素 B 常见有肾功能损害，伊曲康唑常见有肝功能损害。

## 专家点评

肺曲菌球是最常见和最易于识别的一种肺曲霉病，曲菌球可以存在数年而无临床症状，经常是常规胸部 X 线片检查或出现咯血时发现有曲菌球后才引起注意。放射学上，肺曲菌球的改变是位于肺上叶的、空洞内可活动的肿块影伴周围的空气新月征。如熟悉本病的胸部 X 线片和 CT 改变则一般不易误诊。

1. 提高对本病的认识 肺曲菌球常见的症状为咯血、咳嗽、气短、发热、疲乏。对于原有肺空洞性病变特别是肺结核空洞的患者，如反复出现咯血则应高度怀疑，应尽早行痰真菌培养、胸部 X 线片和 CT 检查。

2. 熟悉胸部 X 线片和 CT 改变 肺曲菌球的胸部影像学改变具有特异性，典型表现为肺上叶空洞内一圆形的、实性肿块，通过空气与空洞壁相分离，空洞内实性肿块位置可以随患者的体位的变化而变化，常伴有空洞壁及邻近胸膜的增厚。特定的临床表现时，熟悉 CT 改变有助于帮助确立诊断。

3. 重视病原学检查　痰检可以发现曲菌的存在，但有50%的患者为阴性。几乎所有的病例血清曲菌 IgG 抗体都为阳性。但在其他非烟曲菌性曲菌球或使用糖皮质激素治疗的患者可以出现假阴性。

4. 重视病情的变化　大部分患者肺曲菌球在很长的一段时间内保持稳定，但偶可出现病变类型的变化，如曲菌球可转变为侵袭性肺曲霉病，故当出现症状变化时应及时行胸部影像学检查。

（蔡柏蔷）

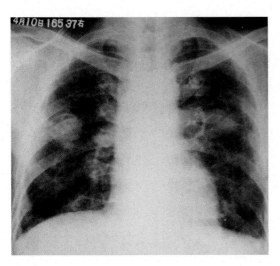

图 2-1　胸部 X 线片示双中肺野圆形结节状阴影，右侧结节阴影内有新月状空洞影

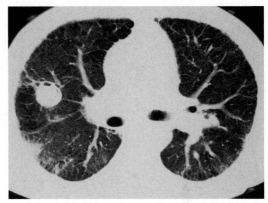

图 2-2　胸部 CT 示双肺多发大小不等结节状阴影，右侧结节阴影中有新月状空洞影

## 参 考 文 献

[1] Soubani AO, Chandrasekar PH. The clinical spectrum of pulmonary aspergillosis. Chest. 2002, 121：1988 – 1999

[2] Kawamura S, Maesaki S, Tomono K, et al. Clinical evaluation of 61 patients with pulmonary aspergilloma. Intern Med. 2000, 39：209 – 212

[3] Park CK, Jheon S. Result of surgical treatment for pulmonary aspergilloma. Eur J Cardiothorac Surg. 2002,

21：918 - 923

[4] Franquet T, Muller NL, Gimenez A, et al. Spectrum of pulmonary aspergillosis: histologic, clinical, and radiologic findings. Radiographics. 2001, 21：825 - 837

[5] Chen JC, Chang YL, Luh SP, et al. Surgical treatment for pulmonary aspergilloma: a 28 year experience. Thorax. 1997, 52：810 - 813

[6] Kawana A, Yamauchi Y, Kudo K. Anti-fungal chemotherapy for symptomatic pulmonary aspergilloma. Jpn J Infect Dis. 2000, 53：29 - 30

[7] Davies SF, Knox KS, Sarosi GA. Fungal Infections. In: Mason RJ, Murray JF, Broaddus VC, Nadel JA. Murray and Nadel's Textbook of Respiratory Medicine. 4th ed, Philadelphia: ELSEVIER SAUNDERS, 2005, 1044 - 1081

# 病例3 反复咽痛、咳嗽、咳痰半年，加重伴气短
## ——艾滋病合并肺孢子菌肺炎

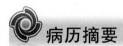 **病历摘要**

患者女性，33岁，因反复咽痛、咳嗽、咳痰半年，加重伴气短2个月入院。

患者于2004年2月起出现咽痛、咳嗽，咳黄白色黏痰，量较多，黏稠，无咯血，反复发作。6月起出现气短，咽痛、咳嗽、咳痰症状加重，胸部X线片示两肺纹理增粗，胸部CT示间质性肺炎。曾给予口服泼尼松50mg/d，伊曲康唑（斯皮仁诺）等治疗，症状无好转，胸闷、气短加重，活动气短明显。

**既往史**：1995年因贫血异体输血史。

**查体**：呼吸浅快，30次/分，神清合作。口腔黏膜未见溃疡和出血点，浅表淋巴结无肿大，双肺呼吸动度正常，肋间隙不宽，双下肺语颤正常对称，无胸膜摩擦感、皮下捻发音。听诊左肺呼吸音粗，双肺未闻及干湿啰音，心脏（－），腹平软，肝未及，脾于肋下3cm可及，质中，无触痛。

**实验室检查**：血常规：白细胞$5.84\times10^9$/L，淋巴细胞11.9%，CD4$^+$2.8%，计数18/μl，明显降低。痰细胞学检查3次：（－）；痰找肺孢子菌×2次（＋）；痰结核菌：（－）；PPD：（－）；胸部X线片示双肺间质纹理增厚，左下肺片影（图3-1）。胸部CT示双肺弥漫间质病变呈网状，合并磨玻璃样改变（图3-2）。特异性检查：HIV抗体2次均为阳性。

**诊断**：艾滋病合并肺孢子菌肺炎

**诊疗过程**：单元隔离，予持续低流量吸氧，先后静脉及口服氟康唑预防真菌感染，口服复方新诺明3片tid，治疗PCP。方法与剂量详见讨论部分。

**讨论与分析**

1. 关于诊断 获得性免疫缺陷综合征，又称艾滋病（acquired immunodeficiency syndrome，AIDS），是一种由人类免疫缺陷病毒（human immunodeficiency virus，HIV）引起以T淋巴细胞受损为其主要特征的细胞免疫功能不全疾病，已在全世界范围内广泛流行，估计目前全球艾滋病患者存活约4000万，其中15岁以下270万，已成为举世瞩目的重大公共卫生和社会问题。截至2002年12月我国HIV感染100万例，艾滋病10万例。艾滋病患者

80%有肺部病变，其中90%属感染性疾病，15%~20%的患者在同一时候可有一种以上的机会性感染，尸检材料表明，绝大多数艾滋病患者的下呼吸道有明显的病变。AIDS患者因机体细胞免疫异常发生的呼吸道感染称AIDS相关呼吸道感染。根据1984年美国心肺和血液研究所对1064例艾滋病病例的分析：441例（41%）出现肺部并发症，感染占92%，其中肺孢子菌肺炎（pneumocystis carinii pneumonia，PCP）达85%。

　　HIV的传播途径主要为：①性传播：同性恋和异性恋性交传播；②血液传播：输血或血制品、使用不洁的注射器；③母婴传播：孕妇HIV感染后通过胎盘或产后哺育过程中将HIV垂直传播给婴儿；④其他：医护人员护理HIV/ARDS患者；实验操作人员或医务人员不慎被HIV/ARDS患者血液等标本污染的锐器刺伤等。在我国，艾滋病通过血液传播是一条重要的传播途径，本例患者很可能是在1995年因贫血进行异体输血过程中被感染。

　　（1）艾滋病并发肺部感染的临床表现：从感染HIV到出现AIDS临床表现，一般需0.5~5年或更长时间，在此期间有10%~30% HIV感染者发展成AIDS，25%~30%可能产生AIDS相关综合征（如各种肺机会性感染、神经障碍和恶性肿瘤），可表现消瘦、乏力，形式多样，而艾滋病相关呼吸道感染者呼吸道症状常见，根据对12000例艾滋病相关呼吸道感染者分析，常见呼吸系统症状有：①咳嗽：占27%，PCP感染时多为干咳；②呼吸困难：占23%，无特异性，在PCP者可进行性加重，常伴低氧血症；③发热：占9%。

　　艾滋病并发肺部感染的体征主要有：发热、心动过速、发绀。低血压常提示为一种急性病程（如细菌性败血症）。部分患者双肺可闻及吸气相喀啦音。血氧饱和度下降可作疾病严重的重要指标之一。

　　（2）肺孢子菌肺炎（PCP）：是最常见严重的肺部机会性感染，也可能是艾滋病的首要表现，是诊断艾滋病的重要线索，常发生在CD4$^+$淋巴细胞<200/μl时，淋巴细胞计数越低PCP发生危险性越大，本病例CD4$^+$淋巴细胞只有18/μl，故发生PCP感染的可能性极大。约3/4的艾滋病患者在病程中至少感染过一次PCP。PCP是艾滋病最主要的并发症和死因之一，未经预防的艾滋病患者约80%发生PCP，若不及时治疗病死率达100%。

　　肺孢子菌肺炎（PCP）是肺孢子菌引起的一种致命性肺炎，多见于肿瘤化疗患者、器官移植者、自身免疫病以及各类先天性或后天获得性免疫功能不全者。肺孢子菌原被认为是一种原虫，现证实它是一种不典型真菌，位于子囊菌和担子菌之间，其细胞膜富含胆固醇而非普遍存在于真菌细胞膜的麦角固醇，对两性霉素B等抗真菌药物耐药。

　　1）PCP感染的临床表现非特异性，呈亚急性，早期有低热，非刺激性干咳，进而出现高热，活动性呼吸困难，低氧血症甚至发展为呼吸衰竭，有10% PCP病程呈急进型，可在1个月内发生呼吸衰竭，需要呼吸机治疗，病死率为51%。北京协和医院5例艾滋病患者并发PCP，临床表现为发热、呼吸困难和低氧血症，平均动脉血氧分压（PaO$_2$）58.1mmHg，因此，对既往身体健康的青壮年如突发间质性肺炎和呼吸衰竭，应警惕艾滋病合并PCP的可能性，处理时应同时取血查抗HIV抗体。

　　文献报告，某些PCP患者仅有明显发热，呼吸系统的症状轻微，有6%~7% PCP患者可完全无症状，与其他免疫功能低下者相比，艾滋病合并的 PCP 起病较隐匿，病程较长，缺氧、呼吸困难等症状发展也较缓慢。体检有时可在两肺基底部闻及干性啰音，PCP 多有低蛋白血症或贫血（白细胞数系正常），虽然血乳酸脱氢酶（LDH）在 95% 的 PCP 患者增高，但 LDH 无特异性，当患者血 LDH 水平正常时不能排除 PCP。胸部 X 线片的典型改变可显示两肺弥漫性肺泡和间质性浸润，呈磨玻璃样或融合成粗网状，有 10%~20% 患者胸部 X 线片无异常改变，故胸部 X 线片正常并不能除外 PCP。艾滋病合并肺孢子菌肺炎是唯一胸部 X 线片可以是正常的肺炎。肺功能为限制性通气障碍，90% 以上患者肺弥散功能障碍 $PaO_2$ 下降，部分患者血气分析可正常，但肺泡动脉血氧分压差［P（A-a）$O_2$］两级梯运动（1.5mm）试验均呈阳性（>5mmHg），敏感性 100%，因此有作者建议 P（A-a）$O_2$ 两级梯运动试验可作为 PCP 的筛选试验。肺功能无助于 PCP 诊断，但对排除 PCP 有一定的帮助。

2）实验室检查：痰液、诱导痰（因 PCP 者常无痰）或支气管肺泡灌洗液找肺孢子菌是常用诊断方法，阳性率分别为 60%、89%，前者无创伤性，如采用免疫荧光单克隆抗体染色其敏感性可提高到 92%，因此是常见的诊断方法。本病例痰找肺孢子菌 2 次均为阳性。镓-67 肺显像有助于 PCP 诊断，静脉注入镓后 24~72 小时显像，如肺和纵隔内放射性核素浓聚增多大于其他软组织，如肝等显像（核素呈弥漫性分布）而胸像无异常时可诊断 PCP。

3）鉴别诊断：当 HIV/AIDS 相关呼吸道感染以呼吸困难表现为主时（如 PCP）主要需与肺间质纤维化、肺血栓栓塞、肺血管炎、肺水肿、弥漫性细支气管（DPB）和闭塞性细支气管炎（BOOP）等相鉴别。此外，还需与 SARS 及 HIV/AIDS 可能发生下列非感染性疾病相鉴别。

①重症急性呼吸综合征（SARS）：也可有发热，咳嗽，外周血白细胞计数淋巴细胞不高，甚至 CD4$^+$ 降低，及胸部 X 线片显示网状片状阴影，部分可进展，迅速出现低氧血症，易与 PCP 混淆。但 SARS 是呼吸道传染病，患者一般有 SARS 的密切接触史，群发肺炎或传染他人史，而冠状病毒分离和血清抗体检查有助于本病诊断。

②卡波西肉瘤：在同性恋或异性恋的男性艾滋病者多见，涉及肺间质病变、支气管壁损害、胸膜病变和淋巴结增大，多数在出现皮肤损害后发生，但亦可是初发表现，常有咳嗽和呼吸困难，偶有发热、血痰和胸痛，绝大多数无明显体征。胸部 X 线片：a. 肺间质性浸润：肺周边明显，可呈局限性或弥漫性分布；b. 结节样浸润：结节边缘模糊，有胸液较为常见，可双侧或单侧，镓肺显像有助于肺卡波西肉瘤和肺部感染的鉴别。

③淋巴细胞间质性肺炎（LIP）和非特异性间质性肺炎（NSIP）：是一组淋巴细胞增生性肺疾病，LIP 发病隐匿，有呼吸困难、咳嗽和发热，肺听诊时可有爆裂音，轻者可自行缓解，重者可进行性发展，产生呼吸衰竭。大多数 NSIP 患者 CD4$^+$ 淋巴细胞数目 <200/μl，既往有肺机会性感染（如 PCP）史，有肿瘤和接受化疗史。88% 患者有非刺激性咳嗽，可伴发热，胸部 X 线片一半无异常，异常者两肺呈网状阴影或弥漫性结节影，肺弥散功能可障碍，$PaO_2$ 正常或减低，镓肺显像多可异常（占 38%），LIP 和 NSIP 诊断需通过肺活检证实。

2. 关于治疗

（1）治疗药物

1）甲氧磺胺嘧啶－磺胺甲基异噁唑（复方新诺明，TMP-SMZ，TMPco）：早在 20 世纪 70 年代，复方新诺明治疗 PCP 的疗效已被证实，成为抗 PCP 的第一线药物。艾滋病流行后，PCP 治疗有了新进展。现在不管 PCP 的严重程度，用或不用其他药物，TMP-SMZ 都应使用。传统剂量 TMP 20mg/(kg·d)，加 SMZ 100mg/d，分 3～4 次口服。宜同时加服碳酸氢钠，患者保持每日尿量在 2000ml 以上。疗程 14～21 天。TMP-SMZ 不良反应很多，包括皮疹、发热、瘙痒、胃肠功能紊乱和血细胞减少，多数不良反应发生在治疗后 7～10 天。有 10%～20% 的患者因 TMP-SMZ 的耐受不良需换用其他药物治疗。加用皮质激素可减少 TMP-SMZ 在皮肤方面的不良反应。

2）戊脘脒：原是抗原虫生物的一种芳香族二脒，是最早用于治疗 PCP 的药物之一。戊脘脒［3～4mg/(kg·d)，静脉］是第一个成功地应用于治疗 PCP 的药物，但这些 PCP 患者并非艾滋病患者。研究证实，其在艾滋病患者中有严重的不良反应，但并未超过 TMP-SMZ。严重的不良反应包括低血压、低血糖、胰腺炎、糖尿病、尖端扭转型室性心动过速、肾功能不全。其适应证为不能耐受 TMP-SMZ 口服的轻度 PCP 患者和不能耐受或对 TMP-SMZ 无效的严重的 PCP 患者中应用。

3）甲氧苄啶［20mg/(kg·d)］加氨苯砜（100mg/d）：对轻度 PCP 的治疗中显出与 TMP-SMZ 一样的作用。其不良反应包括皮疹、高铁血红蛋白血症、溶血性贫血、中性粒细胞减少症。

4）克林霉素（600～900mg/d）加伯氨喹（15～30mg/d）：是另一种替代 TMP-SMZ 口服治疗轻度 PCP 的用药，其结构优于磺胺或磺胺的复合物，可限制交叉毒性的发生。这种联用和上述联合用药对非轻型 PCP 的治疗同样有效。应用克林霉素，20%～25% 患者可出现短暂的皮疹和消化道症状。

5）阿托喹酮（2250mg/d）：一种羟萘醌化合物，最初发现其有抗疟活性，只有口服制剂，必须随食物吸收。常规口服的生物利用度 <10%，一种能提高生物利用度的新型微粒已在研制，也许能产生较好的结果。因此，阿托喹酮作为第二线用药，在 TMP-SMZ 不能耐受和胃肠吸收功能无障碍的轻型 PCP 患者中应用，不能和利福平同时使用。

6）三甲曲沙（45mg/m²）：是二氢叶酸还原酶的亲脂性抑制剂，在体外抗 PC 作用是甲氧苄胺的 1500 倍，在抢救治疗中作用显著，包括一些使用机械通气的病人。然而，系列的对照实验未显示其作用优于常规治疗，如 TMP-SMZ 和静脉用的戊脘脒治疗。严重的毒性使其在治疗中较 TMP-SMZ 少用。三甲曲沙目前作为第二线用药，在难治的或其他治疗失败的患者中静脉应用，同时必须应用甲酰四氢叶酸。防止血细胞减少这种严重不良反应的发生。

（2）治疗的选择：影响治疗选择的因素有：①疾病的严重程度；②药物胃吸收的可能性；③药物耐受不良史。通常，第一线的治疗药物是 TMP-SMZ。在轻型 PCP 和对 TMP-SMZ 有轻度的耐受不良史的病例，可选用 TMP-SMZ、氨苯砜和甲氧苄胺、克林霉素和伯氨喹或阿托喹酮治疗。

在轻型 PCP，对 TMP-SMZ 严重耐受不良的患者，如无消化道的吸收障碍，阿托喹酮是合理的选择。在多数病例治疗 7～10 天后，呼吸系统的症状和氧合作用可改善。在治疗初期，轻型病例常恶化，常规疗程是 21 天。TMP-SMZ 初期静脉应用几天后可改为常规口服，不需要复查支气管镜。治疗后的二次预防是必要的。

如无严重的不耐受史，抗 PC 治疗应考虑静脉用药，并保持应用 TMP-SMZ。研究表明，选用戊烷脒或三甲曲沙加用亚叶酸治疗，另外同时应用皮质激素可改善氧合作用，以减少肺纤维化、机械通气时间及降低死亡率。

皮质激素的应用原则：①第 1～5 天，泼尼松 40mg 口服，q12h；②第 6～10 天，泼尼松 40mg 口服，qd；③第 11～21 天，泼尼松 20mg，qd。应用皮质激素应注意合并感染，如分枝杆菌、疱疹感染。

（3）治疗方案：文献报道，有些作者根据患者的临床症状、胸部 X 线片和血气分析制定了 PCP 的治疗方案，可供参考。Vilar 等提出的方案：

1）轻中度 PCP：TMP 20 mg/（kg·d）和 SMZ 100 mg/（kg·d），分 4 次口服；TMP-SMZ 过敏者：①雾化戊烷脒 600mg/d；②克林霉素 300～450mg 口服，qid，伯氨喹 15mg，口服，qd；③阿托喹酮混悬液 750 mg，口服，bid；④氨苯砜 100mg/d，口服；TMP-SMZ 治疗失败：①TMP 20mg/kg 和 SMZ 100mg/kg，qid，静注；②戊烷脒 4mg/（kg·d），静注。

2）重度 PCP（必须加用皮质激素）：TMP 20mg/（kg·d）和 SMZ 100mg/（kg·d），分 4 次静注；TMP-SMZ 过敏者：①克林霉素 600mg，qid，伯氨喹 15～30mg/d，口服；②戊烷脒 4mg/（kg·d），静注；TMP-SMZ 治疗失败：①改用或加用戊烷脒 4mg/（kg·d），静注；②三甲曲沙 45mg/（m²·d）静注；亚叶酸 20～45 mg/（m²·d），分 4 次静注。以上各药物疗程均为 3 周。

## 专家点评

诊断 HIV/AIDS 相关呼吸道感染的前提是明确患者存在 HIV 或 AIDS。HIV/AIDS 近代新发现的病，为能早期诊断，在临床工作中，对青壮年的未明热、非刺激咳嗽、低氧血症和呼吸困难或进展迅速的间质性肺炎、治疗无效反复发生的肺炎，当伴有下列某些情况时应警惕 HIV 感染或 AIDS 存在：①有静脉嗜毒史、性乱史、性传播疾病史，进口血制品或未经 HIV 检测的血液输注史或高流行地区和国家居住史等发生 HIV/AIDS 的流行病史；②不明原因的免疫功能低下，CD4⁺ 淋巴细胞数减低于 <200/μl 或 200～500/μl，CD4⁺/CD8⁺<1；③不明原因的机会性致病原感染检测阳性；④慢性腹泻（每日 4～5 次），3 个月内体重下降 10% 以上；⑤不明原因的全身淋巴结增大（直径>1cm）；⑥卡波济肉瘤或不明原因的中枢神经感染，痴呆，脊髓病，末梢神经病变；⑦反复出现严重的泌尿生殖器念珠菌感染，或单纯疱疹（口腔、泌尿生殖器）；⑧高热而血白细胞数不高伴贫血。对上述特定患者应及时检查血清抗 HIV 抗体，一次阴性不能除外 HIV/AIDS 诊断，应检查三次以上。

　　临床上 PCP 通常发生于细胞免疫缺损的患者，PCP 也是初步诊断 AIDS 的依据：①PCP 的临床表现：干咳、发热和在几周内逐渐进展为呼吸困难；②PCP 的肺部症状出现的平均时间为 4 周，PCP 相对进展较为缓慢可区别于普通细菌性肺炎；③实验室检查可以发现淋巴细胞减少（总淋巴细胞计数 <1 000/ml），CD4 淋巴细胞减少，低氧血症常见；④胸部 X 线片和 CT：双侧间质浸润，有高度特征的"磨玻璃"样表现；但30%的患者胸部 X 线片无明显异常，PCP 成为唯一有假阴性胸部 X 线片表现的肺炎。

（蔡柏蔷）

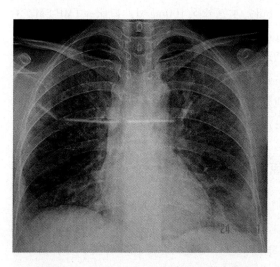

图 3-1　胸部 X 线片示双肺间质纹理增厚，左下肺片影

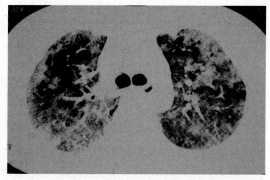

图 3-2　胸部 CT 示双肺弥漫间质病变呈网状，合并磨玻璃样改变

## 参 考 文 献

[1] Vilar FJ, Khoo SH, Wale T. The management of Pneumocystis carinii pneumonia. Br J Clin Pharmacol, 1999, 47:605-609

[2] Castro M. Treatment and prophylaxis of Pneumocystis carinii pneumonia. Semin Respir Infect, 1998, 13: 296-303

［3］ Fishman JA. HIV infection and opportunistic pulmonary infections in AIDS. In：Fishman AP，Elias JA，Fishman JA，et al. Fishman's Pulmonary Diseases and Disorders. 3$^{rd}$ ED. New York，1998，2103 – 2105

［4］ Gatell JM，Marrades R，El-Ebiary M，et al. Severe pulmonary infections in AIDS patients. Semin Respira Infect，1996，11：119 – 126

［5］ Huang L，Stansell TD. AIDS and lung. Medical Clinics of North America，1996，80：775 – 785

［6］ Slotar D，Escalante P. Jones BE：Pulmonary manifestations of HIV/AIDS in tropics. Clin Chest Med 2002，23：355 – 367

［7］ Huang L，Morris A，Limper AH，et al. An Official ATS Workshop Summary：Recent Advances and Future Directions in Pneumocystis Pneumonia（PCP）. Proc Am Thorac Soc 2006，3：655 – 664

［8］ Briel M，Bucher HC，Boscacci R，et al. Adjunctive corticosteroids for Pneumocystis jiroveci pneumonia in patients with HIV-infection. Cochrane Database Syst Rev. 2006，19（3）：CD006150

# 病例 4  发热 2 周，咳嗽、咯血 1 周
## ——重症军团菌肺炎

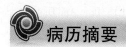 病历摘要

患者男性，28 岁，因发热 2 周，咳嗽、咯血 1 周入院。

2 周前患者出差后出现发热，T38.5℃，多于午后、夜晚发热，胸透未见异常，血常规：WBC16.3×10⁹/L，N77.9%，双侧扁桃体肿大，诊为上呼吸道感染，给予青霉素静脉点滴，3 天体温无下降，改用左氧氟沙星静脉滴注 2 天，体温仍在 39℃ 左右，以午后及晚间为主，并逐渐出现咳嗽、咳白黏痰。1 周后咳痰带血块，胸部 X 线片示双上肺异常阴影，考虑肺结核合并感染，给予 HRZS 四联抗结核治疗及头孢呋辛抗感染治疗，但患者体温仍高达 38～39℃，咳嗽、咳痰症状无好转。5 天后突然出现咳粉红色泡沫样痰，伴有腹泻十余次，为稀水便，很快出现呼吸困难，不能平卧，咳大量粉红色泡沫痰。查体：血压 120/60mmHg，呼吸 35 次/分，口唇发绀，双肺大量水泡音，考虑急性左心衰，给予强心、利尿、泰能抗感染及气管插管、呼吸机辅助呼吸治疗后，患者病情逐渐平稳。3 天后拔除气管插管，为进一步诊治转入我院 RICU。

**既往史：** 否认结核、肝炎，否认外伤、手术及药物过敏史。否认近期接触结核患者史。

**个人史：** 无毒物、放射性物质接触史。未到过疫区或牧区。有少量吸烟史。

**入院查体：** T 39.5℃，P 100 次/分，R 34 次/分，BP 120/80mmHg。神清，皮肤黏膜无黄染、出血点，浅表淋巴结无肿大。结膜轻度充血，巩膜无黄染。口唇轻度发绀，咽充血，扁桃体不大。双肺呼吸音粗，未闻及干湿啰音。心率 100 次/分，律齐，各瓣膜听诊区未闻及杂音。腹软，无压痛、反跳痛及腹肌紧张，肝脾未触及。无杵状指（趾），双足背轻度可凹性水肿。

**实验室检查：** 血常规：WBC 33.3×10g/L，N 92.8%，Hb 99g/L，PLT 160g/L；尿常规正常。肝、肾功能、电解质：ALT 237～380U/L，AST 267U/L；LDH 282U/L，Cr 0.8mg/dl，BUN 12.7mg/dl，Na⁺ 132mmol/L，P³⁺ 3.2mg/dl。血气分析（鼻导管吸氧 5L/min）：PaO₂ 64mmHg，PaCO₂ 38.5mmHg，SaO₂ 93%。骨髓涂片染色：细胞内 G⁻ 球杆菌。骨髓需氧、厌氧菌培养：阴性。骨髓抗酸染色阴性。痰找瘤细胞阴性。痰找抗酸杆菌阴性。痰细菌培养、真菌培养阴性。胸腔积液检查：常规：外观黄色微浑，细胞总数 4200/μl，白细胞数 410/μl，单核细胞 90%，多核细胞 10%。黎氏试验：（+）。胸腔积液：总蛋白 1.53g/dl，LDH 205U/L。胸腔积液 LDH/血清 LDH>0.6；ADA 35.8U/ml；抗酸染色、细菌培养：（-）；细胞学病理检

查：大量高度增生的间皮细胞及急慢性炎细胞。免疫组化：Calretintin（＋），CEA（－）。军团菌抗体（德国欧蒙 IFA 法）：Lp8 型，急性期 1∶100，恢复期 1∶400，4 倍升高。胸部 X 线片：双肺弥漫性渗出阴影。胸部 CT：双肺大片状渗出阴影，双侧胸腔积液（图 4-1）。

**诊断**：重症军团菌肺炎

**诊疗过程**：莫西沙星 400mg 静脉滴注 qd，阿奇霉素 250mg qd 口服，总疗程 8 周。患者出院后治疗 2 个月随访，体温正常，无咳嗽、咳痰、呼吸困难，复查胸片，完全恢复正常（图 4-2）。

## 讨论与分析

　　军团菌肺炎最早报道见于 1976 年美国退伍军人大会上暴发的急性肺炎，当时造成 29 人死亡，后来尸体解剖发现一种革兰阴性杆菌，即军团菌。因此，军团菌肺炎仅有 30 年的历史。军团菌肺炎可散发，也可暴发流行。社区获得性肺炎中，军团菌肺炎占 2%～3%，占收入 ICU 的重症肺炎 8% 左右。军团菌肺炎是通过吸入被细菌污染的气雾或气溶胶而致病，但是军团菌肺炎患者并不是传染源，目前还没有与军团菌患者密切接触而致病的报道。军团菌肺炎典型的病理改变为急性纤维蛋白化脓性肺炎。

　　1. **临床表现**　军团菌肺炎的临床表现差异较大，轻者无明显症状，但是重症患者多有多器官损害。

　　（1）肺部表现：咳嗽发生率为 90%，呈非刺激性，伴少量非脓性痰，有时咳嗽可阵发性发生。胸痛发生率为 40%，多呈胸膜炎样疼痛，有时较为剧烈，在部分患者为较突出症状。咯血发生率为 17%，多为痰中带血丝。呼吸困难发生率可达 36%～94%，一般不严重。

　　（2）肺外表现：部分军团菌肺炎患者中存在，可涉及全身各器官系统，其中以神经、消化和泌尿系统最为多见。

　　1）神经系统：发生率约为 50%，主要表现有神经状态改变，意识模糊，严重额部头痛、嗜睡和定向力障碍，偶见谵妄、言语障碍、精神错乱和步态失常等。神经系统异常表现的严重程度与发热、低氧、氮质血症或代谢紊乱无明显关系，脑脊液多数正常，偶有蛋白或淋巴细胞数轻度增多，脑电图可呈典型弥漫慢波；偶有颈项强直或脑膜刺激征的临床表现。

　　2）消化系统：胃肠道表现多在发病初期时出现。25% 有恶心、呕吐，30% 有腹泻或稀便（可有腹痛、肠鸣音亢进），每日 3～4 次，为糊状或水便，无脓血和黏液便。也可有肝功能异常，但肝大、腹膜炎、胰腺炎、结肠炎、直肠周围脓肿和阑尾脓肿罕见发生。本病例在发病过程中有明显的消化系统症状，腹泻 10 余次，为军团菌肺炎的肺外表现。

　　3）肾：25%～50% 患者有镜下血尿和蛋白尿，极少数可发生肌红蛋白尿、急性肾小管间质性肾炎、肾盂肾炎、肾脓肿、肾小球肾炎，近 10% 可发生急性肾功能衰竭。约半数患者有蛋白尿和显微镜血尿，其中某些病例属于非少尿型急性肾功能衰竭（在军团菌肺炎中仅 10% 为少尿型急性肾功能衰竭），与休克和肌红蛋白尿无关。

　　4）心脏、血液系统：相对缓脉是军团菌肺炎心脏侵犯的表现，发生率为 31%～50%，一般是指患者在没有心律失常、未用心脏起搏器和 β 受体阻滞剂情况下，当体温高于 39℃ 时，其心率（约 110 次/分）无相应的增快（正常时每升高 0.5℃，心率增快 10 次），偶可引起心内膜炎、心肌炎、心包炎或白细胞、血小板减低。

5）免疫系统：纤维蛋白化脓性肌炎，肌溶解，肌酶升高。

因此，当肺炎患者的肺外表现突出，如神经系统：头痛、晕厥、甚至意识丧失等；消化道症状：腹痛、腹泻、转氨酶升高；肾：蛋白尿、血尿，甚至急性肾功能衰竭；心脏：心律失常，甚至急性心力衰竭等，均要考虑有无军团菌肺炎的可能。

2. 胸部 X 线片　主要表现为迅速进展的非对称性、边缘不清的肺实质性浸润阴影（尽管已进行适当的抗生素治疗），呈肺叶或肺段性分布，以下叶多见，早期单侧分布，继而涉及两肺，约半数患者可发展成多叶性肺炎，1/3 的患者有胸腔积液，有的可早于肺浸润阴影的出现，部分患者也可有心包积液，少数有肺脓肿和空洞，特别是在使用大量糖皮质激素或其他免疫功能低下者多见。军团菌肺炎胸部 X 线片异常阴影吸收缓慢，一些临床上已改善的无症状者胸部浸润影可暂时进展或持续存在，消散期可超过 6 周者，肺部浸润影的吸收慢于其他细菌性肺炎。

3. 非特异性检查　白细胞数中度增多，可伴核左移，红细胞沉降率几乎都增快，可能有血转氨酶、乳酸脱氢酶、轻、中度碱性磷酸酶升高，有高氮质血症或血钠、血磷降低，部分患者可能有蛋白尿、显微镜下血尿。

4. 特异性检查

（1）军团菌培养：标本取自痰、血液、胸腔积液、气管抽吸物、肺活检材料，培养基为活性炭酵母浸液琼脂（BCYE）（由酵母浸膏、活性炭、ACE、可溶性焦磷酸铁及琼脂组成），在 2.5%~5% $CO_2$ 环境下培养 1 周，如阳性特异性 100%，有绝对诊断价值。

（2）直接免疫荧光（DFA）：取痰、胸液或气管抽吸物等标本涂片甲醇溶液固定后，采用荧光素标记的军团菌抗体直接与标本作用，在荧光显微镜下观察军团杆菌，每张涂膜发现 5 条以上染色鲜明、形态典型的细菌即可报告阳性。敏感性 50%~70%，特异性 96%~99%。

（3）尿抗原测定：采用放射免疫法或酶联免疫法测定尿 LP-1 抗原；其特异性几乎 100%，仅次于培养，敏感性 90%；本测定虽只能测定 LP-1 抗原，但 LP-1 约占嗜肺军团菌肺炎病原的 80%~90%，并有以下优点：①取尿标本容易（取痰困难），胸腔积液亦可作标本；②测定迅速，在发病后 3 天就可检出抗原；③使用抗生素（如红霉素等）后，仍可获得阳性结果，并持续数周；④尿中抗原在发病 60 余天后仍存在。

（4）血清抗体检查：被军团杆菌感染后，血清可出现两种特异性抗体，即 IgG 及 IgM 抗体，其中特异性 IgM 抗体在感染后 1 周左右出现，而 IgG 抗体在发病 2 周开始升高，1 个月左右达到高峰。

1）间接免疫荧光试验（IFA）：①双份血清测定：急性恢复期血清，抗体效价增长 ≥4 倍，并效价 ≥1∶128，可作为军团菌肺炎诊断依据（急性期为发病 7 天以内，恢复期为发病 21~42 天）；②单份血清测定：单份血清抗体效价 ≥1∶256，提示军团菌感染，但需结合临床表现分析。

IFA 有的缺点：①抗体效价明显升高，尚要相当时间（仅27%患者发病后1周升高），影响早期诊断，有20%~30%嗜肺军团菌杆菌阳性的患者，其抗体效价不高；②有报告包括铜绿假单胞菌、松脆拟杆菌、结核杆菌、金葡菌、大肠埃希菌、嗜肺杆菌、野兔热、钩端螺旋体病、鼠疫、鹦鹉热、支原体感染及囊性肺纤维化，用加热杀死的细菌抗原作 IFA 检测可出现交叉反应，但抗体效价不高；③约15%患者属于免疫功能低下或轻症患者敏感性比预期低，抗体效价达不到上述规定水平；④有些患者抗体（如 LP-1 的 IgM 抗体）升高可持续数月甚至数年，使鉴别军团菌肺炎有否再发十分困难；⑤因米克戴德军团杆菌等非军团菌引起的军团菌肺炎中，IFA 的特异性不高。为避免漏诊，IFA 应与其他特异性诊断技术配合使用。

2）微量凝集试验（MAA）与试管凝集试验（TAT）：以军团菌全菌为抗原，检测患者血中凝集抗体。于起病时及4~8周后两次采血检查，如后一次血清抗体效价呈4倍或以上增高，TAT 达1∶160或以上，MAA 达1∶64或以上为阳性，如果一次血清抗体效价达1∶320或以上也为阳性。

3）酶联免疫吸附试验（ELISA）：以军团菌为抗原用 ELISA 检测军团菌抗体（可检测 IgM 与 IgG 抗体）。

（5）聚合酶链式反应（PCR）：PCR 技术是一种体外 DNA 扩增方法检测军团菌 DNA，标本取自尿、支气管肺泡灌洗液和血清等。本方法敏感性和特异性高，具有快速和可测定嗜肺军团杆菌以外的其他军团菌的优点。但操作稍繁琐，与 PCR 探针方法比，PCR 与 ELISA 结合检测军团菌操作简便。PCR 和 DNA 探针杂交技术相结合可在一定程度上提高检测的敏感性和特异性，对非军团菌诊断的敏感性优于培养和 DFA 方法，但对痰军团菌检测的敏感性不如培养高。

5. 诊断和鉴别诊断　军团菌肺炎应结合患者临床综合情况诊断。典型病例有发热、寒战、刺激性咳嗽、胸痛、相对缓脉、非对称性两肺内浸润阴影等征象，病程早期发生腹泻、转氨酶升高、低磷血症、尿蛋白阳性和少量红细胞或精神神经症状等对提示军团菌肺炎的临床诊断有帮助。而特异性的实验室检查是诊断军团菌肺炎的重要依据，因此，当怀疑本病诊断时应及时做有关军团菌病的特异性检查。遇到以下肺炎情况应考虑由军团菌引起的可能：①发热体温持续超过40℃；②痰革兰涂片仅见大量中性粒细胞，罕见细菌时；③有不明原因的肺外（如神经、消化、泌尿系统等）症状，腹泻、肾功能衰竭、相对缓脉等；④低磷血症或低钠血症（排除其他原因）；⑤用β内酰胺类、氨基糖苷类抗生素治疗无效时。

总之，目前军团菌肺炎的确定诊断方法有：①痰、胸液、血或支气管灌洗液培养阳性。但是军团菌培养需要特殊培养基，而且对营养要求高，生长缓慢，培养的阳性率不高；②军团菌尿抗原阳性，这种方法仅能检测嗜肺军团菌血清Ⅰ型，对于其他嗜肺军团菌以及非嗜肺军团菌阳性率很低；③双份血清抗体4倍升高或减低，但是血清抗体检测受检测方法的影响，其中间接免疫荧光抗体法（IFA）检测是公认比较好的方法。

关于治疗：因为军团菌在细胞内寄生，所以抗生素应选择容易进入肺组织、气道分泌物并且细胞内药物浓度高的药物。大环内酯类是治疗军团菌的肺炎首选，新大环内酯抗生素，如阿奇霉素、克拉霉素由于抗菌活性高，不良反应率低，目前使用已经比红霉素更广泛。呼吸氟喹喏酮，如莫西沙星、加替沙星也有很好的抗军团菌的活性，但其疗效是否优于大环内酯类抗生素尚不明。利福平也有抗军团菌的活性，但是临床往往不单独应用，而与大环内酯类抗生素联用，用于严重军团菌肺炎的治疗。此外，有免疫抑制者尽可能停用免疫抑制药物。当前，常用治疗方案如下：

（1）大环内酯类：新大环内酯类，如阿奇霉素、克拉霉素、罗红霉素的抗军团菌活性比红霉素更好，可首选用于军团菌肺炎治疗。阿奇霉素或克拉霉素 500mg 静滴或口服 qd。红霉素一般 1.0g 静滴 q6h，若治疗反应好，2 天后可改为口服 0.5g q6h，疗程 2~3 周，以防复发。

（2）氟喹诺酮类：环丙沙星、氧氟沙星、莫西沙星等有较好抗军团菌活性，一般 400mg 静滴 qd。目前认为对病情严重、院内感染及免疫功能缺陷者应首选氟喹诺酮类。

（3）利福平：由于可导致耐药菌株长生，一般不单独应用，常与红霉素联用治疗严重感染、免疫抑制或对单用红霉素效果不佳者，剂量为 0.45~0.6g qd 静滴或口服。

（4）四环素类：多西环素用于不能应用红霉素者，首剂 0.2g 静滴，然后 0.1g q12h 静滴，有效后改为口服。

## 专家点评

本病例患者为青年男性，发病前有出差、公共浴室沐浴的经历。急性起病，病初呼吸道症状轻，稽留热型；病情进展快，出现呼吸衰竭；查体发现双肺未闻及湿性啰音；血常规示白细胞进行性增多，红细胞沉降率进行性加快，胸腔积液为渗出性；当时给人的印象是感染，是社区获得性肺炎，还是肺结核？患者抗生素治疗无效，但怎么看抗生素治疗无效？患者应用青霉素静脉滴注 3 天，左氧氟沙星静脉滴注 2 天，红霉素、头孢呋辛 5 天，泰能 6 天，故可以除外一般感染，因为泰能具有相当强的杀菌作用，泰能治疗 6 天仍无效，应考虑为特殊感染。另外，患者肺外表现多：消化道——腹泻、肝转氨酶升高，心脏——急性左心衰，血液系统——WBC 增多、贫血。当时治疗上应用泰能，但患者体温无下降，停用泰能，应用加替沙星加克拉霉素治疗后体温下降，但由于患者肝转氨酶高达 380U/L，停用克拉霉素，以后体温波动并上升 39℃。这时抗生素怎么用？患者可能为特殊感染，停用静脉抗生素，应用口服抗生素莫西沙星 400mg qd、阿奇霉素 250mg qd。坚持治疗后，患者体温下降至 37℃ 左右，呼吸衰竭完全纠正，可以停止吸氧并下地活动。另外，患者胸部 X 线片、CT 显示双肺阴影明显吸收，胸腔积液消失，转氨酶下降。现在可以肯定患者转氨酶升高是疾病本身引起的，坚决积极治疗原发病后转氨酶下降；WBC 明显下降。

对于本病例需查找感染的证据。虽进行各种标本的培养，均为阴性，未发现病原体。非典型病原体抗体检查，支原体、衣原体及军团菌抗体（试管凝集法）均阴性，关于结核方面的检查均阴性、肥达－外斐试验阴性。但骨髓涂片发现胞内 $G^-$ 球杆菌，其中一个细胞内有6个细菌。胞内细菌种类较少，军团菌是其中一个，典型的军团菌为 $G^-$ 球杆菌，因患者已用抗生素一个多月，故细菌的形态可能会发生变化。找到胞内菌，在治疗上选用了针对胞内菌的两种药物，即莫西沙星和阿奇霉素，这两种药物胞内的浓度远远高于胞外浓度。其他的抗生素，包括所有的 β 内酰胺类都不能进入胞内杀菌，只有大环内酯类、氟喹诺酮类药物可进入胞内杀菌。由于考虑到特殊感染，患者入院时血清与恢复期血清抗体变化对诊断有相当意义。抗体检测方法采用德国欧蒙实验室的 IFA 方法，此法是检测军团菌抗体的标准方法，其不同于常用的试管凝集法。结果检测到 Lp8 抗体，急性期 1：100，恢复期 1：400，4 倍升高，故军团菌肺炎确诊，且为 Lp8 型军团菌。

　　本病例为社区获得性肺炎，且为重症肺炎。对本病例治疗所用抗生素为治疗常见社区获得性肺炎所用的抗生素，包括青霉素、红霉素、左氧氟沙星、头孢呋辛均应有效，但治疗后患者病情无改善，反而迅速进展，故还需考虑特殊感染或耐药菌感染，但没有真菌感染依据。而患者，当时病变以双上肺为主，故应考虑结核，但从急性起病，病情进展迅速分析，结核病可以除外。重症肺炎合并多系统损害，该患者的特点是心脏、消化系统、血液系统的改变。从患者的临床表现、治疗转归分析，确实非常支持军团菌感染，只是开始采用试管凝集法检测结果为阴性。后来在骨髓涂片中发现 $G^-$ 球杆菌，进一步采用 IFA 法，确诊病原体为军团菌。

　　本病例诊治经过表明，对于临床遇到的肺外表现比较突出的重症肺炎，临床上要警惕军团菌肺炎。目前，由于军团菌肺炎的诊断方法的限制（如军团菌培养、尿抗原），即使开始血清抗体检测阴性也不能完全排除军团菌肺炎的诊断，2～3周后复查军团菌抗体，如果抗体效价4倍变化，则可以明确诊断。应注意，检测军团菌抗体，IFA 法是公认的金标准。

　　另外，经典教科书认为大环内酯类抗生素或氟喹诺酮抗菌药物在用药48小时内起效，但个别患者在用药1周后才可能起效。对于军团菌肺炎的疗程，一般推荐2～3周。某些病例抗感染治疗2～3周，可能疗程过短，6～8周可能比较合适。对于重症军团菌肺炎，可以联合使用大环内酯类抗生素和氟喹诺酮类抗菌药物。

（曹　彬）

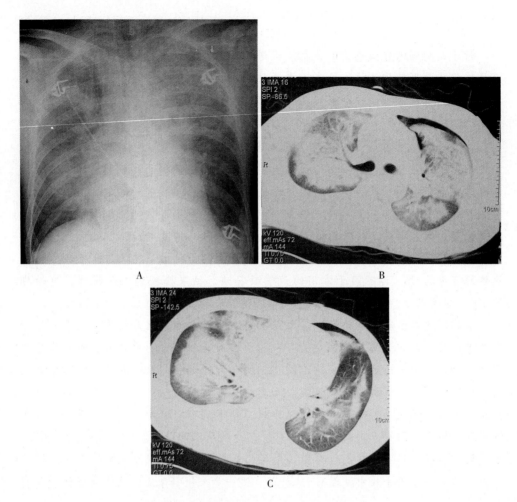

A B

C

图 4-1 胸部 X 线片和 CT 示双肺弥漫渗出影

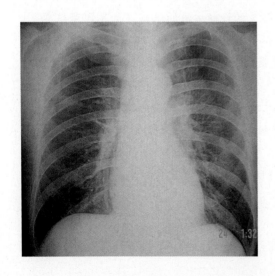

图 4-2 发病后 3 个月（治疗后 2 个月）
胸部 X 线片已基本恢复正常

# 参 考 文 献

［1］ 中华结核和呼吸病杂志编辑委员会. 军团菌肺炎诊断标准. 中华结核和呼吸杂志，1992，15：281

［2］ 陆慰萱，朱元珏，罗慰慈，等. 嗜肺军团杆菌肺炎37例综合分析. 中华结核和呼吸杂志，1997，20：91－93

［3］ Yu VL, Vergis EN, Legionellosis, et al. Fishman's Pulmonany Diseases and Disorders 3$^{rd}$ ED McGraw-Hill New York. 1998, 2235－2246

［4］ Pedro-Botet ML, Sabria-Leal M, Haro Metal. Nosocomical and community-acquired Legionella pneumonia：clinical comparative analysis. Eur Respir J. 1995, 8 （11）：1929－1933

［5］ Cunha BA, Ortega AM, Atypical pneumonia. extra-pulmonary clues guide the way to diagnosis. Postgrad Mad, 1996, 99 （1）：123－128

［6］ Cunha BA. Clinical feature of legionnaires' disease. Seminars in Respiratory Infection. 1998, 13：11－127

［7］ Goetz MB, Finegald SM. Pyogenic bacterial pneumonial, lung abecess and empyema. In Murray M, Nadel B. Textbook of Respiratory Medicine 3$^{rd}$ ED W-B Saunders Philadelphia 2000, 1014－1015

［8］ Hidiyeh M, Carrol KC. Laboratory diagnosis of atypical pneumonia. Semin Respir Infec 2000, 15：101

［9］ Den Boer JW & Yzerman EPF. Diagnosis of Legionella infection in Legionnaires disease. Eur J Clin Microbiol Infect Dis. 2004, 23 （12）：871－878

［10］ Dieder BMW. Legionnella spp. and legionnaires' disease. J. Infection. 2008, 56 （1）：1－12

# 病例5　发热伴咳嗽、咳痰2周
## ——奴卡菌肺炎

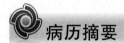
### 病历摘要

患者男性，55岁，因"发热伴咳嗽、咳痰2周"入院。

患者于2004年2月3日夜间无明显诱因畏寒，寒战，体温37.2℃，胸部X线片示右下肺近肋膈处可见约2cm类圆形密度增高影，CT示右肺内上叶尖段及下叶后基底段病灶，肝内低密度占位，静脉予林可霉素+地塞米松治疗3天效果不佳，仍有发热，体温最高为39.2℃，伴咳嗽、咳白黏痰，有时咳灰黑色痰（3～4口/日），伴胸闷、憋气，不能平卧，同时感右上腹持续性胀痛，期间出现恶心、呕吐胃内容物1次，此后换用头孢呋辛体温有所下降，仍有低热，10日患者出现双下肢水肿。血常规：WBC 19.7×10⁹/L，N 85.4%；尿 KET≥7.8mmol/L，Glu≥28mmol/L；空腹血糖16.6mmol/L，血 K⁺ 2.8mmol/L、Na⁺ 121 mmol/L，Cl⁻ 89mmol/L，诊断糖尿病酮症收入院。患病以来无皮肤脓肿，无头痛，意识改变，有多尿、多饮，食欲较差，精神、睡眠尚可。大便1次/日，夜尿4～5次。体重近来减轻10kg。

**既往史：** 血糖升高1年，未规律服用降糖药物。否认结核、肝炎病史。起病前曾有家禽接触史。吸烟1包/日×40余年，已戒4年，不饮酒。

**入院查体：** T 37.2℃，R 16次/分，BP 120/70mmHg，一般情况可，右下肺呼吸音低，可闻及细湿啰音。HR90次/分，律齐，未闻及杂音及心包摩擦音。腹部外形膨隆，触诊腹软，无压痛，肝肋下3指，肝区无叩痛。

**实验室检查：** 血常规：WBC 11.64×10⁹/L，N 82.6%，Hb 112g/L，PLT 391×10⁹/L。尿常规：Glu≥55mmol/L，RBC LARGE，WBC 10～15/HP。肝、肾功能、电解质：ALT及TBil正常，ALB 2.7mg/d，K⁺ 4.23mmol/L，Na⁺ 124.9mmol/L，Cl⁻ 92.1mmol/L，Cr 0.98mg/dl，Glu 271mg/dl。血糖谱：空腹血糖6.0mmol/L，早餐后2小时9mmol/L，中餐后2小时7.1 mmol/L 晚餐后9.2 mmol/L，睡前8.2mmol/L。肺功能：无异常。痰找瘤细胞：（-）。痰找抗酸杆菌：（-）。痰细菌培养、真菌培养：（-）。胸部、腹部CT：双肺多发空洞，肝脓肿，少量胸腔积液（图5-1）。经皮肺穿刺肺组织：弱抗酸染色见大量奴卡菌（图5-2）。

**诊断：** 奴卡菌肺炎

继发肝脓肿

糖尿病

**诊疗过程**：头孢曲松 2g qd 静脉滴注 + 复方新诺明 2 片 bid，头孢曲松疗程 3 周，复方新诺明总疗程 4 个月。

患者出院后 1 个月随访，体温正常，无咳嗽、咳痰、呼吸困难。复查胸部 CT，病灶已明显吸收，但残留少许空洞样病变和结节状病变；腹部 CT 则完全恢复正常（图 5-3）。继续治疗后胸部 CT 完全正常。

## 讨论与分析

奴卡菌病（nocardiasis）是由奴卡菌属病原体造成的局限性或播散性，急性或慢性化脓性疾病。本病常见病原体包括由星形奴卡菌（N. asteroides）、巴西奴卡菌（N. brasiliensis）和豚鼠奴卡菌（N. caviae），尤以星形奴卡菌最为多见。奴卡菌属其他病原体，如 nocardia transvalensis 和 nocardia veterana 的感染等亦有报道。奴卡菌是一种呈分枝状的革兰染色阳性棒杆菌，标准抗酸染色（3% 盐酸，即 Ziehl-Neelsen 法）阴性，而改良的弱抗酸染色（1% 硫酸，即 Kinyoun 法）为阳性，藉此可以与分枝杆菌相鉴别。奴卡菌一般生活在土壤和有机质中，可以通过皮肤、呼吸道和消化道等途径侵入人体，侵入后感染可以局限在某个器官，如足菌肿型或皮肤肿型奴卡菌病，但在免疫力低下的患者往往造成血源播散。除了肺炎以外，最易发生化脓性感染的部位是脑，其次有肾、脾、肝、甲状腺、肾上腺和骨。皮肤脓肿也是常见的并发症，但是该部位的脓肿形成不一定由血行播散造成，也可以是奴卡菌直接定植（inoculation）的结果。

文献报道，奴卡菌感染往往多见于免疫力低下（如 HIV 感染、器官移植、长期服用糖皮质激素等），或是有肺部基础病（如慢性阻塞性肺疾病、肺隔离症、肺泡蛋白沉积症、囊性纤维化等）的患者。免疫力正常的奴卡菌肺炎患者也屡有报道。本例患者有未控制的糖尿病，可能是其感染奴卡菌的基础。另外，患者生活在农村地区，经常接触土壤、家禽，有接触奴卡菌的机会。

1. 临床表现　大多数奴卡菌病都伴有肺部病变的发生（一般为 70%~75%），其他主要受累的脏器有脑、肢体、腹壁、眼、纵隔等。

肺奴卡菌病的临床表现无特异性，各个肺叶均可受累，可表现为大叶性肺炎、肺脓肿、或肺结核样症状；还可类似于肺部葡萄球菌等。主要症状有发热、寒战（可不明显）、盗汗、乏力、厌食及咳嗽，初为干咳，逐渐出现黏液脓性痰或血痰，严重者还可出现呼吸困难。病程逐渐慢性化，出现消瘦等消耗症状。此期病例易与肺结核、肺脓肿、肺癌等混淆，应注意鉴别。肺部形成空洞的常有咯血；累及胸膜的可有胸痛及脓胸的体征。胸壁受累的可形成皮下窦道，经久不愈，类似于放线菌病。

约 1/3 肺奴卡菌病患者可通过血行播散侵入脑、肝、肾、皮肤等部位，形成迁徙病灶，多为转移性脓肿，导致播散性奴卡菌病，主要见于免疫力低下或缺损的患者。本病例已经播散至肝，有肝脓肿形成。

2. 实验室检查 常规检查有中性粒细胞增多、红细胞沉降率增快等。细菌学检查通常取痰液、脓液、胸腔积液、脑脊液等标本进行涂片检查。典型者可以发现革兰阳性或抗酸染色弱阳性的纤细分枝状菌丝，直径 < 1 μm，长度在 10 ~ 20 μm 间，长者可达 50 μm，或串珠样类似于球菌的菌体（图 5-2）。奴卡菌可以在多种培养基上生长，但生长缓慢。用含血培养基、氧气充分以及次培养过程中使用避光的方法可以加快细菌生长的过程。为避免漏诊，应建立以下重要原则：

（1）奴卡菌生长缓慢，2 周时间才有明显的菌落形成，4 周时菌落才出现特征性外观，因此，对可疑病例标本培养的时间应尽可能长，至少 4 周。

（2）一旦痰涂片发现革兰阳性的分枝状细菌应当警惕奴卡菌或放线菌的可能，并对标本进行抗酸染色。与普通的姜尼染色不同，脱色时间不能超过 10 秒，也可改用 Hank 抗酸染色法（使用 5% 硫酸 – 亚甲蓝溶液进行复染、脱色）。

3. 影像学 奴卡菌肺炎的病灶一般位于上肺，影像学表现多种多样，包括肺实变、浸润影、孤立或多发结节等多种改变，共同特点是容易形成空洞，因为奴卡菌肺炎常常造成坏死性炎症。典型的奴卡菌脓肿不容易包裹和纤维化，容易从肺部原发病灶形成肺内播散，形成多个大小不等的脓肿。本例患者既有肺部空洞，又有肝脓肿，符合这一特点。

4. 诊断和鉴别诊断 肺部奴卡菌病的症状和体征无特异性，诊断较为困难。尤其在艾滋病、脏器移植等高度免疫功能低下患者，可能同时存在多种病原体导致的机会性感染，临床症状相互重叠，使诊断更为困难。临床上对于肺部的亚急性或慢性感染经普通抗感染治疗或抗结核治疗无效时，应考虑本病的可能，特别是伴有脑实质或皮肤多发脓肿的病例。对于可疑病例应进行痰或脓液涂片、标本培养及病理学检查。颅内受累的患者还要进行脑脊液和尿液浓缩涂片、培养。标本病理组织检查可发现不含巨细胞的肉芽肿，内有抗酸染色和革兰染色阳性的菌丝。对诊断有极大价值。

近年来，支气管镜检查使本病确诊的概率大大增加。支气管镜不仅可以检查吸取液，还可对肺部局限、孤立的病灶进行活检，有助于明确诊断。应注意的是，为避免导致局部形成蜂窝织炎，不应进行支气管肺泡灌洗，应进行肺内抽吸。

本病目前尚无理想的血清学诊断方法。国外一些实验室建立了 EIA 方法检测血清中的特异性抗体（IgG 型，无 IgM 型）。该方法敏感性可以达到 91%，但特异性较低，主要原因是与结核杆菌间存在着低效价的交叉反应。另外，有学者用 PCR 方法检测奴卡菌的 DNA，对诊断似乎有帮助价值。但，以上两种方法并未得到医学界的认可。

因为肺奴卡菌病容易导致播散，所以对所有患奴卡菌病者都应进行常规头颅影像学检查，特别是有颅内受累症状和体征的患者。

如前所述，慢性肺病患者气道分泌物中分离到奴卡菌也可能是定植、一过性感染或污染而非发病。鉴别要点除上述表现外，奴卡菌染色的特点也有一定的帮助价值。呼吸道定植的奴卡菌革兰染色呈阴性，培养后也只呈短暂阳性。对于有明显诱因的患者即使分离到细菌，如果没有明显的疾病表现，也可以考虑密切观察，不必急于治疗。

临床上需要鉴别的疾病主要有肺部亚急性或慢性感染及各受累脏器脓肿、肺内占位性疾病，如结核病和放线菌病等。

由于奴卡菌培养周期较长，通常要2~4周，在这一过程中，抗生素大部分都已发生了降解反应，很难进行药物敏感试验以帮助临床针对性地选用抗生素。

治疗奴卡菌病的首选药物是磺胺嘧啶。剂量宜大，且疗程长。方案：磺胺嘧啶6~10g/d，分4次口服，一旦病情得到控制，可以减量至4g/d。疗程至少3~6个月。视感染部位和病情轻重，必要时可延长至1年。还可选用复方磺胺甲基异噁唑，方案：TMP10~20mg/（kg·d）、SMZ 50~100mg/（kg·d），分2次口服，疗程同前。磺胺过敏或有禁忌的病例可以使用米诺环素（二甲胺四环素，minocycline，MINO），方案：100~200mg bid。其他的四环素类药物疗效不肯定。新星奴卡菌感染可以使用红霉素，方案：500~750毫米/次 qid；或者氨苄青霉素，方案：1克/次 qid。其他有效的药物包括阿米卡星、头孢派酮/他唑巴坦、亚胺培南、头孢曲松等。

改善一般情况，去除诱因以及增强抵抗力等也相当重要。对于局部顽固的慢性病灶必要时可以考虑脓肿切开、置管引流。奴卡菌肺炎的治疗疗程要足够，一般3~6个月，否则容易复发。对所有患者在结束治疗的6个月内都要进行密切随访。

## 专家点评

奴卡菌肺炎的症状和体征均无特异性，如果免疫力低下患者发生肺炎经一般抗生素治疗（包括抗结核治疗）效果不好，病变位于上肺，有空洞形成，即应考虑奴卡菌病的可能，若有其他部位血行播散感染，如脑脓肿、皮肤脓肿等更强烈提示奴卡菌感染。确诊该病需病原学检查。

奴卡菌肺炎亦可表现为类似慢性肉芽肿性炎症，提示该病可以慢性化。文献报道这类患者可以无基础疾病，自身免疫力正常，往往形成慢性奴卡菌病。及早明确病原学诊断是改善患者预后的决定因素，除了痰培养以外，必要时应考虑侵入性检查以尽快明确诊断。本例患者就是经皮肺穿刺得到肺组织进行弱抗酸染色才得以确诊，说明对于病原不明，经验性治疗无效的重症肺炎患者，合适地选择侵入性检查对于改善患者预后有极其重要的意义。

（曹 彬 吴 东）

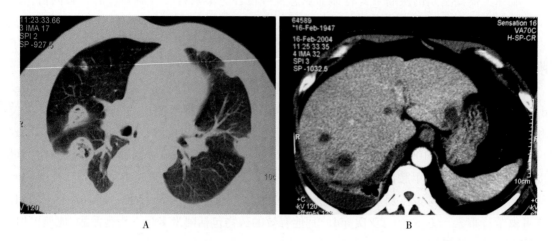

图 5-1　胸部 CT 示治疗前肺内多发病灶，内有空洞形成；肝内多发脓肿

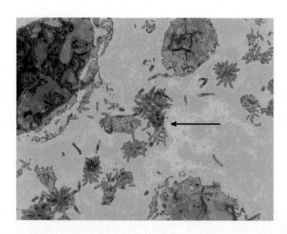

图 5-2　经皮肺穿刺所得肺组织中弱抗酸染色见大量奴卡菌（箭头所示）

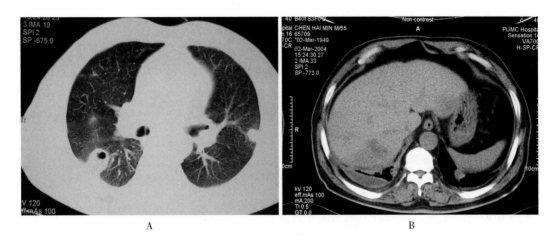

图 5-3 治疗后肺内多发病灶明显吸收；治疗后肝内多发脓肿明显吸收

# 参 考 文 献

马小军. 肺奴卡菌病. 见：蔡柏蔷，李龙芸主编. 协和呼吸病学. 第二版. 北京：中国协和医科大学出版
社，2011，914-917

# 病例6　乏力、呼吸困难、肺部阴影、冷凝集素综合征
## ——巨细胞病毒血症

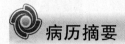 病历摘要

患者女性，70岁，因乏力、胸闷2个月，憋气5天入院。

患者于2008年12月20日争吵后出现乏力、胸闷，伴咳嗽，无咳痰、发热，无心悸、心前区疼痛，无咯血，双下肢无水肿。抗生素治疗后症状逐渐加重，胸部CT（2009年1月16日）提示左肺多发实变影（图6-1、图6-2），考虑肺部感染，给予"氨苄青霉素"及祛痰、平喘等对症治疗5天无效，复查CT（2009年1月24日）示左肺实变影较前无明显变化，右肺上叶、下叶后基底段可见结节及实变影，换用左氧氟沙星抗感染治疗15天仍无好转。查血常规：白细胞 $5.83 \times 10^9$/L，中性粒细胞占0.78，C-反应蛋白（CRP）为88.5mg/L；结核菌素试验阳性；肺功能检查：$FEV_1/FVC$ 为82%，TLC（肺总量）为65%，DLco 为30%；复查胸部CT（2009年2月4日，图6-3、图6-4、图6-5、图6-6）左上肺尖实变影有所吸收，右肺多发实变、结节影，较前明显加重。行支气管镜检查未见明显异常；行CT引导下经皮左下肺阴影穿刺，细菌涂片可见少量酵母样菌及阴性杆菌，病理示肺组织可见少量肺泡及支气管上皮，肺泡间隔增厚，纤维组织增生，肺泡上皮轻度增生，血管壁增厚，未见恶性病变。给予"头孢米诺、异帕米星"抗感染治疗，患者乏力症状较前加重，活动耐力下降，平地走20m出现气促，蹲下后不能站起。痰培养显示有白假丝酵母菌，加用氟康唑治疗。2009年2月15日憋气加重，不能平卧，体温正常，于2009年2月18日来我院急诊，血气分析：pH 7.487，$PaCO_2$ 27.0mmHg，$PaO_2$ 62.9mmHg，$SaO_2$ 91.8%，$K^+$ 5.6 mmol/L，$Na^+$ 131mmol/L，$Cl^-$ 95mmol/L；血常规：白细胞 $14.77 \times 10^9$/L，中性粒细胞0.90，血红蛋白80g/L，血细胞比容（HCT）24.5%，血小板为 $458 \times 10^9$/L；血生化：丙氨酸转氨酶（ALT）为13U/L，肌酐142μmol/L，尿素氮15.28mmol/L；肌酸激酶29U/L，肌酸激酶-MB亚型（CK-MB）为1.1μg/L，肌钙蛋白I（cTnI）为0.22μg/L；N末端B型钠尿肽原（NT-proBNP）为46130ng/L（参考正常值：0~125ng/L）；床旁心电图：$V_1 \sim V_3$ 呈QS型，T波低平；$V_4 \sim V_5$ 呈qS型。复查胸部CT（2009年2月18日，图6-7、图6-8、图6-9）示双肺实变影及磨玻璃影较前明显加重，可见充气支气管征，双侧胸腔积液。心脏超声提示陈旧性心肌梗死（室间隔、前壁、下壁、心尖部），左心房大，心尖部附壁血栓形成，轻度二尖瓣关闭不全，轻度主动脉瓣关闭不全，射血分数为28%。给予储氧面罩10L/

min 吸氧，指测氧饱和度（$SpO_2$）达 97%，给予盐酸莫西沙星、氟康唑抗感染，低分子肝素钠抗凝，呋塞米利尿等对症治疗后为进一步诊治于 2009 年 2 月 20 日收入我科。自发病以来，食欲、睡眠均欠佳，近 20 年有明显脱发，口干 10 年，右膝关节痛 6 年，无口腔溃疡、光过敏，无眼干、雷诺现象，近 2 年体重减轻 15kg。2 型糖尿病病史 4 年，未规律诊疗。否认高血压、冠心病病史。患者有煤尘接触史 20 年，无烟酒嗜好。

**入院查体**：T 36.4℃，R 39 次/分，BP 126/83mmHg，$SpO_2$ 96%（储氧面罩 10L/min），端坐位，神志清楚，贫血貌，双肺满布哮鸣音及细小湿啰音，心律齐，未闻及病理性杂音；腹部膨隆，移动性浊音（+），双下肢轻度可凹性水肿。

**实验室检查**：尿常规、便常规及便潜血未见明显异常；血常规：白细胞 $11.45 \times 10^9$/L，中性粒细胞 0.91，红细胞 $2.99 \times 10^{12}$/L，血红蛋白 85g/L，血小板 $214 \times 10^9$/L。血生化：$K^+$ 6.3mmol/L，$Na^+$ 133mmol/L，肌酐 102μmol/L，尿素氮 10.83mmol/L。肌酸激酶 12U/L，cTnI 0.23μg/L，NT-proBNP 为 23224ng/L。动脉血气分析（储氧面罩 10L/min）：pH 7.462，$PaCO_2$ 37.6mmHg，$PaO_2$ 115.0mmHg。血清铁蛋白 1500μg/L。免疫球蛋白＋补体：IgG 6.05g/L（7~17g/L）。肿瘤标志物糖类抗原-125（CA125）134U/ml（＜35），余均正常。免疫指标：抗核抗体（ANA）、抗双链 DNA（抗 dsDNA）、抗可提取性核抗原（ENA）、抗中性粒细胞胞浆抗体（ANCA）、自身抗体、抗心磷脂抗体（ACL）、抗 $\beta_2$ 糖蛋白 1 抗体、类风湿因子（RF）、抗肾小球基底膜抗体均阴性。外院经皮肺活检标本会诊考虑机化性肺炎。痰培养为铜绿假单胞菌、白色念珠菌。2009 年 2 月 20 日给予甲基泼尼松龙 80mg，q12h，5 天后停药，人免疫球蛋白每天 10g，5 天后停药，同时给予泰能、盐酸莫西沙星、氟康唑抗感染，利尿及 $\beta_2$ 受体激动剂雾化吸入、氨茶碱静脉滴注。患者憋气、胸闷症状明显好转，能卧位休息，肺部干湿啰音明显减少，逐渐降低吸氧条件为鼻导管吸氧 6L/min，$SpO_2$ 维持在 96%~100%，监测 NT-proBNP 逐渐减低，心力衰竭症状逐渐好转。2009 年 2 月 25 日甲基泼尼松龙减量为每天 80mg，静脉注射，5 天后停药，续以口服泼尼松每天 60mg。2009 年 3 月 3 日复查胸部 CT（图 6-10、图 6-11、图 6-12）示肺内病变明显吸收；心脏超声提示较前有改善，未见明确的附壁血栓，射血分数为 35%。

2009 年 2 月 2 日心电图示：窦性心动过速，未见明确的 ST-T 变化。双侧颈动脉、双下肢动脉彩超提示双颈动脉及下肢动脉粥样硬化斑块形成。患者的血常规检查一直提示有严重的冷凝集现象，因此 ESR 未能出结果。且在 2009 年 3 月初，患者开始出现左手小指指端的疼痛、局部皮肤暗红色，伴间断出现高血钾、血红蛋白下降（最低为 70g/L），无尿色加深，血清胆红素水平正常，考虑存在冷凝集素综合征（CAS）。进一步检查提示：抗人球蛋白（Coombs 试验）阳性，Coombs 分型为 IgG、C3（阳性）；外周血网织红细胞比例为 3.8%~8.7%；乳酸脱氢酶为 330~290U/L；冷凝集反应为 1:1280，游离血红蛋白 ＞500mg/L，2009 年 3 月 10 日巨细胞病毒抗原（CMV-PP65）阳性，CMV-IgG（阳性），CMV-IgM（阴性）。考虑存在巨细胞病毒感染、冷凝集素综合征、溶血性贫血，间断给予输注洗涤红细胞支持治疗，停用抗生素治疗，继续糖皮质激素治疗（2009 年 4 月 2 日开始逐渐减量），并于 2009 年 3 月

10 日开始加用人免疫球蛋白（每天 10g，静脉滴注，共 5 天），更昔洛韦（0.25g，q12h，静脉滴注，共 14 天；后 0.25g，qd，静脉滴注，共 7 天；后 0.25g，qd，口服，共 7 天）抗病毒及小指末梢保暖，监测血常规，血红蛋白逐渐恢复至 90g/L 以上，无胸闷、憋气、乏力症状，肺呼吸音正常，$SpO_2$ 98%（自然状态）。2009 年 4 月 2 日复查 CMV-PP65（－）、冷凝集抗体为 1∶256。2009 年 4 月 16 日复查胸部 CT 较前明显好转，复查心脏彩超示室间隔中下段及心尖部陈旧性心肌梗死，左心轻度增大，射血分数达 56%，于 2009 年 4 月 21 日出院。

**诊断：** 巨细胞病毒血症，继发性机化性肺炎，继发性冷凝集素综合征，继发性溶血性贫血

冠状动脉粥样硬化性心脏病，陈旧性心肌梗死，心功能不全（心功能Ⅳ级），心尖部血栓史

2 型糖尿病

## 讨论与分析

巨细胞病毒（CMV）感染常见于机体抵抗力下降的患者，尤其是 CD4T 细胞 < 100/μl 的患者。近年来随着 AIDS 患者的增多、器官移植（包括自体/异基因骨髓/造血干细胞移植）以及肿瘤患者接受放化疗、系统性免疫病患者接受长期糖皮质激素/免疫抑制剂的治疗等的普遍开展，包括 CMV 在内的机会感染也日益增多，这方面的问题也越来越受人们关注，该领域的文献也日益增多。一提到 CMV 感染，人们总与多种多样的机体抵抗力下降相关联。其实，机体抵抗力正常患者的 CMV 感染也并不少见；在文献报道中，CMV 血清学阳性率可达 60%~100%。以往人们总认为，机体抵抗力正常患者 CMV 感染一般临床症状很轻，其实不然。早在 2008 年国外就有一篇文章，对此前多年的机体抵抗力正常患者重症 CMV 感染方面的文献进行复习、分析，发现 1950~2007 年间共有 89 篇 290 例机体抵抗力正常患者感染 CMV 的报道。进一步分析发现，这些患者中，以消化系统（91 例，包括胃肠炎、十二指肠炎、结肠炎、原有炎性肠病的加重等，其中以结肠炎多见）和神经系统（56 例，包括脑膜炎、脑炎、脊髓炎）受累最多见，其他脏器和系统还包括血液系统（25 例，包括溶血性贫血、血小板减少症）、CMV 肝炎 25 例、动脉及静脉系统的血栓形成（19 例）、眼部（16 例，以葡萄膜炎、视网膜炎多见）、心肌炎（10 例）及肺部受累（9 例，包括肺炎和间质性肺炎）等，可能与 CMV 感染检测技术的提高以及人们对于 CMV 感染的进一步认识有关。

冷凝集素综合征（CAS）可继发于感染、肿瘤等疾病，巨细胞病毒感染是冷凝集素综合征很常见的原因。冷凝集素综合征是因淋巴细胞功能亢进导致体内免疫功能紊乱，部分患者因为肝清除胆红素能力强，可以不出现血胆红素及尿胆原升高；但会有溶血性贫血的相关实验室及临床表现。应积极治疗病因，加用糖皮质激素，必要时可加用人免疫球蛋白，同时注意溶血引起高血钾等电解质紊乱。部分患者溶血性贫血很容易复发，需要长期使糖皮质激素、免疫抑制剂及间断使用人免疫球蛋白，注意密切随诊。

对于 CMV 感染的治疗，过去一直缺乏有效的方法。自从使用更昔洛韦等抗病毒药物后，CMV 肺炎的救治率有较大的提高。更昔洛韦在 CMV 感染的细胞中被脱氧鸟苷激酶转化为单磷酸盐，再被鸟苷激酶和磷酸甘油激酶等转化为活性形式的三磷酸丙氧鸟苷，从而竞争性抑制三磷酸脱氧鸟苷与 CMV 病毒 DNA 聚合酶结合，抑制病毒 DNA 合成，阻止 DNA 链延伸，且此作用通过三磷酸丙氧鸟苷在 CMV 感染细胞中的积聚而得到增强。更昔洛韦对正常细胞 DNA 的作用极弱，因此有较高的选择性，其抗 CMV 的活性较强，有效率为 80%~90%；更昔洛韦主要不良反应为引起骨髓抑制、肝功能损害、胃肠道反应。人免疫球蛋白可通过多种途径作用于机体，影响机体对 CMV 病毒的免疫力，提高治疗 CMV 的疗效。

对于本例患者的肺部阴影的分析：患者病程 2 个月余，主要表现为乏力、呼吸困难及活动耐量减低。发病以来体温正常，咳嗽、咳痰较轻。CT 开始表现为左肺实变影，后为右肺病变进行性加重，左上肺实变影有所减轻。外院查血白细胞数不高，广谱抗生素治疗效果不佳。入我院前 5 天始憋气明显加重。经皮肺穿病理可见肺泡腔内机化，肺泡间隔增宽，有少量淋巴细胞浸润，未见中性粒细胞浸润。结合病史及病理，不符合普通细菌感染；要考虑特殊感染，如军团菌、病毒、支原体等，感染触发了炎症系列反应，导致损伤后修复。另外，要考虑系统性疾病，如结缔组织疾病或血管炎继发的间质性肺炎的可能，且患者在入院初有很严重的心功能衰竭，病前没有确切的心脏病基础（没有基础心电图），心脏情况除了考虑冠心病，还要考虑系统性疾病同时累及心脏的可能。

但后来根据患者 2009 年 2 月 2 日与 2009 年 2 月 18 日的心电图变化，考虑患者 2009 年 2 月 15 日出现憋气加重的原因以出现急性心肌梗死的可能性大：老年女性，绝经多年，有多年糖尿病病史，且没有规律治疗，结合我院的外周血管彩超提示有浅表动脉的严重粥样硬化，估计患者有冠状动脉粥样硬化性心脏病的基础。肺内病变后的低氧、冷凝集素综合征后的自身免疫性溶血性贫血等原因加重了心肌的缺血缺氧而导致急性心肌梗死，但因患者没有规律控制血糖，疼痛阈值较高，心肌梗死的临床表现可不典型。结合患者在入院时血常规检查就有严重的冷凝集现象，经抗病毒治疗后冷凝集现象及溶血都有好转，考虑 CMV 病毒感染并非在激素使用后继发，可能是导致肺阴影、溶血等情况的原因。

## 专家点评

很多原因可以导致肺部弥漫性间质性改变，鉴别诊断时，容易忽视一些平时不注意的因素。本病例通过相关检查、治疗以及随访，可以认为该患者的双肺间质性病变与急性心肌梗死后心功能不全同时合并 CMV 感染有关，所以临床医师应该注意对弥漫性间质性肺病原因的鉴别。

（黄　慧）

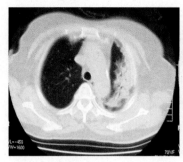

图 6-1　2009 年 1 月 16 日胸部 CT 示左上叶尖后段实变影

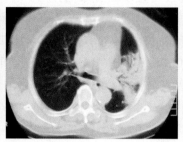

图 6-2　2009 年 1 月 16 日胸部 CT 示左下叶外基底段实变影，病灶以胸膜下分布为主

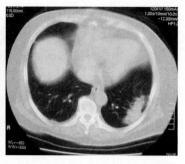

图 6-3　2009 年 2 月 4 日胸部 CT 示左舌叶实变影

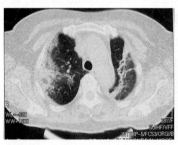

图 6-4　2009 年 2 月 4 日胸部 CT 示左上叶条索影（病变较前吸收），右上叶尖后段实变影

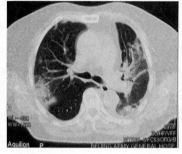

图 6-5　2009 年 2 月 4 日胸部 CT 示左上叶条索影（病变较前吸收），右上叶后段实变影

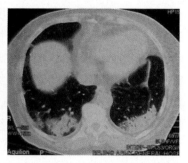

图 6-6　2009 年 2 月 4 日胸部 CT 示左下叶基底段实变影较前加重，右下叶后基底段新出现实变影

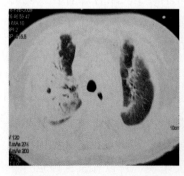

图 6-7　2009 年 2 月 18 日胸部 CT 示左上肺实变影已基本吸收，剩下少量索条影；右上叶实变影较前加重，右侧胸腔积液

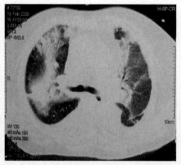

图 6-8　2009 年 2 月 18 日胸部 CT 示左上肺实变影已基本吸收，右上叶实变影较前加重，右侧胸腔积液

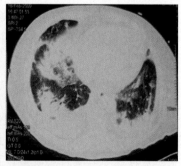

图 6-9　2009 年 2 月 18 日胸部 CT 示左下叶实变影较前变化不明显，右下叶实变影较前加重，右侧胸腔积液

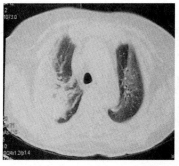

图 6-10 2009 年 3 月 3 日胸部 CT 示左上肺磨玻璃影，右上叶病变有部分吸收，右侧胸腔积液消失

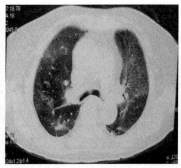

图 6-11 2009 年 3 月 3 日胸部 CT 示双上肺磨玻璃影，病变较前明显吸收

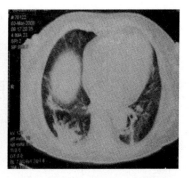

图 6-12 2009 年 3 月 3 日胸部 CT 示左下肺条索影（实变影较前明显吸收）右下肺实变影部分吸收

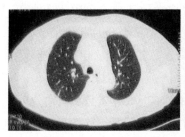

图 6-13 2009 年 5 月 21 日胸部 CT 示双上肺未见明显异常

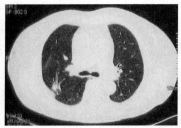

图 6-14 2009 年 5 月 21 日胸部 CT 示右上叶后段条索影，少许斑片影

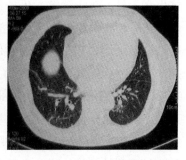

图 6-15 2009 年 5 月 21 日胸部 CT 示双下肺纹理增多，右下肺少许条索影

# 参 考 文 献

[1] Vancíková Z，Dvorák P. Cytomegalovirus infection in immunocompetent and immunocompromised individuals-a review. Curr Drug Targets Immune Endocr Metabol Disord. 2001，1（2）：179 – 187

[2] Rafailidis PI，Mourtzoukou EG，Varbobitis IC，et al. Severe cytomegalovirus infection in apparently immunocompetent patients：a systematic review. Virol J. 2008，5：47

[3] Andrei G，De Clercq E，Snoeck R. Drug targets in cytomegalovirus infection. Infect Disord Drug Targets. 2009，9：201 –222

[4] Berentsen S，Beiske K，Tj nnfjord GE. Primary chronic cold agglutinin disease：an update on pathogenesis，clinical features and therapy. Hematology. 2007，12：361 – 370

[5] Asberg A，Humar A，Jardine AG，et al. Long-term outcomes of CMV disease treatment with valganciclovir versus IV ganciclovir in solid organ transplant recipients. Am J Transplant. 2009，9：1205 – 1213

# 病例 7 反复发热、咳嗽、咳痰 8 个月
## ——非结核性分枝杆菌肺炎

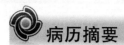

### 病历摘要

患者男性，17 岁，因发热、咳嗽、咳痰 8 个月入院。

患者 2008 年 1 月初受寒后咽痛、干咳及发热，T40℃，伴有畏寒、寒战。自服头孢类抗生素 3 日，咽痛缓解，仍持续高热。1 月 13 日查血、尿常规大致正常，CRP 317mg/L；多种感染筛查试验均阳性，腹部 B 超示脾大；胸部 CT 示双肺大片实变及斑片状、结节状密度增高影（图 7-1）。考虑重症肺炎，先后予亚胺培南、阿奇霉素、氟康唑、伊曲康唑等治疗 2 周，症状无好转。咳嗽加重，少量黄痰，伴胸闷、气短。查血 WBC $17.3 \times 10^9$/L，N 95.8%，血 ALT 80U/L，AST 80U/L；痰抗酸染色阴性。胸部 CT（2008 年 1 月 29 日）病变进展，考虑机化性肺炎，予甲基泼尼松龙 40mg/d 及保肝等对症治疗 2 周，复查 CT（2008 年 2 月 22 日）病变仍持续进展。于 2008 年 2 月 22 日加用异烟肼、利福平、吡嗪酰胺、乙胺丁醇四联抗结核治疗。患者症状无改善，1 个月后停用抗结核治疗。2008 年 3 月 17 日经皮肺组织穿刺活检"肺泡内弥漫性嗜酸性上皮样细胞、少量浆细胞浸润，不除外脱屑性间质性肺炎"。予甲基泼尼松龙 80mg/d×2 周，泼尼松 60mg×1 个月治疗（图 7-2）。患者病情好转，间隔 3～5 日发热一次，体温高峰下降，咳嗽、咳痰好转。复查 CT（4 月 22 日）双肺实变影较前吸收，但双肺多发索条、网格、蜂窝状改变。此后激素逐渐减量（1 周减 5～20mg 维持），患者仍间断发热。2008 年 6 月 21 日复查 ESR 54mm/1h，CRP 79mg/L，CT 提示双肺大片状密度增高影及多发空洞（图 7-3）。2008 年 8 月底，患者再次持续高热，伴咳嗽、咳黄白痰。胸部 CT（2008 年 8 月 26 日）：右中下肺野新发大片实变影（图 7-7、7-8）。转入我院。患者精神、食欲差，体重无明显变化。无皮疹、光过敏、口腔溃疡、盗汗等表现。既往 6 年前曾患过敏性紫癜，激素治疗 3 个月后缓解，未复发。否认结核病史。

入院查体：神清，浅表淋巴结（-）。右肺中下部叩诊浊音，呼吸音减弱，少许湿啰音，心、腹（-）。入院后检查：血 WBC $11.47 \times 10^9$/L，N 83.4%；T 细胞亚群大致正常；TORCH、CMV-PP65（-）；肺炎衣原体、支原体（-）；GM、G 试验（-），PCT 0.26ng/ml；痰涂片：找到 $G^+$ 球菌少量，$G^-$ 杆菌大量；痰培养：细菌、真菌、结核（-）；血培养（-）；支气管镜（9 月 10 日）：镜下大致正常；毛刷找病原菌：细菌、真菌（-）；支气管吸取物：真菌、细菌涂片＋培养（-），六胺银染色：未见肺孢子菌包囊，可见酵母样孢

子。2008年3月肺活检组织北京协和医院病理科会诊：肺细支气管周及血管周肺间质不典型上皮样细胞聚集，肺泡腔内大量巨噬细胞聚集，灶性中性粒细胞，抗酸染色找到较多抗酸杆菌（呈串球状），非结核性分枝杆菌感染可能性大。9月26日再次经皮肺穿刺活检：上皮样肉芽肿，部分干酪样坏死。抗酸染色找到抗酸杆菌（呈串球状），非结核性分枝杆菌感染可能性大。入院后痰培养回报：分枝杆菌培养（＋），培养时间为4周。

**诊断**：非结核性分枝杆菌肺炎

**治疗**：阿米卡星0.6g qd，乙胺丁醇1.5g qd，克拉霉素500mg bid，异烟肼0.3g qd。治疗2个月后仍持续高热，但患者一般状况有所好转。考虑患者病程很长，药物起效时间延长。出院，继续坚持上述治疗。

## 讨论与分析

结核分枝杆菌、牛分枝杆菌、麻风分枝杆菌以外的分枝杆菌统称为非结核分枝杆菌（nontuberculous mycobacterial，NTM），可引起肺组织、淋巴结、皮肤、软组织的感染，而NTM肺病，约占全部NTM感染的90%。自然界中NTM很多，最易引发NTM肺病的主要包括鸟型分枝杆菌（M. avium complex，MAC），堪萨斯型分枝杆菌（M. kansasii）以及脓肿分枝杆菌（M. abscessus）。不同种类的NTM，其生物学特性、疾病好发人群、导致的肺病类型以及治疗方法、预后均有差异。

MAC肺病最为常见。MAC是一种环境分枝杆菌，水和土壤是重要的传播介质，人与人传播、动物传染给人均未得到证实。MAC肺病好发于存在酗酒、吸烟、COPD以及支气管扩张的中老年男性中。MAC引起的肺部病变与肺结核十分相似，症状大多较轻，缺少特征性。一般表现为咳嗽、咳痰、低热和疲乏或偶有咯血，有些患者无明显临床症状和体征。病变多表现为上肺浸润性病变或空洞。自然环境中并未发现堪萨斯型分枝杆菌，但在该病流行的城市，自来水中发现了其的存在。堪萨斯型分枝杆菌导致的肺病，其临床表现与肺结核非常类似，但发热相对少见。90%的患者肺内出现空洞，20%为双肺病变。鸟型和堪萨斯型分枝杆菌属于慢生长型，其培养形成完整菌落的时间需要2～4周。而脓肿型分枝杆菌属于快速生长型，在25～45℃环境下生长，培养5～7天即可见到菌落，其引起的肺病相对少见，多在免疫抑制的患者中致病，易引起播散性NTM病。

目前国际上多沿用ATS的诊断标准：影像学证实存在肺病病变；同时对出现症状的患者，多次从痰液或支气管灌洗液中分离出NTM。肺结核和NTM肺病，在临床症状、影像学、细菌涂片、结核菌素试验、病理学检查等方面均十分相似，仅仅通过临床表现很难鉴别肺病，只有从标本中分离出分枝杆菌，作菌型鉴定，才能确诊为NTM肺病。

根据NTM的不同，其治疗也有差异。但在免疫正常以及免疫抑制人群中，治疗方案基本一致。MAC肺病通常选用克拉霉素（或阿奇霉素）、利福平、乙胺丁醇，根据肺病的不同，剂量及用法有所不同。以肺内结节或支气管扩张为表现的患者可以每周三次给药，而其他患者则需每日给药。同时，在疾病治疗的前 8 周，应加用阿米卡星或者链霉素。对于 HIV 阳性的患者，由于利福布丁与抗 HIV 病毒药物不存在相互作用，其疗效比利福平更好。堪萨斯型分枝杆菌肺病通常选用异烟肼、利福平以及乙胺丁醇，新一代大环内酯、氟喹诺酮（如莫西沙星）也可以选用。治疗鸟型和堪萨斯型分枝杆菌需要足够疗程，在痰分枝杆菌培养持续阴性后还需治疗 12 个月以上。脓肿分枝杆菌一般对阿米卡星、头孢西丁敏感，有时对红霉素、氟喹诺酮敏感，但任何治疗方案必须包括对感染伤口的外科清创术或异物切除，治疗疗程至少 3 个月。在 NTM 的治疗过程中，还应定期重复病原学检测，并注意药物的不良反应以及处理合并症。对于部分局限性的 NTM 肺病，也可考虑手术治疗。

因本例患者病程很长，肺内出现空洞性病变及大片实变，肺内感染严重，导致治疗效果较差，在 2 个月规范的四联治疗后，体温仍无显著改变，提醒我们在肺内感染性质不明时，应尽早行侵入性检查，临床科室还需与病理科、检验科细菌室密切协作，才能及时准确的诊断与治疗。

## 专家点评

NTM 可引起肺组织、淋巴结、皮肤、软组织的感染，但最常引起肺部感染。不同种类的 NTM，其生物学特性、疾病好发人群、导致的肺病类型以及治疗方法、预后均有差异。NTM 肺部感染临床缺少特征性，部分与肺结核十分相似。目前诊断仍需结合临床与实验室，肺部感染患者，从痰液或支气管灌洗液中分离出分枝杆菌，并需进行菌型鉴定，才能确诊为 NTM 肺病。NTM 的类型不同，治疗的方案也有差异。分离和鉴定 NTM 的种类是诊治的关键。近年来，随着各种免疫抑制剂及肿瘤化疗等药物的应用以及 AIDS 人群的出现，NTM 感染也越来越常见。因此，对有免疫抑制及基础疾病患者，肺部感染应考虑 NTM 的可能性，尽早进行病原学检查是诊治的关键。

（张　弘）

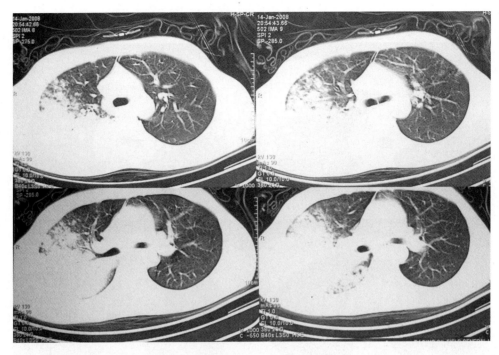

图 7-1 发病 1 个月时胸部 CT 示右肺大片实变，上肺为主

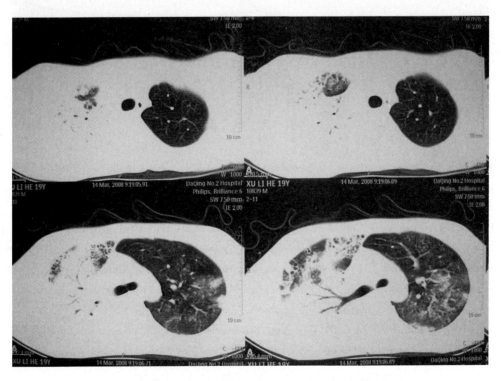

图 7-2 发病 2 个月时胸部 CT 示双肺大片实变及多发小空洞

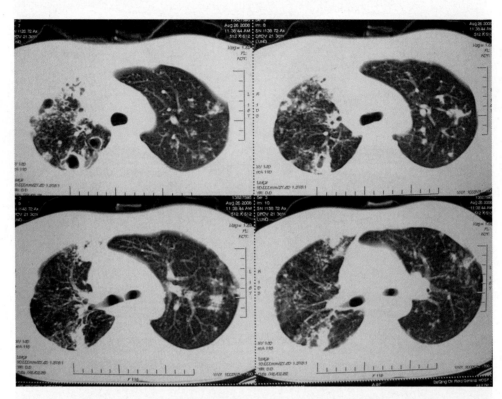

图7-3 发病7个月时胸部CT示双肺多发实变，空洞及纤维条索

## 参 考 文 献

[1] Medical Section of the American Lung Association. Diagnosis and treatment of disease caused by nontuberculous mycobacteria. This official statement of the American Thoracic Society was approved by the Board of Directors, March 1997. Am J Respir Crit Care Med 1997, 156：S1

[2] Griffith, DE, Aksamit, T, Brown-Elliott, BA, et al. An official ATS/IDSA statement：diagnosis, treatment, and prevention of nontuberculous mycobacterial diseases. Am J Respir Crit Care Med 2007, 175：367

[3] Wallace, RJ Jr, Brown, BA, Griffith, DE, et al. First randomised trial of treatments for pulmonary disease caused by M avium intracellulare, M malmoense, and M xenopi in HIV negative patients：rifampicin, ethambutol and isoniazid versus rifampicin and ethambutol. Thorax 2001, 56：167

[4] Lam, PK, Griffith, DE, Aksamit, TR, et al. Factors related to response to intermittent treatment of Mycobacterium avium complex lung disease. Am J Respir Crit Care Med 2006, 173：1283

# 病例8　发热、活动后气短
## ——肺孢子菌肺炎

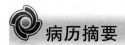 **病历摘要**

患者男性，36岁，因间断发热伴活动后气短一月余入院。

患者一月余前"感冒"后出现胸闷、活动后喘憋，休息后缓解。伴间断发热，最高38℃，以上午为著，无畏寒、寒战。未规律监测体温，服用退热药或者物理降温后可以恢复正常。当地医院给予头孢哌酮（先锋必）和阿霉素静点20余天，效果不佳。近10余天咳嗽、咳痰加重，痰色白、量少、不黏，可以咳出，无拉丝和咯血。伴胸痛，位于双肋部，与咳嗽的严重程度相关，与体位无关。否认心悸、放射痛、恶心、呕吐、反酸、胃灼热等。仍间断发热，体温最高39.7℃，伴膝关节、后背部游走性疼痛，其余伴随症状同前。半月前就诊于我院门诊，查血常规：WBC $6.36 \times 10^9$/L，N 85.2%，余（－）；肾功能：BUN 18.0mg/dl，Cr 1.97mg/dl；ABG 7.44/38/61。尿常规：SG 1.010，pH 6.0，BLD 痕量；痰培养×2：白色念珠菌；痰找抗酸杆菌×2（－）；X线胸片：双肺广泛散在斑片状高密度影，分布不均，大小均匀；CT提示：双肺野见弥漫性多发小斑点影及小斑片影，局部见网状间隔影。给予爱全乐、氨溴索雾化吸入和吸氧治疗，症状略缓解。发病来否认盗汗、雷诺现象，偶有口腔溃疡、脱发、关节痛等症状，尿便正常，睡眠饮食不佳，体重无明显变化。

**既往史**：20年前因"血尿、蛋白尿"在当地诊为"肾炎"，给予"消炎药"治疗（具体不详），自述"无水肿、无高血压、肾功正常"。1998年和2000年分别在北大医院和我院行肾活检，确诊为慢性肾小球肾炎，膜性增生性肾小球肾炎，IgA肾病（Ⅳ～Ⅴ级），慢性肾功能不全代偿期。予泼尼松（起始剂量40mg qd）、CTX（起始剂量100mg qd）、盐酸贝那普利等治疗，并规律减量在一年内至停用。2000～2002年持续监测尿常规无镜下血尿、蛋白尿。2004年9月因尿蛋白复现给予泼尼松（起始剂量60mg qd）、CTX起始剂量100mg qd（半年后换用依木兰50mg qd）、盐酸贝那普利，泼尼松规律减量，现用5mg qod/25mg qod 交替使用。

**个人史**：吸烟10支×10＋年，不饮酒。2000年9月起养鸽，有鸽粪接触史。2005年12月始养狗。

**入院查体**：T 37℃，P 80次/分，R 25次/分，BP 100/60mmHg，$SpO_2$ 91%，Cushing 面容，口唇略有发绀，手背、腹股沟、下肢见大片红色皮疹，周边堤状隆起，脱屑较多，双肺未闻及干湿啰音，心腹阴性，未及杵状指。

**实验室与辅助检查**：血、尿、便常规基本正常；肝肾功能：ALB 30～32g/L，Cr 1.96～2.33mg/dl，其余（－）；PT＋A：FbgC 570.4mg/dl，D-Dimer 1132μg/L；24 小时尿蛋白：0.158g；ESR 63mm/1h，CRP 1.21mg/dl；IgE 29.5kU/L；ANA S 1∶80；抗 SCL-70 86/70kD（＋）；dsDNA、ANCA、RF（－）；冷凝集试验（－）；HCV-Ab、HBsAg、TB-Ab、HIV-Ab（-）；T 细胞亚群：$CD4^+T$ 细胞比例减低，$CD4^+T$ 细胞绝对值116 个，$CD8^+T$ 细胞比例显著增加且存在轻度异常激活，$CD4^+T/CD8^+T$ 比例倒置，$CD4^+T$ 细胞第二信号受体（CD28）表达比例明显减低；支气管镜检：镜下正常，BALF 细菌培养：甲型链球菌、奈瑟菌。BALF、毛刷找抗酸杆菌阴性。BALF T 细胞亚群：T4 33.7%，T8 47.3%，T4/T8 = 0.7；2006 年 3 月 30 日胸部 X 线：双肺透过度减低呈磨玻璃样，双肺纹理模糊，成浅片状影；4 月 14 日胸部 X 线：双肺弥漫性病变模糊小斑片影，肺纹理增粗，双膈面光滑，肋膈角清，较前无明显变化；鼻窦 CT：双侧鼻甲黏膜肥厚；ECG：大致正常；UCG. 未见明显异常，肺动脉收缩压 40mmHg；BUS：肝血管瘤，肝内胆管结石不除外，胆囊多发息肉，双肾囊肿；肺功能：限制性通气功能障碍伴弥散功能障碍；血气分析：pH 7.41，$PaCO_2$ 37.8mmHg，$PaO_2$ 75.8mmHg（室内空气）。入院后继续使用依木兰、洛汀新治疗，并调整泼尼松用量，患者无发热，喘憋症状逐渐好转。

**胸腔镜肺活检病理**：显示肺内病变不均匀，一些肺内组织形态良好，一些肺间质纤维组织增生，有慢性炎细胞，一些肺泡腔内有机化。个别肺泡腔内可见泡沫样红染物质。间质病变呈灶性分布。高倍镜下可见肺泡腔内成纤维细胞、纤维黏液组织形成机化。肺泡Ⅱ型上皮细胞有增生，肺泡腔内有少量巨噬细胞。六胺银染色可见肺孢子菌包囊，囊内可见暗染病灶，直径为 5～7μm（图 8-1）。

**诊断**：肺孢子菌肺炎合并机化性肺炎

## 讨论与分析

患者为青壮年男性，亚急性病程，主要症状表现为间断发热，热型无明显规律，有咳嗽、咳痰，普通抗感染治疗无效；活动后气短，有进行性加重的趋势；有口腔溃疡、脱发、关节痛现象。既往：长期服用激素及免疫抑制剂。个人史：有养鸽、养狗史。辅助检查：T 细胞亚群：细胞免疫功能低下。血气分析示低氧血症。影像学：双肺弥漫性小结节影，大小不均，双上肺可见纤维条索斑片影，右侧明显；治疗后肺部阴影明显吸收（图 8-2、图 8-3）。支气管镜：细菌学无阳性发现，灌洗液细胞分类主要是淋巴细胞增高。

患者总体影像学表现为弥漫的间质病变，结合患者临床特点，考虑以下几种疾病：

1. **感染性疾病** 患者有长期应用糖皮质激素、免疫抑制剂病史。首先考虑感染性病变。对于多发弥漫结节影首先考虑粟粒型结核。典型的粟粒型结核表现为双肺弥漫性结节影，表现为"三均"，与此患者影像学表现不符。其次患者存在间质性改变，这种改变在结核患者中不多见。另外，要考虑其他机会性感染，如真菌、病毒、肺孢子菌肺炎。真菌感染可表现为双肺弥漫结节影、肿块、斑片影、胸腔积液等表现，此患者以间质结节、间质纹理厚为主要表现不似典型真菌感染表现。肺孢子菌肺炎多见于 AIDS 患者，典型的影像学改变为磨玻璃样改变以及炎性渗出性改变，最早改变是从双侧肺门开始，向周边发展，形成蝶样改变，另外这种感染以双下肺野感染为主。

2. 过敏性肺泡炎　可表现为弥漫性结节，结节边界不是很清晰，同时可合并间质病变，与此患者类似。这种疾病在脱离变应原后 2～4 周可有病情缓解趋势，且患者血中 EOS 升高，此患者无此表现。

3. 弥漫性泛细支气管炎（全支气管炎）　此病变可表现为双肺多发、弥漫结节，可有"出芽征"，病变晚期可出现多发，以外周病变为主的支气管扩张、支气管壁增厚，且 PFT 应以明显的阻塞性通气功能障碍为主要表现，与此患者不符。

4. 结节病　主要表现为肺门纵隔内淋巴结增大和肺内多发结节，此患者肺门纵隔淋巴结不大。总体结合患者影像学特点以及临床特点考虑为间质性改变，首先考虑为感染所致。

肺孢子菌肺炎病理改变可多种多样，可有肉芽肿样改变，病灶内可有微小钙化，可表现为间质性肺炎，淋巴细胞间质浸润（有些类似 LIP 病理表现），也可合并病毒感染（如 CMV），极少数血管可有血管炎样改变，因此，肺孢子菌肺炎影像学表现也可多种多样。从此患者病理学特点上可以诊断为肺孢子菌肺炎合并机化性肺炎。

此患者虽然不是 AIDS 病患者，但其机体细胞免疫功能也很低，可能与长期使用激素、免疫抑制剂有关。患者 CD4 细胞绝对值只有 116 个，对于细胞免疫力低的患者出现发热、气短、有肺部改变应该考虑有无肺孢子菌肺炎、巨细胞病毒等引起的不典型肺炎。近年来，由于激素、免疫抑制剂的大量应用，肺孢子菌肺炎的发病率较前明显增多，而不同原因引起的免疫力低下的患者其临床表现并不完全相同。目前最新观点认为，肺孢子菌为一种真菌，其正确名称为肺孢子菌肺炎。肺孢子菌是一种条件致病菌，当机体免疫力低下的时候发病，其发病机制主要为肺孢子菌引起的一些炎症反应、过敏反应导致肺顺应性下降，导致 I 型呼衰。西方国家 AIDS 病患者中肺孢子菌是最常见的机会感染，但在中国的艾滋病患者中没有西方国家发病率高。其肺孢子菌肺炎的临床特点为亚急性或慢性起病，主要症状有发热、气短、咳嗽甚至呼吸衰竭，肺部体征较少，体征与疾病症状的严重程度往往不成比例，是该病的典型临床特点。X 线检查：双侧间质弥漫性网格状、条索状或斑点颗粒状阴影，自肺门向外扩散。AIDS 病合并肺孢子菌肺炎患者的治疗效果较好，北京协和医院确诊为肺孢子菌肺炎的 22 例 AIDS 病患者肺孢子菌肺炎治愈者 13 例，死亡 4 例，放弃 5 例。肺孢子菌肺炎的确诊是在痰液或 BALF 中找到肺孢子菌。在没有病原菌证据的时候肺孢子菌肺炎需要与其他非典型肺炎，如 CMV、支原体/衣原体、其他病毒感染、TB/MAIC，真菌以及细菌性肺炎相鉴别。

肺孢子菌肺炎的首选治疗为复方新诺明，若不能口服用药，可以静脉用药。剂量 TMP 每日 20mg/kg，SMZ 每日 100mg/kg qid 口服或静脉点滴，疗程 2～3 周。若不能耐受或对于复方新诺明严重过敏，国外建议使用喷他脒，但国内尚无药。国内对于复方新诺明过敏的患者建议使用脱敏疗法，即从小剂量开始使用，也有人建议使用克林霉素加伯氨喹，但其效果不如复方新诺明。肺孢子菌肺炎的发病机制是菌体引起的炎症反应，故对于中重度肺孢子菌肺炎感染患者建议在复方新诺明治疗的同时使用糖皮质激素，以减轻炎症反应。对于 AIDS 病合并肺孢子菌肺炎患者糖皮质激素在抗肺孢子菌治疗开始同时或 72 小时内开始使用，剂量：泼尼松 40mg bid，口服 5 天，改 20mg bid，口服 5 天，改 20mg qd 口服至抗肺孢子菌结束。对于 AIDS 合并肺孢子菌肺炎的预防，一级预防：指对无肺孢子菌肺炎发作史的患者预防用药，预防肺孢子菌肺炎的首次发作，用于 CD4 低于 200/μl 的艾滋病患者；使用复方新诺明 2 片 qd，长期使用；二级预防：指以前患过肺孢子菌肺炎治疗 3 周后治愈，但不能停用复方新诺明。近年来，由于 HAART 治疗的 AIDS 病的发展，使得 CD4 细胞计数 200/μl 以上 3~6 个月以上的患者可以停止二级预防。

患者病史偶有口腔溃疡、皮疹，有肾病、肺间质病变，血中有抗体阳性，是否存在免疫疾病？ANA 1∶80 是一个低效价阳性，在正常人也可以出现。抗 Scl-70 是对硬皮病较特异的抗体，但此患者病史中无硬皮病相应表现，无皮肤硬化、雷诺征等，查体也无相应发现，一般免疫印记法敏感性较高，但特异性相对差，可复查双扩散法检测抗 Scl-70。患者肺间质病变也不能用结缔组织病解释，其肺内病变在激素减量过程中肺间质病变好转，不支持。肾病理提示 IgA 肾病，而一般硬皮病导致肾病变多不是肾小球病变为主，而是弓状动脉、小叶间动脉内膜纤维化，中层增生为主。因此，总体来讲此患者支持免疫病证据不多。协和医院总结了 12 例免疫病合并肺孢子菌感染的患者，总体来讲与 AIDS 病合并肺孢子菌感染相比，病情进展快，病情凶险，死亡率高，其中有 10 例患者死亡。与早期诊断、早期治疗有关。国外文献，包括北京协和医院一些资料提示，合并肺孢子菌感染的免疫病最常见为 SLE、血管炎、肌炎，RA 也可发生，但很少在强直性脊柱炎等病中出现。可能与使用大剂量激素、免疫抑制剂有关。国外一些风湿病的教科书上建议对于 SLE 患者大剂量使用糖皮质激素以及 CTX 时，应常规使用复方新诺明预防肺孢子菌感染。对于此患者不仅 CD4 细胞下降，而且 CD28 受体下降，提示在抗原提呈能力下降，使机会性感染发生率增加。一些文献也有报道，一些患者在使用大剂量激素过程中并未出现肺孢子菌感染临床表现，经常在激素减量过程中出现明显症状，考虑可能与激素减量对肺孢子菌诱发机体免疫反应抑制减弱有关。发热比较常见，出现呼吸困难后病情进展非常快，此时往往需要足量糖皮质激素与复方新诺明同时使用。

本例患者肾病病史较长，有二十余年，以蛋白尿、血尿为主要表现，曾行肾穿刺活检病理显示为 IgA 肾病，分级为Ⅳ~Ⅴ级，属于偏重的类型，对此患者诊断为原发性 IgA 肾病明确。IgA 肾病的临床表现和病理类型可为多种多样。此患者以血尿、蛋白尿为主要表现，病理显示膜性增生性肾小球肾炎。治疗上由于 IgA 肾病的临床表现和病理类型多种多样，无单一治疗方案，但对于此患者大量蛋白尿，包括复发时仍表现为蛋白尿，治疗上使用糖皮质激素加免疫抑制剂是合理的。

## 专家点评

因肺孢子菌肺炎临床表现无特异性，目前主要依靠病原学检查来确诊。通常以肺组织或下呼吸道分泌物标本发现肺孢子菌的包囊和滋养体为金标准。故本病例已经获得了诊断肺孢子菌肺炎的金标准，诊断确切。对于肺孢子菌感染，临床早期发现很重要，对于有免疫力低下患者（如AIDS，长期使用糖皮质激素、免疫抑制剂，肿瘤化疗患者）出现双肺弥漫性病变，同时有低氧血症应考虑有无肺孢子菌感染的可能，及时寻找相关证据。提高对此病的认识很重要。此患者病理回报有机化性肺炎（OP），主要考虑可能与肺孢子菌感染或者长期使用一些药物有关，可解释病程的全貌。

（钟　旭　曹欣欣）

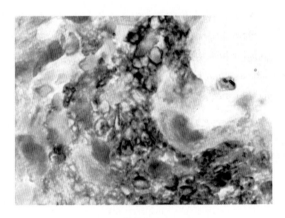

图8-1 胸腔镜肺活检病理，六胺银染色可见肺孢子菌囊，囊内可见暗染病灶，直径为5～7μm

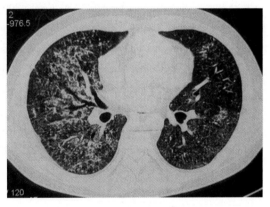

图8-2 治疗前胸部高分辨CT表现

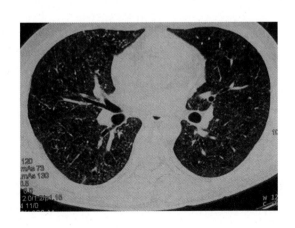

图8-3 治疗后胸部高分辨CT表现

# 参 考 文 献

[1] Yale SH, LimperAH. Pneumocystis carinii pneumonia in patients without acquired immunodeficiency syndrome: associated illness and prior corticosteroid therapy. Mayo Clin Proc, 1996, 71 (1): 5 – 13

[2] Slivka A, Wen PY, SheaWM, et al. Pneumocystis carinii pneumonia during steroid taper in patientswith primary brain tumors. Am J Med, 1993, 94 (2): 216 – 219

[3] Rice WR, Singleton FM, LinkeMJ, et al. Regulation of surfactant phosphatidylcholine secretion from alveolar type II cells during Pneumocystis carinii pneumonia in the rat. J Clin Invest, 1993, 92 (6): 2778 – 2782

[4] Cao B, Wang H, Wang P, et al. Clinical parameters and outcomes of Pneumocystis jiroveci pneumonia in non-HIV/AIDS patients. ChinMed J (Engl), 2006, 119 (3): 234 – 237

[5] Blum T, Roth A, Mauch H, et al. Pneumocystis jiroveci pneumonia in immunocomp romised patients without AIDS-a case series. DtschMedWochenschr, 2006, 131 (27): 1515 – 1520

[6] Jacobs JA, Dieleman MM, Cornelissen EI, et al. Bronchoalveolar lavage fluid cytology in patients with Pneumocystis carinii pneumonia. Acta Cytol, 2001, 45 (3): 317 – 326

[7] Thomas CF J r, Limper AH. Pneumocystis pneumonia: clinical presentation and diagnosis in patients with and without acquired immune deficiency syndrome. Semin Resp ir Infect, 1998, 13 (4): 289 – 295

[8] Delclaux C, Zahar JR, Amraoui G, et al. Corticosteroids as adjunctive therapy for severe Pneumocystis carinii pneumonia in nonhuman immunodeficiency virus2infected patients: retrospective study of 31 patients. Clin Infect Dis, 1999, 29 (3): 670 – 672

[9] Pareja JG, Garland R, Koziel H. Use of adjunctive corticosteroids in severe adult non-HIV Pneumocystis carinii pneumonia. Chest, 1998, 113 (5): 1215 – 1224

# 病例9 发热、脓血痰和肺部空洞影
## ——肺放线菌病

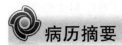病历摘要

患者男性，43岁，因发热、咳嗽1个月余，咯血20余天于2011年2月11日收住北京协和医院呼吸内科。

患者于2010年12月中旬无诱因出现发热，T 38℃，伴咳嗽，无畏寒、寒战、咳痰，自服头孢类抗生素3~4天后热退，症状减轻。2010年12月底再次发热，T 39.3℃，伴干咳、右胸隐痛，自服退热药和抗生素，效果不佳。于2011年1月5日行胸部CT检查，示右肺中叶实变影（图9-1），考虑肺炎，给予头孢曲松（3g/d）加左氧氟沙星（0.4g/d），共14天，体温下降至37.5℃。1月13日体温再次上升至38.5℃，伴咳嗽、咳少量黄痰，继续原方案治疗；1月20日体温达39.3℃，咳嗽加重，咳大量咖啡色脓臭痰（100~200ml/d）。查血常规：WBC 11.3×10⁹/L，中性粒细胞78.9%，血红蛋白、血小板正常；痰培养阴性，复查胸部CT示右肺中叶实变影和空洞较前缩小（图9-2）。给予头孢吡肟（4g/d）加左氧氟沙星（0.4g/d）共15天抗感染治疗，每日体温达38.9℃，症状无改善。2011年2月上旬出现鲜红色血痰，50~100ml/d。2月9日复查胸部CT示右肺实变影增大，并出现厚壁空洞（图9-3）。患者既往体健，无高血压、糖尿病史。婚育、家族史无特殊。吸烟20年，1盒/天，饮酒20余年。发病以来，无明显呼吸困难，精神、食欲欠佳，尿便正常。近1个月内体重减轻13kg。

**入院查体：** 右锁骨中线第4肋间叩诊浊音，右前胸听诊呼吸音减低，双肺未及干湿啰音；双下肢不肿。

**实验室检查：** 血 WBC 14.02×10⁹/L，中性粒细胞79.7%，血红蛋白138g/L，血小板212×10⁹/L。尿常规、便常规、肝肾功能、凝血功能、1,3-β-D 葡聚糖试验、半乳甘露聚糖均正常。红细胞沉降率84mm/1h；C-反应蛋白260.4mg/L（正常参考值＜8mg/L）。结核分枝杆菌γ-干扰素释放试验、腺苷脱氨酶、肺炎支原体IgM阴性、军团菌抗体、肺炎衣原体、布氏杆菌抗体阴性。两次痰找瘤细胞及血培养阴性；肺癌标志物、癌抗原系列均阴性；抗核抗体、抗中性粒细胞胞浆抗体阴性。痰真菌涂片、痰涂片抗酸染色、弱抗酸染色及痰细菌培养、真菌培养（各2~3次）阴性。超声心动图、腹部及泌尿系B超未见异常。痰涂片为：散在革兰阳性球菌，可见中性粒细胞内革兰阳性杆菌。2次厌氧菌培养结果为麦氏/龋

齿放线菌和内氏放线菌，考虑为以放线菌感染为主的混合性细菌感染所致的肺脓肿。

**诊断：肺放线菌病**

**治疗经过：** 2 月 18 日起，体温高峰 <37.3℃。头孢哌酮 + 舒巴坦（3g，2 次/天,）、克林霉素（0.6g，2 次/天）、左氧氟沙星（0.5g/d）治疗共 5 天。其后氨苄西林 + 舒巴坦（2.25g，3 次/天）、多西环素（0.1g，2 次/天）共 7 天后，体温持续正常，咳嗽、咳痰明显减轻，于 3 月 11 日出院。出院后口服多西环素（0.1g，2 次/天）、阿莫西林加克拉维酸（0.625g，2 次/天），共 4 个月。

4 月 22 日胸部 CT 示右肺空洞消失，遗留粗大索条、局限性胸膜病变（图 9-4）；7 月 28 日胸部 CT 示病灶已基本吸收，残留右中叶索条影（图 9-5）。

## 讨论与分析

患者为中青年男性，急性起病，病程迁延，病情有过反复。初期经验性广谱抗生素治疗后临床症状、胸部影像学曾一度好转；但沿用原抗感染方案中出现病情的反复。诊断上还是首先考虑感染性病变，病情反复考虑可能与以下因素有关：①抗生素未完全覆盖致病的病原体，尤其是厌氧菌；②未足量、足疗程应用抗生素；③继发其他病原体的感染，如真菌、结核菌等；④存在支气管内肿瘤性病变、异物等导致支气管阻塞性的基础病变。鉴于此，入院后予以超广谱抗生素（包括覆盖厌氧菌、奴卡菌等临床少见病原体）并积极寻找病原体，及时联系细菌室工作人员进行深部痰液的床旁接种、涂片，最终明确诊断为放线菌感染为主的混合性细菌感染所致的肺脓肿，并经足量、足疗程的放线菌敏感性的抗生素治疗后，达到病情的痊愈；这在临床工作中也并非易事。

放线菌是一种革兰染色阳性的兼性厌氧菌，是人类口腔、胃肠道及女性生殖道的正常菌群。人与人之间不传染，共有 6 个亚型可在人类致病，以伊氏放线菌最多见。人放线菌感染中，以头面部最多见，其次为腹盆部、肺部放线菌感染。肺放线菌病以 40 ~ 50 岁男性多见，男女之比为 2:1，可能与男性口腔卫生偏差以及容易发生颜面外伤等因素有关。

肺放线菌病的易患因素有：①口腔卫生差；②酗酒；③某些慢性肺病的基础，如肺气肿、慢性支气管炎、支气管扩张；④支气管腔内异物堵塞及肿瘤等支气管腔占位性病变；⑤长期使用激素、细胞毒药物或接受放化疗等机体免疫力低下的人群。包括肺放线菌感染在内的多种放线菌感染性疾病多为混合性细菌感染，可混合 2 ~ 10 种细菌感染，但放线菌是优势菌种；这些混合感染的细菌是否更有利创造厌氧或微需氧环境以利于放线菌的繁殖还不得而知。有文献报道，仅针对放线菌感染应用抗生素后，上述病原体也能根除。

肺放线菌病的临床表现以咳嗽、咳痰、胸痛最为多见；咯血也不少见（31% ~ 60%），发热比例为 15% ~ 21%。尚没有放线菌特异性的血清学指标；肺放线菌感染的胸部影像学与病程有关，胸部 CT 主要表现为片状实变、空洞、多发肺内结节、局限性胸膜增厚、胸腔积液，部分患者还伴有纵隔、肺门淋巴结增大。对于长期误诊和（或）漏诊的患者，还可出现胸膜瘘、胸壁窦道形成等。关于肺放线菌感染的诊断尚无"金标准"，需综合多个因素来诊断，包括病原学培养阳性、病变部位活检可见"硫磺颗粒"，此外，还需要结合临床和影像学表现，以及针对放线菌的治疗反应等综合判断。放线菌是一兼性厌氧菌，一旦标本接触空气放置 >20 分钟，培养结果阳性的可能性明显减小。故而，一旦疑诊为放线菌感染，建议经支气管镜等方法取深部分泌物及经 CT 引导下肺组织培养；并及时与细菌室工作人员沟通，最好床旁接种，必要时适当延长培养时间以提高阳性率。此外，肺放线菌感染在临床上也极易误诊或漏诊，常被误诊为肺部肿瘤、肺结核、肺真菌感染或肺脓肿等。鉴于肺放线菌感染可发生于支气管腔内占位性病变的患者，若应用放线菌敏感抗生素治疗无效，需要警惕合并支气管腔内占位性病变的可能，及时行支气管镜检查，必要时行手术切除。

治疗上，早期、足量、足疗程的敏感抗生素治疗能明显改善肺放线菌感染患者的预后。青霉素类是放线菌感染的首选；对于青霉素过敏的人群，可选用四环素、多西环素等；其中，对于青霉素过敏的孕妇，则推荐使用克林霉素、红霉素。其实，放线菌对很多抗生素都敏感，如碳青霉烯类抗生素对放线菌感染也有很好的疗效，头孢曲松可能有效；但氟喹诺酮类抗生素则对放线菌无效。对于合并支气管胸膜瘘、脓胸、致命性大咯血、疑诊合并恶性肿瘤、正规抗感染治疗后反复复发的患者，需要手术治疗。抗生素疗程尚未达成共识，既往推荐疗程为 6 ~ 12 个月，近来的多个研究认为，敏感抗生素至少 2 ~ 3 个月；若手术完整切除病灶，则可适当缩短抗生素疗程。

（黄　慧）

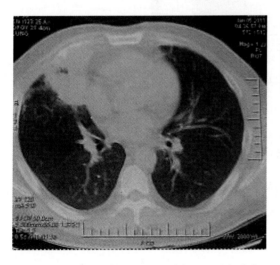

图9-1　2011 年 1 月 5 日胸部 CT 示右肺中叶实变影，其间可见小空洞

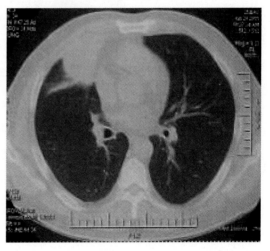

图9-2　2011 年 1 月 20 日胸部 CT 示右中叶阴影较前吸收

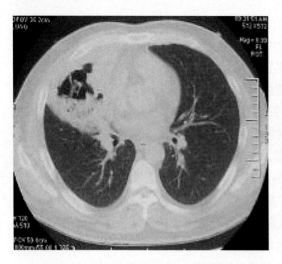 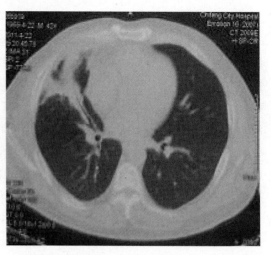

图9-3 2011年2月9日胸部CT示右肺阴影进展,内见不规则空洞影

图9-4 2011年4月22日胸部CT示右中叶渗出影明显吸收,空洞消失

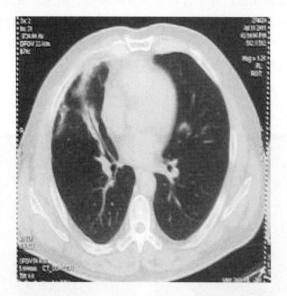

图9-5 2011年7月28日胸部CT示病灶已基本吸收,残留右中叶索条影

# 参 考 文 献

[1] Pulverer G,Schütt-Gerowitt H,Schaal KP. Human cervicofacial actinomycoses:microbiological data for 1997 cases. Clin Infect Dis,2003,37:490-497

［2］Mabeza GF，Macfarlane J. Pulmonary actinomycosis. Eur Respir J，2003，21：545－551

［3］王立，刘正印，王爱霞. 放线菌病九例临床分析. 中华内科杂志，2007，46：389－391

［4］Bennhoff DF. Actinomycosis：diagnostic and therapeutic considerations and a review of 32 cases. Laryngoscope，1984，94：1198－1217

［5］Schaal KP，Lee HJ. Actinomycete infections in humans－a review. Gene，1992，115：201－211

［6］Slade PR，Slesser BV，Southgate J. Thoracic actinomycosis. Thorax，1973，28：73－85

［7］Weese WC，Smith IM. A study of 57 cases of actinomycosis over a 36-year period. A diagnostic 'failure' with good prognosis after treatment. Arch Intern Med，1975，135：1562－1568

［8］Smego RA Jr，Foglia G. Actinomycosis. Clin Infect Dis，1998，26：1255－1261

［9］Song JU，Park HY，Jeon K，et al. Treatment of thoracic actinomycosis：A retrospective analysis of 40 patients. Ann Thorac Med，2010，5：80－85

［10］Choi J，Koh WJ，Kim TS，et al. Optimal duration of Ⅳ and oral antibiotics in the treatment of thoracic actinomycosis. Chest，2005，128：2211－2217

# 病例 10　发热、干咳、气短 1 个月
## ——血行播散型结核病

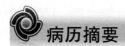 病历摘要

患者男性，28 岁，主因"发热、干咳、气短 1 个月余"入院。

患者于 2007 年 3 月 20 日出现干咳、发热，T 39.3℃，午后为著，伴畏寒、寒战、活动后气短及乏力，无胸痛、盗汗、咯血。查 WBC 11.94×10⁹/L，N 70.5%，X 线胸片示"支气管炎"，先后予头孢类抗生素、亚胺培南等治疗无效。4 月 2 日突发喘憋加重，端坐呼吸，BP 150/100mmHg，HR 122 次/分。血气分析：pH 7.488，PaO₂ 48.6mmHg，PaCO₂ 32.1mmHg，诊断急性肺水肿，抗心衰、无创通气后喘憋好转，发热、干咳无改善。4 月 3 日胸部 CT 示双肺弥漫磨玻璃样变，4 月 4 日始予以静脉甲基泼尼松龙治疗（80mg/d×5d、40mg/d×10d、20mg/d×5d），4 月 4～18 日体温正常，咳嗽好转。复查胸部 CT 双肺病变较前吸收。4 月 19 日（甲基泼尼松龙 20mg/d）再次发热，T 40.5℃，伴畏寒、干咳、恶心、呕吐，症状较前加重，为进一步诊治于 4 月 28 日入院。病来食欲、睡眠差，体重下降 5kg。否认皮疹、关节痛、雷诺现象、脱发等。否认结核病史及接触史。个人史及家族史无殊。

**入院查体：**精神弱，口唇轻度发绀，浅表淋巴结未触及，双肺叩清，双中下肺湿啰音，心率 110 次/分，肝脾不大，双下肢不肿。

**诊治经过：**入院后查血常规、肝肾功能大致正常，ESR 9mm/1h，CRP 80mg/dl，ADA 42U/L，自身抗体及 ANCA 阴性，多次血培养阴性，HIV 及其他多种病毒检测阴性，肺炎衣原体、支原体、军团菌抗体阴性，PPD 皮试阴性，血气分析（室内空气）：pH 7.45，PaO₂ 67mmHg，PaCO₂ 28mmHg，BE −3.2mmol/L。4 月 28 日入院后即予阿奇霉素、莫西沙星治疗，5 月 1 日～5 月 5 日体温降至正常，胸闷、憋气好转。5 月 6 日患者自行外出进食后再次发热，伴有呕吐、腹泻，T 39.5℃。5 月 8 日复查 HRCT 肺内磨玻璃样变较 4 月 29 日明显吸收，仍散在实变影（图 10-1、图 10-2）。5 月 9 日用药调整为莫西沙星、阿米卡星。5 月 16 日支气管镜，镜下未见异常，支气管肺泡灌洗液及毛刷查病原学阴性，行右下肺 TBLB。5 月 17 日患者出现下腹壁、双下肢麻木，二便费力，腰痛，右下肢跛行。追问病史，4 月 20 日始出现下腹壁麻木，程度较轻，患者未重视。5 月 17 日腰穿：压力 210mmH₂O，CSF 清亮透明，WBC 10/μl，单个核细胞 9/μl，葡萄糖 2.8mmol/L，蛋白 0.61g/L。CSF 抗酸染色、菌培养、寡克隆区带阴性。5 月 18 日脊髓 MRI 示颈髓局部增粗，脑桥、颈 5 至胸 12 长 T1、长 T2 信号。考虑脊

髓感染性疾病或炎性脱髓鞘病，予静脉丙种球蛋白20g qd×5日、地塞米松10mg/d。5月21日头颅及颈椎MRI示双侧大脑半球皮髓质交界区、放射冠、小脑、脑干、C5以下颈段脊髓内多发长T1、长T2信号，其内结节影，增强后结节影明显强化。结合患者临床表现，考虑结核瘤可能性大（图10-3、图10-4）。5月21日始，停用莫西沙星，以异烟肼、利福平、乙胺丁醇、吡嗪酰胺、阿米卡星五联抗结核，合用地塞米松10mg/d及甘露醇治疗。5月23日右下叶基底段TBLB病理：肺组织中可见上皮样肉芽肿及干酪样坏死，抗酸染色找到结核杆菌（图10-5、图10-6）。5月28日始患者体温高峰下降，双下肢麻木及右下肢无力逐渐改善。6月15日后体温正常，一般情况好转，停用地塞米松及甘露醇，抗结核治疗同前。9月在我院复诊，患者体温正常，神经系统症状完全消失，胸部CT及头颅MRI显示病变完全吸收。

**诊断：**血行播散型结核病

## 讨论与分析

血行播散型结核病（disseminated tuberculosis，DTB）指结核杆菌侵犯入血并播散后引起的全身性疾病，也称粟粒型结核（miliary tuberculosis，MTB），后者为病理诊断名称。占结核病例的0.8%~1.3%，但在住院的结核患者中比例较高。DTB在发达国家好发于老年人，而我国青少年高发，但近年来老年患者比例逐渐升高；女性发病率高于男性。DTB常见的高危因素有HIV感染、免疫病、糖尿病、器官移植、使用免疫抑制药物、慢性肾功能不全、恶性肿瘤、妊娠/产后、酗酒、营养不良、大手术后、幼年反复感染史以及硅肺。

DTB最常见肺受累（75%~100%），其次为浆膜、腹腔、神经系统及单核吞噬细胞系统。DTB临床表现以非特异性系统症状为主，最常见发热（以高热为主）、结核中毒症状及呼吸道症状。查体可见单核吞噬细胞系统增生（肝、脾及淋巴结增大）以及浆膜腔积液。实验室检查常见贫血、白细胞减少、血小板升高、肝功能轻度异常以及炎性指标升高。

胸部影像学呈典型粟粒型肺结核的患者为47%~89%，部分患者早期影像学表现仅为肺间质纹理增厚、胸腔积液或纵隔淋巴结增大等非特异性表现，后期才表现为粟粒型结核，因此复查胸部影像学在诊断结核病中具有重要意义。高分辨CT（HRCT）在显示粟粒型肺结核实质及间质早期改变的特征早于普通胸部平片及CT。呼吸内科医师往往会忽略DTB患者中枢神经系统（CNS）的感染，其实，DTB患者出现CNS结核感染不在少数，北京协和医院82例DTB患者，27例患者有神经系统受累，但仅18例出现脑膜刺激征。头颅增强MRI对CNS结核感染有较高的诊断率，其典型表现为多发长T1、长T2信号，其内结节影，增强后结节影明显强化，呈现环影征（ring-sign）。

DTB的临床表现很不特异，因此，其诊断较为困难，误诊率高达33%~90%。北京协和医院82例DTB患者，通过病原学或及组织病理学确诊的患者仅占45.1%，多数患者是通过临床诊断。病原学检测方法包括痰培养、血培养、胃液引流涂片/培养、骨髓培养及BALF涂片/培养等。组织病理学检测包括淋巴结活检、骨髓活检、TBLB及受累脏器活检等。另外，部分

DTB 患者可出现视网膜/脉络膜结核灶，故，眼底检查也是诊断 DTB 的常用方法。

本例患者在诊治过程中有以下几个问题值得思考：

1. 血行播散型肺结核的影像学不能简单的归类为粟粒型肺结核，部分也可仅出现双肺磨玻璃样病变，而无粟粒样结节。

2. CNS 结核的病理类型 CNS 结核感染以结核性脑膜炎最常见，非感染性疾病专科的医师常会忽略其他病理类型的 CNS 结核感染。根据 CNS 结核病发病机制"结核性菌血症导致播散型结核病，结核菌可以透过血脑屏障，导致 CNS 出现微小病灶，可位于软脑膜下，也可位于脑实质内。脑膜下的结节破裂导致患者出现典型的结核性脑膜炎，而脑实质的结节如长大则形成结核瘤或结核脓肿，整个病程变化与宿主的免疫相关"，CNS 结核感染的病理类型分为结核性脑膜炎、结核瘤、结核脓肿、粟粒型脑结核病、结核脑病、结核脑炎、结核性血管病变等。结合该例影像学表现，考虑其血行播散 CNS 感染的病理类型为脑结核瘤。回顾北京协和医院 2000 年以来的病历资料，血行播散型肺结核累及 CNS 的共 16 例，其中 14 例存在脑膜刺激征。本例患者 CNS 受累的特点为：脑膜炎症状及体征轻微或缺如，脑脊液改变轻微，而脑实质严重受累。国外资料证实，血行播散型肺结核患者出现 CNS 结核的比例高达 75%，结合本例的诊治经验，DTB 患者即使无神经系统症状（特别是脑膜刺激征），也应行头颅增强 MRI 检查以除外 CNS 结核。

3. 双肺磨玻璃样变病应分为非感染性疾病（弥漫间质性肺病、变态反应性、血管炎等）和感染性疾病（病毒感染、PCP、结核以及真菌感染等），二者用药完全不同。对于感染性疾病，如无有效的抗感染治疗保护，应用激素可能导致病情加重。因此，对疾病的准确诊断尤为重要。

4. 结核感染病情复杂，临床表现多样，诊断困难，故对于发热性疾病诊断无线索、无明确提示时，需警惕结核感染。目前，缺乏典型表现的结核感染也越来越多见，部分原因是一些不恰当的治疗干预导致（如激素）。结核感染不仅可致局部形成上皮样肉芽肿，还能引起周围肺组织的非特异性炎症，激素可抑制上皮样肉芽肿、非特异性炎症，从而在影像学上表现为病灶吸收、缩小，激素还可减轻感染中毒症状，因而，结核感染使用激素会在一段时间内有效；但如果没有抗结核治疗，病情将会反复、恶化，提醒临床工作者在疾病诊断不明时，使用激素要慎之又慎。

## 专家点评

双肺磨玻璃样变病因分为非感染性疾病（弥漫间质性肺病、变态反应性、血管炎等）、感染性疾病（病毒感染、PCP、结核以及真菌感染等），二者的用药完全不同。对于感染性疾病，如无有效抗感染治疗的保护，应用激素可能导致病情加重。因此，对疾病的准确诊断尤为重要。粟粒型结核是血行播散型肺结核的典型表现，既往对粟粒型肺结核的诊断多依赖典型胸片改变，随着肺部 CT（特别是HRCT）的开展，对血行播散型肺结核的 CT 变化有了进一步认识。临床实践中，一些胸部CT表现为双肺磨玻璃样变的病例经病理、病原学资料证实为结核感染。莫西沙星的抗结核作用：患者入院时呼吸困难明显，病情危重，经莫西沙星治疗后，症状、影像学明显改善，可见莫西沙星具有抗结核作用。有报道，在结核感染的早期，莫西沙星的抗结核活性较好。患者此后病情反复，肺内实变影有扩大，表明莫西沙星虽有一定疗效，但单药无法控制整个疾病。肺内结核灶渗出、实变，颅内结核灶进展导致病情反复。结核诊断的启示：结核感染病情复杂，临床表现多样，诊断困难。需谨记两点：当发热性疾病诊断无线索、无明确提示时，需警惕结核感染。目前，缺乏典型表现的结核感染也越来越多见，部分原因是一些不恰当的治疗干预导致（如激素）。结核感染不仅可致局部形成上皮样肉芽肿，还能引起周围肺组织的非特异性炎症，激素可抑制上皮样肉芽肿、非特异性炎症，从而在影像学上表现为病灶吸收、缩小，激素还可减轻感染中毒症状，因而，结核感染使用激素会在一段时间内有效；但如果没有抗结核治疗，病情将会反复、恶化，提醒临床工作者在疾病诊断不明时，使用激素要慎之又慎，例如对该例患者，静脉丙种球蛋白使用时是合用甲基泼尼松龙1g冲击还是用10mg地塞米松，其主管医师从疑诊中枢神经系统感染的角度选择了后者，既起到控制神经系统症状的目的，也避免了大剂量激素导致感染播散的风险；不论TBLB、CT引导下肺活检、骨髓活检、开颅活检，还是各种组织结核菌培养，都是诊断结核感染的关键。临床中也应力争采用创伤小的检查明确诊断。

（张　弘）

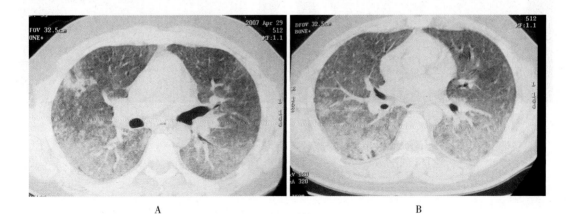

图10-1　2007年4月29日HRCT示肺内弥漫磨玻璃样改变及多发斑片实变影

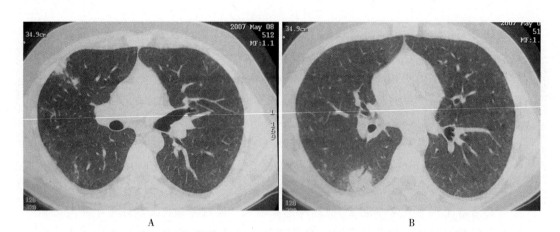

A              B

图 10-2 经莫西沙星治疗 10 日后，肺内磨玻璃影明显吸收，残留斑片实变影

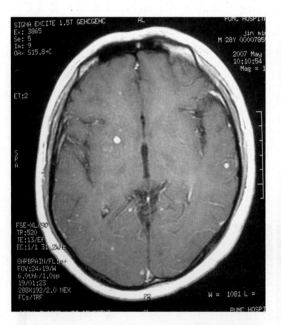

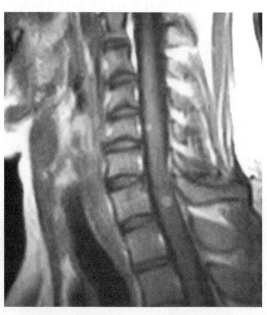

图 10-3 头颅增强 MRI，见多发结节影，环状强化，中心低密度，外周水肿带  图 10-4 颈髓内可见与颅内类似病灶

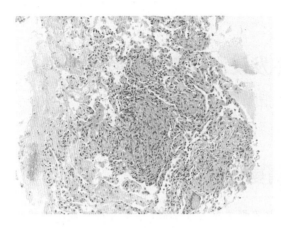

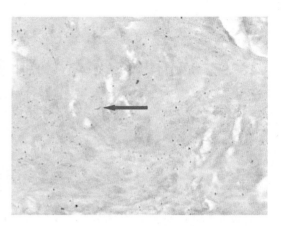

图 10-5　经支气管镜肺活检，可见上皮样肉芽肿、多核巨细胞，少量干酪样坏死灶（HE×40）

图 10-6　抗酸染色可见结核杆菌（箭头处，HE×200）

## 参 考 文 献

[1] Muralidhar K. Katti. Pathogenesis, diagnosis, treatment, and outcome aspects of cerebral tuberculosis. Med Sci Monit, 2004, 10 (9): RA 215 – 229

[2] Sasaki Y, Yamagishi F, et al. The complication with tuberculosis of the central nervous system in patients with miliary tuberculosis. Kekkaku. 2000, 75 (6): 423 – 427

[3] J. L. Johnson, D. J. Hadad, et al. Early and extended early bactericidal activity of Levofloxacin, Gatifloxacin, Moxifloxacin in pulmonary tuberculosis. Int J Tuberc Lung Dis 10 (6): 605 – 612

# 病例11 咳嗽、双肺多发浸润影和空洞形成
## ——隐球菌肺炎

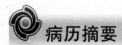
病历摘要

患者男性，55岁，因咳嗽3个月，发现肺部阴影1个月于2006年5月收住我院呼吸内科病房。

患者于2006年3月受寒后出现明显咳嗽，较多白色黏痰，不伴明显发热，服用过头孢菌素、喹诺酮类抗感染药以及镇咳、化痰等对症治疗，痰量减少。但仍然咳嗽，影响夜间睡眠。到当地医院就诊，查外周血白细胞总数在正常范围，嗜酸性粒细胞4.5%，绝对计数在正常范围。肺通气功能示：第一秒用力呼出气量（$FEV_1$）占预计值（%）为82%，用力肺活量（FVC）占预计值为81%，$FEV_1/FVC$为80%。乙酰甲胆碱气道激发试验呈弱阳性。患者否认鼻炎的病史。诊断为"咳嗽变异型哮喘"。遂予口服泼尼松40mg/d治疗，3周后咳嗽症状有所缓解，但患者出现午后低热，体温波动在37.5℃左右，明显乏力、盗汗。无畏寒、寒战，但逐渐出现痰中带血丝、胸部隐痛，并发现左侧腹股沟淋巴结明显肿大。查X线胸片提示：左肺上叶和右肺下叶片状浸润影（图11-1）。进一步行胸部CT检查提示：支气管通气正常，左肺上叶后段近胸膜处大片状浸润影，伴厚壁空洞形成，左肺下叶基底段片状影，纵隔内未见明显肿大的淋巴结（图11-2）。为进一步诊疗来我院就诊。患者否认反复口腔溃疡史，无反复关节肿痛、脱发。

**既往史：**轻度糖尿病，饮食控制，在服用泼尼松后血糖控制不满意。个人史：退休，无特殊职业史，从不吸烟。家族史：无特殊。

**入院查体：**生命体征平稳，$SaO_2$（室内空气）98%。左侧腹股沟可及3个增大淋巴结，活动，质稍硬，有触痛。口腔颊黏膜未见溃疡。双肺呼吸音清，未闻干湿啰音。心率80次/分，律齐，各瓣听诊区未闻杂音；腹部阴性。双下肢不肿。未见外生殖器溃疡。四肢大小关节无肿胀、畸形、压痛。

**诊治经过：**糖皮质激素逐渐减量，并最后停用。患者仍低热，体温未超过38℃。血常规、尿常规、血肝肾功能均在正常范围；红细胞沉降率59mm/1h，C-反应蛋白13.8mg/dl。多次痰涂片均未见孢子、菌丝以及抗酸菌。外周血免疫球蛋白及血清蛋白电泳、免疫电泳均正常。免疫指标：ANA阴性，抗dsDNA阴性；抗中性粒细胞抗体（ANCA）阴性；抗ENA阴性；感染方面：PPD（72h）：硬结8mm，无坏死及水疱；抗结核抗体阴性；抗支原

体和衣原体抗体 IgG 、IgM 均阴性，军团菌抗体及尿抗原阴性。肿瘤标志物均在正常范围。外周血 CD4$^+$/CD8$^+$ 比为 0.8。动脉血气（自然）pH 7.40，PO$_2$ 92mmHg，PCO$_2$ 40.5mmHg，SO$_2$ 98%。肺功能：FEV$_1$% 预计值为 85.0%，FEV$_1$/FVC 82.3%。乙酰甲胆碱气道激发试验阴性。超声心动图阴性。骨扫描：左侧第 3 前肋稍浓聚区，炎症可能性大。头颅 MRI 平扫＋增强未见明显异常。支气管镜检查见管腔通畅，黏膜充血，未见新生物。左上叶少量灌洗液，细菌、真菌、结核菌涂片和培养均未见病原菌生长。经支气管镜左下叶活检病理提示：肺组织显慢性炎症，少许纤维组织增生，PAS 染色和六胺银染色均未找到真菌。腹股沟淋巴结活检病理示淋巴结坏死、脓肿，可见中性粒细胞浸润。因目前检查结果仍不能提供明确诊断的依据，遂行左下肺经皮肺活检：肺组织显炎症，有中性粒细胞和淋巴细胞浸润，肺泡 Ⅱ 型上皮细胞增生，少许纤维组织增生；墨汁染色阳性。诊断考虑：隐球菌肺炎。随开始使用氟康唑静脉点滴，200mg bid。治疗 2 周后体温完全恢复正常，自觉咳嗽明显减轻，1 个月后复查胸部 CT，发现左上叶肺内的空洞几乎完全闭合遗留索条影、双肺浸润明显吸收（图 11-3）。遂继续用氟康唑静脉点滴，200mg qd。治疗 3 个月后复查，患者无任何不适，胸部影像基本正常。再次复查乙酰甲胆碱气道激发试验阴性。

**最终诊断：**隐球菌肺炎

## 讨论与分析

典型隐球菌性肺炎临床表现包括发热、咳嗽、咳痰以及明显的胸膜刺激症状。肺隐球菌病的临床表现多种多样，从无症状的结节到严重的可导致急性呼吸衰竭。因此，临床诊治时应考虑隐球菌肺炎的可能，行活检时应提示病理科医师进行相应的检查。支气管、肺是隐球菌感染的主要侵袭"途径"，中枢神经系统对该病原菌具有很强的易感性，但体内各个器官均有感染。因此，尽早诊断治疗非常必要。下面简介隐球菌性感染的治疗指南，供临床参考。

新型隐球菌病的治疗取决于感染的部位及宿主的免疫状态。对于免疫功能正常宿主如果是局限性肺隐球菌病必须保证严密的观察。对于有症状的病例，建议使用氟康唑，200 ~ 400mg/d，治疗 3 ~ 6 个月，目的是消除症状，如咳嗽、气短、咳痰、胸痛、发热等，以及胸部异常影像（如浸润、结节、肿块）。

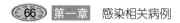 

**表 11-1　美国变态反应和感染性疾病学会推荐 HIV 阴性患者隐球菌感染的治疗建议**

| 隐球菌病，治疗措施 | 证据级别 |
| --- | --- |
| 肺部 | |
| 　轻至中度症状或该部位标本培养阳性[a] | |
| 　　氟康唑，200～400mg/d，共6～12个月[b] | A Ⅲ |
| 　　伊曲康唑，200～400mg/d，共6～12个月[c] | B Ⅲ |
| 　　两性霉素 B，0.5～1mg/（kg·d）（总剂量达1000～2000mg） | B Ⅲ |
| 　重度症状及免疫抑制宿主 | |
| 　　治疗与中枢神经系统感染相同 | |
| CNS | |
| 　诱导/巩固治疗[d]：两性霉素 B 0.7～1mg/（kg·d），联合氟胞嘧啶100mg/（kg·d），共2周，然后氟康唑400mg/（kg·d），至少10周[e] | A Ⅰ |
| 　两性霉素 B 0.7～1mg/（kg·d），联合氟胞嘧啶100mg/（kg·d），共6～10周[f] | A Ⅰ |
| 　两性霉素 B 0.7～1mg/（kg·d），共6～10周 | C Ⅰ |
| 　两性霉素 B 脂质体3～6mg/（kg·d），共6～10周[c,f] | C Ⅲ |

注：a：临床医师决定治疗身体其他部位（如皮肤）感染时，是采用肺部还是采用中枢神经系统隐球菌感染的治疗方案。当出现其他部位播散感染或有潜在播散感染危险时，一定考虑中枢神经系统是否感染。b：疗程根据疾病是否好转或治愈来决定。c：未经美国 FDA 正式批准用于隐球菌病。d：值得注意的是，该推荐方案未曾在 HIV 阴性病人中作过研究，但有证据表明该方案可能对治疗有帮助。e：对于接受延长（＞2 周）给予氟胞嘧啶治疗的病人，必须经常监测其肾功能，并通过剂量进行相应调整，最好通过监测其血清浓度进行。血清氟胞嘧啶水平需在服药后2小时测定，最佳浓度在30～80μg/ml 之间。f：两性霉素 B 脂质体在 HIV 阴性病人的隐球菌性脑膜炎中的应用经验很有限，但就目前经验来看，AmBisome4mg/（kg·d）就能很好地替代传统两性霉素 B。

**专家点评**

　　复习该患者的整个诊疗过程有很多经验教训值得吸取。首先，该患者"咳嗽变异型哮喘"诊断不正确，因患者没有鼻炎和凌晨咳嗽，即使上呼吸道感染乙酰甲胆碱气道激发试验弱阳性也不能轻易诊断为"哮喘"。最重要的是，即使患者咳嗽症状非常严重，"求助"系统糖皮质激素应该非常谨慎，加之患者患有糖尿病是隐球菌感染的危险因素。其肺部空洞还可能包括肿瘤、坏死性血管炎、结核，但经一系列鉴别诊断均排除。该患者最后诊断为隐球菌肺炎，经适当治疗好转。

（高金明）

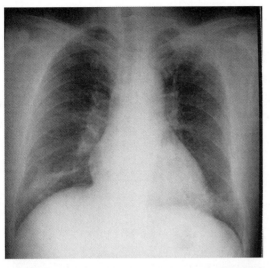

图 11-1 左肺上叶和右肺下叶片状浸润影

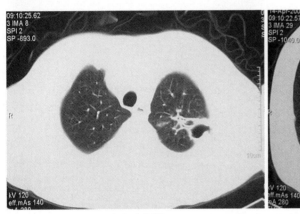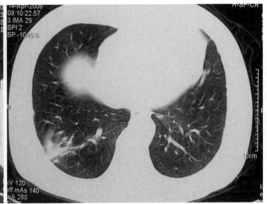

左上叶空洞　　　　　　　　　　　右下叶外基底段

图 11-2 左肺上叶后段近胸膜处大片状浸润影，伴厚壁空洞形成，左肺下叶基底段片状影，纵隔内未见明显肿大的淋巴结

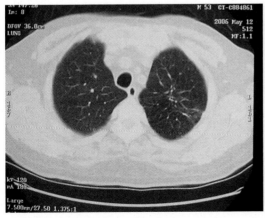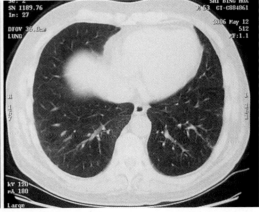

图 11-3 左上叶肺内的空洞几乎完全闭合遗留索条影、双肺浸润明显吸收

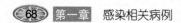

# 参 考 文 献

Perfect JR，Dismukes WE，Dromer F，et al. Clinical practice guidelines for the management of cryptococcal disease：2010 update by the infectious diseases society of America. Clin Infect Dis，2010，50（3）：291－322

# 病例 12  发热、呼吸衰竭、全血细胞减少，肺内多发阴影
## ——艾滋病合并肺卡波西肉瘤

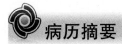

### 病历摘要

患者男性，46 岁，因咽痛 5 个月，咯血 4 个月，加重伴发热、呼吸困难 1 个月余于 2011 年 6 月 4 日入院。

患者于 2010 年 12 月无明显诱因出现咽部疼痛，无发热，血常规：WBC $2.0 \times 10^9/L$，予抗生素治疗无效，CT 发现肺部多发结节状阴影。2011 年 1 月开始出现痰中带血，无胸痛、呼吸困难，就诊外院。血常规：WBC $(1.2 \sim 2.4) \times 10^9/L$，N $(0.55 \sim 0.8) \times 10^9/L$，L $(0.51 \sim 1.0) \times 10^9/L$，HIV-Ab 阴性。胸部 CT（图 12-1）：双肺多发病变，感染可能性大，真菌感染？韦格纳肉芽肿及肺泡癌待除外。支气管镜：右上肺叶尖段病变，结核或肺癌不除外。肺穿刺活检病理：肺间质见炎症细胞浸润、陈旧出血及纤维化，灶性成纤维细胞增生活跃。临床考虑肺部真菌感染，予伏立康唑治疗 3 周，复查肺部 CT 考虑肺部病变加重，停用伏立康唑。转诊另一家医院，查血常规：WBC $1.9 \times 10^9/L$，N 56%；HIV 抗体阴性。予抗结核药物 HRZE（2 月 23 日~4 月 2 日）治疗，复查胸部 CT 病变加重，当地 CDC 行 HIV 确证试验阴性。同期患者出现午后发热，38~39℃，可自行降至正常，无明显畏寒、盗汗，伴呼吸困难加重。就诊我院门诊，查血 WBC $1.05 \times 10^9/L$，L $0.45 \times 10^9/L$，N $0.53 \times 10^9/L$，MONO $0.06 \times 10^9/L$，RBC $3.95 \times 10^{12}/L$，Hb 108g/L，PLT $112 \times 10^9/L$；肝肾功能：ALB 25g/L，LD 278U/L，余阴性；ESR 28mm/1h，G 试验阴性，新型隐球菌抗原阴性；感染四项：HIV-Ab 阴性，TPPA 阳性，RPR 阴性；ANA、抗 ENA 抗体、ANCA 阴性；T 细胞亚群：CD4$^+$T 淋巴细胞计数显著减少（6/μl），CD8$^+$T 细胞比例升高计数显著减少，CD4$^+$/CD8$^+$ 比例显著倒置。为进一步诊治收入院。既往史：3 年前确诊梅毒，已治愈。

**入院查体：** T 37.5℃，P 104 次/分，R 20 次/分，BP 115/60mmHg，SpO₂ 90%（空气氧），双肺呼吸音粗，散在干湿啰音，其余无阳性发现。

**实验室检查：** 血 WBC $0.61 \times 10^9/L$，L $0.32 \times 10^9/L$，N $0.24 \times 10^9/L$，ESR 33mm/1h；hsCRP 42.18~185.61mg/L；骨髓活检：造血组织减少，造血组织中粒红比例降低，巨核细胞可见。IgM 0.36g/L，余阴性。HIV 确证试验阴性，PCT 0.61ng/ml，血培养阴性，G 试验阴性，TB-SPOT：0 SFCs/10$^6$PBMC，痰抗酸染色阴性，六胺银染色阴性，痰培养阴性。HIV-RNA 载量为 42969copies/ml；血 T 细胞亚群：B 和 NK 细胞计数均减少，CD4$^+$T 细胞

计数显著减少，纯真 CD4$^+$T 细胞缺如，CD8$^+$T 细胞比例升高并有异常激活，CD4$^+$T/CD8$^+$T 比例倒置。T 细胞免疫功能低下（CD4$^+$T 细胞计数为 6/$\mu$l）。

胸部 CT：双肺多发结节斑片影，较前加重（图 12-2）。

CT 引导下经皮肺穿：真菌培养：烟曲霉；病理：梭型细胞肿瘤，肺间质见炎症细胞浸润、陈旧出血及纤维化，灶性成纤维细胞增生活跃。结合免疫组化符合卡波西肉瘤。

**诊断：** 艾滋病

　　　　肺卡波西肉瘤

　　　　肺部混合感染

**治疗经过：** 入院后，经过多种抗生素及抗真菌治疗，患者病情仍进行性恶化，入院 10 日明确诊断为晚期艾滋病肺卡波西肉瘤，合并肺部真菌、细菌及病毒混合感染。拟行积极抗感染治疗及针对卡波西肉瘤化疗，患者终因病情进展在确诊后 2 日死亡。

## 讨论与分析

肺卡波西肉瘤（Kabosi sarcoma，KS）在国外是 HIV/AIDS 患者最常见的机会肿瘤，但在中国汉族人中报道少。KS 主要发生于两类人群：一类是老年人及免疫抑制人群，另一类见于有同性或双性恋史的男性 AIDS 病患者，男女比例可达 50∶1。KS 好发于患者皮肤及黏膜，约 40% 累及内脏（多为消化道及肺）。肺部病变为多发结节肿块影，主要沿支气管血管束分布，向周围肺组织浸润，其边缘模糊、不规则，并常见支气管壁增厚、支气管周围实变，形象为"火焰状"或"稀泥飞溅状"表现。病变倾向于双侧、对称发生，90% 主要累及肺门周围，30%~50% 可见胸腔积液，20% 出现肺门、纵隔淋巴结增大。其影像学表现与其病理特点相关；肿瘤生长累及到支气管血管束时会出现中心性沿支气管血管束分布的浸润影；恶性肿瘤增生增殖进入肺实质时出现结节影；肺间质水肿或肿瘤浸润导致小叶间隔增厚；肺泡内出血以及肺水肿导致肺内磨玻璃影。而对于呼吸科医师来说，肺部 KS 的影像学表现并不特异，还需与肺部真菌感染、淋巴瘤、Wegener 肉芽肿、肺内原发或转移性肿瘤相鉴别。治疗上，孤立性肿瘤可行手术切除、激光治疗等，内脏病变需行化疗结合抗病毒治疗。KS 患者预后不良的因素包括肿瘤侵犯内脏、CD4$^+$T 细胞 <150 以及全身疾病状态（严重感染或发热、盗汗、体重减轻等 B 组症状）。

HIV 感染相关的实验室检查包括 HIV1-Ab、P24-Ag、HIV-RNA，HIV 感染后 5 天可检测出 HIV-RNA 阳性，随后可出现 P24-Ag 阳性，2 周后可出现 HIV-Ab 阳性。HIV-Ab 假阴性原因包括：HIV 感染"窗口期"（2~4 周，最长达 3 个月）、HIV-2 感染（局限于非洲）、早期抗病毒治疗后及低丙种球蛋白血症。2010 年一篇文献荟萃分析了全世界共 25 例明确诊断 AIDS 但 HIV-Ab 阴性的患者，总结出 25 例患者的特点：①高 HIV-RNA 病毒载量：VL（16/18）>10$^5$；②CD4$^+$T 淋巴细胞显著减少，仅 4 例患者 >200/$\mu$l，11 例 <50/$\mu$l；③疾病进展迅速，预后差。目前，HIV-Ab 阴性原因仍不明确，考虑因宿主因素可能性大而非病毒因

素；因发现部分患者经治疗后抗体可以转阳，推测可能与急性感染期淋巴细胞急速减少有关。

本例患者，其 HIV 感染诊断明确，主要的依据：①HIV-RNA 载量明显升高；②呈现典型 HIV 感染的 T 细胞亚群改变：CD4$^+$T 淋巴细胞进行性下降为最典型改变，CD4$^+$/CD8$^+$ 比例严重倒置，CD28$^+$T 及纯真 CD4$^+$T 细胞下降，HLA-DR 及 CD38$^+$ 细胞升高，提示免疫明显激活；③肺部 Kaposi 肉瘤。此患者已进入艾滋病期，但其 HIV 抗体反复送检阴性的原因尚不明确，推测可能与疾病晚期免疫功能严重低下影响 HIV 抗体产生相关。

Kaposi 肉瘤为 AIDS 患者常见机会肿瘤，在国外是 HIV/AIDS 患者最常见的机会肿瘤，但在中国汉族人中报道少，原因可能与中国人中 HHV-8 感染比例低有关。本例患者为国内首例病理诊断的肺 Kaposi 肉瘤，其影像学及病理学均典型，但在外院多次被误诊。因而，此次确诊具有开创性意义。

## 专家点评

　　Kaposi 肉瘤是 AIDS 患者最常见的机会肿瘤，但在国内少见，关键是有明确的病理诊断。该例患者为国内首例抗 HIV 抗体阴性的艾滋病患者，这对于理解、研究 HIV 感染、艾滋病的发病机制具有重大的意义。同样，此患者的诊断，对于 HIV-RNA 检测以及 HIV 抗体检测的意义均有启迪性的作用。

（张　弘）

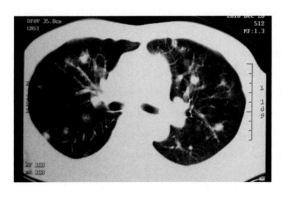

图 12-1　2010 年 12 月 20 日 CT 示双上肺多发边界清楚的结节阴影伴叶间隔增厚

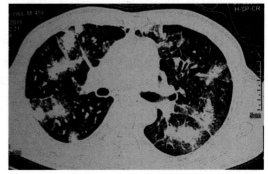

图 12-2　2011 年 3 月 21 日 HRCT 示双上肺结节阴影增大，数量增多，合并弥漫性磨玻璃样阴影

# 参 考 文 献

［1］ Workowski KA, Berman S. Centers for Disease Control and Prevention（CDC）. Sexually transmitted diseases treatment guidelines, 2010. MMWR Recomm Rep. 2010, 59：1-110

［2］ Branson BM, Handsfield HH, Lampe MA, et al, Centers for Disease Control and Prevention（CDC）. Revised recommendations for HIV testing of adults, adolescents, and pregnant women in health-care settings. MMWR Recomm Rep. 2006, 55：1-17

［3］ Fiebig EW, Wright DJ, Rawal BD, et al, Dynamics of HIV viremia and antibody seroconversion in plasma donors：implications for diagnosis and staging of primary HIV infection. AIDS. 2003, 17：1871-1879

［4］ Martin TM, Rich JD. Fatal HIV Encephalitis in HIV-Seronegative Patients. Emerg Infect Dis. 2009, 15：129-130

［5］ Spivak AM, Sydnor ER, Blankson JN, et al. Seronegative HIV-1 infection：a review of the literature. AIDS. 2010, 24：1407-1414

［6］ Spivak AM, Brennan TP, O'Connell KA, et al. A case of seronegative HIV-1 infection. J Infect Dis. 2010, 201：341-345

［7］ Sullivan PS, Schable C, Koch W, et al. Persistently negative HIV-1 antibody enzyme immunoassay screening results for patients with HIV-1 infection and AIDS：serologic, clinical, and virologic results. Seronegative AIDS Clinical Study Group. AIDS. 1999, 13：89-96

［8］ Antman K, Chang Y. Kaposi's sarcoma. N Engl J Med. 2000, 342：1027-1038

［9］ Safai B, Sarngadharan MG, Koziner B, et al. Spectrum of Kaposi's sarcoma in the epidemic of AIDS. Cancer Res. 1985, 45：4646s-4648s

［10］ Jun Zheng, ZhaoquanLin. Expressions and significance of VEGF and CD34 in Kaposi sarcoma（KS）of oro-maxillo-facial region. Journal of Practical Tomatology. 2010, 26：630-632. ［Chinese］

［11］ Español T, Garcia-Armuí R, Bofill A, et al. Hypogammaglobulinaemia and negative anti-HIV antibodies in AIDS. Arch Dis Child. 1987, 62：853-854

［12］ Hare CB, Pappalardo BL, Busch MP, et al. Seroreversion in subjects receiving antiretroviral therapy during acute/early HIV infection. Clin Infect Dis. 2006, 42：700-708

［13］ Bodelle P, Vallari A, Coffey R, McArthur CP, Beyeme M, Devare SG, Schochetman G, Brennan CA. Identification and genomic sequence of an HIV type 1 group N isolate from Cameroon. AIDS Res Hum Retroviruses. 2004, 20：902-908

［14］ Aboulafia DM. The epidemiologic, pathologic, and clinical features of AIDS-associated pulmonary Kaposi's sarcoma. Chest. 2000, 117：1128-1145

# 第二章　气道疾病相关病例

## 病例 13　咳嗽十余年，加重伴活动后气短 6 个月余
### ——COPD 合并肺动脉高压

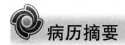 病历摘要

患者男性，51 岁，货车司机。因"间断咳嗽十余年，加重伴活动后气短 6 个月余"于 2008 年 6 月 10 日入院。

患者十余年来间断咳嗽、咳痰。2008 年初出现活动后气短，平地行走约 40m 后憋气，症状进行性加重。2008 年 3 月患者受寒后咳嗽、咳痰以及气短症状明显加重，当地医院诊断为"肺动脉高压、肺心病"，予强心、利尿治疗后好转，出院后间断低流量吸氧，不规律服用地高辛、氢氯噻嗪、卡托普利、茶碱缓释片等药物，活动后气短进行性加重，5 月出现双下肢可凹性水肿，周身乏力，超声心动图：右心房室增大，室壁运动异常，三尖瓣关闭不全，中度肺动脉高压。2008 年 6 月 3 日我院 CT 显示：双肺肺气肿；肺功能（吸入支气管扩张剂后）：$FEV_1\%$ 17.2%，$FEV_1/FVC$ 38.42%，RV/TLC 67.7%，DLco 28.4%；可逆试验阴性；超声心动图：重度肺动脉高压（肺动脉收缩压 85mmHg），双房及右室增大，三尖瓣轻度关闭不全，主肺动脉轻度增宽。患者自 7 岁起开始吸烟，吸烟支数 35 盒/年。饮酒 10 余年，每日白酒 500ml。

**入院查体**：T 36.8℃，P 110 次/分，R 20 次/分，BP 110/80mmHg，$SaO_2$ 85%。神志清楚，发绀，颈静脉怒张，桶状胸，呼吸动度减弱，叩诊过清音。双肺呼吸音清，左下肺可闻及少量湿啰音，双肺未闻及明显干啰音。心音遥远，心率 110 次/分，律齐，$P_2 > A_2$，各听诊区未闻及病理性杂音。肝肋下 1.5cm，双下肢不肿，无杵状指。

**实验室检查**：血常规：白细胞 $5.82 \times 10^9$/L，中性粒细胞百分比 62.4%，血红蛋白 169g/L；心电图：Ⅱ、Ⅲ、AVF T 波倒置，ST 段压低 0.1mV，$V_1 \sim V_6$ T 波双向或倒置。腹部 B 超：肝剑突下 5.0cm，肋下 1.9cm；血气分析（吸氧 2L/min）：pH 7.363，$PaCO_2$ 64.7mmHg，$PaO_2$ 69.8mmHg，$HCO_3^-$ 35.9mmol/L；双下肢深静脉超声检查：双下肢深静脉未见明显血栓；CT 肺动脉造影（CTPA）：未见明显肺血栓栓塞征象，主肺动脉增宽，符合

肺动脉高压。六分钟步行试验不能进行。右心导管及血管扩张试验：肺动脉压收缩/舒张（平均）分别为 50/25（30）mmHg，吸入 20μg 伊洛前列素后，肺动脉压分别为 38/17（24）mmHg。心排出量在吸入伊洛前列素后从 6.8L/min 降低至 5.6L/min。

**治疗经过：**入院后给予低流量吸氧，沙美特罗/氟替卡松（50/500μg）1 吸，bid；噻托溴铵 18μg 吸入，qd；华法林抗凝治疗，乙酰半胱氨酸 0.4g tid，口服。治疗 17 天于 2008 年 7 月 4 日复查血气分析（吸氧 2 L/min）：pH 7.371，$PaCO_2$ 53.5mmHg，$PaO_2$ 84.7mmHg，$HCO_3^-$ 30.3mmol/L；超声心动图：肺动脉收缩压约 40mmHg；肺功能：$FEV_1$% 38.4%，$FEV_1$/FVC 49.84%，RV/TLC 69.2%，$DL_{co}$ 72.6%；2008 年 7 月 2 日六分钟步行试验为 557m。

**最后诊断：**慢性阻塞性肺疾病

慢性阻塞性肺疾病合并肺动脉高压

右心衰竭

呼吸衰竭

## 讨论与分析

本病例临床与实验室检查特点：①男性，51 岁，活动后憋喘 6 个月余；②重度吸烟史；③查体：肺气肿征；④肺功能：$FEV_1$% 17.2%，$FEV_1$/FVC 38.42%，RV/TLC 67.7%，混合性通气功能障碍，可逆试验阴性，弥散功能障碍，血气分析示呼吸衰竭；⑤超声心动图：重度肺动脉高压（85mmHg），双房及右室增大；⑥CTPA：未见肺血栓栓塞征象，双下肢彩超：双下肢深静脉未见明显血栓；⑦血管舒张试验阴性；⑧最后临床诊断：COPD 合并肺动脉高压，右心衰竭，呼吸衰竭；⑨支气管舒张剂治疗＋华法林抗凝治疗有效，症状减轻，肺功能改善，肺动脉压力下降。

本病例最明显的临床表现是呼吸困难，最重要的实验室检查结果是气流受限（$FEV_1$% 17.2%，$FEV_1$/FVC 38.42%）和肺动脉高压（超声心动图：重度肺动脉高压——85mmHg）。临床上肺动脉高压（pulmonary hypertension，PH）是由一组异源性疾病所组成、不同发病机制引起的、以肺血管阻力持续性增加为特征的临床病理生理综合征，其临床表现为右心室后负荷增加，严重者可发生右心衰竭而死亡，因此这是一组严重的慢性肺循环疾病。目前根据不同病因将 PH 划分为五大类，故临床上对于 PH 患者需要进行必要的鉴别诊断。

1. 肺动脉高压的临床分类　第四届世界肺动脉高压会议（dana point，2008）修订了肺动脉高压的临床分类标准（表 13-1），将不同病因的肺动脉高压划分为五大类。

**表 13-1　肺动脉高压的临床分类（dana point，2008）**

1. **动脉型肺动脉高压（PAH）**

　1.1　特发性肺动脉高压

　1.2　遗传性肺动脉高压

　　1.2.1　BMPR2

　　1.2.2　ALK1，endoglin（伴或不伴有遗传性毛细血管扩张症）

　　1.2.3　未知

　1.3　药物和毒物诱导

　1.4　危险因素或疾病相关性肺动脉高压

　　1.4.1　结缔组织病

　　1.4.2　HIV 感染

　　1.4.3　门静脉高压

　　1.4.4　遗传性心脏病

　　1.4.5　血吸虫病

　　1.4.6　慢性溶血性贫血

　1.5　新生儿持续性肺动脉高压

　1.6　肺静脉闭塞病（PVOD）和（或）肺毛细血管瘤样增生症（PCH）

2. **与左心疾病相关的肺动脉高压**

　2.1　收缩性功能紊乱

　2.2　舒张性功能紊乱

　2.3　瓣膜病

3. **与肺疾病和（或）低氧相关的肺动脉高压**

　3.1　COPD

　3.2　间质性肺疾病

　3.3　其他混合性限制和阻塞性通气异常疾病

　3.4　睡眠呼吸紊乱

　3.5　肺泡低通气疾病

　3.6　慢性高原暴露

　3.7　肺发育异常

4. **慢性血栓栓塞性肺动脉高压（CTEPH）**

5. **其他不明原因多因素机制的肺动脉高压**

　5.1　血液疾病：骨髓增生性疾病、脾切除术

　5.2　系统性疾病：结节病、肺朗格汉斯组织细胞增生症、肺淋巴管肌瘤病、神经纤维瘤病、血管炎

　5.3　代谢病：糖原贮积病、戈谢病、甲状腺疾病

　5.4　其他：肿瘤阻塞、纤维素性纵隔炎、慢性肾衰血透者

　　2. 鉴别诊断　本病例在诊断过程中需要排除引起肺动脉高压的其他疾病，例如，特发性肺动脉高压（IPHA）、结缔组织疾病相关性 PH、左心疾病相关肺动脉高压和慢性血栓栓塞性疾病相关肺动脉高压等。

（1）慢性血栓栓塞性肺动脉高压的患者常有深静脉血栓形成的危险因素，通常病程较

长，一般数年以上；影像学提示肺动脉缺支，肺血分布不均匀，肺部阴影等。血气分析示 $PaO_2$ 和 $PaCO_2$ 均较低。一般而言，CTPA 和核素肺通气/灌注显像有助于确诊。本例患者临床表现不支持，且 CTPA 也无异常发现。

（2）结缔组织病相关性肺动脉高压的患者大多为中青年女性。患者有间断发热，皮肤、关节、肌肉、骨骼系统等临床表现，肺部听诊有爆裂音。常常并发雷诺征、多浆膜腔积液以及心、肾、血液等多系统受累。影像学检查示间质性肺病征象，肺间质纤维化和磨玻璃样改变等。实验室检查有血清免疫学指标检测异常。本例患者缺乏这些典型临床表现和实验室检查结果。

（3）左心疾病相关性肺动脉高压主要见于瓣膜病和限制型心肌病，本例患者不支持。

（4）其他原因所致肺动脉高压，因为相关疾病存在，临床上不考虑。

本例患者有慢性咳嗽、咳痰、喘憋和吸烟史等，实验室检查示血红蛋白增多，血气分析有 $PaO_2$ 下降，$PaCO_2$ 增加，肺功能表现为混合性通气功能障碍和弥散功能异常。本例可以归类于呼吸系统疾病和（或）低氧血症相关肺动脉高压，即为 COPD 合并肺动脉高压。

3. 诊断　肺动脉高压（pulmonary hypertension，PH）是 COPD 的一个重要合并症。根据上述分类，COPD 合并肺动脉高压属于呼吸系统疾病和（或）低氧血症相关肺动脉高压。一般而言，COPD 患者出现严重的气流受限时可发生肺动脉高压，常伴有慢性低氧血征，其主要病理生理为慢性肺泡性低氧，也可能有其他发病机制参与。COPD 合并肺动脉高压时，肺动脉高压定义为平均肺动脉压力（mean pulmonary artery pressure，mPAP）>20mmHg，COPD 合并重度肺动脉高压的定义为 mPAP >35mmHg。肺泡低通气造成的肺泡性低氧一般是肺动脉高压产生的主要原因，临床上低氧血症可导致 COPD 患者发生严重的肺动脉高压和右心衰竭。mPAP 与 COPD 的严重程度密切相关，在 COPD 患者中肺动脉高压是影响疾病进程的独立危险因素。如果患者有相似的气流受限程度，而 mPAP 高于正常值时，其预期寿命将明显减少。如果 COPD 患者 mPAP >25mmHg 与不伴有肺动脉高压的患者相比较，其 5 年生存率显著降低。在中度和重度气流受限的患者中，如果其 mPAP >18mmHg 则急性加重的风险显著增加。

目前 COPD 合并肺动脉高压的诊断仍然比较困难，尚无简单易行的方法可用于确定或排除 COPD 合并肺动脉高压。临床上诊断 COPD 合并肺动脉高压常为原发疾病所困惑。晚期 COPD 患者无论是否合并肺动脉高压都表现为类似的症状，例如，运动后呼吸困难和疲劳；通常其根本原因是气流受限和过度充气而不是肺动脉高压。

心电图（ECG）能够预测右心室肥厚的存在，大部分 ECG 的改变有很好的特异性（>85%），但其敏感性较差，尤其轻度肺动脉高压患者。同样，胸部影像学对诊断 COPD 合并肺动脉高压的敏感性也较差。但是，这两项常规检查操作比较简便、价格低廉，能够在临床工作中提示肺动脉高压。

超声心动图是诊断肺动脉高压的最好无创方法，通过测定肺动脉主干血流速度或三尖瓣最大反流速度可计算肺动脉收缩压，与右心导管测得的数值有很强的相关性。但是在

COPD 患者，高质量三尖瓣反流信号的检出率较低（24%～77%）。研究显示，多普勒超声心动图测得的肺动脉收缩压与右心导管测得的数值相差约 2.8mmHg。本病例反复多次进行超声心动图检查，发现有肺动脉高压存在，后来又经右心导管检查证实。右心导管检查是评价右心功能和测量肺动脉压的金标准，能精确测量右心房、右心室和肺动脉的压力，缺点是创伤性，并需要相关的设备。

4. 治疗　现在不建议使用传统的血管扩张剂，如钙离子通道阻滞剂、血管紧张素 Ⅱ 拮抗剂治疗 COPD 相关的肺动脉高压，这些药物由于抑制低氧性肺血管收缩，对气体交换可造成不利影响，而且长期治疗缺乏有效性。研究表明，临床上使用血管扩张剂治疗低氧性肺血管收缩所致的 COPD 合并肺动脉高压，而不改善肺泡通气，则会导致通气/血流比例失调和低氧血症的加重。

当今随着特发性肺动脉高压（IPAH）临床治疗的进展，临床医师试图用治疗 IPAH 的药物来治疗其他类型的肺动脉高压，例如，COPD 合并肺动脉高压，但是目前为止尚没有循证医学的证据支持这种用法。现在治疗 IPAH 新型血管扩张剂，如前列环素、磷酸二酯酶 5 抑制剂、内皮素受体阻断剂等在 COPD 相关肺动脉高压中的作用还缺乏大规模的随机对照研究，目前发表的少量研究结果令人失望。例如，12 周的波生坦治疗并不改善 COPD 合并肺动脉高压患者的运动耐力、肺功能、肺动脉压、最大氧摄入；相反这些患者的动脉氧分压下降、肺泡 - 动脉氧分压差增加、生活质量恶化。其原因就在于 COPD 合并肺动脉高压与 IPAH 不同，COPD 患者缺乏复合性病变，如丛状病变（不规则内皮细胞团）或血管瘤样病变。此外，IPAH 和 COPD 相关的肺动脉高压有着不同的病理生理基础。IPAH 的特点为进行性肺血管重塑，最终导致右心功能衰竭合并充盈压升高及心排出量减少。COPD 相关的肺动脉高压也可见肺血管重塑，但进展非常缓慢，绝大多数患者心排出量正常。临床上 COPD 合并"肺源性心脏病"实际上是右心室肥大扩张合并充盈压升高，即以舒张功能障碍为主。

当今支气管扩张剂为 COPD 合并肺动脉高压的基本治疗药物。长期氧疗是目前唯一证明能稳定、减轻肺动脉高压进展的方法，但肺动脉压罕见恢复正常，肺血管结构的改变也依然存在。本病例经过支气管舒张剂治疗＋华法林抗凝治疗，仅仅不到一个月就取得明显的临床疗效。患者临床症状显著好转，肺动脉压力由 85mmHg 降低至 40mmHg；肺功能和血气分析明显改善；六分钟步行试验从不能进行到能够行走 557m。

### 专家点评

肺动脉高压是 COPD 的一个重要合并症，尤其在重症和晚期 COPD 患者中常见。COPD 合并肺动脉高压的临床处理时，既往呼吸内科参考书中普遍提到 COPD 患者合并肺动脉高压和右心功能不全时，可以应用血管扩张剂治疗。其应用目的是针对右心功能不全时的后负荷增加，即通过降低肺血管阻力以减轻右室后负荷，增加肺血流量，从而改善右心功能。然而，新近文献指出，在临床药理试验之前，不应该应用治疗特发性肺动脉高压药物，即血管扩张剂来治疗 COPD 相关的肺动脉高压。其原因实际上很明确，因为 COPD 患者低氧性肺血管收缩是机体的一种防御机制，通过减少低通气肺泡的血流而改善通气/血流比例，如果使用血管扩张剂来纠正低氧性肺血管收缩而不改善肺泡通气，则会导致通气/血流比例失调和低氧血症的加重，从而使临床症状进一步恶化。

COPD 合并肺动脉高压目前可行的治疗：①长期氧疗（LTOT）：减缓肺动脉高压的自然进程；②常用药物：如呋塞米、强心苷、氨茶碱、β肾上腺素激动剂及抗凝药等，能暂时改善右心功能，但对肺动脉高压的作用非常有限；③肺移植；COPD 患者在肺移植后肺动脉压力可恢复到正常范围，对于所有 COPD 合并重症肺动脉高压患者，如年龄小于 65 岁且无其他合并症，均可考虑肺移植；④改善气流受限，应用支气管扩张剂为 COPD 合并肺动脉高压最主要的治疗药物。本病例经过支气管舒张剂治疗，仅仅不到一个月就取得明显的临床疗效，说明本病例诊断和治疗均正确。

（柳　涛　蔡柏蔷）

# 参 考 文 献

[1] Chaouat A, Naeije R, Weitzenblum E. Pulmonary hypertension in COPD. Eur Respir J, 2008, 32：1371 – 1385

[2] Peinado Ⅵ, Pizarro S, Barberà JA. Pulmonary Vascular Involvement in COPD. Chest, 2008, 134：808 – 814

[3] Stolz D, Rasch H, Linka A, et al. A randomised, controlled trial of bosentan in severe COPD. Eur Respir J, 2008, 32：619 – 628

[4] Hoeper M. M. Treating pulmonary hypertension in COPD：where do we start? Eur Respir J 2008, 32：541 – 542

[5] 徐凌，蔡柏蔷. 慢性阻塞性肺疾病合并肺动脉高压诊治的新认识. 中华结核和呼吸杂志, 2009, 4（4）：245 – 247

[6] 徐凌，蔡柏蔷. 慢性阻塞性肺疾病合并肺动脉高压诊断和治疗的新认识. 国际呼吸杂志, 2009, 29（6）：326 – 330

[7] Galiè N, Hoeper M. M, Humbert M, et al. Guidelines for the diagnosis and treatment of pulmonary hypertension. Eur Respir J, 2009, 34：1219 – 1263

# 病例14　反复咳嗽、喘息、肺阴影13年

## ——变态反应性支气管肺曲霉病

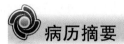 病历摘要

　　患者女性，50 岁，因反复咳嗽、咳痰、憋喘13 年，嗜酸性粒细胞增多11 个月于2009 年2 月26 日收住院。

　　患者于1996 年4 月因受寒出现咳嗽、咳痰，为白色黏痰，伴有憋喘、午后低热，最高体温37.8℃；无畏寒、寒战，无胸痛、咯血等不适。当地医院考虑"哮喘"，给予激素雾化及抗生素治疗后体温正常、上述症状逐渐好转停药。此后每年发作4~5 次，症状同前，多在受寒后或季节变化时出现。给予抗生素、平喘等对症后好转。2001 年上述症状再次加重的同时伴咳痰，为黄色脓痰，发作次数较前频繁。2004 年患者开始咳棕色黏痰，痰中可见颗粒，余症状同前，当地摄 X 线片示右上肺钙化点，右下肺片状阴影（具体不详）；当地 CT（2004 年8 月31 日，图14-1、图14-2、图14-3、图14-4）示左肺上叶前段结节斑片影，右肺尖段支气管扩张、钙化，上叶可见小叶中心性结节，右肺中叶内侧段可见纹理紊乱，结节；前段可见高密度影。

　　就诊309 医院，PPD 为强阳性，给予抗结核治疗1 年（具体药物不详），同时继续应用抗生素、祛痰、平喘治疗，症状逐渐缓解。2004 年10 月26 日（图14-5、图14-6、图14-7）曾复查 CT：左肺上叶前段结节斑片影较前吸收，右肺尖段支气管扩张、钙化，右肺上叶结节、中叶高密度影吸收。

　　自2007 年患者发作频繁，发作时喘憋明显，加用沙美特罗＋氟地卡松（舒利迭，50/250μg）bid 治疗，喘憋情况较前逐渐好转，仍有咳嗽、咳痰，黄棕色，痰中可见颗粒。2008 年3 月3 日胸 CT：左肺上叶出现结节、片状高密度影；右肺中叶多发高密度影（具体不详）。当地结核病防治所查血常规：白细胞5.06×10$^9$/L，中性粒细胞54.6%，嗜酸性粒细胞17.6%（0.89×10$^9$/L），血红蛋白110g/L，血小板177×10$^9$/L。支气管镜：左上叶前段管口明显狭窄（具体不详），给予抗结核治疗，治疗过程中咳嗽、咳痰未有好转，伴有喘憋、低热。因痰涂片中发现真菌孢子，于2008 年3 月20 日加用伊曲康唑200mg qd，泼尼松25mg qd，同时应用青霉素、替硝唑联合抗炎。症状逐渐好转，嗜酸性粒细胞比例可恢复正常。后患者泼尼松每月减5mg，继续口服伊曲康唑、利福喷汀、异烟肼治疗，至2008 年11 月停用。停药后患者于11 月底再次间断出现上述症状，2009 年2 月3 日复查血常规：WBC 5.65×10$^9$/L，N 46.6%，EOS 21.4%（1.21×10$^9$/L），Hb 119g/L，PLT 207×10$^9$/L。复查 CT：左肺上叶新出现斑片高

密度影，磨玻璃影，为求进一步治疗收住院。患病以来，患者精神、食欲、睡眠欠佳，无脱发、口腔溃疡，无反复关节肿痛。既往、个人、婚育、家族史阴性。

**入院查体：** 生命体征平稳，浅表淋巴结未及肿大，心腹阴性，双肺可及散在干鸣音，双下肢不肿。入院后查：血常规：WBC $6.02 \times 10^9/L$，N 33.6%，EOS 30.7%，Hb 128g/L，PLT 200 $\times 10^9/L$；肝肾功能、红细胞沉降率（ESR）、C-反应蛋白（CRP）阴性，抗核抗体（ANA）、抗中性粒细胞胞浆抗体（ANCA）阴性，总IgE 4351kU/L（6级，特重度过敏），特异性IgE：烟曲霉IgE（m3）为4级（特重度过敏）、特异青霉IgE（m1）4级（特重度过敏），黑曲霉IgE（m207）为3级（重度过敏）。多次痰培养阴性，PPD阳性；肺功能（在用舒利迭50/250μg bid）大致正常。胸部CT（2009年3月3日，图14-8、图14-9、图14-10）：双肺多发沿支气管走行分布的高密度影，远端可见斑片影，双肺散在支气管扩张；双肺尖少量索条影，右肺尖钙化灶。

真菌皮内速发试验阳性。结合患者反复发作的哮喘症状、外周血嗜酸性粒细胞增多、总IgE及一些特异性IgE升高、真菌的皮内速发试验阳性、肺内阴影（痰栓）等特点，考虑临床诊断变态反应性支气管肺曲霉菌病，于3月13日起给予泼尼松25mg qd，静脉注射伊曲康唑200毫克/次 bid，2天后改为200毫克/次 qd，5天后口服液20毫升/次 bid。患者症状逐渐缓解，3月15日复查血常规：WBC $4.16 \times 10^9/L$，N 59.2%，EOS 3.1%，余正常。

**诊断：** 变态反应性支气管肺曲霉病（ABPA）

## 讨论与分析

变态反应性支气管肺曲霉病（ABPA）最早报道于1952年，多见于哮喘和囊性纤维化患者，在哮喘中发病率为1%~2%，在囊性纤维化患者中为2%~5%，普通人群中的发病率尚无统计数据，性别间发病率无差异，多发生于30~40岁。虽然ABPA以曲霉命名，但多种真菌均可诱发过敏。环境因素和宿主相关因素，如HLA相关、表面活性蛋白A基因多态性、某些受体的变异等均可成为ABPA发病的危险因素，也使得部分病例具有家族聚集性。其发病机制中，Ⅰ型、Ⅲ型和Ⅳb型过敏反应均有参与，同时涉及细胞免疫和体液免疫机制。病理表现主要是一些黏液栓和急慢性炎性改变，可有嗜酸性粒细胞浸润和稀薄菌丝，罕见病例有侵袭性真菌病改变的报道。临床表现上，90%~100%的患者具有喘息的表现；痰栓的出现概率也很高。辅助检查中外周血嗜酸性粒细胞升高的概率高达76%~100%；发生中心性支气管扩张的概率也很高，达69%~76.1%。

ABPA的诊断标准为：①哮喘病史；②烟曲菌抗原皮内试验呈速发阳性反应；③血清总IgE升高（>417U/ml或>1000ng/ml）；④血清烟曲菌特异性IgE和/或IgG比例升高；⑤肺部浸润（目前或过去）；⑥周围血嗜酸性粒细胞增多；⑦中心型支气管扩张；⑧血清沉淀试验阳性。1997年，Greenberger PA提出新的诊断标准，即符合①+②+③+⑦诊断为ABPA-CB（即影像学显示有中心型支气管扩），④也有助于诊断；而符合①+②+③+④+⑤则诊断为ABPA-S（即无中心型支气管扩张，仅有血清学结果支持）。近年来还提出ABPA-

ORF 的分类（即其他影像学发现）。以下几点有助于 ABPA 的诊断：①痰涂片或培养烟曲菌阳性；②咳痰栓或痰中带褐色、黑色、绿色物质；③痰中嗜酸性粒细胞增多；④影像学示支气管壁增厚或手套征（意味着支气管痰栓阻塞）。可用皮内速发试验作为初筛试验，如出现阳性可进一步查总 IgE 水平，根据 IgE 的不同水平决定之后的诊治策略。

　　治疗上激素治疗可很快起效，但 ABPA 患者容易出现病情反复。目前治疗主要采用全身性激素和全身性抗真菌药，虽然 ABPA 机制主要是对真菌的过敏反应，但临床实践发现，加用全身性抗真菌药可缩短激素的疗程和减少病情反复。激素治疗为首选，激素的剂量和疗程尚未达成共识，目前大多数意见推荐以 0.5mg/（kg·d）为起始剂量，持续 2 周后可改为 0.5mg/kg qod，之后逐渐减量，大致持续半年左右，期间每 6~8 周监测一次外周血总 IgE 水平。治疗目标是临床症状缓解、胸部影像学明显改善、总 IgE 水平下降到基线值的 35%~50%。吸入激素治疗不作为治疗首选，但治疗后期为了控制哮喘症状时可加用吸入激素治疗。抗真菌治疗的目的主要是为了减少体内真菌负荷，可以减少激素的疗程和用量，并且可能可以减少病情反复。最常用的药物为伊曲康唑，近期也有应用威凡的报道，使用相对安全，主要不良反应是胃肠道症状和肝功能损害，大部分为一过性。对于顽固性 ABPA 可尝试应用 IgE 单抗和免疫抑制剂。预后方面还应强调早期诊断、早期治疗、减少误诊对改善 ABPA 预后的重要性。

　　2007 年我科曾对 1986 年以来的 23 例 APBA 的患者做了分析，具体情况如下：年龄为 12~53 岁，平均（34.0±13.2）岁，与国外的报道几乎完全一致，提示 ABPA 的发病有一定年龄特点。其中 ABPA-CB 17 例，ABPA-S 6 例。协和医院诊断的 ABPA 从出现症状到确诊 ABPA 的时间为 3 个月至 40 年，中位时间 3 年，提示我们对 ABPA 的认识还是不足的；在确诊 ABPA 前诊断为哮喘 7 例，误诊为肺结核 12 例、肺炎 3 例、肺癌 2 例、坏死性肉芽肿血管炎 1 例。由此可见，认识 ABPA 的临床表现很重要：①咳嗽、咳痰是很重要的表现，大部分病人有痰栓，痰及痰栓的性状各异，可有白黏痰、黄脓痰、黄绿色痰、絮状痰、块样痰、土块样痰、西红柿样痰、豆渣样痰、条状组织样物痰、豆皮状痰、痰中带蓝、绿色颗粒样物等；②喘息；③实验室检查结果中最重要的表现是血常规中嗜酸性粒细胞增多，比例中位值达 14.8%。IgE 也升高，而且对烟曲菌特异性 IgE 明显升高，对其他多种真菌的 IgE 也升高，最多的 1 例患者对 14 种真菌特异性 IgE 都升高。而且变应原皮试和痰真菌培养也往往都为阳性。其他非特殊性炎症指标，如红细胞沉降率也可有升高，但 C-反应蛋白多数却正常。肺功能改变是 ABPA 另一特征性表现，$FEV_1$、$FEV_1/FVC$、$RV/TLC$ 均降低，特别是可逆试验可为阳性，这些患者符合支气管哮喘的肺功能诊断标准；④CT：发现大多数的患者有斑片状渗出影，其他表现还有结节影、树权样/分枝状/条状痰栓、实变、双下肺或局部肺纹理增粗、纤维索条影、肺气肿、肺不张、磨玻璃样影、空洞、支气管壁增厚、肺大疱、空腔性病变、胸腔积液、粟粒状阴影、球形病灶内见斑片状钙化、肺间质纤维化等；中心型支气管扩张是最突出的表现，23 例患者中有 17 例存在中心型支气管扩张。治疗情况上，大部分患者采用口服激素＋伊曲康唑治疗，部分患者采用吸入激素＋伊曲康唑或单用口服/吸入激素治疗。经治疗后患者大部分症状缓解都很快，症状缓解时间 2~12 天，肺部病变明显吸收时间 10~31 天，EOS 下降（>60%）时间 1~24 天，IgE 下降时间大约 2 个月，但是部分患者烟曲菌特异性 IgE 水平却没有明显变化。随诊情况显示，经过中位数 26.2 个月后，患者胸片或 CT 上的索条影多为斑片影吸收后的表现，部分索条影最后可完全吸收；空洞、空腔、胸腔积液经治疗可消失或明显缩小。但随诊中有 9 例患者反复出现肺部阴影，对其随诊 6 年余，肺部未再出现病变。

ABPA 在临床上并不少见，因每个病例并不一定包括了诊断标准中的所有的条例，在加上了临床医师对该病认识不够，经常导致误诊、误治，从国内外文献看，被误诊为结核感染的最为多见；有不少患者还因此反复接受抗结核治疗；一些患者被误认为是肿瘤性病变，甚至有患者被予以化疗、手术切除治疗。临床工作中，对于肺内游走性阴影，尤其是表现为典型的"痰栓"（沿支气管走行分布的高密度影影像）时、哮喘伴明显的外周血嗜酸性粒细胞增多或肺内阴影、难治性哮喘等情况时，需要高度警惕 ABPA 的可能，及时行皮内速发试验、外周血总 IgE 及某些特异性 IgE 等来明确。因该例患者此前一直没有确诊，只是按哮喘治疗，症状难以控制；后来给予针对 ABPA 的治疗后症状明显控制、肺内阴影吸收、嗜酸性粒细胞很快降至正常水平。但 ABPA 很容易复发，在激素逐渐减停中，需要密切监测患者症状变化及血嗜酸性粒细胞水平、总 IgE 水平，及早发现、及时治疗。

## 专家点评

变态反应性支气管肺曲霉病（ABPA）临床上并不少见，减少误诊、漏诊的关键是对本病有较高的警惕性和认识度。凡临床上有哮喘同时伴有血嗜酸性粒细胞增多和胸部影像学有改变的患者都应该考虑有 ABPA 可能。ABPA 的治疗有时较为困难，不易根治，个别患者需要长期用糖皮质激素维持治疗。

（黄 慧 徐作军）

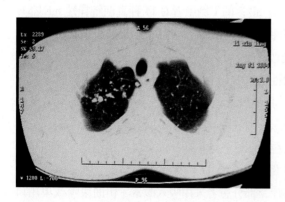

图 14-1 2004 年 8 月 CT 右肺尖多发点状钙化灶

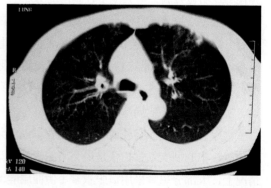

图 14-2 2004 年 8 月 CT 右上叶尖段支气管扩张，左上叶前段斑片影

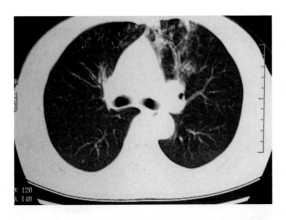

图 14-3　2004 年 8 月 CT 左舌叶支气管扩张，左舌叶斑片影

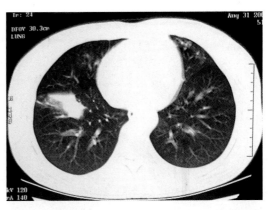

图 14-4　2004 年 8 月 CT 右下叶前外基底段大片密度均一的沿支气管走行的团片影（痰栓）

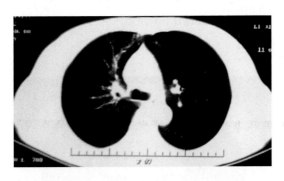

图 14-5　2004 年 10 月 CT 右上叶尖段支气管扩张，右上叶前段支气管扩张

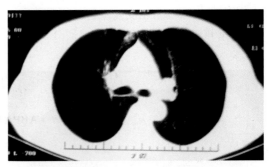

图 14-6　2004 年 10 月 CT 左舌叶支气管扩张、斑片影较前明显好转；右上叶前段支气管扩张

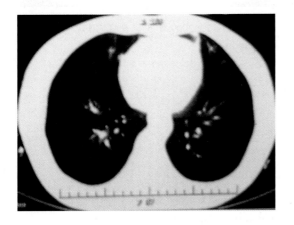

图 14-7　2004 年 10 月 CT 右下叶团片影吸收

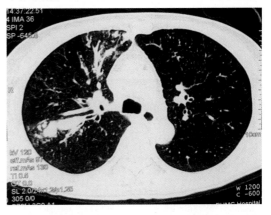

图 14-8　2009 年 3 月 CT 右上叶前段索条、斑片影，右上叶后段沿支气管走行的密度均一致密影（痰栓），周边有小叶中心型结节影

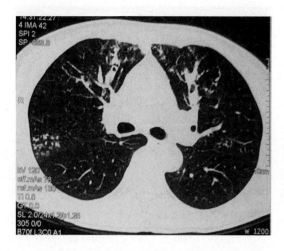

图14-9 2009年3月CT右中叶多发小叶中心型结节影，双上叶沿支气管走形的高密度影（支气管树形的痰栓）、斑片影

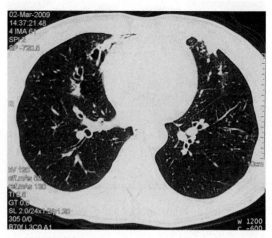

图14-10 2009年3月CT右中叶、左舌叶支气管扩张及斑片、索条影

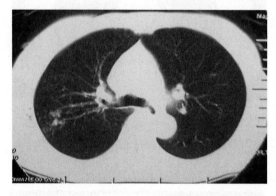

图14-11 2009年5月5日CT右上叶后段小片影，余肺内阴影较前明显吸收

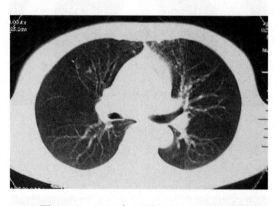

图14-12 2009年5月5日CT双上叶阴影较前明显吸收

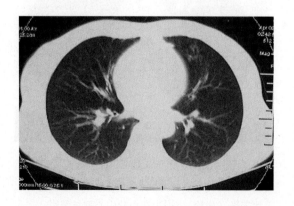

图14-13 2009年5月5日CT右中叶、左舌叶阴影较前明显吸收

# 参 考 文 献

[1] Agarwal R. Allergic bronchopulmonary aspergillosis. Chest. 2009, 135：805 – 826

[2] Patterson K, Strek ME. Allergic bronchopulmonary aspergillosis. Proc Am Thorac Soc. 2010, 7：237 – 244

[3] Hogan C, Denning DW. Allergic bronchopulmonary aspergillosis and related allergic syndromes. Semin Respir Crit Care Med. 2011, 32：682 – 692

[4] Agarwal R. Allergic bronchopulmonary aspergillosis：Lessons for the busy radiologist. World J Radiol. 2011, 3：178 – 181

# 病例15  咳嗽、喘憋、咳痰20年，加重1年
## ——变态反应性支气管肺曲霉病

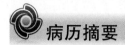
**病历摘要**

患者女性，42岁，主因反复咳嗽、喘憋20余年，加重伴咳痰1年入院。

患者于1979年出现喘憋，伴咳嗽，当时无咳痰，无胸痛、发热，诊为"哮喘"，予以激素（不详）等治疗后好转。此后症状反复发作，春秋季好发。2005年10月以来症状加重，咳白黏痰，无发热。胸部X片示左肺门阴影，考虑"结核"，痰找结核菌阴性，予以四联抗结核治疗5个月症状无改善。胸部CT（2006年3月15日）示左上肺多个结节状病灶，部分融合，左肺舌叶和右肺下叶背段小片影（图15-1）。支气管镜（5月15日）示右上叶前段、左上叶开口处多个不规则乳头状突起伴糜烂，病理为慢性炎，毛刷阴性；PET（5月25日）示双肺多发病灶，低SUV，考虑良性病变，结缔组织病、结核、结节病不除外。2006年6月予以抗生素、扩张支气管等治疗后咳嗽、咳痰、喘憋症状好转。2006年10月上述症状再次加重，咳黄黏痰、有臭味，喘憋较前加重、无法平卧，无发热。查血WBC 14.4×10⁹/L、N 86.7%；ESR 32mm/1h；复查CT（10月11日）（图15-2）左上肺及右肺中叶支气管扩张，右肺下叶背段炎症。考虑"支气管哮喘急性发作，支气管扩张、肺内多发结节性质不明"，给予抗炎、平喘、化痰治疗1周后症状好转。为进一步诊治入北京协和医院。患者发病来间断有盗汗，体重无改变。入院查体：生命体征平稳；左侧上颌窦区压痛；双肺呼吸音粗，散在哮鸣音，心、腹部无明显阳性体征。

**诊治经过：** 入院后完善检查：血WBC 10.88×10⁹/L，N 62%，EOS 2.0×10⁹/L（18.4%）；痰找结核菌、真菌阴性；鼻窦像阴性；肺功能示阻塞性通气功能障碍，弥散功能正常。胸部HRCT示双肺多发斑片影伴支气管扩张（图15-2）。查血总IgE 2236kU/L，S-IgE烟曲霉阳性，皮试烟曲霉抗原（++）。支气管镜检查示左上叶尖后端、舌叶下舌支、右上叶尖端、下叶背段开口瘢痕性狭窄；毛刷找细菌、结核菌阴性；左舌叶灌洗液未见瘤细胞。经上述检查，考虑患者既往存在哮喘病史，血EOS、总IgE增高，烟曲霉抗体阳性，胸部CT有中心性支气管扩张表现，病灶常有变化，诊断为变态反应性支气管肺曲霉病（ABPA）。11月8日开始使用泼尼松40mg/d、伊曲康唑200mg bid、泛福舒7mg/d治疗。患者咳嗽、咳痰、憋气症状明显好转，出院继续上述治疗。半月后激素开始规律减量，3个月后停用激素及伊曲康唑，继续吸入激素治疗。随访1年来，患者未再有喘息发作，咳嗽、

咳痰症状明显好转。

**最终诊断**：变态反应性支气管肺曲霉病

## 讨论与分析

ABPA 是人体对曲霉菌发生超敏反应引起的一种疾病。人体吸入环境中的曲菌孢子后，孢子在支气管树的黏液中长出菌丝，并释放抗原，致敏机体并引发免疫反应（特异性 IgE、IgG 等）；同时，烟曲菌也分泌溶蛋白酶，共同导致组织损伤和中心型支气管扩张。ABPA 诊断时平均年龄 45±13 岁，56% 患者在 10 岁前有哮喘；慢性哮喘和支气管扩张患者中 ABPA 患病率高达 7%～11%。ABPA 主要为曲菌所致，其中尤以烟曲菌（aspergillus fumigatus，Af）最常见，黄曲霉、黑曲霉、构巢曲霉以及白色念珠菌、弯孢霉、长蠕孢霉等也可引起。

ABPA 在急性期主要症状包括喘息（96%）、咯血（85%）、黏脓痰（80%）、发热（68%）、胸痛（55%）和咳出棕色痰栓（54%）等，喘息症状较哮喘轻，66% 患者出现慢性气短体征；肺浸润部位可听到捻发音或湿啰音。常见的辅助检查异常包括外周血嗜酸性粒细胞明显增多（8%～40%），血清总 IgE 水平显著增高，出现抗 Af 的沉淀抗体，抗 Af 的特异性 IgE 和特异性 IgG 抗体增高，曲霉菌皮试速发反应阳性等。

ABPA 导致的肺部浸润性病变部位可出现于单侧或双侧肺，上、中、下肺野均可受累，上肺较下肺更易受累。游走性肺部阴影、中心型支气管扩张、指套样或分枝状阴影是其典型表现。本例患者首次的胸部 CT 表现为球形阴影，即为中心型支气管扩张被痰栓阻塞后的典型表现；而在咳出痰栓后即显现出指套样或分枝状阴影，此时支气管扩张的影像更为明显。

ABPA 通行的诊断标准为：①哮喘病史；②影像学检查发现肺部浸润影；③烟曲菌抗原皮内试验呈速发阳性反应；④外周血嗜酸性粒细胞增多；⑤血清 Af 沉淀抗体阳性；⑥血清总 IgE 水平升高（＞1000μg/L）；⑦血清 IgE-Af 和 IgG-Af 水平升高；⑧中心型支气管扩张。满足其中 7 项诊断标准（必须包括第 7 项）则可确诊。如满足其中 6 项则诊断 ABPA 可能性很大。符合第 1～7 项诊断标准则诊断变态反应性支气管肺曲菌病－血清阳性型 ABPA-S，如包括第 8 项则应诊断为变态反应性支气管肺曲菌病－中心性支气管扩张型 ABPA-CB。ABPA 最需要与肺部感染性疾病、肺部肿瘤等相鉴别。肺部感染性疾病多数起病急，发热、咳嗽、咳痰、胸痛等症状显著，血 WBC 显著增高以及抗生素治疗有效有助于鉴别。肺结核多数存在中毒症状，这是 ABPA 患者所不具备的。对于恶性肿瘤，肺部阴影固定存在并不断进展是其特征，一般不会出现游走性阴影或典型支气管扩张。总之，对于有哮喘的患者，肺内出现阴影，血嗜酸性粒细胞显著增加，一定要除外 ABPA。

为了指导 ABPA 的治疗，常将 ABPA 的临床病程分五期：①急性期：主要特点为典型哮喘症状，X 线检查见肺部浸润影，外周血嗜酸性粒细胞增多，血清总 IgE 水平显著升高，IgE-Af 和 IgG-Af 阳性；②缓解期：患者的哮喘症状多数仅靠支气管扩张剂及吸入糖皮质激素即可控制，至少6个月肺部未再出现浸润影，无嗜酸性粒细胞增多，血清 IgE 水平降低但未恢复正常，血清 IgE-Af 和 IgG-Af 无明显升高或轻度升高；③复发加重期：在缓解期后又出现如第一期的症状，肺部出现新的浸润影，IgE 水平较缓解期升高 2 倍以上；④激素依赖哮喘期：此期患者必须依靠口服激素来控制哮喘症状，即使症状缓解也难以停药。X 线胸片表现呈多样性，通常伴有中心型支气管扩张，血清 IgE 水平正常或显著升高，但血清 IgE-Af 和 IgG-Af 水平多升高；⑤纤维化期：反复发作引起肺间质纤维化，从而导致不可逆的阻塞性和限制性通气功能障碍，并出现 CO 弥散量减少。患者可出现发绀、低氧血症，并最终因呼吸衰竭而死亡。如患者一秒钟用力呼气容积已 <0.8L，则提示预后极差，多数在 7 年内死亡。此期血清学检查可有或缺乏活动期表现。

ABPA 的治疗取决于患者的分期，对于急性期（Ⅰ期）患者，泼尼松 0.5mg/(kg·d) 持续 4~6 周至肺浸润影吸收、哮喘症状控制、血清总 IgE 降低，疾病进入缓解期，然后糖皮质激素改为隔日疗法，并逐渐减量，直至停用。对于缓解期（Ⅱ期）患者，患者可稳定数月至数年，但会有发作，表现为血清总 IgE 升高、临床症状复发、X 线出现肺浸润影以及外周血嗜酸性粒细胞增加，此时需要短程糖皮质激素疗法。对于Ⅳ期患者，需长期应用糖皮质激素控制哮喘，通常应用较低的糖皮质激素剂量的隔日疗法。对于第Ⅴ期患者，则不需要使用大剂量糖皮质激素，治疗原则为控制感染与对症疗法。伊曲康唑可以抑制曲霉菌的增生，限制支气管的炎症，故可作为 ABPA 的辅助治疗。

## 专家点评

ABPA 是曲霉菌感染的一种特殊类型，致病并非源于曲菌的毒力与血管侵袭，而源于曲霉寄生后导致机体出现的超敏状态，引发哮喘以及气道破坏等。慢性咳嗽和哮喘患者好发 ABPA，难治性哮喘的鉴别诊断时，尤其应注意排查 ABPA。临床工作中，发现难治性哮喘、咳棕色痰栓、嗜酸性粒细胞显著增多、肺内游走性阴影的患者，应考虑到 ABPA 的可能性。本例患者肺内出现球形阴影，为中心性支扩合并黏液痰栓。这一表现相对少见，病患也曾因此拟诊为肺内肿物并进行肿瘤筛查。因此，临床上注意患者哮喘病史以及球形阴影形态学的动态变化，会有助于与肿瘤的鉴别诊断。目前通行口服糖皮质激素与伊曲康唑联合治疗 ABPA，激素可改变气道内环境，避免曲霉菌寄生，联合伊曲康唑则可以缩短治疗的疗程，减少激素用量与避免复发。ABPA 是慢性病程，容易复发，应根据 T-IgE、嗜酸性粒细胞水平等监测病情变化。

（张　弘）

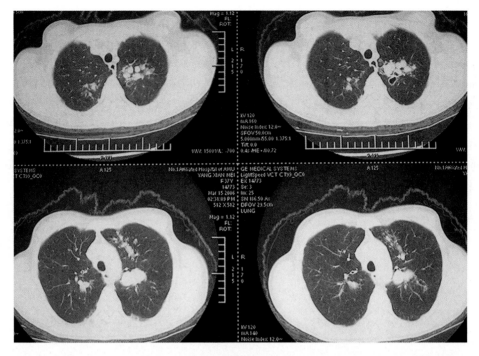

图15-1 2006年3月胸部CT示双上肺及肺门多发球形阴影，部分可见扩张支气管

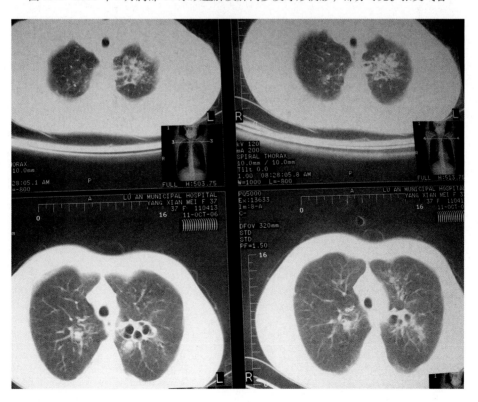

图15-2 2006年10月胸部CT示双上肺及肺门中心性支气管扩张，呈指套样改变

# 参 考 文 献

［1］ Greenberger PA. Allergic bronchopulmonary aspergillosis. J Allergy Clin Immunol, 2002, 110：685－692

［2］ 张斌，徐凯峰，林耀广. 变态反应性肺曲菌病. 中华结核和呼吸病杂志, 1999, 22（6）：377－378

［3］ 徐凌，蔡柏蔷，徐凯峰，等. 变态反应性支气管肺曲菌病23例分析. 中华内科杂志, 2007, 46（3）：208－212

［4］ Wheat LJ, Goldman M, Sarosi G. State-of-the-art. Review of pulmonary fungal infections. Semin Respir Infect, 2002, 17：158－181

# 病例16 咳嗽、咳痰，支气管扩张
## ——囊性纤维化

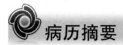 病历摘要

患者男性，16岁，因反复咳嗽、咳痰4年余，加重伴发热3个月入院。

患者于2002年6月起出现反复胸闷、咳嗽，咳黄绿色黏痰，痰腥臭，多泡沫，每日20～30ml，偶带血丝，无拉丝；咳嗽、咳痰症状以夜间及晨起为著，夜间常憋醒，需经排痰方可好转。伴间断发热，体温最高38℃，下午及夜间为著。以冬季好发。无盗汗、胸痛。2002年9月于当地医院就诊，胸片示右肺上、中可见大片状不规则低密度阴影，诊为"肺结核"，予以抗结核治疗（具体不详）3个月无明显好转。后曾诊为"哮喘"，予以对症抗炎平喘治疗2个月无效。胸部CT显示支气管扩张并感染。多次痰培养示：铜绿假单胞菌。先后予以亚胺培南/西司他丁钠、头孢他啶、哌拉西林钠（氧哌嗪青霉素）等多种抗生素治疗，体温可降至正常。2006年8月上述症状加重，痰有臭味，最多50ml/d，有分层。伴发热，最高38.4℃。为进一步诊治收入我院。患者近1年体重下降。既往史：足月顺产，出生时体重3.3kg，无产伤，妊娠期间母亲无毒物接触及感染史。出生5天即患"肺炎"，此后平均每年因"肺炎"住院治疗一次。但否认麻疹肺炎或百日咳史。母乳喂养，按时出牙。4岁因"肺炎"住院期间曾接受输血浆治疗。否认鼻窦炎、中耳炎病史。自幼汗液干后皮肤留有盐粒。8个月时出现进食肉类后腹泻，此后长期控制肉食摄入，1997年曾因腹泻于我院诊断为脂肪泻，予胰酶制剂治疗一年余，此后仍间断腹泻。无家族遗传病史。按期接种疫苗。

入院查体：BP 100/60mmHg，营养差，体重指数13.5，口唇发绀，杵状指（趾）明显，呼吸28次/分，桶状胸。双肺呼吸音低，满布湿啰音。心律齐，95次/分，各瓣膜听诊区未闻及病理性杂音。肝肋下3cm，质软，无触痛，未及包块；脾肋下未及。体毛缺失，外生殖器发育幼稚。

实验室检查：血常规示 WBC $11.1 \times 10^9/L$，N 51.9%，Hb 145g/L，PLT $334 \times 10^9/L$；ESR 49mm/1h；CRP 11.5mg/L。Ig 定量示 IgG 28.0g/L，IgA 3.91 g/L，IgM 3.26g/L，IgE >5000kU/L；T 细胞亚群示淋巴细胞数目大致正常，$CD4^+/CD8^+$ 比例倒置；免疫指标大致正常。肺功能提示为阻塞性通气功能障碍：$FEV_1$ 27.6%，FVC 59.1%，$FEV_1/FVC$ 50.2%，支气管舒张试验阴性，残气量 3.68L（363.6%），肺总量 5.73L

（135.5%），残总比 64.18%，弥散量 63.3%。胸部 HRCT：双肺可见支气管扩张，伴肺内渗出斑片影（图 16-1、图 16-2）。便苏丹红 Ⅲ 染色（＋）；ALB 32g/L，HCV-Ab（＋）；腹部 B 超示肝剑下 4.0cm，肋下 3.1cm，肝回声增粗欠均匀，可见条索样回声，提示肝弥漫性病变。为明确诊断，进行汗液测定。患者汗液中 $Cl^-$ 达 100mmol/L。而同时检测的正常成年人为 27mmol/L。符合 CF 的诊断。查 IgE > 5000kU/L；ABPA 过敏原筛查示吸入物变应原筛查 3 级，烟曲霉菌 4 级，链格孢子菌 4 级。痰培养多次未培养出曲霉菌，因此，未能确定 ABPA 的诊断。

入院后根据痰培养及药敏结果，予阿米卡星（丁胺卡那霉素）200mg qd + 哌拉西林 2g q6h 抗炎治疗 1 周，同时辅以营养支持、吸氧、祛痰及体位引流治疗，患者体温正常，痰量明显减少，痰中异味消失。

**诊断：** 囊性纤维化

支气管扩张

胰腺外分泌功能不全

生长发育迟滞

慢性丙型肝炎

变态反应性支气管肺曲菌病不除外

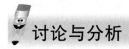

## 讨论与分析

患者的病例特点：①少年男性，幼年起病；②反复出现咳嗽、咳痰，痰量多，有臭味，静置有分层；③CT 提示支气管扩张。

患者的诊断首先考虑支气管扩张症。询问患者幼年有无麻疹、百日咳等呼吸系统严重感染史。患者曾有午后低热，消瘦，胸片上肺为主的病变，应该与肺结核相鉴别。另外，患者有夜间发作为主的咳嗽，夜间有憋醒，需要与支气管哮喘相鉴别，特别是一些可以以哮喘为表现，可以出现支气管扩张的疾病，如变态反应性支气管肺曲菌病（ABPA），本病发展可以出现肺内游走性的浸润影，甚至可以出现支气管扩张的影像学改变。虽然该患者在 CT 上可见典型的支气管扩张影像学改变，但有多系统受累，出现脂肪泻。应该考虑有无一种疾病可以解释患者的全部症状。这种疾病自幼出现，以先天或遗传病可能性大。支气管扩张的可能病因见表 16-1。

结合上表分析，患者有以下几种可能：常见的支气管及肺部感染所致的支气管扩张；气道先天性发育缺陷；某些遗传相关疾病；或免疫功能缺陷性疾病。

1. 应该考虑原发性不动纤毛综合征（primary ciliary dyskinesia，PCD） 它是一种常染色体隐性遗传病，是纤毛的超微结构缺陷导致的疾病。表现与本病例非常类似，为自幼反复呼吸道感染、支气管扩张，可伴鼻窦炎和中耳炎，成年后出现不育。但是难以解释患者的消化功能障碍及皮肤异常。PCD 的一个亚型为卡塔格内综合征（Kartagener syndrome），表现为内脏转位、支气管扩张和鼻窦炎三联征，与本病例不符。

表 16-1 支气管扩张的相关病因

| | |
|---|---|
| 先天性 | 过敏 |
|   软骨缺陷 |   ABPA |
|   囊性支气管扩张 | 阻塞性 |
|   肺隔离征 |   新生物 |
| 感染后 |   淋巴结（包括中叶综合征） |
|   儿童肺炎、麻疹、百日咳、支原体肺炎、结核 |   支气管石 |
|   Sywer-James/Mcleod 综合征 |   异物 |
| 免疫缺陷 |   支气管狭窄（包括结节病） |
|   原发性不动纤毛综合征 |   弥漫性泛细支气管炎（DPB） |
|   Kartagener 综合征（内脏转位、原发性不动纤毛综合征，鼻窦炎） | 吸入 |
|   囊性纤维化 |   氨气 |
|   原发性体液或细胞免疫缺陷 |   胃肠误吸 |
|   婴儿 X 连锁低丙种球蛋白血症 |   海洛因过量 |
|   变异性免疫球蛋白缺乏 | 肺纤维化 |
|   Good syndrome（胸腺瘤合并低丙种球蛋白血症） |   终末期肺 |
|   急性或慢性白血病（有/无 IgM 缺乏） |   放射线 |
|   共济失调、毛细血管扩张 | 其他 |
|   HIV 相关 |   化脓性鼻窦炎 |
|   肺移植 |   气管、支气管扩张症 |
|   溃疡性结肠炎 |   $\alpha_1$ 抗胰蛋白酶缺乏 |
|   克罗恩病 |   Young syndrome（阻塞性无精症） |
| |   类风湿、干燥综合征 |
| |   马方综合征 |
| |   黄甲综合征 |
| |   特发性 |

2. 需要与先天性巨大气管－支气管症（tracheobronchomegaly）相鉴别　它也是一种常染色体隐性遗传病，特征是气管和主支气管显著扩张，临床上也表现为反复的肺部感染。但是影像学检查可见气管直径超过 3.0cm，左、右主支气管直径分别超过 2.3cm、2.4cm。本例不符合。

3. 其他需要鉴别的疾病　马方综合征（Marfan syndrome），为常染色体显性遗传，表现为结缔组织变性，可出现支气管扩张，常有眼部症状、蜘蛛指（趾）、瓣膜病变，亦与本例不相同。免疫缺陷性疾病，常有多系统受累症状，且免疫功能检查：免疫球蛋白、补体、外周血 T 淋巴细胞亚群等可极异常，容易鉴别。

患者自婴幼儿期，反复慢性下呼吸道感染，痰菌培养多次提示铜绿假单胞菌，胸部 CT

最终出现典型的支气管扩张表现；婴儿期即出现脂类食物不耐受，提示存在胰腺外分泌功能不全；体检发现营养状态差，生长发育迟滞；生殖系统无发育。这些特点提示患者存在一种多系统受累的综合征，以一元论来解释符合囊性纤维化（cystic fibrosis，CF）的表现。如患者出现包括汗液电解质异常在内，至少 2 个脏器受累的临床表现，即可诊断 CF。汗液中 $Na^+$、$Cl^-$ 浓度在儿童 >60mmol/L，成人 $Cl^-$ >70mmol/L，可考虑诊断 CF。

　　汗液检测的方法：暴露右侧上肢，取纱球蘸酒精擦洗局部皮肤，剪 5cm×5cm 8 层纱布 2 片，分别浸润 0.5% 硝酸皮鲁卡品和 6% 硫酸镁，前者置于前臂内侧，后者置于上臂内侧；用束带固定电极片于纱布上，接通电极，阳极接皮鲁卡品纱布，阴极接硫酸镁纱布；从 0.5mA 开始，逐渐增加电流至 4mA，维持 5 分钟，取下电极和纱布，去离子水擦洗自然风干；取预先称重之纱布，原位覆盖皮鲁卡品导入部位皮肤，以不透水贴膜封闭，30 分钟后取下，纱布称重，计算纱布吸汗重量并用去离子水倍比稀释后 3000P 离心 5 分钟。分别测定管中的 $Cl^-$ 和 $Na^+$。

　　CF 是一种单基因常染色体阴性遗传疾病。其基因定位 7q，编码 CFTR（囊性纤维化跨膜调控子）蛋白；白种人中 70% 突变为 ΔF508，已发现突变类型达 800 余种；但是国人病例中 9 例经基因测序，无一例为 ΔF508 突变，均为少见突变。值得注意的是，突变类型与临床症状严重程度没有明显联系。在白种人中的基因携带率 1/25，活婴患病率 1/2500；而夏威夷基因筛查发现亚裔 CF 发病率仅为 1/9 万。截至 2006 年，有报道的国人 CF 患者不超过 20 例。

　　由于多部位上皮功能障碍，引起了离子转运功能异常，以慢性气道感染为特征，最终导致支气管扩张；胰腺外分泌功能不全和肠功能紊乱；汗腺功能异常及泌尿生殖功能障碍的多系统疾病。

　　CFTR 的基因结构是由 1480 个氨基酸组成的跨膜蛋白。其功能为：由 cAMP 调控的 ATP 介导的 $Cl^-$ 通道，同时也是其他离子通道的调控子，对钠离子通道有抑制作用。在气道上皮中，正常的离子转运模式是钠通道从腔内吸收钠离子。CF 时由于氯通道的缺失或功能障碍，向膜外的分泌减少，膜内外的负向电位差增大，钠的重吸收增加，减少了黏液中的水和盐的成分，并耗竭了总纤毛液，使气道中的黏液不能在纤毛摆动和咳嗽时被正常清除。由于受累的部位不同，可以出现呼吸道、胃肠道、胰腺、胆管及汗腺等多部位的临床表现。本病目前尚没有特效治疗。截至 2006 年已完成或进行中的 CF 的基因治疗临床研究共有 21 项，均中止于 1 期或 2 期。呼吸道上皮基因转入的可行性已被反复证实，其安全性在大部分试验中也得到肯定，但是如何使治疗基因更有效的转入并更持久的表达成为研究的难点和前沿。目前的治疗还是对症治疗：吸入支气管扩张、黏痰溶解剂，必要时使用静脉抗生素抗感染，检测肺部细菌学。胸部理疗：肺部体位引流等；同时辅以高蛋白、高热量营养支持，以及胰酶促进消化；予以患者心理辅导。目前在良好的预防和治疗下寿命可达 40 岁以上。另外，CF 的患者中可以有 15%~20% 合并变态反应性支气管肺曲霉病（ABPA）。

## 专家点评

朱元珏教授：支气管扩张症（简称支扩症）在呼吸系疾病中较为常见，其诊断治疗均不太引起医师们的注意。本例患者虽然曾因为消化系统症状住院检查，对他的呼吸道疾病仅停留在"支扩症"而已。而这次他的经治医师们不但治疗他的"支扩症"，同时重视他的全身表现，细致询问病史，全面检查，从而考虑到囊性纤维化（CF）的可能性。这是此例不同平常的第一点。回忆起来，过去在北京协和医院呼吸科查房时曾经数次在讨论其他不同患者时，也曾提出过这一疾病，认为需要进行鉴别诊断，但均因此病罕见，缺少确诊手段而不了了之。这次医师们根据文献记载的诊断方法自己摸索，以正常人为对照，测得患者汗液中的钠离子含量高出2倍多，再结合其他系统的表现得出CF的临床诊断，于是对患者的预后转归做出较为确切的估价，使其家属也能有所了解。在我记忆中这是北京协和医院确诊的第一例囊性纤维化。我个人认为即便未能进行基因鉴定，也只能临床诊断了，这种在患者床边，针对临床需要进行研究的做法应当是本例的第二个特点。的确，有时候再做一点努力，是可以达到真理彼岸的。

（田欣伦　郭　军）

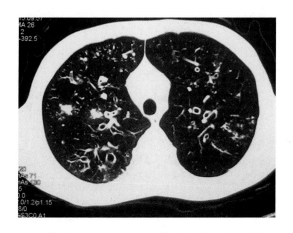

图 16-1　HRCT：双上肺印戒征，提示柱状支气管扩张

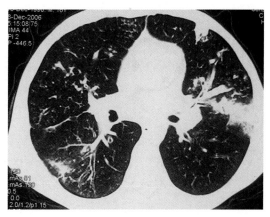

图 16-2　双肺下叶双轨征，左侧支气管扩张内有黏液充填，片状渗出影

# 参 考 文 献

［1］ Bush A, Cole P, Hariri M, et al. Primary cilliary dyskinesia: diagnosis and standards of care. Eur Respir J, 1998, 12:982 – 988

［2］ Ramsey BW. Management of pulmonary disease in patients with cystic fibrosis. N Engl J Med. 1996 Jul 18, 335 (3):179 – 188

［3］ AACB Sweat Testing Working Party, Coakley J, et al. Australian guidelines for the performance of the sweat test for the diagnosis of cystic fibrosis: report from the AACB Sweat Testing Working Party. Clin Biochem Rev. 2006 May, 27 (2):S1 – 7

［4］ Mogayzel PJ Jr, Flume PA. Update in cystic fibrosis 2010. Am J Respir Crit Care Med. 2011 Jun 15, 183 (12):1620 – 1624

# 病例17　胸闷、气短半年，加重2个月
## ——特发性肺纤维化合并肺气肿

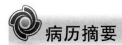 病历摘要

患者男性，65 岁，因胸闷、气短半年，加重 2 个月入院。

患者于 2008 年 12 月无明显诱因上 4 层楼时出现胸闷、气短，伴有咳嗽，咳少量白痰，无明显胸痛、发热等伴随症状，走平路或一般日常活动无明显不适，未留意。2009 年 3 月患者感冒后，出现咳嗽、咳黄白色黏痰，偶有痰中带血，自觉胸闷、气短有所加重，当地医院予以对症治疗后咳嗽症状好转，胸闷无明显改善。1 个月前，患者自觉活动耐量进行性下降，上二层楼即出现胸闷、气短，伴有双侧胸痛，为隐痛，与呼吸、体位无明显关系。2009 年 4 月就诊于当地医院，血常规：WBC $6.41 \times 10^9$/L，N 58%，Hb 161g/L，PLT $128 \times 10^9$/L；血生化：ALT 25.9U/L，ALB 44.4g/L，TBil 19.9μmol/L，Cr 90.8μmol/L。动脉血气分析：pH 7.41，$PaCO_2$ 41mmHg，$PaO_2$ 76mmHg（室内空气）。CEA、Cyfra211、NSE 在正常范围内。超声心动图示左室舒张功能减低。胸部 CT 示双肺炎症，间质为主，左肺上叶支气管管腔内异常密度影，考虑痰栓可能，肺气肿。肺功能：VC 3.73L（93.5% 预计值），$FEV_1$/VC 94.2%，TLC 4.95L（76.1% 预计值），一氧化碳弥散量 3.48L（42.5% 预计值）。予以镇咳、化痰、左氧氟沙星抗感染治疗，患者自觉胸闷气短无明显改善。5 月 11 日就诊于我院门诊，查抗 ENA 阴性，Scl-70 阴性，抗 Jo-1 阴性，抗 CCP 阴性。胸部高分辨 CT 示双侧肺气肿，双下肺胸膜下网状纹理增粗、紊乱，呈网格状影，小叶间隔增厚（图 17-1、图 17-2）。今为行进一步治疗收入院。发病以来，患者精神可，睡眠好。病程中否认口眼干、光过敏、猖獗龋齿、口腔溃疡、关节肿痛、雷诺征。大便正常，反复出现尿频、尿急，体重较前无明显改变。

**既往史：**近 10 余年反复于冬季出现咳嗽、咳痰，近 1 个月使用布地奈德吸入治疗。2003 年因胸痛行冠脉造影诊为冠心病，未置入支架，术后长期使用阿司匹林、美托洛尔、硝酸异山梨酯治疗。

**个人史：**吸烟 47 年，每天 20 支，已戒除 7 年，饮酒 30 余年，每天 1～2 两白酒，已戒酒 7 年。婚育史：适龄结婚，有 1 子 2 女，配偶及孩子体健。家族史：父母均去世，母亲死于霍乱，兄弟姐妹 8 人，一姐死于外伤，5 个弟妹均在 3～5 岁时夭折，否认家族相关病史及类似病史。

**入院查体**：SaO$_2$ 95%（吸室内空气），生命体征平稳，杵状指，双肺呼吸音清，双下肺可及少许爆裂音。心腹阴性，双下肢不肿。

**实验室检查**：血常规、尿常规、血生化未见明显异常。ANA（＋），HN 1：80。ANCA阴性。ESR 5mm/1h。肺癌筛查：Cyfra211 0.79ng/ml，TPA 0.85ng/ml，NSE 6.37ng/ml。支气管镜下大致正常。毛刷涂片找真菌阴性，抗酸染色阴性。支气管吸取物：细菌涂片少量革兰阴性球杆菌；细菌涂片阴性，真菌涂片：偶见酵母样细胞，抗酸染色阴性。肺泡灌洗液：细胞总数 9.9×10$^5$/L，吞噬细胞 80%，中性粒细胞 1%，淋巴细胞 19%，嗜酸性粒细胞 0%。CD3$^+$72.3%，CD4/CD8 4.9。

经支气管镜肺活检：（右下基底）少许支气管黏膜及肺组织显慢性炎。ECG 窦性心律，完全右束支传导阻滞。UCG：老年性主动脉瓣退行性变，轻度主动脉瓣关闭不全，左室松弛功能减低，轻度肺动脉高压。肺功能：FVC 3.58L（103.6% 预计值），FEV1/FVC 67.23%，TLC 5.96L（103% 预计值），RV/TLC 40.17%，CO 弥散量 3.38L（55.2% 预计值）。六分钟步行试验见表 17-1。

表 17-1　六分钟步行试验

|  | 心率 | 呼吸困难 | 疲劳程度 | SpO$_2$ |
|---|---|---|---|---|
| 开始 | 69 | 5 分 | 6 分 | 94% |
| 结束 | 91 | 5 分 | 6 分 | 89% |
| 六分钟步行距离　397m | | | | |

胸部 HRCT：双上肺可见肺气肿；双下肺胸膜下呈网格状影，小叶间隔增厚（图 17-2）。

入院后予以舒利迭 50μg/250μg 1 吸 q12h 及乙酰半胱氨酸颗粒（富露施）600mg tid 治疗，患者无明显不适主诉。

**诊断**：特发性肺纤维化合并肺气肿
　　　　　轻度肺动脉高压

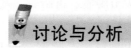

## 讨论与分析

肺气肿和 IPF 在临床特点、影像学表现、肺功能和病理方面各有其特点，治疗及预后也各不相同，是两种截然不同的疾病。然而，临床上有一部分吸烟患者，影像学表现为同时存在肺气肿和纤维化。早在 1990 年 Wiggins 等报道隐源性致纤维化性肺泡炎合并肺气肿，这部分患者的高分辨 CT（HRCT）表现为下肺纤维化性肺泡炎合并上肺野肺气肿，肺功能特点为弥散功能显著下降而肺容积相对正常。2005 年 Cottin 等报道了 61 例这样的病例，提出这是一种在吸烟者中发生的独立的病，将之称作肺纤维化合并肺气肿（combined pulmonary fibrosis and emphysema，CPFE）。CPFE 常见于男性，发病年龄多在 60～70 岁。绝大部分患者有吸烟病史，并且多数为重度吸烟者。临床症状并不特异，多为活动后气短，咳嗽伴或不伴咳痰。患者可以有杵状指，大多数患者有下肺为主的爆裂音（Velcro 啰音）。CPFE 的影像学特点为同时存在上肺野为主的肺气肿和下肺野为主的纤维化病变，值得注意的是，间隔旁肺气肿在 CPFE 患者中很常见，是 CPFE 的重要特点。CPFE 的间质改变主要表现为肺外周和下肺野为主的网格影，蜂窝肺，结构破坏、牵张性支气管扩张等。胸片和普通 CT 检查可能会漏诊。HRCT 可以显示早期的肺气肿改变，并且对间质性肺炎可以进行更细致的观察，HRCT 诊断 CPFE 要包括两方面：①肺气肿：定义为边界清楚的低密度影，无壁或者薄壁（<1mm），或者肺大疱（>1cm），病变以上肺野为主；②肺纤维化：表现为肺外周和下肺野为主的网格影，蜂窝肺，肺组织结构破坏、牵张性支气管扩张；可以有局部、少量的磨玻璃影和（或）实变影。CPFE 的肺功能有其显著特点，表现为肺容积"相对正常"，而弥散能力显著下降。因此，临床上如果只进行肺量计检查而未检测弥散能力，可能会漏诊一部分患者。当患者肺功能仅有单纯弥散障碍或者弥散能力显著下降与肺容积不成比例，提示可能存在 CPFE，建议进行胸部高分辨 CT 检查。CPFE 患者有较高的肺动脉高压发生率，肺动脉压与预后密切相关。有肺动脉高压的 CPFE 患者预后更差。CPFE 的病理表现为上肺野的病理改变主要为小叶中心型肺气肿。下肺的间质型肺炎最常见的病理类型是 UIP，其次是 DIP，也可表现为机化性肺炎和不能分类的肺间质病。CPFE 的发病机制目前并不清楚，几乎所有的 CPFE 患者都有吸烟史，提示吸烟可能在发病中具有重要作用。CPFE 治疗方面的研究很少，首先应该戒烟。糖皮质激素和免疫抑制剂效果不佳。对于有气道阻塞的患者可以使用支气管扩张剂，另外，乙酰半胱氨酸也可使用。

## 专家点评

　　该患者最终诊断为肺间质纤维化合并肺气肿，这两种疾病作为"个体"在临床上非常常见，但两种同时发生在同一患者在我科的临床工作中已经逐渐认识。CPFE 在影像学和肺功能方面均有特征性改变，影像上表现为上肺野为主的肺气肿和下肺为主的纤维化，而肺功能表现为肺容积相对正常而弥散能力显著下降。肺动脉高压的发生率显著升高，是决定预后的重要因素。这些特点使得 CPFE 与 COPD 或 IPF 有着显著不同，应该作为一种独立的疾病。目前，CPFE 虽然在文献中已经报道，但是在临床工作中仍然被忽视，应引起临床医师的重视。

（高金明）

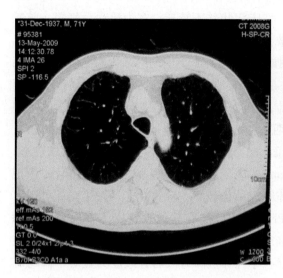

图 17-1 胸部 HRCT 示双上肺可见肺气肿

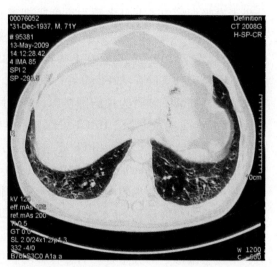

图 17-2 胸部 HRCT 示双下肺胸膜下呈网格状影，小叶间隔增厚

# 参 考 文 献

[1] Cottin V，Nunes H，Brillet PY，et al. Combined pulmonary fibrosis and emphysema：a distinct underrecognised entity. Eur Respir J. 2005，26：586－593

[2] Cottin V，Cordier JF. The syndrome of combined pulmonary fibrosis and emphysema. Chest. 2009，136：1－2

[3] 彭敏，蔡柏蔷，高金明，等. 肺纤维化合并肺气肿综合征八例并文献复习. 中华结核和呼吸杂志，2010，33（7）：515－518

[4] Jankowich MD，& Sharon I. S. Rounds SIS. Combined Pulmonary Fibrosis and Emphysema Syndrome. Chest 2012，141（1）：222－231

# 第三章　肺部肿瘤相关疾病

## 病例 18　低热、咳嗽伴左侧胸痛，气憋
### ——淋巴管平滑肌瘤病

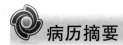 病历摘要

患者女性，28 岁，因间断低热、咳嗽伴左侧胸痛，憋气 2 个月入院。

患者于 2002 年 3 月劳累后出现午后低热，体温 37.5~37.8℃，伴少许刺激性干咳。4 天后出现左侧胸部隐痛，深呼吸及平卧位加重，胸痛呈进行性加重趋势。活动后感气憋。胸部 X 线片、超声检查示左侧胸腔积液，予穿刺抽液，为乳糜样液体，考虑为结核性胸腔积液，给予抗结核治疗，同时用泼尼松 30mg/d，半月后胸腔积液无明显减少。患者发病后午睡时偶有盗汗，无明显乏力、食欲减退、咯血、消瘦、无夜间阵发性呼吸困难。体重无明显改变。

**既往史：** 幼年曾患"白癜风"，后治愈。2000 年 12 月突发左侧气胸，予保守治疗后好转。

**个人史：** 无烟酒嗜好，未婚未育，月经史无异常。

**家族史：** 家族中无遗传性疾病史。

**入院查体：** 无发绀及杵状指。颈静脉无曲张。全身浅表淋巴结未触及异常肿大。胸廓无畸形，左下肺叩诊浊音，听诊呼吸音低，双肺未闻及干、湿性啰音。心、腹检查未见明显异常。

**实验室检查：** 肺功能：$FEV_1$ 42.3%，FVC 69.5%，$FEV_1/FVC$ 53.0%。RV 166%，TCL 94.6%，RV/TLC 173%，气道可逆试验改善 11.8%，DLco 20.6%，提示混合性通气功能障碍、弥散功能障碍。血气分析（呼吸室内空气）：pH 7.43，$PaO_2$ 72.9mmHg，$PaCO_2$ 31.3mmHg，$HCO_3^-$ 20.8mmol/L。痰细胞学阴性；痰细菌培养阴性；痰结核菌阴性；PPD 阴性。胸腔积液：淡粉色乳糜样，有核细胞总数 900/μl，白细胞 50/μl，比重 1.038，蛋白 10.2g/dl，LDH 64U/L，Glu 141mg/dl，CHO 80mg/dl，TG 235mg/dl，乳糜试验阳性，普通细菌培养阴性，镜下查见大量淋巴细胞、间皮细胞，未见瘤细胞。

核素淋巴显像：考虑左侧乳糜胸为胸导管上段有瘘道进入胸腔。

**影像学检查：** 胸部 X 线片：左侧胸腔积液（图 18-1）。胸部 HRCT：双肺纹理增多，紊乱，双肺弥漫性薄壁囊泡样改变以及左侧胸腔积液（图 18-2）。

**病理：** 肺活检标本肉眼见肺膜表面多个隆起，直径 0.1～0.2cm，切面见肺为多囊状，直径 0.1～0.5cm，囊内壁光滑。镜下见肺组织呈囊状，可见部分正常肺泡及扩张肺泡，肺泡间隔有丰富的梭形、长核、胞质丰富的平滑肌样细胞（图 18-3）。免疫组化示 LAM 的标志抗体 HMB45 阳性（图 18-4），孕激素受体（PR）阳性，雌激素受体（ER）阴性。病理特征符合淋巴管平滑肌瘤病（LAM）。

**诊断：** 淋巴管平滑肌瘤病（lymphangioleimyomatosis，LAM）

**治疗与处理：** ①治疗方案：抗雌激素治疗；②方法与剂量；安宫黄体酮 45mg，每月 1 次；米非司酮 25mg，每日 1 次，促黄体激素释放激素拮抗剂（LHRH-A）3.75mg，每月 1 次；③随访：已经失访。

## 讨论与分析

1. 关于诊断　早在 1975 年，Corrin 和 Enterline 等首先报道了一组 LAM 的病例。LAM 的发病率约 1/百万，目前报道的病例数已有数百例，每年新增病例约 100 例。我国医学界对 LAM 认识较晚，但近年来文献报道的有明确病理诊断的个案显著增加。

（1）病因：LAM 病因不清楚。受累及者几乎全是育龄妇女，平均发病年龄 34 岁，偶有报道发生于男性、幼女或绝经后妇女。我院 7 例病例均为育龄女性，发病年龄为 16～39 岁。Johnson 统计的 186 例 LAM 中仅 8 例发生在绝经后，其中 6 例服用雌激素替代治疗，说明 LAM 发病与雌激素密切相关。LAM 与结节性硬化（tuberous sclerosis complex，TSC）密切相关，文献报道约有 2.3% TSC 患者同时诊断为 LAM，有 LAM 胸部影像学表现的可达 26%～39%。Hancock 总结的 445 例 LAM 患者中有 83 例同时患有 TSC。TSC 是以多发错构瘤（包括淋巴管平滑肌瘤）为特征的常染色体显性遗传疾病，其基因 TSC1 和 TSC2 为抑癌基因，分别位于染色体 9q34 和 16p13。无 TSC 的 LAM 患者可能是 TSC 基因等位基因均发生变异的结果，TSC2 变异见于散发的 LAM 或合并 TSC 的 LAM，而 TSC1 变异仅见于合并 TSC 的 LAM 患者。使用最新的遗传分子学方法对单肺移植复发患者研究，Karbowniczek 和 Bittmann 均发现供体肺的 LAM 细胞来源于受体，而不是供体肺新发生的，提出尽管 LAM 为组织行为学良性的疾病，但 LAM 细胞可能来源于淋巴管肌肉脂肪瘤的转移（metastasis）或前体细胞移位（migration）。

（2）临床表现：LAM 从起病到诊断通常要数年，常见临床表现为进行性加重的呼吸困难（59%）、气胸（49%）、咳嗽（39%）、胸痛（22%）、乳糜性胸腔积液（18%），部分患者可有乳糜性腹腔积液、心包积液及乳糜尿、乳糜痰液，约 50% 的 LAM 同时有肾淋巴管肌肉脂肪瘤而出现腹胀、腹痛等症状，单纯 LAM 者比合并 TSC 者气胸和乳糜胸更为多见。本病例是以乳糜性胸腔积液为主要表现，国内报道病例自发性气胸和乳糜性胸/腹腔积液均占半数，说明我国医学界对此病认识不足，多在患者出现乳糜性胸腔积液、气胸等典型症状后才引起临床医师注意，之前误诊最长达十余年。本病极易误诊为其他引起进行性呼吸困难、自发性气胸及肺弥漫性多发囊肿的疾病，如特发性肺纤维化、肺朗格汉斯细胞组织细胞增生症、慢性阻塞性肺疾病、肺结核及肺囊性纤维化等。

（3）影像学检查

1）胸部X线片：早期可正常，或仅表现为磨玻璃样阴影，随病情发展逐渐出现弥漫性小结节，自粟粒状到中等大小的结节或网状，呈均匀性分布，偶于肺下部明显。肺部阴影可能是多发性囊腔压迫过度增生的平滑肌造成。早期肺体积保持正常，随病情发展肺野中可见模糊不清的少量囊样变，胸部X线片显示直径>1cm的囊肿，肺囊肿形成导致肺体积明显增大。淋巴管阻塞形成较多的Kerley B线。同时肺受累前后皆可出现单侧或双侧乳糜性胸液，常有自发性气胸发生。

2）胸部CT和HRCT：常规胸部X线片对肺囊肿显示不清，胸部CT可提供进一步的信息，CT尤其HRCT是诊断LAM的重要手段。最具诊断价值的影像学检查为胸部HRCT。HRCT的典型改变为双肺弥漫性薄壁囊性改变，为均匀分布于肺的薄壁囊肿，直径在$0.5 \sim 5cm$，壁厚<2mm。早期囊肿较小，随病情发展增大。其发生率为100%，故是诊断LAM的重要影像学表现。早期也可发现磨玻璃样阴影。这些改变在普通CT扫描中可能不易看出。普通CT仅能检查出5%的患者有结节状阴影，如出现片状阴影则最大可能为出血影。CT或HRCT可发现肺门、纵隔、腹后壁、腹腔、肾、盆腔的病变。

总之，对于有气胸以及肺气肿样影像学改变的年轻女性患者，不管是否能诊断LAM，均需要考虑进行胸部HRCT检查。其他影像学表现有气胸、乳糜胸、心包积液、胸导管扩张和淋巴结增大等。

（4）肺功能检查：LAM患者初期肺功能检查可正常，后渐出现阻塞或混合性通气功能障碍。LAM是在肺间质疾病中具有网结节阴影，同时伴有肺容量增加、阻塞性通气功能障碍或混合性通气功能障碍的少数疾病。LAM患者可有肺过度充气，肺总量增加，胸腔气体量增加。气流受阻时，肺功能检查示残气量与残气/肺总量比值增加，甚至在肺总量及胸腔气体量正常情况下残气量即增加。肺活量、第一秒用力肺活量（$FEV_1$）、$FEV_1/FVC$下降，有20%~25%的病例第一秒用力呼气量（$FEV_1$）可逆试验阳性。肺弹性回缩力下降及肺抵抗力上升造成气流受限。气体交换明显降低，肺弥散功能显著下降，肺泡-动脉氧分压差加大。动脉血气分析常提示呼吸性碱中毒和低氧血症等。

（5）病理：LAM在病理上表现为肺的多囊状改变。肺表面有广泛分布的囊肿，为扩张的淋巴管在脏层和壁层胸膜上形成类似肺大疱的病变。显微镜下可见扩张的淋巴管和异常增生的平滑肌细胞（LAM细胞）。LAM细胞呈多形不规则排列，从小圆形到椭圆形、梭形及大的上皮样细胞。病灶内或病灶周围无炎症细胞浸润。LAM细胞还见于小气道及肺血管。LAM细胞彼此形态相似，但较短呈多形性，沿淋巴管、支气管血管束、小静脉、肺泡、肺间质内外增生，引起这些管腔阻塞及扩张，形成弥漫性终末气腔扩张的囊肿，直径 1 毫米至数厘米。组织内可见一定程度的含铁血黄素，淋巴管极度扩张、扭曲，肺门、纵隔、腹后壁淋巴结多肿大。胸导管壁增厚、腔扩张，阻塞后出现乳糜胸。肺外脏器，如肾、腹后壁、腹腔内和盆腔内常同时发生血管平滑肌瘤。

免疫组织化学染色显示平滑肌标记阳性及特征性的 HMB-45 抗体阳性，这对于标本较小时尤其有诊断价值。例如，经支气管镜肺活检获得的标本通常较小，HMB-45 染色有助于 LAM 的确诊。LAM 细胞的细胞核雌激素受体和孕激素受体常为阳性。

LAM 可分为两期：①早期：终末细支气管外、肺泡壁和胸膜上有不典型的平滑肌细胞，肺泡呈扩张性囊肿；②晚期：病灶内出现胶原形成结节，肺泡明显扩张。

LAM 病理生理改变为平滑肌细胞增生，堵塞小气道并破坏了支撑肺泡的弹性组织，导致弥漫性囊性变，引起气短及自发性气胸，平滑肌堵塞淋巴管引起乳糜性胸腔积液，堵塞小血管引起出血。

LAM 缺乏特异的试验检查帮助诊断。确诊有赖于开胸手术、胸腔镜或经支气管镜肺活检病理检查，偶尔也可通过胸腔积液细胞学检查确定诊断，经支气管镜肺活检可在较小损伤情况下获得足够诊断的病理标本，有时行开胸手术获得病理标本。

2. 关于治疗　由于 LAM 十分罕见，缺乏大样本的前瞻性研究，难以比较各种治疗方法的效果。根据以往的治疗经验，糖皮质激素、细胞毒性药物和放射治疗不能给该病带来益处。LAM 与雌激素密切相关，因此各种抗雌激素治疗被广泛采用。其中孕激素和（或）卵巢切除似乎最为有效，约有一半的患者在接受孕激素治疗后病情好转或稳定。卵巢切除术联合黄体酮是相对比较有效的治疗方法。黄体酮的常用剂量为每月 400mg 或每 2 个月 400mg，肌注；或口服每日 10mg，少数有效患者减量或停药后病情可恶化。治疗应争取早期开始，若肺已严重破坏，任何治疗均难以奏效。有学者曾试用他莫昔芬（tamoxifen）每天 20mg，但因毒性高，疗效差，已很少使用。应用促黄体生成素释放激素（luteinizing hormone-releasing hormone，LHRH）同类药物做化学性卵巢切除可以代替卵巢切除术，但这方面的资料很少。

抗雌激素治疗似乎与组织 ER 和 PR 并不相关，而有乳糜性胸腹腔积液的患者却更能从中受益。乳糜性胸腔积液的治疗最有效的是化学或外科胸膜粘连术。胸膜粘连术并发症有纵隔、腹膜后、咽后壁、心包及皮下气肿，张力性纵隔或心包气肿是 LAM 患者致死的重要并发症。其他方法有胸导管照射、转流等，以及无脂或中长链三酰甘油饮食的保守治疗，疗效均不肯定或有较多并发症。

由于西罗莫司（雷帕霉素）能够特异性地抑制 mTOR 活性，被推测对于 LAM 有潜在治疗价值。根据以往的经验，LAM 患者 FEV$_1$ 每年平均丧失约 75ml 以上。西罗莫司有可能逆转了这种趋势。另外，西罗莫司治疗显著减少了残气量，平均减少 440ml。

病情严重的 LAM 病例可以考虑肺移植，到 1996 年全世界已完成肺移植术 60 多例。肺移植是治愈 LAM 的有效方法，应在内科治疗无效、肺功能严重损坏时进行，约 50% 的患者肺移植后存活3年。肺移植的最大问题是术后复发，已报告2例单纯肺移植患者术后复发，说明LAM是全身性疾病，除肺外可累及腹后壁、腹腔、肾、盆腔等，体液因子可能在发病与发展中起重要作用。

LAM常于妊娠后加重，肺大疱常在乘坐飞机时破裂导致气胸，故不建议本病患者妊娠及乘坐飞机。有专门介绍LAM的网站，美国的LAM基金会（http://lam.uc.edu）及英国的LAM Trust（http://www.lamtrust.co.uk），可为患者及医护人员提供有关LAM的信息。

## 专家点评

这是北京协和医院诊断的第一例LAM病例。LAM为罕见病，但是本病临床表现却类似常见病，希望大家从其诊治思路中有所启发。患者在入院前经过一系列的检查和治疗，并按结核性胸膜炎治疗。在入院后，呼吸内科病房青年主治医师虽然从未有诊断LAM的经验，但很快作出了正确的诊断并经病理证实。这些值得作为经验介绍。

1. 临床提示 其中有两点需要注意：①作为临床医师平时的临床知识面一定要广，尤其要注意学习临床医学的新进展，多读书，看文献。在进行鉴别诊断时思路要开阔，不能局限于旧的条条框框。例如，本例是一个典型的LAM病例，育龄期女性、气胸、乳糜胸和双侧肺囊性改变，其LAM的诊断已呼之欲出。LAM病例罕见，病房主治医师以前从未诊断过LAM，其他医师也都没有什么临床经验。因为平时临床学习、查房进行鉴别诊断时经常提起LAM，所以理论上对LAM并不陌生，虽然第一次遇到LAM病例，但也对患者做出迅速正确的诊断；②胸部HRCT的价值。由于本例在普通CT上不易觉察到典型的薄壁囊泡样改变，而在HRCT下却十分明显。对于任何怀疑肺气肿/肺大疱的病变，HRCT应更有优势，而且本例的肺功能提示残气量增加，在选择CT时应申请HRCT。由于目前的治疗方法无确切依据，根据每个患者的基础状况选择治疗方案十分重要。而对于这样一个少见病，患者间以及患者和专业人士间的互相支持也很重要，因特网为此提供了很好的工具。

2. 关于LAM的诊断 LAM虽然罕见，实际上诊断并不困难。LAM在临床上有如下特点：①几乎所有的病例均为育龄期女性；②自发性气胸；③乳糜胸（气胸和乳糜胸可反复发生）；④部分患者有少量咯血；⑤慢性进展的呼吸困难；⑥低氧血症，阻塞性和混合性通气功能障碍；⑦HRCT示双肺弥漫性囊性改变；⑧可出现肺外表现（肾及腹膜后改变）；⑨手术肺活检可确定诊断，与黑色素瘤相关的HMB45抗体阳性为LAM的标志性抗体。但当育龄期女性发生气胸、和（或）乳糜胸与双肺弥漫性囊性病变同时存在时，需要高度怀疑LAM的可能。

（1）诊断：年轻女性患者发生渐进性呼吸困难不能缓解，类似肺气肿的临床症状及有胸部 X 线阴影，并出现反复气胸或乳糜胸液时即应考虑为 LAM。CT 或 HRCT 常可代替肺活检确诊。诊断困难时应作支气管镜肺活检、开胸肺活检或胸腔镜活检。北京协和医院通过经支气管镜肺活检，已诊断 3 例 LAM。肺活体组织可显示极具特点的平滑肌束，尤其免疫组化染色显示平滑肌束有特异性。应用黑色素瘤杂交的单克隆抗体（HMB45）作免疫组化染色，平滑肌细胞即可染色，更增加了诊断的敏感性和特异性。胸液中有较多的团状细胞束，内部为未成熟的平滑肌细胞，外表为内皮细胞，如找到可确诊。

（2）鉴别诊断：本病主要表现为气胸、乳糜胸和双肺弥漫性囊性改变。鉴别诊断需要重点与能引起进行性呼吸困难、易发生自发性气胸和肺部出现弥漫性多发性囊肿的疾病相鉴别：①特发性肺纤维化；②肺朗格汉斯细胞组织细胞增生症（肺组织细胞增多症 X）；③慢性过敏性肺炎；④结节硬化症（tuberousclerosis）；⑤Ⅳ型肺结节病；⑥肺气肿；⑦囊性支气管扩张及肺囊性纤维化等。

（蔡柏蔷　徐凯峰）

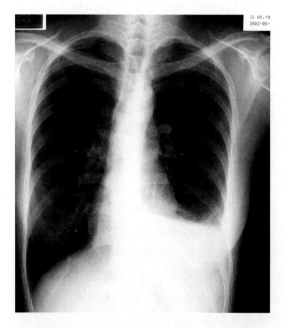

图 18-1　左侧胸腔积液，胸腔积液分析为乳糜胸

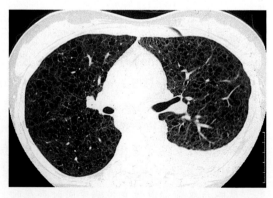

图 18-2　胸部 HRCT 示双肺弥漫性囊性改变及左侧胸腔积液

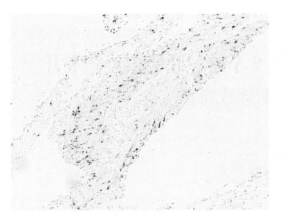

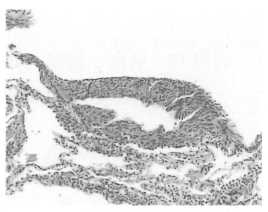

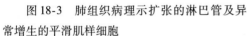

图 18-3　肺组织病理示扩张的淋巴管及异常增生的平滑肌样细胞

图 18-4　LAM 的标志性抗体 HMB45 阳性

# 参 考 文 献

［1］高鹏，黄蓉，蔡柏蔷，等. 淋巴管平滑肌瘤病临床分析. 中国医学科学院学报，2004，26（3）：306 - 309

［2］Johnson SR，Tattersfield AE. Lymphangioleiomyomatosis. Semin Respir Crit Care Med，2002，23：85 - 92

［3］Hamcock E，Osborne J. Lymphangioleimyo-matosis：a review of the literature. Respiratory Medicine，2002，96：1 - 6

［4］Johoson J. Lymphangioleiomyomatosis：clinical features，management and basic mechanisms. Thorax，1999，54：254 - 264

［5］Johnson SR. Lymphangioleiomyomatosis. Eur Respir J. 2006，27：1056 - 1065

［6］Johnson SR，Cordier JF，Lazor R，et al. European respiratory society guidelines for the diagnosis and management of lymphangioleiomyomatosis. Eur Respir J，2010，35：14 - 26

# 病例19 咯血、胸痛、低热9个月，呼吸困难7个月
## ——原发性肺动脉肉瘤

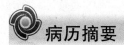 病历摘要

患者女性，36岁，因咯血、胸痛、低热9个月，呼吸困难7个月入院。

患者入院前9个月出现咳嗽、咯血、右侧胸痛伴午后低热（T 37.5℃），青霉素治疗无效。曾予以抗结核治疗，此时患者出现活动后气短。12月5日胸部X线片示双侧肺门淋巴结增大。因考虑结节病加用泼尼松，40mg/d，此后咳嗽、咯血、低热略有好转，但呼吸困难加重。近来上述症状加重，体温升至38.5℃。患者自起病后体重下降8kg。既往身体健康，未服避孕药，无下肢水肿、口眼干、关节肿痛等。月经及家族史无特殊。

**入院查体**：T 38.5℃，P 110次/分，BP 110/60mmHg。浅表淋巴结未触及，双侧脉搏对称；双肺未闻及干湿啰音及胸膜摩擦音；心律齐，肺动脉第二音（$P_2$）亢进，肺动脉瓣区 Ⅲ 级收缩期杂音；腹平软，肝脾未触及，未闻及血管杂音；双下肢无水肿。

入院后因考虑肺大动脉炎伴血栓形成、慢性肺栓塞不除外，于1998年3月6日行肝素抗凝治疗。治疗后$PaO_2$升至70.5mmHg，而其他症状无改善。因体温、红细胞沉降率和C-反应蛋白持续异常，因而考虑疾病处于活动期，于5月11日予甲基泼尼松龙0.5g静点，每周3次，共3周（6月1日改为泼尼松45mg/d至死亡），6月1日予环磷酰胺0.2g静点，每周2次（至7月13日）。之后体温渐至正常，红细胞沉降率和C-反应蛋白曾分别降至50mm/1h和13.1mg/L。7月11日，患者突发寒战、胸闷、气短，T 39℃，BP 70/40mmHg，双肺满布湿啰音。按败血症休克、急性左心衰竭抢救。次日血细菌培养示阴沟肠杆菌。7月27日死亡。

**实验室检查**：血白细胞$7.9 \times 10^9$/L，Hb 105g/L，血小板$331 \times 10^9$/L；红细胞沉降率130mm/1h；蛋白电泳白蛋白0.379，$\alpha_1$ 0.1814，$\alpha_2$ 0.1319，β 0.1143，γ 0.2935，IgG 12.8g/L，IgA 4.36g/L，IgM 5.09g/L，C-反应蛋白73.2mg/L；抗核抗体、补体、肿瘤抗原系列、肝肾功能、凝血酶原活动度、蛋白C、蛋白S、抗凝血酶Ⅲ及活化蛋白C抵抗正常。血气分析（$FiO_2$为21%）：pH 7.527，$PaO_2$ 53.7mmHg，$PaCO_2$ 28.0mmHg。痰细胞学阴性；痰细菌培养阴性；痰结核菌阴性；PPD阴性。

**影像学检查**：胸部X线片：右肺动脉影进行性扩大（图19-1）。胸部磁共振成像（MRI）：肺动脉主干、左下肺动脉及右肺动脉扩张，其内血流信号消失。超声心动图：右

房、右室增大，肺动脉高压。下肢、下腔静脉彩超和盆腔、肝、胆、胰、脾 B 超均正常。肺动脉造影示主肺动脉扩张，右肺主动脉、左肺下动脉闭塞；右心室压力 64/3（27）mmHg，肺动脉干压力 56/5（31）mmHg。体循环动脉造影示头臂、双肾、肠系膜动脉正常。

**死亡后病理检查：**双肺及肺动脉内未见血栓。右主肺动脉中见一总长 19cm、直径 1～4cm 肿物完全阻塞管腔并侵及肺动脉主干和左主肺动脉；左主肺动脉仅留一狭窄腔隙，左下肺动脉完全堵塞。双肺动脉肿物穿透动脉壁，在双侧肺组织中形成 3cm×5cm×5cm 和 11cm×9cm×9cm 的界清分叶状肿物；右肺肿物穿透支气管壁，在腔内形成直径 1.5cm 的灰白色圆形肿物。肺门及纵隔淋巴结共 16 个，直径 0.3～1.5cm（图 19-2）。镜下：右肺动脉内充满大量形态不规则的肿瘤细胞，胞质丰富、红染，可见横纹（图 19-3、图 19-4）。免疫组化：平滑肌肌动蛋白、肌结肌动蛋白和波形蛋白阳性，角蛋白、结蛋白、S-100 蛋白和肌球蛋白阴性。肺门及纵隔淋巴结内见瘤细胞；右肺下叶见梗死灶及片状出血，无癌栓；部分肺泡腔内充满粉染水肿液。结论：肺动脉巨大多形性横纹肌肉瘤，肿瘤完全阻塞右主肺动脉及左下肺动脉，部分阻塞左主肺动脉，并侵及双肺实质及右肺下叶主支气管；肺门及纵隔淋巴结转移性横纹肌肉瘤；右下叶肺梗死；肺水肿及出血（病理解剖仅限胸部）。

**诊断：**原发性肺动脉肉瘤

## 讨论与分析

1. 关于诊断　原发性肺动脉肉瘤是一种罕见的、致死性的恶性肿瘤，在临床上极易与肺血栓栓塞（PTE）等肺血管疾病相混淆。PTE 是内源性或外源性栓子堵塞肺动脉或其主要分支引起肺循环障碍的临床和病理生理综合征，其主要病理生理改变是由于肺动脉的机械堵塞和由此引起的体液因子的变化导致肺血管阻力增加，肺动脉压力升高甚至右心功能衰竭。近年来医学界对肺血栓栓塞类疾病的认识在不断加深，但由于 PTE 临床表现多种多样，且缺乏特异性，易造成误诊和漏诊。故有必要对与之有相似临床表现的疾病进行鉴别，这其中就包括对肺动脉肉瘤的再认识。

临床上许多疾病可引起肺动脉阻塞和（或）扩张。除血栓、心血管病变及畸形外，其他类型是肿瘤和血管内肉芽肿，而后者更为罕见。从 20 世纪 70 年代至今，只有 6 例肺动脉肉芽肿的报道（吸毒所致 3 例，血吸虫性、异物性和肉芽肿性巨细胞性血管炎各 1 例）。生长在血管外的肿瘤压迫肺动脉引起阻塞的也只有 5 例，主要是肺癌、纵隔肿物和胰腺癌转移所致。肺动脉内肿瘤的病例最多，除绒癌 2 例、右心室肉瘤阻塞肺动脉主干 4 例外，均为原发于肺动脉的肉瘤。自 Mandelstamm 于 1923 年首次报道肺动脉肉瘤至今，共有 138 例报道，男女之比为 70∶68，年龄 13～81 岁，平均 49.3 岁。原发性肺动脉肉瘤病理类型多种多样，其中包括肺动脉恶性间叶瘤和肺动脉纤维肉瘤，目前国内只有个案报道，累计不到 20 例。肺动脉肉瘤 90% 为两个以上部位受累，85% 的患者主肺动脉有病变，65% 左肺动脉有病变，71% 右肺动脉有病变；32% 病变侵及肺动脉瓣，10% 侵及右室流出道。

（1）临床表现：因肿瘤生长在肺动脉内，从而导致肺动脉堵塞，故其临床表现与肺循环进行性阻塞的病理生理十分相似，可以出现与 PTE 类似的病理生理学改变和临床表现。典型的病理改变是固定性肿瘤的阻塞肺动脉；有些肿瘤则由于有蒂而存在往返运动，使症状更具多样性。通常患者有进行性加重的胸痛、咳嗽、咯血和呼吸困难，是瘤栓对远端肺循环阻塞所致，其中部分病例的咳嗽可缘于肿瘤对邻近气道的侵犯。肺动脉受阻会引起肺动脉压升高，故体循环淤血的症状常见报道；当与肺动脉瓣相邻的肺动脉主干严重受阻时会造成心排出量下降，进而产生晕厥和猝死。另外，疲乏无力和明显体重下降则是恶性疾病的常见表现。

（2）查体：少部分患者无阳性发现。但大多数会有因肺动脉高压和右室负荷过高所致的 $P_2$ 亢进和大循环淤血体征，肺动脉瓣区可闻及收缩期杂音（占全部病例的 44%）；若肿瘤闭塞肺动脉瓣，$P_2$ 则消失。其他少见的体征有肺梗死所致的胸膜摩擦音、心包受累后的心包压塞以及发绀、杵状指等。虽然通常会出现贫血和红细胞沉降率升高，但此类结果并无特异性。

（3）影像学表现：①肺门影扩大（占 53%），为扩张的肺动脉或肿物对肺组织的侵占，常被误诊为肺门淋巴结增大；②肺内结节影（40%），为肿瘤的直接侵犯和（或）转移所致；③心脏和（或）心包影扩大（33%）；④肺动脉远端血管影稀疏（18%）。肺动脉造影均示灌注缺损，平均右室收缩压为 74mmHg。

目前，临床上新的影像学技术的应用，已经给肺动脉肉瘤的诊断带来新方法。多排 CT 扫描同时应用三维结构重组（3D 影像），可以发现肺动脉腔内的软组织阴影或充盈缺损、肿物所致的血管管腔扩张、或肿瘤对血管外组织的侵袭作用，因而能较容易地识别肺动脉内肿物。

（4）其他：核素的通气和（或）灌注检查均示灌注异常。尽管普遍认为其无助于疾病的鉴别，但由于纤维蛋白溶解作用或栓塞复发的缘故，血栓栓塞的灌注存在易变性，而肿瘤的灌注则无明显变化。心电图只提示右房和右室肥厚。血管和心脏彩色超声虽然有时可以发现肺动脉和（或）右心室流出道内的占位，但很难与肺血管炎和肺血栓栓塞鉴别，除非带蒂的肿瘤随心脏收缩的周期出现往返运动。不难看出，上述一系列的症状、体征及检查在其他肺血管阻塞性疾病中也常可以看到，所以不难理解为何该病常被误诊为肺血栓栓塞、肺动脉狭窄、肺血管炎、肺癌及纵隔纤维化等，而明确诊断多通过尸检取得。

（5）诊断和鉴别诊断：临床上以下几点可能有助于肺动脉肉瘤与 PTE 的鉴别：①肺动脉肉瘤起病隐匿，病情进展缓慢，如同本病例，而缺乏 PIE 的突发性；②肺动脉肉瘤患者多有发热、食欲减退和体重下降等全身表现；③肺动脉肉瘤患者一般缺乏引起 PTE 的栓子来源，如下肢深静脉血栓形成等；④肺动脉肉瘤患者影像学检查多表现为主肺动脉及左、右肺动脉甚至右心室流出道内较大肿块，导致主肺动脉或左、右肺动脉主干几乎闭塞。肿块边界不规则，可见分叶或分隔现象，而这些特征在单侧中心型 PTE 少见；⑤肺动脉肉瘤虽经有效的抗凝或溶栓治疗，但病情仍继续恶化。

影像学是肺血管病变诊断及鉴别诊断的重要手段。当胸部 X 线片示肺门肿物、单侧肺动脉扩张以及近端肺动脉分支扩张时，高度提示肺动脉肉瘤的存在；而若同时出现肺内肿块影、心脏影扩大和外周血管纹理稀疏时诊断基本可以确立，因为肺内肿块影的出现提示肿瘤在肺内浸润和（或）转移的存在。在 CT 和 MRI 中，某些特点更能提示本病的存在，如单侧中央型肺动脉血栓极难见到，而这类表现在肺动脉肉瘤中则很常见。与栓塞类病变的血管突然狭窄、隔断和狭窄后的局部扩张相比，肉瘤的形成是持续性软组织充盈肺动脉，有时可见扩张的血管外壁的不均匀性，提示肿瘤组织的浸润和播散。由于肿瘤组织坏死、出血和骨化，肺动脉肉瘤更易产生不同密度的影像。本例患者的影像学资料基本符合上述特点，与病理学结果高度吻合；同时，肺门阴影在短时间内的进行性扩大揭示了肿瘤的快速生长，这在大动脉炎中是极难发现的，而在肺动脉狭窄中也是看不到的。但是，上述表现并非是本病的特异性诊断指标。例如，有将 CT 片所见的骨化影像认为是慢性血栓栓塞钙化的报道。所以，诊断此病的关键在于对本病的认识和警惕，尤其是当按肺血栓栓塞予以抗凝、溶栓治疗后病情仍恶化，贫血和红细胞沉降率不能纠正时，就应考虑到该病的可能，可通过活检和手术以明确诊断。近年来，由于对此病认识的加深，以及新的诊断技术的出现，患者生前的诊断成功率已从 1989 年前的 40% 升至目前的 90%。

（6）肺动脉肉瘤的分型：绝大多数横纹肌肉瘤出现于横纹肌组织，但也有少数病变是由原始的具有多功能的间质细胞发展而来，这就解释了为何在诸如肺大动脉等不含横纹肌的组织中也会有该病变的出现。目前，绝大多数学者认为，肺动脉肉瘤就是起源于这种具有多向分化能力的原始多能间质细胞；新近的研究也证实，在小动脉内膜中确实存在此类细胞。故肺动脉肉瘤包含着许多不同的病理类型（表 19-1），在 138 例的病理标本中，肉瘤侵占肺动脉主干的占 85%，侵占右肺动脉的占 71%，侵占左肺动脉的占 65%，侵占肺动脉瓣的占 32%，侵占右心室流出道的占 10%，两个部位以上受累的近 90%，肺和纵隔转移的病例占 50%，远处转移的占 16%。肺动脉肉瘤的镜下形态与其他部位的相应病变并无明显差别，不同肉瘤之间的鉴别在必要时可以进行免疫组化。横纹肌肉瘤的病理表现可分为胚胎性、腺泡样和多形性三类，前二种多见于 20 岁以下的青少年，后者仅见于成人，本例的情况与之相符。

2. 关于治疗　肉瘤的特性决定了治疗应以手术为主。文献报道目前共有 60 例患者接受了手术治疗，主要为肿物切除、肺切除和肺动脉移植。手术后的 1、2、5 年存活率分别为 31%、24% 和 6%。手术与化疗、放疗的联合治疗虽可将第 1、2 年的存活率提高到 58% 和 39%，但尚无存活 5 年的报道。如果不治疗，2 年存活率只有 3%，同样无存活 5 年的病例。术后辅以放疗和（或）化疗可提高 1 ~ 2 年的生存期。

表 19-1　肺动脉肉瘤的病理类型

| 病理类型 | 例数 | 病理类型 | 例数 |
| --- | --- | --- | --- |
| 未分化肉瘤 | 43 | 骨肉瘤 | 4 |
| 平滑肌肉瘤 | 22 | 黏液肉瘤 | 3 |
| 梭状细胞肉瘤 | 19 | 血管外皮细胞瘤 | 2 |
| 恶性纤维组织肉瘤 | 10 | 血管肉瘤 | 2 |
| 纤维肉瘤 | 7 | 骨样软骨肉瘤 | 1 |
| 纤维黏液肉瘤 | 6 | 肌肉瘤 | 1 |
| 横纹肌肉瘤 | 6 | 纤维平滑肌肉瘤 | 1 |
| 软骨肉瘤 | 5 | 血管纤维肌肉瘤 | 1 |
| 间叶瘤 | 4 | 血管内皮瘤 | 1 |

## 专家点评

对本例患者，首先考虑的是局限于肺动脉的大动脉炎并继发血栓形成。其原因是：①肺血栓栓塞在肺动脉阻塞中最常见；②因无下肢及盆腔静脉系统血栓形成以及体循环淤血的证据，故在临床上假设肺动脉的阻塞源于不断脱落的小栓子较难成立；③缺乏巨大肺血栓栓塞的临床症状；④局限于肺动脉的大动脉炎并继发血栓形成，能较好地解释肺动脉的阻塞和其他临床表现。可以推测，大动脉炎起始于右侧肺动脉，继而产生血栓累及对侧血管。这一诊断可以解释近乎全部临床表现，但唯一困难的是肺门动脉影的进行性扩大，这正是本例中最能反映肿瘤特性的临床表现。而这种疑虑受到了来自抗凝、糖皮质激素和免疫抑制剂治疗所取得疗效的影响，产生这种认识的最根本原因是对肺动脉肿（肉）瘤的认识不足。事实上，在近10年的肺动脉肉瘤的病例中，肺血栓栓塞在先于病理的临床诊断中仍居首位（占53%），其次是肺动脉肿瘤、纵隔肿物、肺动脉狭窄及肺癌等。所以，临床上不应由于肺动脉肿瘤存在的可能性，而抛弃正常的临床思维，同时也不应放松对肺动脉肉瘤的警惕。

（王京岚 蔡柏蔷）

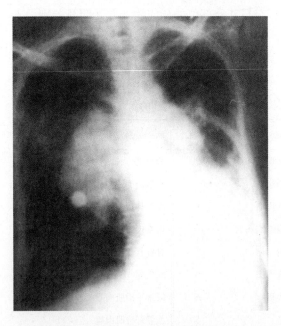

图 19-1 胸部 X 线片示右肺动脉影进行性扩大

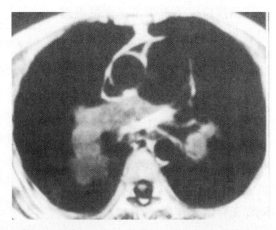

图 19-2 MRI 示肺动脉主干、左下肺动脉及右肺动脉扩张，其内血流信号消失

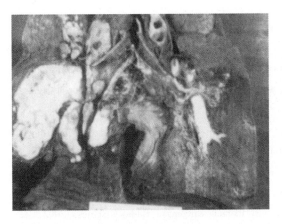

图 19-3　病理解剖示右主肺动脉及左下肺动脉内一巨大肿物，纵隔淋巴结增大

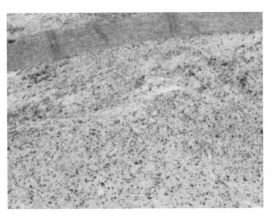

图 19-4　肺动脉内可见大量肿瘤细胞（HE×40）

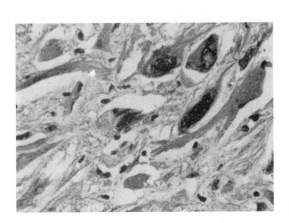

图 19-5　形态不规则的肿瘤细胞、胞质丰富、红染、可见横纹（HE×400）

## 参 考 文 献

［1］Bradley Jr WG，Reeder MM. Reeder and Felson's gamuts in radiology. New York：Springer Verlog，1993，207－208

［2］Parish JM，Rosenow　ES 3rd，Swensen SJ，et al. Pulmonary artery sarcoma. Clinical features. Chest，1996，110：1480－1488

［3］Cox J E, Chiles C, Aquino SL, et al. Pulmonary artery sarcomas: a review of clinical and radiologic features. J Comput Assist Tomogr, 1997, 21: 750 − 755

［4］王京岚，徐凯峰，杨宁，等. 原发性肺动脉肉瘤 —— 附一例报告. 中华内科杂志，1999，38：235 − 238

［5］李一鸣. 肺动脉肉瘤临床与影像特征的回顾. 国外医学临床放射学分册，1999，22：161 − 162

［6］熊长明，程显声，柳志红，等. 肺动脉肉瘤误诊为肺血栓栓塞三例原因分析. 中华结核和呼吸杂志，2004，27（11）：737 − 739

［7］Choi EY, Yoon YW, Kwon HM, et al. A case of pulmonary artery sarcoma diagnosed with multislice CT scan with 3D reconstruction. Yonsei Medical J. 2004, 45（3）: 547 − 551

［8］Kaplinsky EJ, Favaloro RR, Pombo G, et al. Primary pulmonary artery sarcoma resembling chronic thromboembolic pulmonary disease. Eur Respir J. 2000, 16: 1202 − 1204

［9］Gladish GW, Sabloff BM, Munden RF, et al. Primary thoracic sarcomas. Radio Graphics. 2002, 22: 621 − 637

［10］Omura A, Tobe S, Yoshida K. et al. Sugical treatment for recurrent pulmonary artery sarcoma. Gen Thorac Cardiovaso Surg. 2008, 56（1）: 28 − 31

# 病例20　发现肺部阴影1个月
## ——肺上皮样血管内皮瘤

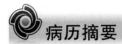 病历摘要

患者女性，19岁，因"发现肺部阴影1个月"入院。

患者体检时发现双肺弥漫性结节状阴影，无不适主诉。经常规抗生素治疗1周无好转，行支气管肺组织活检，病理结果为肺组织内可见多个灶性结节，由无定形均质的染物构成，多位于肺泡腔内，其中可见多个大小不一的细胞，刚果红染色阴性，第Ⅷ因子组织化学染色阳性。诊断：以新生物性病变可能性大，朗格汉斯细胞组织细胞增生症肉芽肿性病变，不除外转移瘤。入院查体未发现明显异常。

**实验室检查**：血常规、尿常规、便常规、ESR、肝肾功能、血糖正常。痰液查结核菌：阴性；痰液查肿瘤细胞：阴性；痰液培养细菌真菌阴性；肿瘤标志物：Cyfra211、NSE、TPA、CEA均为阴性。支气管镜检查：未见异常发现。肺功能检查：镜下大致正常。毛刷细菌、真菌、结核菌阴性。

**胸部X线片及CT检查**：两肺弥漫性分布的结节状阴影，大小不等，密度均匀，以中下肺野居多（图20-1）。B超：肝、胆、胰、脾、双肾、肾上腺、腹膜后淋巴结、输尿管、膀胱、子宫、双附件、甲状腺均无异常。

**病理检查**（图20-2）：经支气管肺组织活检病理报告：肺组织内可见多个灶性结节，由无定形均质的染物构成，多位于肺泡腔内，其中可见多个大小不一的细胞，刚果红染色阴性，第Ⅷ因子组织化学染色阳性。低倍镜下示肿瘤结节边界清楚，低倍镜下示中央有数个淡染的硬化灶；肺泡消失，纤维组织形成（HE×150）。高倍镜下肿瘤结节中有裂隙样血管腔，被覆血管内皮细胞，增生及玻璃样变纤维结缔组织，边缘有少许炎细胞浸润（HE×300）。符合肺上皮样血管内皮瘤。

**诊断**：肺上皮样血管内皮瘤

讨论与分析

1. 关于诊断　肺上皮样血管内皮瘤（pulmonary epithelioid hemangioendothelioma，PEH）是一种罕见的肺内多发性肿瘤，1975年Dail和Liebow首先报道，称为血管内支气管肺泡肿瘤（in-

travascular bronchoalveolar tumor，IVBAT），后来通过电镜发现肿瘤细胞内有 Weibel-Palade 小体，第Ⅷ因子组织化学染色阳性证实了肿瘤来源于血管内皮细胞。上皮样血管内皮瘤更多见于肝、骨和其他组织，原发于肺部的很少见，目前文献中报道的 PEH 不到 50 例。PEH 的发病年龄为 7～76 岁，70%～85% 患者发病年龄在 20～60 岁之间。女性多见于男性，占 60%～80%。

肺上皮样血管内皮瘤生长缓慢，目前有病例已经随诊了 30 年其病灶无改变，疾病的预后较好。Kitaichi 等总结 21 例患者 3 例为单发结节行手术治疗，术后随诊 37～53 个月仍无病存活，3 例存活 1～320 个月，平均存活 73 个月；4 例 16～140 个月后死于 PEH 的限制性肺功能下降相关的肺部感染，平均存活 59 个月；1 例死因不明。预后差的因素包括起病时伴有呼吸道症状、广泛的淋巴道血管侵犯、胸膜侵犯、肝转移、淋巴结增大等。胸腔积液病理有纤维素性胸膜渗出且其中有肿瘤细胞侵犯、可见纺锤形肿瘤细胞也为预后差的因素。Kitaichi 等观察到 3 例在 5～15 年的随诊中自行缓解，其中 2 例有脏层胸膜侵犯、1 例有肝转移、1 例有血管侵犯，故认为胸膜侵犯、肝转移、血管侵犯均与预后关系不大。

（1）临床表现：临床过程为慢性进展性，起病时症状轻，44%～76% 无临床症状，只在体检摄胸部 X 线片时偶然发现。少数可有干咳、胸痛、气短或呼吸困难等非特异性表现，也有伴随咯血、肥大性骨关节病、肺动脉高压等，数年或数十年后死于限制性肺功能下降的相关疾病。

1）病史：肺上皮样血管内皮瘤的临床表现的一个特点就是在肺和（或）肝、皮肤、骨及其他脏器广泛病变的时候却可以不伴有任何临床表现，并且可以多年不变，这是其他肺部病变，尤其是占位性病变所少有的。少数患者伴有呼吸道症状，最后以限制性呼吸障碍为主死于呼吸衰竭。

2）查体：多无任何异常体征，即使伴有一些呼吸系统体征，如干湿啰音，少数患者有杵状指，也无特殊的阳性意义。

3）实验室检查：尚无特异的实验室检查指标，今后有待进一步研究有无分子生物学方面的特殊发现。

4）X 线检查：典型胸部 X 线片为双肺多个结节影，直径 2cm 左右，界限清楚或模糊，常无隆突或纵隔淋巴结增大。胸部 CT 为沿血管分布的多个结节影，边界不规则，有中心钙化。少数病例表现为单侧肺孤立或 2～4 个阴影，直径最大可为 5cm，少数病例有胸腔积液。肝是较多同时伴发的器官。

（2）诊断：诊断依赖肺病理检查，大体标本表现为多发的边缘清楚的实质性结节，直径 0.3～3cm，切面很硬，灰白色或黄棕色。显微镜下有特征性表现，病灶中心为细胞少的硬化区，为凝固性坏死、玻璃样变、钙化和（或）骨化；病灶周围的细胞成分很多，肿瘤细胞为圆形，胞质丰富，核圆形或卵圆形，分裂象少见。有时可见纺锤体形肿瘤细胞。肿瘤细胞可通过 Kohn 孔播散，淋巴管和血管浸润不常见。第Ⅷ因子免疫组织化学染色阳性，是低度恶性的肉瘤，组织学为浸润性生长，可以在胸腔内播散和通过血管或淋巴管远处转移。

（3）鉴别诊断

1）肺内转移瘤：首先应该进行鉴别诊断的是肺内转移瘤，转移瘤多呈粟粒状之后发展成棉絮状，边缘开始模糊融合，发展迅速，伴随症状较多，可以找到原发肿瘤的证据。

2）肺泡微结石症：是肺泡内存在弥漫性分布的含钙、磷的微细结石。有明显的家族倾向，多数为同胞。多数患者早期无临床症状，主要改变为逐渐出现限制性通气障碍。在没有呼吸道阻塞的情况下，肺容量及肺活量减低时应高度警惕。

3）与其他疾病相鉴别：本病应该与粟粒型结核、肺含铁血黄素沉着症、肺尘埃沉着病（尘肺）、钡尘肺、锡尘肺等相鉴别。

2. 关于治疗　目前无特殊治疗方法，倾向于定期观察，尤其是无症状的患者病灶为孤立性或仅有2~4个病灶时，可以考虑手术切除。化疗和放疗无作用。有学者用干扰素-α2A治疗1例皮肤、骨、肝和肺上皮样血管内皮瘤出现部分缓解，提示免疫调节药物可能有效。此病为少见病例，其诊断、治疗和预后的研究尚需进一步病例的收集。

### 专家点评

本病临床表现轻微，胸部影像缺乏特征性，容易误诊。但是只要重视病理学诊断，大多数可以确诊。肺上皮样血管内皮瘤属少见病种，临床病程和肺的影像学表现都有其特点，只要熟悉本病一般不至于漏诊，最终的诊断途径是病理学证据的获得。

（张　力）

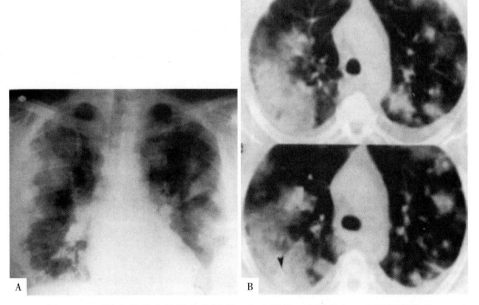

图 20-1　两肺弥漫分布的结节状阴影，大小不等，密度均匀，中下肺野为多

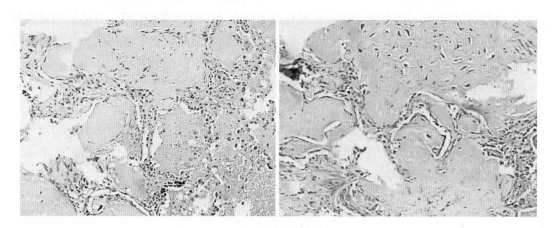

图 20-2　经支气管肺组织活检病理

# 参 考 文 献

[ 1 ] Kitaichi M, Nagai S, Nishimura K, et al. Pulmonary epithelioid haemangioendothelioma in 21 patients, including three with partial spontaneous regression. Eur Respir J, 1998, 12 : 89 – 96

[ 2 ] Nagata N, Takatsu H, Sato Y, et al. Metastatic pulmonary epithelioid hemangioendothelioma with peculiar radiographic features. Respiration, 1999, 66 : 78 – 80

[ 3 ] Carter EJ, Bradburne RM, Jhung JW, et al. Alveolar hemorrhage with epithelioid hemangioendothelioma, a previously unreported manifestation of a rare tumor. Am Rev Respir Dis, 1990, 142 : 700 – 701

[ 4 ] Ledson MJ, convery R, Carty A, et al. Epithelioid hemangioendothelioma. Throax, 1999, 54 : 560 – 561

# 病例21 活动后心悸气短1年半，加重伴咳嗽、咳血痰4周
## ——良性转移性平滑肌瘤病

### 病历摘要

患者女性，30岁，因活动后心悸气短1年半，加重伴咳嗽、咳血痰4周。

患者入院前11周停经，B超证实妊娠。出现口唇及甲床发绀，走平路感到气短，间断吸氧；出现咳嗽，咳暗红色泡沫血痰，高枕卧位。

**既往史：** 体检，无特殊记载。

**入院查体：** 呼吸急促，间断鼻导管吸氧，左锁骨上可及2枚1~2cm大小、质软、移动好、无触痛的浅表淋巴结，双肺呼吸音粗，轻度活动后发绀明显。

**实验室检查：** 血气分析：$PaO_2$ 45.2mmHg，$PaCO_2$ 26mmHg。肺功能：阻塞性通气和弥散功能障碍。

**影像学检查：** 胸部X线片及CT（图21-1）示双下肺心影旁可见团片状实变影两肺中外带间质纹理增厚，并可见粟粒状结节影，心影大小正常，双肺心影旁可见片状实变影，边界不清，内部可见含气支气管征，病变周围肺野内可见间质增厚，沿支气管血管束分布的粟粒状影，双上肺可见代偿性肺气肿，双下肺中外带可见多发的小叶中心性肺气肿，双肺门及纵隔内无明显增大的淋巴结。

**超声心动图检查：** 心脏结构未见异常。

**盆腔B超**（图21-2）：子宫8.4cm×7.6cm×5.6cm，可见胎囊3.6cm×2cm×5cm×3.0cm，未见胎心，双侧卵巢正常大小。诊断：胎儿停止发育，子宫增大，子宫中央可见椭圆形低密度影，可能为胎囊，子宫外缘不光滑，其右侧可见突出肿块，考虑浆膜下子宫肌瘤不除外。

病理检查：左锁骨上淋巴结，平滑肌瘤或平滑肌瘤病，免疫组织化学：SMACT，Pesmin（－），S-100（＋）。CT引导下细针穿刺肺活检：少许增多的平滑肌组织，病变符合平滑肌肿瘤或所谓的良性转移性平滑肌瘤病（图21-3）。

**诊断：** 良性转移性平滑肌瘤病

**治疗方案：** 本病例应用米非司酮治疗近一年的时间。

**随访：** 每2个月复查胸部X线片和胸部CT（图21-4），发现肺实变灶明显缩小，但代之以纤维化形成和蜂窝肺的出现。临床症状有所好转。未发现其他远处转移迹象，但最终

死于肺部感染。

## 讨论与分析

1. **关于诊断** 本例患者为育龄期女性，患有子宫肌瘤的同时，子宫外（如肺、肾、脑、淋巴结、皮肤）出现形态一致的平滑肌肿瘤，对激素治疗敏感，妊娠期病变迅速增长，子宫及输卵管、卵巢切除后，病变可缩小。最常见的影像学表现为双肺内的多发结节，结节边缘较光滑，可有分叶，也可出现空洞。本例在胸部X线片上也有粟粒性状改变，CT示粟粒型结节一般沿支气管血管束分布，且在肺的外带较为明显，而肺的内带即两侧心缘旁可见两处大片状实变影，界线不清，并可见含气支气管征，曾被考虑为肺水肿合并肺出血，但患者心影正常，经随诊病变变化不大。

本病是良性还是低度恶性病变一直存在争论。光镜下瘤细胞与正常子宫平滑肌细胞相似，无明显的核异型性或异常的核分裂，无血管侵犯。组织学上呈良性表现。电镜下可以见未分化不成型的细胞，至少可以发现一个异常的核分裂。鉴于病变呈慢性生长方式，多发且类似于血行转移灶，病变可以迅速进展，导致呼吸衰竭以至死亡，一些学者认为定义为良性转移性平滑肌瘤是不正确的，可能为低度恶性的平滑肌肉瘤。

鉴别诊断：

(1) 肺淋巴管平滑肌瘤病（PLAM）：绝大多数为生育期妇女，有呼吸困难，咯血常见。典型的影像三大征象包括网状间质病变、乳糜胸腔积液和反复气胸。CT显示在间质改变的基础上可见薄壁的囊腔，一般无肺内结节。而本例肺内大片状实变影及粟粒状结节影为主要特征，而薄壁不典型。由于此两种疾病均为罕见，影像学上的鉴别有待进一步考证。

(2) 肺泡癌：肺内表现可以是结节，片状实变影，可以有含气支气管征及间质改变。但一般支气管壁不规则，结合病史临床症状有助于鉴别。

2. **关于治疗** 治疗无可以借鉴的治疗模式，行全子宫及子宫外肿瘤切除的同时，应行双附件切除术，这样术后盆腔复发的可能性较小，手术后雌激素处于缺乏状态，肺内病变会消退。根据活检标本的雌激素和黄体酮受体测定结果制定最佳治疗方案。使用孕酮或激素释放类似物对某些患者的效果较好，可以达到病变的消退。也有采用化疗成功的病例报告。

预后：Parenti的文章中提到14例随诊患者，1年内死亡的仅有1例，生存1~2年的有2例，生存期超过4年的有11例，最长的生存期超过30年。

## 专家点评

　　尽管平滑肌瘤病很常见，并且肺是常见的受累器官，但是原发于肺的少见，故应提高对本病的警惕，尤其是育龄期妇女，诊断时注意充分运用肺组织病理学标本。

（张　力）

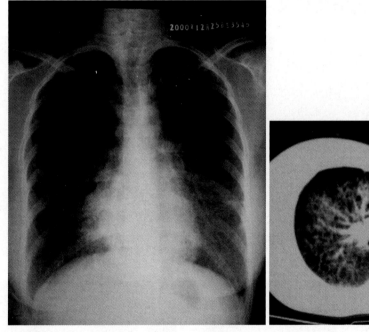
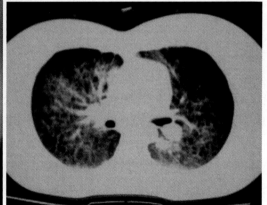

图 21-1　胸部 X 线片及 CT

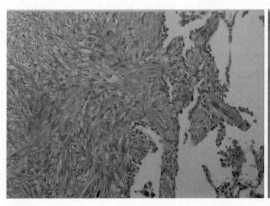

图 21-2　病理检查

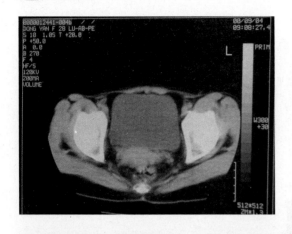

图 21-3　盆腔 B 超声

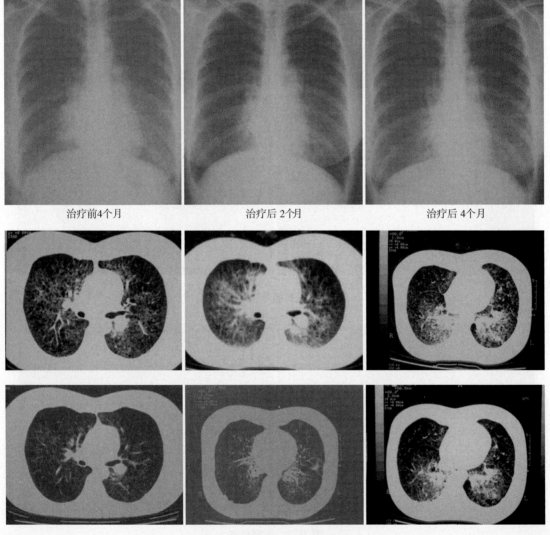

治疗前4个月　　　　　　治疗后2个月　　　　　　治疗后4个月

图 21-4　胸部 X 线片及 CT 片

## 参 考 文 献

张力，原永平. 胸部少见肿瘤. 见：蔡柏蔷，李龙芸主编：协和呼吸病学. 北京：中国协和医科大学出版
社. 2005，952－967

# 病例22 肺部多发结节、囊性病变
## ——肺 MALT 淋巴瘤

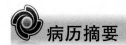 病历摘要

患者男性，36 岁，因体检发现双肺弥漫病变 1 周于 2010 年 5 月 26 日入院。

患者临床无任何不适，1 周前常规体检时行 X 线胸片发现双肺纹理紊乱，多发结节影（图 22-1），遂进一步行胸部高分辨 CT 检查，提示双肺弥漫性磨玻璃影与多发结节影，并可见多发大小不等囊泡样改变，以双下肺为著（图 22-2）。患者除轻微口干外，无其他任何免疫色彩。无盗汗、体重下降。既往曾在 7 年前发现肝血管瘤并行手术切除。否认养鸟或其他宠物史，不吸烟。

**入院查体**：T 37.3℃，P 87 次/分，R 19 次/分，BP 110/70mmHg，自然状态下指氧饱和度 95%。双肺呼吸音偏粗，深吸气时双下肺可及少许干啰音。心脏与腹部查体未发现异常。无骨压痛，无杵状指。

**实验室检查**：血常规：白细胞 $3.64 \times 10^9$/L，中性粒细胞 55%，淋巴细胞 30.4%；血红蛋白、血小板、尿常规、便常规、肝肾功能、电解质等均正常；C-反应蛋白、纤维蛋白原正常，红细胞沉降率 21mm/1h。肺癌筛查、CA 系列（CA242，CA199，CEA，AFP）和腹部 B 超未见异常。蛋白电泳提示存在异常 M 蛋白 17.43g/L（20.2%），免疫固定电泳证实 M 蛋白为 IgGκ 型；免疫球蛋白定量：IgG 39.9g/L，IgA 7.38g/L，IgM、IgD 和 IgE 定量正常。血 κ 4040mg/dl，λ 定量正常。血 $\beta_2$ 微球蛋白 3.64mg/L，尿 $\beta_2$ 微球蛋白正常。包括头颅正侧位、胸腰椎正侧位和骨盆像在内的 X 线检查，以及骨核素显像均未发现异常。骨穿和骨髓活检也均正常。

**免疫相关检查**：抗核抗体为斑点型 1:1280；抗 ENA：双扩散法 SSA 1:64、SSB 1:4；类风湿因子 473U/ml；抗 dsDNA、ANCA、补体均正常（C4 为正常低限）。口腔科和眼科检查提示存在口干燥症和眼干燥症。

肺功能检查示通气功能正常，弥散功能轻度降低。纤维支气管镜检查示镜下大致正常；肺泡灌洗液 CD4/CD8 1.3；细胞分类：细胞总数 $6.5 \times 10^6$ 个，淋巴细胞 62%（正常 <12%），嗜酸性粒细胞 6%，中性粒细胞 2%。毛刷送检抗酸染色和找瘤细胞均阴性。右下叶经支气管肺活检病理无明确阳性提示。

入院 2 周后行胸腔镜检查，镜下见右肺上中下叶均可见多发白色结节及肺大疱，术后

病理回报：右肺中上叶病变符合肺黏膜相关淋巴组织淋巴瘤（B 细胞型），伴血管周及间质淀粉样变样物质沉积，刚果红染色阴性，考虑轻链沉积症（图 22-3）。

**诊断：** 肺 MALT 淋巴瘤

　　　　干燥综合征

## 讨论与分析

患者无明显临床症状，以查体 CT 发现双肺弥漫性磨玻璃影、大小不等结节和大小不等囊样改变为主要特点。

肺部以囊样改变为突出影像表现的疾病较少，病变也较为特异，故成为我们对该患者诊断思路上的第一突破点。从影像学角度来说，肺部空腔性病变，分为空洞和囊，而肺部囊性病变是指：CT 表现为边缘清楚、圆形的局限病灶，壁均匀或厚薄不一，但常较薄（<3mm）。壁由多种细胞成分组成，常为上皮性或纤维性。从影像学特征性的表现又可分为蜂窝、囊性气腔、肺气肿三大类，具体的病因分类见表 22-1。

**表 22-1　肺部囊性病变的病因分类**

- 蜂窝
  - 特发性肺纤维化（IPF）
  - 各种肺实质病变的终末期：硅沉着病（矽肺）、HP
- 囊状气腔
  - 肺朗格汉斯细胞组织细胞增生症（PLCH）
  - 肺淋巴管平滑肌瘤病（LAM）
  - 结缔组织病肺受累：淋巴细胞性间质性肺炎（LIP）
  - 囊状支气管扩张
  - 其他：淋巴瘤、肺孢子菌肺炎、金葡菌感染、囊性纤维化、先天性支气管肺囊肿
- 肺气肿、肺大疱

根据表 22-1，该例患者的影像特点不支持纤维化晚期的蜂窝肺；根据患者年龄、性别、临床表现基本可除外支扩、肺气肿、肺部特殊感染和 LAM。患者为青年男性，为 PLCH 好发人群，但 PLCH 多见于吸烟患者，影像上大小不等囊泡应以中上肺分布为主，一般不累及肋膈角。呼吸性细支气管炎－间质性肺疾病和脱屑性间质性肺炎同样与吸烟密切相关，前者几乎只见于吸烟患者。患者无恶病质或多系统受累表现，基本无免疫色彩。单纯根据临床表现和胸部 CT 无法作出判断。

M 蛋白的发现无疑为诊断提供了极佳线索。M 蛋白主要见于多发性骨髓瘤、巨球蛋白血症和恶性淋巴瘤，但也可见于慢性感染状态、肝病、结缔组织疾病或非淋巴网状系统肿瘤，老年人中还可见于意义未明单克隆免疫球蛋白血症。全身扁骨 X 线检查及骨穿结果除

外了多发性骨髓瘤；浅表及深部淋巴结均未发现肿大；影像及肿瘤标志物检查均未发现其他部位肿瘤证据；炎性指标不高提示无慢性感染。

免疫学检查使诊断再次出现转机。根据客观检查及免疫指标，并排除其他继发因素后，考虑原发性干燥综合征诊断明确。文献报道，单克隆免疫球蛋白血症在干燥综合征中发生率可达到18%。又已知干燥综合征肺受累的主要表现是淋巴细胞间质性肺炎（LIP）和假性淋巴瘤，而LIP影像上最特征性表现即为双肺多发囊样改变，考虑是因为细支气管周围淋巴瘤细胞浸润引起细支气管部分狭窄，由于球阀机制（ball-valve mechanism），最终导致远端肺小叶囊样改变。诊断至此似乎已经可以告一段落，但不论是高水平的单克隆免疫球蛋白血症、高抗体效价的干燥综合征、还是肺泡灌洗液中的大量淋巴细胞，都提示体内淋巴系统高度增生，最终作出胸腔镜下肺活检的决定，从而诊断肺MALT淋巴瘤。

肺MALT淋巴瘤是一种惰性淋巴瘤，36%患者在诊断时可无任何临床症状，预后良好。其与干燥综合征、AIDS、结缔组织疾病和淀粉样沉积等密切相关，但尚无合并轻链沉积症的报道，这也成为此例患者特殊之处。研究发现，其肺内影像表现主要是结节团块影，可伴支气管血管束增厚和胸腔积液，多发囊样改变的表现仅见于一篇个案报道。相较之下，囊样改变在干燥综合征中则很常见，因此我们考虑此患者的肺MALT淋巴瘤由原发性干燥综合征发展而来可能性较大。肺MALT淋巴瘤也称为结外边缘带B细胞淋巴瘤，大规模研究表明，有7.5%的干燥综合征患者最终发展为淋巴瘤，主要就是边缘带B细胞淋巴瘤，其次是弥漫大B细胞淋巴瘤。中性粒细胞减少、冷球蛋白血症、脾大、淋巴结大和C4水平降低是其主要的危险因素。此患者中性粒细胞与C4均处于正常低限，肺MALT淋巴瘤的形成可能与此相关。

回顾此患者的诊断可以发现，在一步步从各个系统角度完善检查的过程中，淋巴增生始终是核心的表现，其终点就是淋巴瘤。面对这种临床表现不典型，肺部影像病变弥漫而严重，辅助检查结果明显异常，及时争取病理对于获得最终诊断具有重要意义。

## 专家点评

肺部囊性病变在影像学上是较为特异的一组疾病，长期以来，对于囊性病变，大家主要想到的就是肺气肿和蜂窝肺。而实际上，近年来，随着对弥漫性肺实质病变（DPLD）研究和认识的深入，大家逐渐认识到，囊性病变的疾病谱并非如此单一。虽然各种囊性病变在影像学上表现有所不同，但是很多时候，单凭影像学很难作出最后诊断。此时获取病理活检，特别是大块的肺组织活检尤为重要。在DPLD的诊断中，呼吸科医师和患者都需要逐渐转变观念，提高外科肺活检在诊断中的地位。

（孙雪峰 邵 池）

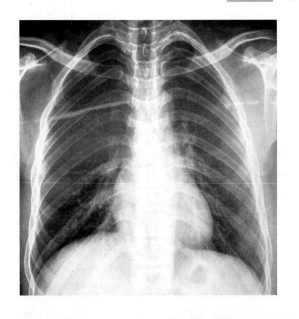

图 22-1　X 线胸片示双肺纹理紊乱，多发结节影，中下肺为著

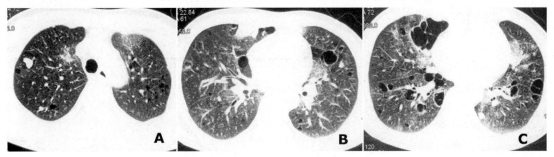

图 22-2　胸部 HRCT 示双肺弥漫性磨玻璃影，可见多发结节影，右上叶前段可见胸膜下团块影。双肺多发大小不等囊泡样改变，双下肺为著

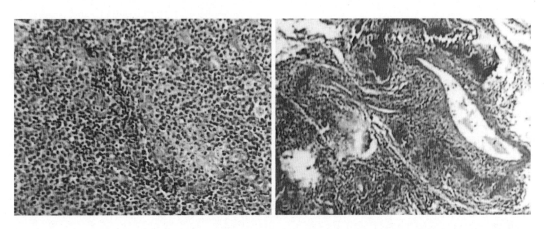

图 22-3　肺活检病理示弥漫性淋巴细胞浸润，血管周及间质可见淀粉样变样物质沉积，刚果红染色阴性

# 参 考 文 献

［1］ Brito-Zeron P, Ramos-Casals M, Nardi N, et al. Circulating monoclonal immunoglobulins in sjogren syndrome: Prevalence and clinical significance in 237 patients. Medicine (Baltimore), 2005, 84:90 - 97

［2］ Ichikawa Y, Kinoshita M, Koga T, et al. Lung cyst formation in lymphocytic interstitial pneumonia: Ct features. J Comput Assist Tomogr, 1994, 18:745 - 748

［3］ Wislez M, Cadranel J, Antoine M, et al. Lymphoma of pulmonary mucosa-associated lymphoid tissue: CT scan findings and pathological correlations. Eur Respir J, 1999, 14:423 - 429

［4］ King LJ, Padley SP, Wotherspoon AC, et al. Pulmonary malt lymphoma: Imaging findings in 24 cases. Eur Radiol, 2000, 10:1932 - 1938

［5］ Miao LY, Cai HR. Cystic changes in mucosa-associated lymphoid tissue lymphoma of lung: A case report. Chin Med J (Engl), 2009, 122:748 - 751

［6］ Baimpa E, Dahabreh IJ, Voulgarelis M, et al. Hematologic manifestations and predictors of lymphoma development in primary sjogren syndrome: Clinical and pathophysiologic aspects. Medicine (Baltimore), 2009, 88:284 - 293

# 病例 23　慢性咳嗽，支气黏膜多发隆起
## ——弥漫性肺淋巴管瘤病

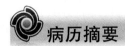 病历摘要

患者男性，40 岁，因咳嗽、咳痰 12 年于 2009 年 3 月 10 日入院。

患者于 1997 年起无明显诱因出现阵发咳嗽，伴咳白黏痰，偶带血丝，2001 年 4 月起咳嗽、咳痰症状加重伴气短，就诊于当地医院，行胸部 CT："双肺上叶斑片状阴影，气管前、腔静脉后见一增大淋巴结，中心区密度减低，心包积液"。考虑肺结核并结核性心包炎，予异烟肼、利福平、链霉素抗结核治疗，上述症状未见好转。此后应用多种抗生素治疗，症状未好转。2001 年 6 月咳嗽、咳痰症状再次加重，就诊于北京某医院，胸部 CT 示右上肺后段纤维条索状病变伴斑片状阴影，双下肺支气管出现截断表现，心包积液少量，以心包肥厚为主。查纤支镜："各级气道黏膜充血、水肿，管腔内大量豆腐渣样白色黏稠样分泌物，气管、支气管软骨环结构不明显，管壁部分塌陷，左上叶支气管 1、3、4 点及右下叶支气管 2、3 点处有泡状溢出"。病理回报：（右肺中叶支气管）少许纤维素样物及少量慢性炎细胞。考虑存在先天性支气管发育异常，符合先天性巨气管 - 支气管病，予异烟肼、利福平、乙胺丁醇、吡嗪酰胺抗结核治疗 8 个月，症状未见明显变化，自行停用。之后病情相对稳定，仍时有阵发咳嗽、咳白黏痰。2008 年 7 月因症状再次加重，在当地医院仍考虑结核可能，再次予异烟肼、利福平二联抗结核治疗 8 个月，症状未见好转，1 周前自行停用，并来我院门诊就诊。门诊行纤维支气管镜检查，镜下显示气管呈刀鞘样改变，黏膜普遍水肿，各段开口轻度狭窄。多处黏膜在呼气相出现黏膜泡状膨出，以右中下叶开口处最为明显，为行进一步诊治收住院。

**既往史**：自幼年起反复出现呼吸道感染，当地医院曾诊为慢性支气管炎，诊治不详，无药物、食物过敏史。

**个人史**：1992 年起开长途汽车运输原油，有吸入原油气体。吸烟 10 年，每日 20 支；婚育史、家族史无特殊。

**查体**：口唇无发绀，双侧颈静脉未见充盈。气管居中，胸廓对称，双肺弥漫性吸气末哮鸣音，吸气相呼吸音低，未及胸膜摩擦音。心腹阴性。双下肢无水肿。

**实验室检查**：血尿便常规正常；肝肾功能正常；CRP 17.7mg/L，补体 CH50 57.9U/ml，余均阴性；ESR 3mm/1h；甲功：阴性；PPD：阴性；骨扫描：$T_3 \sim T_5$ 椎体减低区，余未见

异常；纤支镜黏膜活检病理：（右上下叶分嵴）少许支气管显慢性炎；UCG：左房轻度增大；胸部吸气相/呼气相；HRCT＋增强 CT：双侧支气管血管束明显增粗，提示沿支气管壁或者伴行淋巴管分布，纵隔内血管间隙密度增高及多个小淋巴结节影（图 23-1）；痰乳糜试验（＋）。

**病理检查：**支气管镜黏膜活检标本中可见扩张的小血管或淋巴管（图 23-2）。D2-40 免疫组化染色阳性，提示病变可能为弥漫性肺淋巴管瘤病（diffuse pulmonary lymphoangiomatosis，DPL）。

**诊断：**弥漫性肺淋巴管瘤病

**治疗：**营养科会诊建议低脂饮食，避免坚果、肥肉、排骨、油炸食品，全日烹调油＜20g；添加部分中链脂肪，30g/d；建议患者行开胸手术明确进一步治疗方案，患者因担心手术风险而拒绝手术。

## 讨论与分析

本病例的临床和实验室特点：①男性，年轻时发病；②以反复咳嗽、气短为主要临床表现，长期误诊；③支气管镜下特异性表现。

该患者的临床表现并不复杂，主要是咳嗽、气短这些非特异性症状。但患者在外院长期被误诊，究其原因，是医师普遍对该罕见病认识不足。2001 年患者在外院接受支气管镜检查时实际上已经在镜下看到该病的特征性表现，但仍被误诊为结核病、先天性巨支气管病，导致疾病长期未能控制，并且一度因为使用抗结核药出现药物性肝损害。该患者来我院就诊，笔者对其行支气管镜检查时也未能识别该特征性表现。患者住院后仍然经过了曲折的诊断过程。由于患者支气管镜下的表现非常特殊，在没有任何以往经验的情况下，笔者选择诊断思路的突破点是：①支气管镜下见豆腐渣样分泌物。支气管腔内出现豆腐渣样分泌物并不多见，根据以往经验，可见于结核病、肿瘤坏死物、肺泡蛋白沉积症、原发性或继发性淋巴管扩张症等。该患者胸部 CT 无肿瘤、肺泡蛋白沉积症表现，患者曾行多次正规抗结核治疗无效，目前无结核病活动证据。故前三者目前均不考虑，应考虑是否存在淋巴管扩张的可能；②支气管镜下见随呼吸改变的黏膜泡样膨出。根据肺部的解剖和生理学知识，呼气相肺内压力增加。该患者病变在呼气相向支气管管腔内膨出，说明该病变易受压力影响，可能病变并非实体病灶。而在支气管黏膜下方，未受软骨环保护的非实体组织包括血管、淋巴管、肺组织。该患者多次在病灶处活检未见气泡或气胸发生，不考虑为肺组织可能，故病变定位在血管和淋巴管。

综上所述，该患者的病变最可能的定位是在淋巴管的病变。检索能引起肺内淋巴管扩张的病变，包括先天性肺淋巴管扩张症、肺结核、癌性淋巴管炎、肺淋巴管平滑肌瘤病、弥漫性肺淋巴管瘤病、海绵状/囊状淋巴管瘤、胸导管梗阻等。结合该患者特点，判定该患者为弥漫性肺淋巴管瘤病的可能性很大，进一步行痰乳糜试验阳性更坚定我们对该病的判断。于是临床医师与病理科医师再次仔细阅读病理切片并进行特殊的免疫组化染色，最终确定弥漫性肺淋巴管瘤病的诊断。

淋巴管瘤病（lymphangiomatosis）是一种罕见的多系统受累的疾病，是体内淋巴系统的结构异常导致。该病在体内可仅局限于某个器官，也可弥漫性分布，肺、纵隔、胸膜、胸壁、脾和骨骼是最常受累的部位。弥漫性肺淋巴管瘤病（diffuse pulmonary lymphangiomatosis，DPL）即指包括纵隔、胸膜在内的整个肺部淋巴系统的异常，特征性的表现为胸膜、小叶间隔和支气管血管束周围结缔组织中淋巴管出现形态各异的增生和扩张。该病虽然罕见，但是可发病于任何年龄。常见的临床表现包括喘憋、呼吸困难、咳嗽（伴或不伴咳痰）、咯血、乳糜痰。乳糜痰的产生是由于淋巴管扩张导致淋巴液淤滞的结果。其他可能的症状和体征还包括胸腔积液、乳糜胸、乳糜心包积液、乳糜腹水、失蛋白性肠病和血淋巴细胞减少。肺功能可出现阻塞性通气障碍；CT 的表现为纵隔软组织影、肺内弥漫磨玻璃浸润影、小叶间隔增厚、支气管血管树周浸润影、胸腔积液、胸膜增厚等。支气管镜下的特征性表现是沿支气管树排列的厚壁小囊，穿破后可出现白色分泌物。病理学的特征性表现是肺内淋巴管网状增生、导致淋巴通路极大扩张，免疫特染 CD31 阳性、D2-40 阳性。该病需与先天性淋巴管扩张、淋巴管瘤、淋巴发育不良综合征、淋巴管平滑肌瘤病相鉴别。该病尚无有效治疗，目前的治疗方法主要是针对减少淋巴液产生来缓解症状的姑息治疗。有文献报道，经皮淋巴管内注射多西环素硬化治疗对该病有一定疗效。

## 专家点评

肺弥漫淋巴管瘤病是一种罕见疾病，甚至很多呼吸科专科医师从未见过该病。实际上在临床工作中，我们时常会碰到自己知识范围以外的疾病表现。此时应注意运用我们已有的临床、生理学、解剖学、组织学知识，对患者临床表现进行细致分析，推断可能的发病机制，做好对疾病的定位，这才是我们临床解决疑难病例的正确思维。另一方面，从这个病例还可以看出，临床医师和病理医师交流沟通的重要性。目前呼吸系统疾病中，弥漫性肺实质病变是一大类疾病，其中很多疾病的发病机制和临床表现研究很不透彻，此时需要临床、放射、病理科医师有效合作，才能做好对疾病的诊断。

（邵　池）

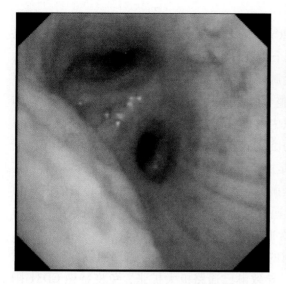

图 23-1 支气管镜下右中下叶吸气相

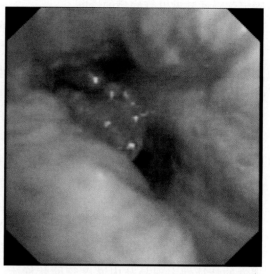

图 23-2 支气管镜下右中下叶呼气相

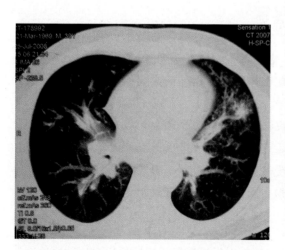

图 23-3 胸部 CT 示支气管血管树增粗和肺内渗出影

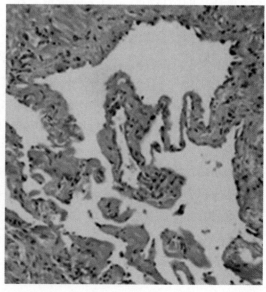

图 23-4 病理可见淋巴管扩张，但无平滑肌增生

# 参 考 文 献

[1] Swensen SJ, Hartman TE, Mayo JR, et al. Diffuse pulmonary lymphangiomatosis: CT findings. J Comput Assist Tomogr 1995, 19：348 – 352

[2] El Hajj L, Mazieres J, Rouquette I, et al. Diagnostic value of bronchoscopy, CT and transbronchial biopsies in diffuse pulmonary lymphangiomatosis: case report and review of the literature. Clin Radiol 2005, 60：921 – 925.

[3] Tazelaar HD, Kerr D, Yousem SA, et al. Diffuse pulmonary lymphangiomatosis. Hum Pathol 1993, 24：1313 – 1322

[4] Faul JL, Berry GJ, Colby TV, et al. Thoracic lymphangiomas, lymphangiectasis, lymphangiomatosis, and lymphatic dysplasia syndrome. Am J Respir Crit Care Med 2000, 161：1037 – 1046

# 病例 24 咯血、气短、肺部弥漫磨玻璃影
## ——肺多发毛细血管瘤病

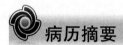 病历摘要

患者男性，39 岁，因反复咯血 17 个月，胸闷气短半个月于 2008 年 6 月 22 日入院。

患者于 2007 年 2 月无明显诱因出现咳嗽，咳少量白痰，痰中带鲜红色血丝，轻微活动后即气短，就诊当地医院，行胸部 CT 见双肺散在淡片样渗出影，以肺野中外带为主；行支气管镜见支气管黏膜散在小结节，考虑肺结核，予抗结核治疗约 6 个月，患者痰中带血丝及憋气的情况有所缓解，2007 年 4 月复查胸部 CT 双肺淡片影较前有所吸收。2007 年 10 月患者无诱因再次感乏力，反复出现晨起痰中带少量血丝，外院予抗感染治疗症状无明显变化，2007 年 11 月底就诊上海某医院，查 ANA、抗 dsDNA、抗 ENA、ANCA 均阴性；胸部增强 CT + 三维重建示两肺散在分布结节状、类圆形略高密度灶，边缘较淡，中心见有点状高密度灶，以两中下肺、肺野外带为主，三维重建提示两肺外周肺动静脉远端见广泛性圆形微小动脉瘘及局限扩张血管影，考虑符合先天性出血性毛细血管扩张症伴微小动静脉瘤。2007 年 12 月 27 日行右侧开胸肺活检，活检病理提示（右肺下叶）病灶呈结节状分布，病灶内肺泡内充满含色素颗粒的巨噬细胞，伴充血、水肿及灶性出血，间质纤维组织增生；未明确诊断。患者每日晨起咯血量逐渐增多，2008 年 3 月复查胸部 CT 示双肺散在结节影较前明显增加；行支气管镜检，TBLB 提示（右上叶前段、下叶基底段）镜下为肺泡组织及少量支气管壁组织，肺泡见纤维组织轻度增生伴少量含铁血黄素沉着及出血灶，为慢性炎症；考虑肺含铁血黄素沉积症，2008 年 4 月 5 日起予甲强龙静点，继之口服泼尼松 20mg bid 治疗，咯血情况较前无明显变化，复查胸部 CT 两肺弥漫分布结节状、絮状高密度影，较前有所增多。5 月患者逐渐出现心悸、气短，并且发热，以夜间为著，T 38℃，盗汗明显，外院查血常规 Hb 40~50g/L，予输血支持治疗，6 月初患者服用中药后出现咳嗽加重，憋气不能平卧，伴胸痛。6 月 18 日复查胸部 CT 提示两肺弥漫分布结节影较前无明显变化，左侧中等量胸腔积液（图 24-1），6 月 19 日行左侧胸腔穿刺引流术，引流出血性胸腔积液 800ml，胸腔积液常规有核细胞 3920/μl，多核细胞 65%；生化：LDH 378U/L，TP 39.5g/L。胸腔积液引流后干咳、憋气症状略有缓解。6 月 21 日来我院急诊，查血常规：WBC 8.45×10^9/L，N 84.3%，Hb 49g/L，PLT 234×10^9/L。

**既往史：** 发现乙肝表面抗原阳性两年，肝功能正常。发病前有结核患者密切接触史。不吸烟，不嗜酒；婚育史、家族史无特殊。入院查体：T 37.4℃，P 124 次/分，SaO$_2$（自

然）88%，皮肤黏膜苍白，双下肺第 8 肋以下叩诊浊音，双下肺可及少量湿啰音，双下肺呼吸音低。心律齐，未闻及杂音，腹软无压痛，肝脾不大，双下肢不肿。

**实验室检查：**血常规：WBC $6.11 \times 10^9$/L，N 85.6%，Hb 70g/L，PLT $196 \times 10^9$/L；血涂片分类正常；血气分析（鼻导管 5L/min）：pH 7.432，$PaCO_2$ 37.2mmHg，$PaO_2$ 76.3mmHg；尿常规正常；CRP 正常；ANA、抗 dsDNA 阴性；ANCA 阴性；痰细菌涂片、培养，真菌涂片、培养，抗酸染色阴性；肿瘤标志物筛选阴性；CA 系列正常；蛋白电泳正常；腹部超声：肝大，回声粗糙，脾大；超声心动图：肺动脉压轻度升高 43mmHg；CTPA 示双肺弥漫结节，血管炎病变不除外，双侧胸腔积液，左侧为著，左下肺压缩性不张，所见肺动脉未见明显异常。

**外院肺活检病理：**肺组织内毛细血管弥漫增生伴出血，考虑为肺毛细血管瘤病（图 24-3），EGFR 染色阴性。

**诊断：**肺多发毛细血管瘤病

## 讨论与分析

该患者的病例特点是：①年轻男性，慢性起病；②以咯血为主要临床表现，伴有血性胸腔积液；③胸部 CT 特征性表现：多发高密度小结节周围磨玻璃样浸润影；三维重建提示远端血管扩张；④UCG 提示肺动脉高压。

咯血待查是呼吸科医师经常遇到的症候群。可以引起咯血的疾病众多，包括支气管、肺、血管、心脏、全身凝血功能等各部位的异常（表 24-1）。

结合上表，对于该患者：①支气管病变方面：患者已行支气管镜检查，未见支气管病变；肺部 CT 未见支气管扩张征象，基本可排除；②肺实质病变方面：患者 CT 表现并非典型的肺结核影像学表现，但目前还未发现结核证据，仍应高度警惕。患者存在胸闷气短的伴随症状，应考虑到肺梗死的可能性；另外，患者在外院肺活检病理提示见到含铁血黄素细胞，被诊断为"肺含铁血黄素沉着症"。应注意，肺含铁血黄素沉着症分为原发性和继发性，该病可继发于任何可导致肺泡出血的感染、风湿免疫病、肺水肿。

**表 24-1 咯血的病因分类**

| | |
|---|---|
| **支气管病变** | 韦格纳肉芽肿 |
| 支气管扩张症 | 系统性红斑狼疮 |
| 支气管肺癌 | 贝赫切特综合征 |
| 支气管结核 | 肺动脉高压 |
| 慢性支气管炎 | **心脏病变** |
| 气管内异物 | 二尖瓣狭窄 |
| **肺实质病变** | 急性左心衰竭 |
| 肺结核 | **全身凝血功能异常** |
| 肺炎、肺脓肿 | 血小板减少性紫癜 |
| 肺血吸虫病 | 白血病 |
| 肺梗死 | 血友病 |
| 肺部真菌感染 | 再生障碍性贫血 |
| 肺含铁血黄素沉着症 | DIC |
| **肺血管病变** | 流行性出血热 |
| 肺出血肾炎综合征 | 肺钩端螺旋体病 |

因此，含铁血黄素沉着症很可能并非该患者的原发病因；③肺血管病变方面：肺出血肾炎综合征、韦格纳肉芽肿、SLE等肺部血管炎性疾病均可引起肺泡出血，导致患者咯血和CT磨玻璃样表现。但该患者反复查免疫指标均阴性，外院肺活检病理也未发现血管炎表现，故该方面疾病可能性不大；④心脏病变方面：患者既往无心脏病史，查体无心脏杂音和急性肺水肿表现。故心脏病变基本可排除；⑤凝血功能方面：实验室检查提示患者不存在血小板减少、凝血因子功能异常，故可排除。

通过以上分析，该患者可能的诊断仍然很多，此时应注意结合患者影像学特点进行甄别。仔细读片，患者的胸部CT表现是：小叶中心性结节高密度结节和围绕着结节的磨玻璃样渗出影，无小叶间隔增厚。无中轴支气管血管束增粗，胸膜下病变分布不占优势。这样的影像学特点，提示患者的病变主要位于小叶中心的肺血管和终末细支气管。再结合患者的临床表现，我们进一步把病变定位在肺小血管病变上。

此时我们还有一个切入点，就是该患者存在肺动脉高压。能够引起肺动脉高压的疾病也很多，见表24-2。

表24-2　肺动脉高压最新临床分类 Dana Point，2008

| | |
|---|---|
| 1. **肺动脉高压（PAH）** | 2. **与左心疾病相关的肺动脉高压** |
| 1.1　特发性肺动脉高压 | 2.1　收缩性功能紊乱 |
| 1.2　遗传性肺动脉高压 | 2.2　舒张性功能紊乱 |
| 　1.2.1　BMPR2 | 2.3　瓣膜病 |
| 　1.2.2　ALK1，endoglin（伴或不伴有遗传性毛细血管扩张症） | 3. **与肺疾病和（或）低氧相关的肺动脉高压** |
| | 3.1　COPD |
| 　1.2.3　未知 | 3.2　间质性肺疾病 |
| 1.3　药物和毒物诱导 | 3.3　其他混合性限制和阻塞性通气异常疾病 |
| 1.4　危险因素或疾病相关性肺动脉高压 | 3.4　睡眠呼吸紊乱 |
| 　1.4.1　结缔组织病 | 3.5　肺泡低通气疾病 |
| 　1.4.2　HIV感染 | 3.6　慢性高原暴露 |
| 　1.4.3　门静脉高压 | 3.7　肺发育异常 |
| 　1.4.4　遗传性心脏病 | 4. **慢性血栓栓塞性肺动脉高压（CTEPH）** |
| 　1.4.5　血吸虫病 | 5. **其他不明原因多因素机制的肺动脉高压** |
| 　1.4.6　慢性溶血性贫血 | 5.1　血液疾病：骨髓增生性疾病、脾切除术 |
| 1.5　新生儿持续性肺动脉高压 | 5.2　系统性疾病：结节病、肺朗格汉斯组织细胞增生症、肺淋巴管肌瘤病、神经纤维瘤病、血管炎 |
| 1.6　肺静脉闭塞病（PVOD）和（或）肺毛细血管瘤样增生症（PCH） | 5.3　代谢病：糖原贮积病、戈谢病、甲状腺疾病 |
| | 5.4　其他：肿瘤阻塞、纤维素性纵隔炎、慢性肾衰血透者 |

在表24-2中，应注意明确定位在肺小血管的病变，包括肺毛细血管瘤病（pulmonary capillary hemangiomatosis，PCH）、肺静脉闭塞症（PVOD）、毛细血管扩张症、结缔组织病

等。定位较为明确后，我们与病理科医师一起，再次仔细阅读患者在外院的肺活检病理切片，发现肺组织内毛细血管弥漫增生伴出血，故考虑为肺多发毛细血管瘤病成立。并进行针对性治疗，患者反应良好。

肺多发毛细血管瘤病是一种罕见疾病，目前全世界报道总共不足 50 例。该病发病原因不清，病理上主要表现为肺毛细血管不可控制的增生，并在肺实质内浸润发展。各年龄段均可发病，平均发病年龄为 29 岁，无明显性别差异。自出现临床症状后的中位生存期为 3 年。气短是大多数 PCH 患者的首发症状，并且随着疾病的进展，肺动脉压力增高，几乎所有的患者均会出现气短症状。咯血是另一个常见症状，超过 1/3 的患者在病程中会出现咯血。其他常见的临床表现包括咳嗽、发热、胸腔积液、胸痛、发绀、晕厥、杵状指。

**辅助检查方面：**影像学检查：X 线胸片多无特异性表现，可出现肺动脉高压的影像学特征（如肺动脉增宽、肺动脉段凸出、右心肥大表现），部分患者可出现弥漫的小结节影或网状结节影，可伴有磨玻璃渗出影。CT 上表现则较为清晰，多数患者可出现在大片的磨玻璃影背景下的多发小叶中心性结节状病变。其他较为少见的表现包括小叶间隔增厚、胸腔积液、右心增大表现以及淋巴结增大。PCH 患者的肺动脉造影结果多为正常。

PCH 的肺组织病理的特征性表现是肺泡壁内毛细血管的大量增生，受累肺实质与正常肺组织的界限相对清楚。这一特征可将 PCH 和与之临床表现极为类似的 PVOD 显著区分出来。后者的病理学表现为肺小静脉内皮的增生，管腔狭窄，从而导致小叶间隔的水肿，毛细血管、淋巴管扩张。早期的病变仅见肺泡壁内毛细血管列数增多，随着增生的不断进展，可形成结节状或大片的"背靠背"的毛细血管列，造成肺泡间隔细胞成分明显增多。晚期增生的毛细血管可压迫肺小静脉壁，导致间隔纤维增生和静脉闭塞。

**治疗方面：**由于 PCH 病例数过少，迄今尚无任何治疗 PCH 药物的临床试验。目前对本病的治疗经验均来自于零星的病例报道。另一方面，目前也没有治疗本病的特效药物，肺移植似乎是对本病的唯一有效的解决途径。

目前对本病的主要治疗手段，实际上是针对肺动脉高压的支持治疗。其他见诸报道的治疗还包括糖皮质激素、干扰素 α-2a、多西环素，均无明确证据。

PCH 的病因和发病机制不明，虽然偶有家族聚集性病例报道，但大多数病例都是散发的。有人认为，PCH 的毛细血管增殖与体内的内皮生长因子（EGF）、血管内皮生长因子（VEGF）以及血小板源性生长因子（PDGF）及其相应受体的过度表达有关，并因此提议试用针对相应受体的靶向治疗药物来治疗本病。由于条件所限，本例患者仅进行 VEGFR 染色结果为阴性，未试用靶向药物治疗。

PCH 的预后很差，出现临床症状后中位生存期为 3 年。虽然也有生存期长达 12 年的零星报道，但实际上大多数患者在诊断后数月即因疾病进展而死亡。本例患者自起病以来已存活 2 年半，明确诊断后也已存活 1 年，目前没有明确答案，需要经过对患者密切随访、谨慎用药后积累经验。

## 专家点评

　　咯血是一种临床非常常见的症状，引起咯血的病因众多，虽然大多数咯血患者的病因是肺结核、肺癌等常见疾病，但不应忽视其他少见病因的可能。特别是像该例患者这样，长期未得到诊断治疗的咯血，应特别注意是否存在某些少见病因。应注意熟悉掌握临床症候群的病因谱，在临床思维过程中就可以做到井然有序、避免漏诊。另一方面，我们也可以看到，在对肺实质弥漫性疾病的诊断中，该病例是体现临床－放射－病理三者相结合重要性的又一典范。

（邵　池）

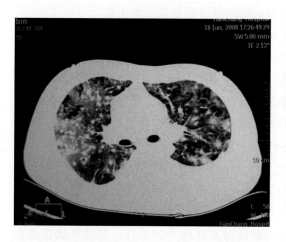

图 24-1　2008 年 6 月 18 日胸部 CT 表现

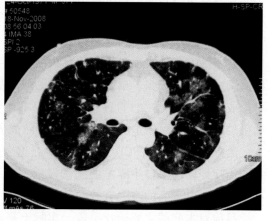

图 24-2　2008 年 11 月 18 日胸部 CT 表现

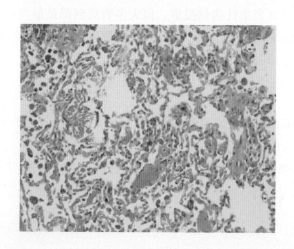

图 24-3　肺组织病理表现（HE×100）

# 参 考 文 献

［1］Ito K, Ichiki T, Ohi K, et al. Pulmonary capillary hemangiomatosis with severe pulmonary hypertension. Circ J 2003, 67：793 - 795

［2］Masur Y, Remberger K, Hoefer M. Pulmonary capillary hemangiomatosis as a rare cause of pulmonary hypertension. Pathol Res Pract 1996, 192：290 - 295, discussion 296 - 299

［3］Almagro P, Julia J, Sanjaume M, et al. Pulmonary capillary hemangiomatosis associated with primary pulmonary hypertension：report of 2 new cases and review of 35 cases from the literature. Medicine (Baltimore) 2002, 81：417 - 424

［4］El-Gabaly M, Farver C, Budev M, et al. Pulmonary Capillary Hemangiomatosis Imaging Findings and Literature Update J Comput Assist Tomogr & Volume 31, Number 4, July/August 2007

# 病例 25　反复发热、咳嗽、咳痰 3 个月，胸闷、喘憋
## ——骨髓移植术后第二肿瘤

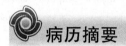 病历摘要

患者女性，39 岁，因反复发热、咳嗽、咳痰 3 个月，胸闷、喘憋 1 周就诊。

患者于 2008 年 12 月初出现发热、咳嗽、咳黄色脓痰，偶带有血丝，外院查血常规：WBC $4.5 \times 10^9$/L，N 69.8%；X 线胸片：双肺纹理增多；考虑支气管炎，予抗感染治疗 3 天后（具体用药不详）体温降至正常，但咳嗽、咳痰症状无明显缓解。2009 年 1 月再次出现发热，体温最高 39.2℃，仍为黄色脓痰，外院查血常规：WBC $6.88 \times 10^9$/L，N 67.7%；胸部 CT 可见右肺上叶小片渗出，左舌段、左下叶沿支气管血管束分布的淡片影，纵隔窗可见淋巴结增大（图 25-1）；予抗感染治疗效果不佳，复查胸部 CT 肺内病变加重，为进一步诊治入院。

**既往史**：2005 年患慢性粒细胞白血病，行同胞 HLA 配型全相合骨髓移植术，术前采用大剂量马利兰（白消安）和环磷酰胺预处理，未放疗，术后应用环孢素 A 共 10 个月，泼尼松约 1 年半。目前停用糖皮质激素及免疫抑制剂治疗 2 年。

**入院查体**：T 37.5℃，P 120 次/分，BP 89/55mmHg，$SpO_2$ 95%（鼻导管 2L/min）。神志清楚，右侧颈后可及直径 2cm 淋巴结，质中活动可，无压痛，左侧颈部可及多枚小淋巴结。贫血貌，颈静脉无充盈，左下肺可及胸膜摩擦音。心率 120 次/分，律齐，腹部查体未见异常。双下肢无明显水肿。

入院后多次痰涂片可见革兰阳性球菌、革兰阴性双球菌、革兰阴性杆菌，培养均阴性；真菌涂片、培养，抗酸染色均阴性；CMV 抗原阴性；局麻下行右颈部淋巴结活检，术中可见多个淋巴结融合，难以切除完整的淋巴结，故取部分组织送病理。颈淋巴结活检病理：纤维脂肪组织中见低分化腺癌浸润，免疫组化：AE1/AE3（+），CK7（+），CK20（-），TTF-1（+）；特染：黏卡（-）。骨扫描：双侧肋骨、颈椎上端、胸骨、第 4 腰椎、骶骨及右侧髂骨可见多个点状放射性增高区，印象为全身多发骨转移。

因患者一般状况较差，无法完善肺内病变活检，故原发肿瘤部位难以明确，但淋巴结病理免疫组化提示为腺癌，TTF-1 阳性，考虑肺来源可能性大。转肺癌病房继续治疗，评价全身状况后予厄罗替尼 150mg qd 治疗。患者经靶向治疗后，目前已存活 9 个月。

## 讨论与分析

骨髓移植是器官移植的一种，通过将正常骨髓由静脉输入患者体内，以取代病变骨髓的治疗方法，根据干细胞来源不同分为自体干细胞移植和异体干细胞移植，目前前者主要应用于多发性骨髓瘤、非霍奇金淋巴瘤、霍奇金淋巴瘤、急性髓系白血病等，后者主要应用于急性髓系白血病、急性淋巴细胞白血病、慢性淋巴细胞白血病、骨髓增殖性疾病等血液系统肿瘤和再生障碍性贫血、阵发性睡眠性血红蛋白尿等其他血液系统疾病。对于 CML 而言，慢性期患者接受异基因骨髓移植后长期无病存活率可达 55% ~ 80%。

众所周知，骨髓移植后感染风险增高，特别是术后 6 个月内多种病毒、细菌、真菌的感染率均显著升高。

第二肿瘤是骨髓移植后常见的远期并发症。根据 Rizzo 等 2009 年发表于 Blood 的文献分析，随访近 3 万名骨髓移植患者，术后 10 年、15 年、20 年的实体肿瘤发生率分别为 2.5%、5.8% 和 8.8%，总体肿瘤发生率为健康人群的 2 倍。有些文献报告第二肿瘤的发生甚至比健康人群高 8 倍以上。多因素分析显示全身放疗（TBI）、中重度慢性移植物抗宿主病（GVHD）会显著增加肿瘤发生率。此外，有文献报道男性患者、年龄 >40 岁、放疗剂量的大小、免疫抑制剂的应用以及女性供体等也对肿瘤发生率有影响。在肿瘤部位方面，以皮肤、口腔、骨、中枢神经系统、肝等部位的恶变概率较高。

1999 年新英格兰医学杂志发表了一篇很有意思的文章，作者以骨髓移植术后无病生存 2 年以上的患者为研究对象，分析其最终死因，结果发现死于感染者与死于第二肿瘤者基本相当。考虑到近 10 年里抗感染药物的迅猛发展，估计目前真正死于感染者可能会更少。

### 专家点评

尽管国外学者已经对骨髓移植后第二肿瘤的发生有了比较深入的研究，但目前国内期刊尚未检索到此类病人的报道。结合本病例特点，我们了解到在面对骨髓移植术后患者出现肺部症状时，不仅要考虑感染，也需要警惕第二肿瘤的发生，特别是移植术后较长时间，经抗感染效果不佳者。

（江 伟 施举红 王孟昭）

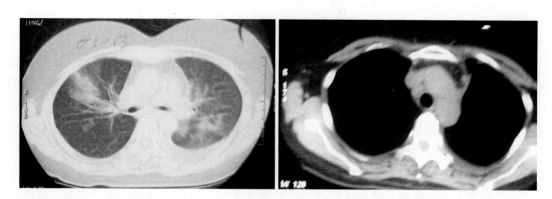

图25-1　胸部CT可见右肺上叶小片渗出，左舌段、下叶沿支气管血管束分布的淡片影，纵隔窗可见淋巴结增大

## 参 考 文 献

[1] Gratwohl A, et al. Allogeneic bone marrow transplantation for chronic myeloid leukemia. Working Party Chronic Leukemia of the European Group for Blood and Marrow Transplantation (EBMT). Bone Marrow Transplant. 1996, 179 (suppl 3): S7 – 9

[2] Rizzo JD, et al. Solid cancers after allogeneic hematopoietic cell transplantation. Blood. 2009, 113 (5): 1175 – 1183

[3] Curtis RE, et al. Solid cancers after bone marrow transplantation. N Engl J Med. 1997, 336 (13): 897 – 904

[4] Gallagher G, et al. Second solid cancers after allogeneic hematopoietic stem cell transplantation. Cancer 2007, 109: 84 – 89

[5] Socie G, et al. Long-term survival and late deaths after allogeneic bone marrow transplantation. Late Effects Working Committee of the International Bone Marrow Transplant Registry. Solid cancers after bone marrow transplantation. N Engl J Med. 1999, 341 (1), 14 – 21

# 病例 26　活动后气短，肺部阴影，下肢肿物
## ——肺黏膜相关淋巴组织 B 细胞淋巴瘤

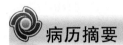

### 病历摘要

患者男性，59 岁，因活动后气短、发现下肢肿物 5 年余于 2010 年 11 月 24 日入院。

患者于 2005 年无明显诱因出现剧烈活动（如疾走、上 5 层楼）后气短，无咳嗽、咯血、胸痛等伴随症状，能胜任日常生活。2005 年 4 月胸部 CT 示双肺多发斑片影，未治疗。2005 年 10 月发现右大腿外侧肿物，约 2cm×2cm，表面红肿、破溃并脓液流出，至当地医院行"右侧大腿肿物切除术"；病理回报：T 细胞间变性大细胞淋巴瘤；免疫组化：CD3（＋）、CD30（＋）、CD15（－）、CD20（－）、ALK（－）。于 2005 年 10 月至 2006 年 3 月行 6 个疗程 CHOP（环磷酰胺＋多柔比星＋长春新碱＋泼尼松）方案化疗及 10 余次局部放疗（具体放疗方案不详），局部伤口愈合良好，未再发肿物。期间多次复查胸部 CT，肺部斑片影较前增多，并逐渐形成多处实变影，间断应用多种抗生素疗效欠佳；且活动后气短程度较前有所增加，上 3 层楼即有气短，尚能胜任日常生活。此次因 2010 年 11 月复查胸部 CT 示肺内病变进一步加重，为进一步诊治收入我科。自发病以来无盗汗、乏力、体重下降等。

**既往史：** 高脂血症 10 余年，高血压 5 年余。吸烟 30 年，20 支/日，已戒 5 年。近期诊断 2 型糖尿病，药物治疗中。否认毒物、放射线接触史。婚育、家族史无特殊。

**入院查体：** 生命体征平稳，浅表淋巴结未及肿大，双肺呼吸音稍粗，左下肺呼吸音偏低，心界向左扩大，腹部未及明显异常，双下肢无水肿。

**实验室检查：** 血白细胞 $5.87×10^9$/L，中性粒细胞 63.9%，血红蛋白 162g/L，血小板 $292×10^9$/L。动脉血气分析：pH 7.408，二氧化碳分压 40.0mmHg，氧分压 64.1mmHg，碳酸氢根 24.8mmol/L。尿常规、便常规、肝肾功能、乳酸脱氢酶、凝血功能、降钙素原、1,3-β-D 葡聚糖试验均正常。肺功能：限制性通气功能障碍伴弥散功能减低。2010 年 12 月 10 日复查胸部高分辨 CT 示双肺内带界限不清的多发实变影，其内可见支气管充气征及泡状影，右肺上叶可见小结节影（图 26-1）。

**支气管镜检查：** 支气管黏膜光滑，未见新生物及结节。支气管吸取物细菌涂片、真菌涂片、细菌培养、抗酸染色均（－）。毛刷细菌涂片、抗酸染色均（－）；真菌涂片：可见孢子，未见菌丝。右侧大腿肿物病理切片我院会诊：皮肤表面溃疡，炎症反应重，

表皮下见大疱形成。真皮层中多发结节，以 CD30$^+$ 细胞为背景的细胞中可见大量 CIM$^+$ 及 EMA 染色阳性的肿瘤细胞，免疫组化：CD30（＋）、ALK（－）、UCHL-l（＋）、CD3（＋）、CD20（－）、EMA（＋）、CD4（＋）、Ki-67 指数 40%，考虑原发皮肤 CD30 阳性 T 细胞增殖性疾病，结合形态及病史考虑为淋巴瘤样丘疹病。骨髓涂片＋活检：大致正常骨髓象。

CT 引导下左肺病灶处穿刺活检，肺组织病理（图 26-2）：正常肺结构破坏，代之以弥漫增生的小淋巴样细胞，可见淋巴上皮病变，瘤细胞免疫组化：CD20（＋），UCHL-l（－），CD4（－），CD8（－），CD3（－），CD30（－），CD56（－），AEI/AE3（－），ALK（－），CD15（－）。基因重排 TCR（－），IgH（＋），IgK（＋）；诊断非霍奇金淋巴瘤（黏膜相关淋巴组织 B 细胞淋巴瘤）。

**诊断：** 肺黏膜相关淋巴组织 B 细胞淋巴瘤（Ⅳ期 A）

皮肤淋巴瘤样丘疹病

高血压病 3 级（极高危）

高脂血症

2 型糖尿病

**治疗：** FND（氟达拉滨＋米托蒽醌＋足叶乙苷）方案化疗，目前病情稳定，于血液科门诊规律随访。

## 讨论与分析

本例患者呈现慢性病程，临床表现为缓慢加重的活动后气短 5 年，病初合并右大腿外侧肿物。系列胸部 CT 提示双肺斑片、实变影，呈进行性加重，经 CT 引导下肺穿刺最终病理证实为肺黏膜相关淋巴组织（mucosa-associated lymphoid tissue，MALT）淋巴瘤。而右大腿外侧肿物已行手术切除，术后皮肤病理曾外院诊断为 T 细胞间变性大细胞淋巴瘤，但经我院病理科结合已有 5 年的病史、组织切片的镜下表现及免疫组化，最终考虑为淋巴瘤样丘疹病。本例患者在同一时期出现 B 细胞来源的肺 MALT 淋巴瘤及 T 细胞来源的皮肤淋巴瘤样丘疹病，极为罕见，为国内外首次报道。

MALT 淋巴瘤是一种起源于黏膜相关淋巴组织的低度恶性结外淋巴瘤中的独特类型，最易侵犯的部位是胃，除此以外，肠道、唾液腺、肺、甲状腺、胸腺、乳房、皮肤及生殖器官等均有发现 MALT 淋巴瘤的报道。原发于肺部的淋巴瘤占所有淋巴瘤的 0.4%，而原发肺的淋巴瘤又以 MALT 淋巴瘤最多见，约占所有肺淋巴瘤的 2/3，肺 MALT 淋巴瘤的发病与吸烟、反复肺部感染、某些自身免疫病等超常慢性免疫系统刺激因素有关，多见于 60 岁以上的患者。其临床表现缺乏特异性，通常表现为咳嗽、胸痛、胸闷、血痰、发热、体重减轻等，部分患者可无任何症状，因查体的胸部影像学检查而发现。肺 MALT 淋巴瘤的影像学表现多种多样，病灶可以是单个或多个，分布于中心或边缘，病灶密度差异很大，但以肺内结节、斑片或实变影为多见。病理上表现为：正常肺结构消失或被破坏，可见大量或弥漫的小淋巴样细胞浸润，围绕反应性滤泡。肿瘤由淋巴细胞样细胞、淋巴浆细胞样细胞、中心细胞样细胞（边缘区）或单核细胞样 B 细胞组成。部分患者可见淋巴上皮病变（支气管、细支气管或肺泡上皮被肿瘤细胞浸润）。组织结构特点包括滤泡的边缘区和（或）滤泡间区分布，滤泡植入和淋巴上皮病变。MALT 淋巴瘤免疫组化表达 B 细胞抗原，如 CD20、CD79ct 阳性，而 CD5、CD10、CD23 等阴性。基因重排以免疫球蛋白重链阳性多见。肺 MALT 淋巴瘤的治疗目前推荐的方案为：对于病变仅限于单个肺叶，可考虑局部放射或手术，而对于双肺病变或有肺外病灶者则选择化疗。肺 MALT 淋巴瘤大多数预后好，研究表明其 1 年、5 年及 10 年生存率分别为 91%、68% 及 53%。

淋巴瘤样丘疹病是一种慢性、复发性疾病，2005 年世界卫生组织、欧洲癌症治疗研究组织的皮肤淋巴瘤分类将其和原发性皮肤间变性大细胞淋巴瘤均归入原发性皮肤 CD30$^+$ 淋巴增殖性疾病。本病皮损呈多形性，好发于躯干及四肢近端，表现为泛发的红棕色丘疹和结节，表面常有出血、坏死及溃疡，皮损大小不定，成批出现，常持续数周或数月后可自行消退，愈后留有色素沉着或萎缩性瘢痕。其病因和发病机制尚不明确。淋巴瘤样丘疹病病理学表现共分为组织细胞型、蕈样肉芽肿样型、间变大细胞淋巴瘤样型三型。本例应为间变大细胞淋巴瘤样型，易误诊。淋巴瘤样丘疹病的病理特点是 CD30$^+$ 淋巴细胞簇集或呈大片状分布，免疫组化标记表达 CD3$^+$、CIM$^+$、CD8$^+$、CDD56$^{+/-}$。本病有自限性，预后良好，5 年生存率达 100%。据报道有 10%~20% 淋巴瘤样丘疹病患者最终进展为 T 细胞淋巴瘤，需密切随访。两种以上淋巴瘤并存的情况称为混合淋巴瘤，临床中非常罕见，可以是不同类型的 B 细胞淋巴瘤或 T 细胞淋巴瘤混合，甚至有 B 细胞淋巴瘤和 T 细胞淋巴瘤混合的情况。在一项对 118 例淋巴瘤样丘疹病患者长达 6 年的研究中，约 19% 的患者合并其他类型的淋巴瘤；患者淋巴瘤可出现在淋巴瘤样丘疹病之前，或合并出现，或在淋巴瘤样丘疹病起病后出现，仅有 7 例患者有皮肤外淋巴瘤表现。而本例肺 MALT 淋巴瘤合并皮肤淋巴瘤样丘疹病的患者极可能为首次报道。出现混合淋巴瘤的危险因素有：既往化疗药物的应用，合并自身免疫性疾病（如干燥综合征），原发性或获得性免疫缺陷病，以及自身免疫性淋巴增殖综合征（autoimmune lymphoproliferative syndrome，ALPS）等。ALPS 是一种少见遗传性疾病，其病因是由于 Fas-FasL 信号转导途径相关基因发生突变，引起 T 细胞凋亡不足，导致非恶性淋巴管肿大和自身免疫紊乱。对本例患者而言，在起病初并未应用化疗药，亦无自身免疫病或免疫缺陷病等导致混合淋巴瘤的高危因素；出现肺 MALT 淋巴瘤与皮肤淋巴瘤样丘疹病两者并发，是偶然现象抑或有特殊的发病机制，尚需进一步研究证实。

## 专家点评

　　本例主要表现为皮肤病变和肺部多发阴影，最终通过病理分别诊断为皮肤淋巴瘤样丘疹病和肺 MALT 淋巴瘤。肺部 MALT 淋巴瘤为淋巴瘤中的少见类型，同时合并淋巴瘤样丘疹病更加罕见。两种淋巴瘤同时存在，提示患者免疫系统处于一种特殊的淋巴系统增生异常的状态。恶性肿瘤，如肺癌也存在两种病理类型同时存在或先后出现的情况，治疗上以针对恶性程度相对高的为主。该患者经过针对肺 MALT 淋巴瘤的化疗，目前预后良好。该病例提示我们，当身体内不同部位的病变无法用同一种疾病解释时，也需要考虑二元情况的存在。

（黄　慧）

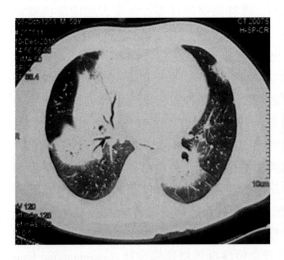

图 26-1　胸部 CT（2010 年 12 月 10 日）示右中叶、右下叶进展为实变影，左下叶及左上叶新出现实变

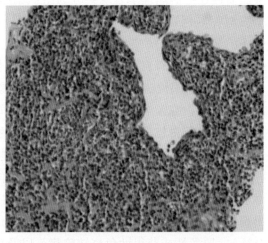

图 26-2　肺组织病理（HE×200）：肺MALT 淋巴瘤，镜下表现为正常肺结构消失，大量淋巴样细胞浸润，可见淋巴上皮病变

## 参 考 文 献

［1］Ferraro P，Trastek VF，Adlakha H，et al. Primary non-Hodgkin's lymphoma of the lung. Ann Thorac Surg，2000，69：993 - 997

[2] Arnaoutakis K, Oo TH. Bronchus-associated lymphoid tissue lymphomas. South Med J, 2009, 102：1229 – 1233

[3] Bae YA, Lee KS, Han J, et al. Marginal zone B-cell lymphoma of bronchus-associated lymphoid tissue：imaging findings in 21 patients. Chest, 2008, 133：433 – 440

[4] Willemze R, Jaffe ES, Burg G, et al. WHO-EORTC classification for cutaneous lymphomas. Blood, 2005, 105：3768 – 3785

[5] Steinhoff M, Assaf C, Anagnostopoulos I, et al. Three coexisting lymphomas in one patient：genetically related or only a coincidence? J Clin Pathol, 2006, 59：1312 – 1315

# 病例 27　肺部多发空洞及片状阴影
## ——肺部间变大细胞淋巴瘤

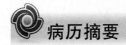 病历摘要

患者女性，17 岁，因咳嗽、咳痰、间断发热 6 个月于 2006 年 8 月入院。

2006 年 1 月下旬患者出现咳嗽及午后发热，体温最高达 38℃，无畏寒、寒战，同时咳少量绿色脓痰，有时痰中带血丝。多次查 X 线胸片及胸部 CT 显示肺炎、右上肺实变影内小空洞，先后给予多种抗生素静脉滴注，后因不除外结核，曾四联抗结核（HREZ）治疗 4 个月余患者仍间断发热，体重下降 10 余公斤，且肺内病变范围及空洞逐渐增大。

**入院查体：** 体温 37℃，脉搏 95 次/分，呼吸 22 次/分，血压 110/60mmHg。杵状指（趾），双侧锁骨上、双侧腹股沟有数枚黄豆大小淋巴结，质软，活动度好，无压痛，右肺呼吸音低减，可闻及少量干湿性啰音。余均阴性。

**实验室检查：** 白细胞 $49.24 \times 10^9/L$，中性粒细胞 0.91，血红蛋白 100g/L，血小板（PLT）$445 \times 10^9/L$；血涂片显示中性分叶为 0.93，细胞形态未见异常。血气分析显示 pH 为 7.381，动脉血二氧化碳分压（$PaCO_2$）40.4mmHg，动脉血氧分压（$PaO_2$）78.2mmHg，动脉血氧饱和度（$SaO_2$）95.4%；血白蛋白 27g/L，乳酸脱氢酶正常；肾功能正常；红细胞沉降率 90mm/1h、C-反应蛋白 116mg/L；补体正常；蛋白电泳显示 $\alpha_1$ 球蛋白 11.5%；$\alpha_2$ 球蛋白 17.2%；$\beta_2$ 球蛋白 6.9%，$\gamma$ 球蛋白正常；抗结核抗体阴性；抗核抗体 1:80；抗中性粒细胞胞浆抗体（ANCA）及抗可提取核抗原抗体（ENA）均阴性；痰涂片显示革兰阳性球菌成对少见，革兰阴性杆菌偶见；痰找抗酸杆菌阴性；痰培养显示有少量白色念珠菌；X 线胸片及胸部 CT 显示右肺大片实变及多发空洞，双肺多发结节（图 27-1，图 27-2）；腹部 CT、骨扫描、超声心动图均未见异常；多次血培养阴性；骨髓穿刺显示感染性骨髓象；骨髓培养阴性；支气管镜显示右上叶尖后段可见 2 个新生物隆起，表面光滑并阻塞大部分管腔，右中叶外侧段开口处可见新生物但表面尚光滑、未见充血；支气管肺泡灌洗液（BALF）涂片未见细菌及奴卡菌、抗酸染色阴性，BALF 细菌、真菌培养以及奴卡菌培养均阴性；右中叶外侧段新生物活检病理（图 27-3）显示大核及多核异型细胞，结合免疫组化考虑为（右肺中叶）间变性大细胞淋巴瘤；免疫组化显示 ALK（间变性淋巴瘤激酶）大细胞阳性，CD30 大细胞阳性，CD3 可疑，CD20 阴性，CD34 阴性，LCA（白细胞共同抗原）

散在阳性，TIF-1（甲状腺转录因子1）阴性，AE1/AE3（细胞角蛋白）阴性，CK7（细胞角蛋白7）阴性，CEA（癌胚抗原）阴性。

2006年8月开始给予患者4个疗程CHOP（环磷酰胺、阿霉素、长春新碱、泼尼松）方案化疗，患者体温正常，咳嗽、咳痰基本消失，出院后继续化疗。

**诊断：**间变大细胞淋巴瘤（ALCL）

## 讨论与分析

本例临床和实验室特点：①少年女性，慢性病程，临床上以咳嗽、咳痰及发热为主要表现；②肺部影像学表现为肺内多发空洞以及沿支气管血管束分布的片状影及结节，纵隔淋巴结增大；③发热与肺部病变与抗生素治疗无明显相关性；④血白细胞明显升高，炎性指标异常；⑤支气管镜下可见新生物。

回顾患者整个诊治过程非常曲折，曾先后被误诊为肺脓肿、肺结核、肺部真菌感染、血管炎等，最后依据病理检查并加做CD30和ALK免疫组化染色得到正确诊断（原发性肺间变性大细胞淋巴瘤）。间变性大细胞淋巴瘤（ALCL）作为淋巴瘤分类中的一种独立类型，1985年由Stein等首次报道，其组织形态特点是肿瘤细胞之间相互黏附并沿淋巴窦生长，可侵犯滤泡间副皮质区，最终累及整个淋巴结。其肿瘤细胞胞体较大，细胞核大且形状不规则，染色较淡，核仁显著（单个或多个），核分裂象多。细胞质丰富，呈嗜碱性或嗜双色性。

ALCL根据其病理学特征可以分为普通型、小细胞型、淋巴组织细胞型、富含巨细胞类型、肉瘤样类型、富含中性粒细胞类型和印戒细胞类型。富含中性粒细胞类型肿瘤组织中有大量中性粒细胞的浸润，伴或不伴有外周血中性粒细胞升高，该亚型需要和炎症化脓性疾病等相鉴别。本例患者组织学标本中即含有大量中性粒细胞，最初被误诊为感染性疾病。中性粒细胞的浸润可能是内皮细胞、巨噬细胞或肿瘤细胞释放中性粒细胞趋化因子或者是机体对肿瘤组织产生的炎症反应所致，IL-8在其中起关键作用。

对病理上怀疑ALCL的患者可以通过免疫组化染色，区分瘤细胞是T、B淋巴细胞或非T、B淋巴来源的肿瘤，可以选择CD3、CD20、CD30、ALK染色。如CD3阳性为T淋巴细胞来源，CD3和CD20阴性为非T、B淋巴细胞来源。瘤细胞几乎均表达CD30，部分表达ALK。CD30又名Ki-1，因此ALCL又被称作Ki-1淋巴瘤。但是CD30阳性并不仅限于ALCL，霍奇金淋巴瘤的Reed-Sternberg细胞、弥漫性大细胞淋巴瘤以及以免疫母细胞为主的良性反应性淋巴结炎等亦可见到CD30的表达。部分瘤细胞也表达ALK（为肿瘤细胞中基因易位后形成的融合蛋白），在肿瘤的发生和形成过程中起重要作用。

大约2/3的ALCL可出现高热等非特异性症状，发病时往往已属Ⅲ/Ⅳ期。大约10%的患者有肺、肝受累。本例患者表现为肺受累。Rush等报道了5例原发于肺的ALCL，结合我院2例（包括此例）根据其特点总结如下：男女比例为4:3，年龄17~66岁不等，病死率为 28.6%（2/7）。临床症状可以有咳嗽、咳痰、呼吸困难等肺部受累，也可以出现体重减轻、发热等全身症状，一般会在呼吸内科就诊。

原发于肺部的淋巴瘤在 CT 上有一些特点：其病变主要位于支气管周围间质，如呼吸性细支气管及支气管壁，小叶间隔及胸膜下间质，可以为单发或多发圆形结节影，直径不等，大者可达 1 个肺叶；或浸润肺间质但不破坏支气管结构，故可以见到支气管充气征，表现为沿肺段分布的实变。一些病变也可以见到空洞征象，但一般不会出现钙化；还可以见到小叶间隔增厚或小叶中心性的微结节。20% 的患者可以出现胸腔积液；也可以出现肺门或纵隔淋巴结的肿大。ALCL 的病变特点与各种肺部淋巴瘤的影像学特点基本类似。本例患者空洞病变可能提示为较陈旧的病变，病变特点较为清晰的是新出现的病灶，此时，可以清楚地看到沿肺段分布的实变及沿支气管血管束分布的结节影。本例以空洞为突出表现，容易与结核、真菌感染、血管炎（如坏死性肉芽肿血管炎）等混淆，临床上如不积极寻找病理学证据很难确诊。本例患者曾有 1 次活检提示血管周围的炎性细胞浸润，如果满足于血管炎的诊断，势必将耽误患者的治疗，影响预后。

文献中 5 例获得病理标本是通过外科肺活检而获得。本例在诊断过程中还因为标本获取较小，给病理科医师造成了判断上的困难。文献报道，25%～30% 的患者分别能通过 CT 引导下肺穿刺和支气管镜检查确诊，这两种手段对肺淋巴瘤的诊断阳性率不高。可能是因为此方法活检组织较小，不足以完成所有需要的免疫组化检查。因此，对于此类患者应该积极行外科肺活检来获得诊断，以免延误诊治。ALCL 的治疗主要是参照非霍奇金淋巴瘤治疗。

## 专家点评

肺部空洞性病变是呼吸科常见的肺部表现，可见于结核、真菌、血管炎、肿瘤等。本例曾被多次误诊，甚至经过正规的抗结核、抗真菌治疗，病理也曾误报为血管炎。支气管镜和经皮肺穿刺等活检手段因为所得标本小，对于淋巴瘤的诊断较为困难。对于这种常规治疗效果不佳的病历应该开拓思路，还要与病理科进行充分的沟通与合作，方能尽可能地通过创伤较小的有创操作来得到正确的诊断。

（赵 静 田欣伦）

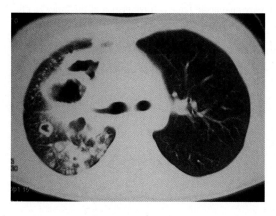

图27-1 患者的影像学资料：可见右上肺多发空洞病变，空洞内无液平

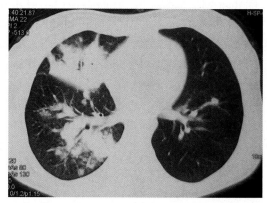

图27-2 右中叶实变，其中可见支气管充气征，右下叶多发结节，融合成片状实变。左下肺也可以见到沿支气管走行的单发结节影

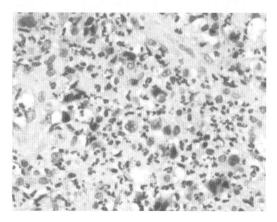

图27-3 苏木素-伊红染色（HE×300）显示肿瘤细胞体积较大，细胞核大且形状不规则，染色较空淡，核仁显著，细胞质丰富，嗜碱性或嗜双色性，周围有较多的中性粒细胞

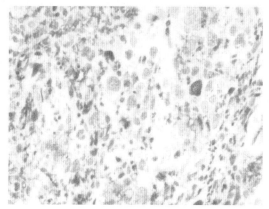

图27-4 为LCA免疫组织化学染色（IHC），可见散在的淋巴细胞和肿瘤细胞阳性

## 参 考 文 献

［1］Isaacson PG，Norton AJ. Extranodal lymphomas 1994. New York，Churchill Livingstone

［2］Chott A，Kaserer K，Augustin I，et al. Ki-1-positive large cell lymphoma：a clinicopathologic study of 41 cases. Am J Surg Pathol 1990，14：439 – 448

[3] Rush WL，Andriko JA，Taubenberger JK，et al. Primary anaplastic large cell lymphoma of the lung：a clinicopathologic study of five patients. Mod Pathol 2000，13：1285 – 1292

[4] Cadranel J，Wislez M，Antoine M. Primary pulmonary lymphoma. Eur Respir J 2002，20：750 – 762

[5] Ferraro P，Trastek VF，Adlakha H，et al. Primary non-Hodgkin's lymphoma of the lung. Ann Thorac Surg 2000，69：993 – 997

# 病例 28　发热、肺内多发结节伴空洞
## ——弥漫性大 B 细胞型非霍奇金淋巴瘤

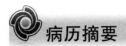 病历摘要

患者女性，69 岁，因反复发热、咳嗽 1 年于 2009 年 3 月 23 日入院。

患者 2008 年 2 月底起间断午后发热，T 38℃，咳嗽、咳白色及黄色黏痰，偶痰中带血，伴盗汗、乏力；症状进行性加重，血尿常规大致正常，ESR 45～53mm/1h，ANCA、PPD 试验阴性，痰涂片抗酸杆菌阴性，痰培养阴性；2008 年 3 月 22 日 CT 示双肺多发结节伴空洞（图 28-1），考虑肺部感染，先后予头孢三代、青霉素类、喹诺酮等多种抗生素治疗无好转，仍间断发热。2008 年 4 月开始予抗结核治疗 1 个月，发热、咳嗽、盗汗无明显变化。2008 年 6 月当地考虑肺脓肿，予替米沙星及胸腺肽支持治疗 1 个月无效，乏力、持续低热、体重下降明显；2008 年 7 月出现重度贫血及低蛋白血症，予以输血并补充白蛋白。2008 年 7 月 14 日当地医院支气管镜肺穿刺活检示异形细胞团，不除外小细胞肺癌；行 CT 引导肺穿 2 次，病理示未见肿瘤组织。考虑肺部恶性肿瘤可能，予 CE 方案化疗 3 个疗程，第 2 疗程后患者体温一度降至正常。复查 CT 示右上肺结节缩小（图 28-2）。化疗过程中出现Ⅲ度骨髓抑制、Ⅲ度消化道反应而无法继续化疗。2008 年 10 月患者再次发热、咳嗽、咳黄痰，在另一家医院诊断坏死结节性肉芽肿，予泼尼松 30mg/d 1 个月，25mg/d 1 个月，20mg/d 1 个月，症状无改善，复查 CT 示双肺结节空洞较前略增大增多（图 28-3）。入院前 1 周患者出现少言懒语，对答欠流利，双下肢活动障碍，尿失禁、为进一步明确诊治收入我科。1 年来体重下降 10 余公斤。

**入院查体**：T 38.3℃，P 90 次/分，R 22 次/分，BP 125/75mmHg，$SpO_2$ 90%；反应迟钝，神情淡漠；皮肤干燥脱屑，睑结膜苍白；颈抗阳性；双下肺呼吸音低，心率 90 次/分，频发期前收缩；双下肢肌力Ⅱ级，双上肢肌力Ⅳ级，双侧膝反射、跟腱反射未引出，双侧霍夫曼征阳性，巴氏征、卡式征、布氏征阳性；双下肢可凹性水肿。

**实验室检查**：血常规：WBC（8.25～11.9）×$10^9$/L，N 90.9%～92.7%，L（0.19～0.43）×$10^9$/L，Hb 53～63g/L；ALB 19g/L；ANA、ENA、ANCA 均阴性；结核抗体阴性；痰找细菌、真菌及培养、痰找抗酸杆菌及 PCP 均阴性；肺癌筛查正常；CA125 139.7U/L；脑脊液压力 70cm$H_2O$，常规正常；生化：蛋白 0.75g/L，$Cl^-$ 115mmol/L；墨汁染色及涂片找细菌阴性；胸腹增强 CT：两肺散在大小不等片影，部分空洞形成；左侧少量胸腔积液；

两肺门及纵隔多发淋巴结；肝多发实性结节；腹膜后软组织密度影，考虑增大淋巴结可能。头颅 CT 大致正常。

入院后加强肠内营养支持，输血、输白蛋白、新鲜冷冻血浆纠正贫血、低蛋白血症；纠正电解质紊乱，强心苷、美托洛尔控制心率；肺穿刺活检病理：非霍奇金淋巴瘤，弥漫性大 B 细胞型。肺组织涂片找细菌、真菌、抗酸染色及六胺银染色均阴性；真菌培养阴性。

**病理检查**：非霍奇金淋巴瘤，弥漫性大 B 细胞型。

**诊断**：弥漫性大 B 细胞型非霍奇金淋巴瘤

## 讨论与分析

患者起病初临床表现主要为呼吸道症状，且影像征象也以肺内病变为主，肺外脏器侵犯并不明显，该类淋巴瘤诊断较为困难。仅有肺部而不伴有其他部位侵犯的淋巴瘤称原发性肺淋巴瘤，Cordier 等认为诊断原发性肺淋巴瘤需满足四点：①影像学表现为肺、支气管受累不伴纵隔淋巴结增大；②既往无肺外淋巴瘤；③临床检查排除肺外淋巴瘤或淋巴细胞性白血病；④发病后 3 个月未出现肺外淋巴瘤征象。高金明、田欣伦等分别对我院 6 例和 18 例原发性肺淋巴瘤患者进行了总结，其最初误诊率高达 100% 及 61%。不能满足上述四点者为继发性肺淋巴瘤。本例患者明确诊断时已合并腹膜后淋巴结增大，故考虑继发性肺淋巴瘤可能大。

肺淋巴瘤 CT 表现多种多样，缺乏特征，综合既往文献报道大致可分为六型：①结节、肿块型：最为常见，发生率 68%～100%。表现为肺内多发或单发病灶，边界模糊或清楚，直径 1～10cm，可跨肺叶分布，可伴支气管充气像、支气管增宽、空洞及液平面形成等；②间质型：发生率 33%，主要表现为小叶间隔增厚和支气管血管增粗，CT 可见弥散的网格影、网状结节影或双肺磨玻璃样变；③胸膜受累：其发生率分别为胸腔积液 22%～42%、胸膜下结节 32%、胸膜增厚 55%、原发病灶累及胸膜 4.2%；④浸润型：发生率 17%～41.7%，表现为沿肺段或叶分布的模糊斑片影；⑤粟粒型：可见于血行播散者。由于肺淋巴瘤主要沿淋巴管播散，该型罕见；⑥继发型肺淋巴瘤可合并肺门淋巴结增大和（或）纵隔淋巴结增大，是鉴别继发和原发型肺淋巴瘤的重要证据；⑦混合型：多数患者合并至少两种上述表现。本例患者肺内病变呈现多形性，有沿支气管血管束走行的团块影、斑片状渗出影；散在分布的大小不等结节影；厚壁空洞及液平面形成、累及胸膜；多发实变影；双侧肺门明显增大、右前上纵隔旁肿块影、右肺背段胸膜下类圆形结节等，故应归类于混合型。

患者肺穿病理类型为弥漫性大 B 细胞淋巴瘤（diffuse large B-cell lymphoma，DLBCL）。该类淋巴瘤可定义为 B 细胞起源的、有大的肿瘤细胞、具有侵袭性临床表现、需要高效力的化学治疗的恶性淋巴瘤。其形态学特点在于弥漫性恶性增生及细胞核至少 2 倍于正常淋巴细胞核或大于巨噬细胞核。不同类型 DLBCL 具有某些共同的形态学（瘤细胞大和弥漫性生长）、免疫表型（表达 B 细胞抗原）及遗传学（Ig 基因重排）特征，但在 B 细胞亚群起源、遗传学及临床上均存在显著差异。2008 年恶性淋巴瘤的 WHO 分类将 DLBCL 分为三大类，即非特异型（NOS）、亚型和其他独立病种。其中最常见的为 NOS，占所有 NHL 的25%~30%；NOS 常见组织学亚型有中心母细胞性、免疫母细胞性及间变性三种。DLBCL亚型包括三种，即富于 T 或组织细胞的 DLBCL、原发性中枢神经系统 DLBCL 及 EB 病毒阳性的 DLBCL。据统计，8%~10% 无免疫缺陷的亚洲 DLBCL 患者并存 EB 病毒感染，且随着年龄增长，EB 病毒阳性较阴性者患 DLBCL 风险增加、预后变差。故新分类标准特别指出，病理或临床上疑为 DLBCL 时，应检测相关的病毒和患者的免疫功能，以作出正确诊断和选择最佳治疗方案。其他独立病种包括原发性纵隔（胸腺）DLBCL、血管内 DLBCL（包括伴慢性炎症的 DLBCL、淋巴瘤样肉芽肿病及 ALK 阳性的 DLBCL）、浆母细胞性和原发性渗出性淋巴瘤。DLBCL 约占全部淋巴瘤发病率的 28%，我国 DLBCL 患者比例更高，占所有恶性淋巴瘤的 40% 以上；DLBCL 在美国 NHL 患者中占 20.1%、在日本 NHL 患者中占33.34%。各项研究均显示中老年人，尤以 40~50 岁的人多见。DLBCL 可原发于淋巴结内或结外，常见结外受累部位包括消化道、皮肤、中枢神经系统、骨、乳房、眼眶、睾丸、扁桃体、鼻窦、鼻腔、口咽环等，肺受累少见。DLBCL 侵袭性强、病情进展迅速，若不进行积极的治疗，中位生存期不足 1 年。本例患者老年女性，从出现肺部症状至死亡病程共计 14 个月，与既往文献报道生存期接近。

## 专家点评

　　患者在外院辗转就诊，一直未能明确诊断，曾先后被误诊为"肺炎、结核、肺脓肿、肺癌及结节性肉芽肿"，分析其原因如下：

　　1. 以肺内病变为首发临床表现的肺淋巴瘤少见，其临床及影像学表现均缺乏特征性，通过该例患者总结肺淋巴瘤与上述疾病的鉴别要点如下：

　　（1）肺炎、肺脓肿：影像学表现与肺炎型肺淋巴瘤类似，但前者有肺炎的特征性稽留高热、白细胞及中性粒计数增多；肺门、纵隔及腹膜后淋巴结增大少见；引起肺内多发结节伴空洞的主要是金葡菌、军团或真菌感染，反复深部痰、肺泡灌洗液及血培养、血尿特异性抗体检测有助于鉴别。

　　（2）结核：与淋巴瘤一样，均可出现慢性发热、盗汗、乏力、食欲不振、体重下降等特异消耗症状，但前者多发于肺上叶尖后段及下叶背段，周围多有卫星灶；且患者 PPD 及结核试验均阴性，反复痰培养未找到结核杆菌，规范抗结核治疗 1 个月症状及肺部影像无改善，中等量激素治疗 3 个月病变未迅速播散，均不支持结核。

（3）肺原发癌/肺转移瘤：原发肺癌多为肺内单发软组织密度影，病程慢性经过，多无症状，出现症状已至中、晚期。患者在当地曾误诊肺癌，并行3疗程CE方案化疗。但小细胞肺癌进展快，出现症状时多已出现远处转移，对首次化疗反应好；双肺转移性肿瘤一般不出现空洞样变化，伴长期间断性高热也少见，并容易找到原发瘤。病理是鉴别关键。

（4）结节性肉芽肿：包括肉芽肿性疾病（坏死性肉芽肿血管炎、结节病等）和其他恶性肿瘤。①坏死性肉芽肿血管炎（韦格纳肉芽肿病）：常合并上呼吸道及肾受累，PR3-ANCA阳性，病理特征为小血管炎及坏死性多核巨细胞性肉芽肿；②结节病：可累及多器官系统，病情进展缓慢，全身消耗症状轻，对中等量激素反应好，部分患者有自愈倾向；基本病变为类上皮细胞肉芽肿，无干酪样坏死，多见典型的 Langerhans 巨细胞；患者无上述特点，且多次穿刺病理组织学亦不支持。

2. 血液系统恶性肿瘤，如淋巴瘤细针穿刺活检阳性率低。我院田欣伦等总结的18例原发性肺淋巴瘤患者中，15例经外科肺活检确诊，仅有3例经CT引导肺穿及经支气管镜活检标本确诊。此例患者亦经过4次肺穿刺活检方能最后确诊。2008年WHO指南明确指出，尽量完整的淋巴瘤切除活检至关重要，细针穿刺活检不能用于淋巴瘤最初诊断；只能选择粗针穿刺时建议多点穿刺。

3. 对肺淋巴瘤认识不足，鉴别诊断未将该病考虑在内：仅关注肺内病变，而忽略疾病整体性，未及时对其他脏器进行评估。患者在外院反复行胸部CT检查，却始终未行腹盆增强CT、骨扫描、头颅增强MRI及骨髓穿刺涂片活检等；若能及早发现双侧肺门、纵隔及腹膜后淋巴结增大，或在骨髓片中找到瘤细胞能为诊断提供方向。

4. PET-CT 有助于鉴别良恶性肿瘤、区分原发和继发性肺淋巴瘤并指导淋巴瘤正确分型分期；据报道 PET-CT 造影剂 18FDG 摄取大于10，SUV 与 B 细胞淋巴瘤进展显著相关。

5. 明确的病理诊断和分型是治疗前提　在形态学基础上结合免疫组化及基因重排，可能获得更充分的诊断信息。该患者最终诊断亦有赖于形态学及免疫表型的双重鉴定。

6. 诊断未明时加用激素治疗，掩盖病情，并诱发机会致病菌感染。

（刘颖娴　施举红　吴　炜　彭　敏　冯瑞娥　韩　冰）

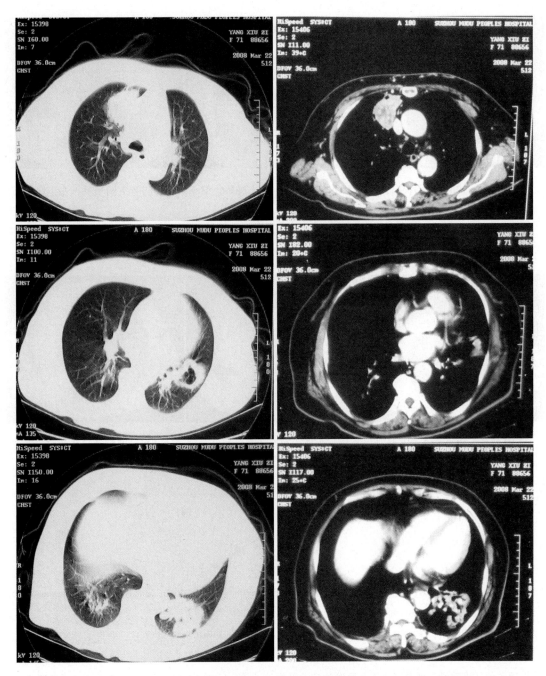

图 28-1　2008 年 5 月 22 日双肺磨玻璃影，双下肺纹理增多增粗；右上肺不规则肿块 4.5cm ×
5.7cm，不规则强化；左下肺肺门旁不规则厚壁空洞；左下肺基底段多发结节伴融合

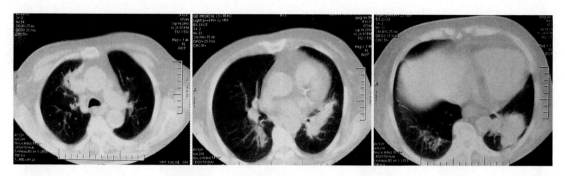

图 28-2　2008 年 9 月 9 日疗程 CE 方案化疗后，右上肺肿块缩小，左肺门旁空洞消失，左下肺结节融合为团块影

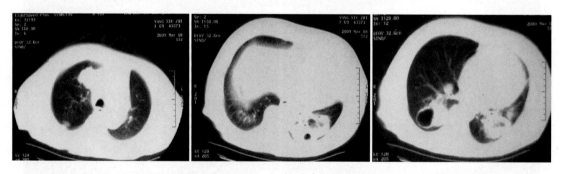

图 28-3　2009 年 3 月 8 日激素治疗 5 个月，右下叶背段新发胸膜下结节影；双侧肺门旁软组织密度影伴空洞形成，左下肺厚壁空洞伴液平面

## 参 考 文 献

［1］ Jackson SA, Tung KT, Mead GM. Multiple cavitating pulmonary lesions in Non-Hodgkin's lymphoma. Clin Radiol, 1994, 49：883－885

［2］ 高金明，黄晓明，王瑞青，等. 原发于肺的淋巴瘤六例临床分析并文献复习. 中华结核和呼吸杂志，2002，25：485－487

［3］ 田欣伦，冯瑞娥，施举红，等. 原发性肺淋巴瘤 18 例临床和影像及病理特点. 中华结核和呼吸杂志，2008，31：401－405

［4］ Cordier JF, Chailleux E, Lauque D, et al. Primary pulmonary lymphomas：clinical study of 70 cases in nonimmunocompromised patients. Chest, 1993, 103：201－208

［5］ Lewis ER, Caskey CI, Fishman EK. Lymphoma of the lung：CT findings in 31 patients. Am J Roentgenol,

1991, 156：711－714

[6] Graham BB, Mathisen DJ, Mark EJ, et al. Primary Pulmonary Lymphoma. Ann Thorac Surg, 2005, 80：1248

[7] Liang WJ, Zhou XY, Xu SL. CT scan findings of primary pulmonary non-Hodgkin's lymphoma and their relation to pathological features. Zhejiang Da Xue Xue Bao Yi Xue Ban. 2009, 38：199－203

[8] Tokuyasu H, Harada H, Watanabe E, et al. Non-Hodgkin's Lymphoma Accompanied by Pulmonary Involvement with Diffuse Ground-Glass Opacity on Chest CT：A Report of 2 Cases. Inter Med 2009, 48：105－109

[9] Kim JH, Lee SE, Park J. Primary Pulmonary Non-Hodgkin's Lymphoma. Jpn J Clin Oncol 2004, 34：510－514

[10] Swerdlow SH, Campo E, Harris NL, et al. World Health Organization Classification of Tumours of Haematopoietic and Lymphoid Tissues. IARC Press：Lyon 2008

[11] Morton LM, Wang SS. Devesa SS, Lymphoma incidence patterns by WHO subtype in the United States. Blood. 2006, 107：265－276

[12] Morton LM, Turner JJ, Cerhan JR, et al. Proposed classification of lymphoid neoplasms for epidemiologic research from the Pathology Working Group of the International Lymphoma Epidemiology Consortium (InterLymph). Blood. 2007, 110：695－708

[13] Lymphoma study group of Japanese pathologists. The World Health Organization classification of malignant lymphomas in Japan：Incidence of recently recognized entities. Pathol Int. 2000, 50：696－702

[14] Ngeow JY, Quek RH, Ng DC, et al. High SUV uptake on FDG-PET/CT predicts for an aggressive B-cell lymphoma in a prospective study of primary FDG-PET/CT staging in lymphoma. Ann Oncol. 2009 [Epub ahead of print]

# 病例29 支气管哮喘、系统性血管炎和纵隔占位
## ——胸腺神经内分泌癌

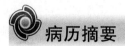 病历摘要

患者男性，47岁，因发作性喘息3年，颌下及肺门淋巴结增大1年于2009年12月4日入院。

患者自2006年1月开始出现发作性胸闷、憋气，伴咳嗽，无发热、胸痛及咯血。上述症状间断发作，夜间间断憋醒，自服氨茶碱可缓解。2006年11月喘息加重，频繁发作，X线胸片示左肺中上肺野可见纤维条索影及斑点状密度增高影，左肺门增大，部分边界欠清。肺功能检查：阻塞性肺通气功能障碍，弥散功能正常，可逆试验阳性。诊断为支气管哮喘，给予泼尼松、氨茶碱口服及多种平喘药物治疗，症状无缓解。2008年3月无明显诱因出现双侧颌下淋巴结增大，无发热及疼痛，胸部CT示右肺中叶、左肺舌叶斑片影，双侧肺门淋巴结增大。2009年9月患者喘息加重，伴发热，动脉血气分析（自然状态下）：pH 7.348，$PaCO_2$ 36.3mmHg，$PaO_2$ 78.6mmHg。军团菌抗体阴性、肺炎衣原体抗体阴性、结核抗体阴性；1,3-D-β葡聚糖阴性；曲霉半乳甘露聚糖抗原阴性。痰涂片找抗酸杆菌、找真菌阴性。ESR 38mm/1h，C-反应蛋白0.93mg/dl。胸部CT：右下肺后段可见片状模糊影，边界模糊，左上肺尖后段可见局限性膨胀不全，向肺门处收缩，邻近可见胸膜粘连和牵拉，纵隔可见较小淋巴结影。支气管镜检查：左右各级支气管管腔通畅，未见新生物及狭窄，内有较多白色浆液性分泌物，黏膜光滑、略充血。诊断为支气管哮喘并感染，给予舒普深、左氧氟沙星抗感染，静脉给予甲基泼尼松龙（40mg×5d），序贯给予泼尼松口服（10mg qd）。患者胸闷、憋气仍间断发作，右下肺病变消失。近半年喘息发作时伴头痛、面色潮红。既往体健。查体：双侧颌下各可触及一增大淋巴结，直径2~3cm，质韧、活动度可，无压痛。两肺可闻及散在哮鸣音，呼气相延长。心脏与腹部查体未发现异常。无杵状指（趾）。

**实验室检查：**血常规：WBC $6.60×10^9$/L，EOS 11.8%，Hb 131g/L，PLT $279×10^9$/L。尿常规：正常；肝肾功能电解质、凝血功能正常。乙肝表面抗原阴性；ESR 113mm/1h，C-反应蛋白12.4mg/L（0~8mg/L）。CH50 18.9U/ml（26.0~55.0 U/ml），C3 0.47g/L（0.6~1.5U/ml），C4 0.06g/L（0.12~0.36U/ml），IgG 35.5g/L（7~17g/L），IgA 0.59g/L（0.7~3.8g/L），IgM 0.58g/L（0.6~2.5g/L）。抗核抗体、抗ENA及抗中性粒细胞胞浆

抗体（antineutrophil cytoplasmic antibody，ANCA）均阴性。SACE 34U/L。OAM 血清总皮质醇 14.31μg/dl（4.0~22.3μg/dl），8am 血清总皮质醇 13.97μg/dl，8am 促肾上腺皮质激素 55.9pg/ml（0~46pg/ml），24 小时尿游离皮质醇 34.20μg/24h（12.3~103.5μg/24h）；血清 5-羟色胺 71μg/L（正常值 <292μg/L）；尿 5-羟基吲哚乙酸（5-hydroxyindoleacetic acid）22.5μmol/24h（正常值：10.5~47.1μmol/24h）。自然状态动脉血气分析：pH 7.423，$PaCO_2$ 40.5mmHg，$PaO_2$ 69.6mmHg，$HCO_3^-$ 26.0mmol/L。骨扫描未见异常。骨髓活检：骨髓组织中造血组织比例增高，粒系比例升高，以成熟粒系为主，可见较多嗜酸性粒细胞。12 月 9 日行纤维支气管镜检查见左固有上叶黏膜轻度肥厚，尖后段开口狭窄，右中叶开口狭窄。经支气管肺活检：左下叶少许肺组织，肺间质增宽伴显著嗜酸性粒细胞浸润，部分小血管壁见淋巴细胞、嗜酸性粒细胞浸润；2009 年 12 月 21 日行右颌下淋巴结活检，病理示右颌下腺涎腺组织显重度慢性炎症伴纤维化及淋巴滤泡形成；口腔科检查：唾液流率 0.26ml/min；腮腺造影：主导管扩张，腊肠样变，分支导管扩张，末梢稀疏小球状扩张，考虑慢性腮腺炎。头颅 MRI：双侧额叶皮层下散在点状长 T2 信号，两侧筛窦及上颌窦炎症。2010 年 1 月 18 日在全麻下行左侧胸腔镜下纵隔肿物切除术 + 左肺上叶后段楔形切除术，纵隔肿物病理：神经内分泌癌伴片状坏死，可能来自胸腺。左上肺组织：肺组织显慢性炎伴纤维血管组织增生，血管壁增厚，淋巴细胞绕血管浸润；免疫组化：Syn（+），CD56（+），AE1/AE3（+），CgA（±），CD5（-），EMA（-），Ki-67 index 约 20%。

PET 结果显示，左侧颌下可见代谢增高的大结节，锁骨上、双纵隔、双肺门多个融合成块成团 SUV 值 3 左右的淋巴结影，盆腔肠道旁代谢增高淋巴结影，考虑肿瘤转移可能性大。生长抑素受体（奥曲肽）显像阴性。

**诊断：** 胸腺神经内分泌癌，多发性淋巴结转移

继发性系统性血管炎

支气管哮喘

副鼻窦炎

慢性腮腺炎

**治疗过程：** 患者持续思他宁泵入 72 小时，仍间断喘息发作，病情无缓解。因转移淋巴结部位较广泛，未行放疗。在部分病变手术切除和联合顺铂、VP-16 化疗 2 疗程，目前患者口服泼尼松 30mg/d，喘息、头痛发作明显减少。

## 讨论与分析

该患者所有临床症状包括气喘、头痛、发热、一过性肺部阴影、外周血嗜酸性细胞增多与肿瘤相关性血管炎相关，而与患者胸腺神经内分泌癌的神经内分泌无关。

原发性胸腺神经内分泌癌是少见疾病，占前纵隔肿瘤的 2%~4%，临床表现多种多样，

患者以发作性喘息为首发症状，伴头痛，面色潮红，反复平喘治疗无效，结合纵隔肿物病理为神经内分泌癌，所以临床考虑为肿瘤分泌异常激素特别是5-羟色胺引起，但是一系列辅助检查及治疗措施否定了这一诊断。胸腔镜纵隔肿物切除同时，左上肺组织活检结果显示为肺血管炎，此病理结果同之前经支气管镜肺活检（左下肺）病理报告相一致，结合患者哮喘、外周血嗜酸性细胞增多、双侧上颌窦炎和游走性肺内阴影，肺血管炎诊断明确，Churg-Strauss综合征可能性大。约5%的血管炎具有潜在肿瘤，尤其是常规激素和细胞毒药物治疗无效的血管炎更应该警惕肿瘤的存在。血管炎可在肿瘤发生前、后或同时发生，肿瘤合并血管炎多见于血液系统肿瘤（63.1%），实体瘤相对较少（36.9%）；目前尚无肿瘤与Churg-Strauss综合征相关的病例报告，也无胸腺神经内分泌癌并发血管炎的报道。该患者喘息发作10个月后，影像学显示左上肺阴影和纵隔肿物，之前反复平喘对症治疗无效，一系列检查除外了神经内分泌癌的异常内分泌存在，之后病理活检提示肺血管炎和胸腺神经内分泌癌，并且存在炎症综合征，在局部切除和化疗后加用糖皮质激素30mg/d口服治疗，病情稳定，但是糖皮质激素依赖。恶性肿瘤与血管炎具有潜在联系，可能与两类疾病病因，如基因、激素水平和环境影响等具有相同之处有关以及肿瘤细胞作为抗原产生异常抗体形成抗原抗体复合物对血管壁损伤；免疫复合物清除能力减弱；同时恶性肿瘤患者血液黏稠度增加呈高凝状态引起潜在的血管内皮损伤，延长了免疫复合物与血管壁的接触时间；肿瘤细胞尚可以分泌炎性细胞因子以促进血管炎形成。

## 专家点评

　　这是首例以哮喘为首发症状的胸腺神经内分泌癌患者合并Churg-Strauss的报道。神经内分泌癌本身因其可能分泌异常激素，如5-羟色胺而诱发喘息，同时伴面色潮红、头晕、心悸等。而肿瘤出现肿瘤相关的血管炎，一般也以显微镜下多血管炎等更加常见，Churg-Strauss综合征本身在血管炎中的比例就很低，因肿瘤伴发出现的就从未报道过。而本患者以喘息发病，喘息的原因为Churg-Strauss综合征，而Churg-Strauss综合征的原因却是肿瘤，这种曲折的关系提醒大家，遇到难治性血管炎的患者需要警惕潜在肿瘤的可能。

（柳　涛）

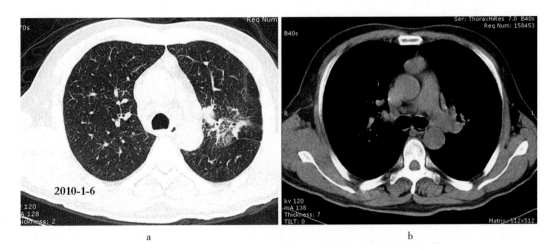

图 29-1　a：左上肺尖后段靠近叶间胸膜处斑片索条影，胸膜及支气管呈牵拉性改变，双肺弥漫小叶中心性结节，胸膜下分布，小叶间隔增厚，血管束增粗；b：前纵隔结节影，纵隔淋巴结增大

## 参 考 文 献

［1］　Masi AT，Hunder GG，Lie JT，et al. The American College of Rheumatology 1990 criteria for the classifica-tion of Churg-Strauss syndrome（allergic granulomatosis and angiitis）. Arthritis Rheum. 1990，33（8）：1094 – 1100

［2］　Fain O，Hamidou M，Cacoub P，et al. Vasculitides associated with malignancies：analysis of sixty patients. Arthritis Rheum. 2007，57：1473 – 1480

［3］　Solans-Laqué R，Bosch-Gil JA，Pérez-Bocanegra C，et al. Paraneoplastic vasculitis in patients with solid tumours：report of 15 cases. J Rheumatol. 2008，35（2）：294 – 304

［4］　Hutson TE，Hoffman GS. Temporal concurrence of vasculitis and cancer：a report of 12 cases. Arthritis Care Res. 2000，13：417 – 423

［5］　Cupps TR，Fauci AS. Neoplasm and systemic vasculitis：a case report. Arthritis Rheum. 1982，25：475 – 476

［6］　Pankhurst T，Savage CO，Gordon C，et al. Malignancy is increased in ANCA-associated vasculitis. Rheu-matology（Oxford）. 2004，43：1532 – 1535

［7］　Fortin PR. Vasculitides associated with malignancy. Curr Opin Rheumatol 1996，8：30 – 33

［8］　Tatsis E，Reinhold-Keller E，Steindorf K，et al. Wegner's granulomatosis associated with renal cell carcino-ma. Arthritis Rheum，1999，42，751 – 756

［9］　Magro CM，Crowson AN. A clinical and histologic study of 37 cases of immunoglobulin A-associated vasculitis. Am J Dermatopathol 1999，21：234 – 240

［10］　Moran CA，Suster S. Neuroendocrine carcinomas（carcinoid tumour）of the thymus. A clinicopathologic analysis of 80 cases. Am J Clin Pathol. 2000 Jul，114（1）：100 – 110

# 病例 30　乳腺癌术后喘憋
## ——纵隔转移引起双侧膈肌麻痹

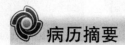 病历摘要

患者女性，61 岁，因乳腺癌术后 5 年，喘憋 4 个月于 2010 年 2 月 23 日入院。

患者 2005 年因左乳腺浸润性导管癌行乳腺癌根治术，规律随诊无复发。3 个月前颈背部按摩后出现喘憋，不能平卧。外院查心脏彩超和冠脉造影未见异常，胸部增强 CT 示双中下肺膨胀不全，前上纵隔团块影，增强后轻度强化，左侧乳腺见斑片状高密度影（图 30-1）。考虑乳腺癌复发，予 3 个疗程化疗，喘憋症状有所减轻，复查胸部 CT 示纵隔占位较前缩小。1 个月前就诊于我院，考虑不除外哮喘，予甲泼尼龙 40mg qd、沙丁胺醇/异丙托溴铵气雾剂治疗，症状未见缓解。

**入院查体：**体温 36.9℃，呼吸 20 次/分，脉搏 100 次/分，血压 110/80mmHg。平卧位时可见矛盾呼吸，坐位恢复正常，叩诊双肺下界上移。

**实验室检查：**红细胞沉降率 34mm/1h，血常规、肝肾功能、D-二聚体均阴性。癌胚抗原、甲胎蛋白、CA242、CA199、CA125 和 CA153 等肿瘤标志物均阴性。自然状态血气：pH 7.432，$PaCO_2$ 41.1mmHg，$PaO_2$ 73.6mmHg。X 线颈椎片示颈椎病。正位 X 线胸片示纵隔略增宽，与病前比较双侧膈肌均有抬高，左侧为著，左肋膈角显示不清（图 30-2）。患者由坐位转为平卧位时自然状态脉搏氧饱和度由 96% 降为 92%。卧立位肺功能：立位一秒用力呼气容积（$FEV_1$）1.1L（41.9%），用力肺活量（FVC）1.3L（42%），$FEV_1$/FVC 109.6%；右侧卧位 $FEV_1$ 0.68L（25.9%），FVC 0.75L（24.2%），卧位时 FVC 较立位降低 42%。透视下示双侧膈肌运动方向正常。

**诊断：**乳腺癌纵隔转移引起双侧膈肌麻痹

**治疗过程：**予弥可保和维生素 $B_1$ 营养神经治疗，并继续至肿瘤医院行全身化疗。

讨论与分析

此患者一度被误诊为急性心衰和支气管哮喘，并予扩血管和激素治疗无效。入院时严谨的查体发现患者平卧时存在矛盾呼吸，胸片亦提示双侧膈肌上移，肺功能进一步证实存在限制性通气功能障碍，平卧位时明显加重，从而明确双侧膈肌麻痹的诊断。

使用 CHKD 期刊全文数据库进行文献搜索（题名包含"膈肌麻痹"，1980～2009 年），共找到资料齐全相关文献 27 篇，涉及患者共 121 人，其中心脏直视术后出现膈肌麻痹患者 89 人，新生儿分娩时损伤膈神经者 10 人，另外 22 人大多数为个案报道，病因涉及肿瘤（乳腺癌内乳淋巴结转移、肺癌）、感染（肺炎、肺结核、伤寒）、神经系统病变（脑挫伤、脑干脑炎、脊髓前角病变、POEMS）、手术（胸腺瘤术后、射频消融术后）、肌肉病变（Ⅱ型糖原累积病）、压迫（Weber-Christian 病）和特发性。先天性心脏病手术后膈肌麻痹的发生率为 1.6%～5.0%，是引起膈肌麻痹最主要的原因。在非心脏手术非分娩相关的膈肌麻痹患者中，男性患者略多于女性；右侧膈肌麻痹约为左侧 2 倍，双侧受累最少见；年龄上看中老年更为多见；而从发病至诊断膈肌麻痹的时间间隔平均为 4 个月（表 30-1）。

表 30-1　1980～2009 年国内期刊文献中膈肌麻痹病例报告的特点汇总

| 病因 | 男：女<br>（人） | 左：右：双<br>（人） | 发病年龄 | 发病至诊断<br>时间间隔 |
|---|---|---|---|---|
| 非心脏手术非分娩相关 | 12：9（另有 1 人不详） | 6：11：5 | 7 个月～71 岁（中位 51 岁） | 3 天～1 年（平均 4 个月） |
| 心脏手术损伤 | 57：32 | 40：41：8 | 4 天～45 岁 | — |
| 新生儿分娩损伤 | 8：2 | 1：1（另有 6 人不详） | — | — |

单侧膈肌麻痹在胸片上表现为受累侧膈肌明显抬高，透视下用力吸气（sniff 试验）时表现为正常膈肌下移而受累侧膈肌异常上移。尽管这些影像试验对于诊断单侧膈肌麻痹有很大帮助，但在双侧膈肌麻痹中作用有限。双侧膈肌麻痹在胸片上双侧膈肌均上抬，因此只有肺容积减小对诊断有所帮助。在 sniff 试验中，如果肋间肌将整个胸廓上抬，或腹肌协助将膈肌下拉，将看不到膈肌的矛盾运动，因缺乏正常膈肌供参考，故很难判断膈肌运动是否正常。这可以解释此患者 sniff 试验阴性的结果。

所有怀疑膈肌麻痹的患者均应行肺功能检查。典型的膈肌麻痹表现为限制性通气功能障碍，正常人卧位 FVC 较立位下降 <10%，而膈肌麻痹患者此下降值一般 >25%。此患者卧位 FVC 较立位下降达到 42%，支持双侧膈肌麻痹的诊断。由于条件限制，此患者未能行膈肌肌电图和膈神经传导速度检查，若能完善此两项检查，将有助于鉴别神经源性或肌源性损害。而测定跨膈压力是诊断膈肌麻痹比较便捷的方法，推荐临床应用。

此患者因动脉氧分压尚可，故未予机械通气，若患者出现较严重的低氧血症甚至呼吸衰竭，则应考虑无创机械通气，推荐 CPAP 作为首选，必要时行永久性气管切开。去除病因是治疗的根本措施，如果无法去除病因或者是特发性，可考虑行膈肌折叠术或膈肌起搏，国内报道在心内直视术后出现膈肌麻痹的幼儿中行膈肌折叠术疗效肯定。

## 专家点评

膈肌麻痹与膈膨升同属膈肌无力类疾病，二者在临床上经常混淆。狭义的膈膨升仅指膈肌先天缺陷引起的膈肌膨出，广义的膈膨升指膈肌纤维因发育不良、萎缩而异常的抬高，包括膈神经的不明病因、不明部位的损伤造成的膈肌抬高；而膈肌麻痹系指由于一侧或两侧的膈神经受损，神经冲动传导被阻断而产生的膈肌麻痹，导致膈肌异常上升和运动障碍。可见二者存在区别，但也存在一定的重叠。

膈肌麻痹最多见于心脏直视术后并发症，而新生儿分娩时损伤膈神经也是引起膈肌麻痹的一个常见原因。非心脏手术非分娩相关的膈肌麻痹多呈散发，目前国内尚无有关的统计分析。膈肌麻痹临床表现轻重不一。大约50%单侧膈肌麻痹的患者无临床症状，往往因其他原因行胸片检查时偶然发现；而双侧膈肌麻痹的患者几乎均有较重的呼吸困难，临床以急骤起病的端坐呼吸和运动后加重为主要表现，严重时可有呼吸衰竭，腹部的矛盾运动仅见于双侧肺肌麻痹。膈肌麻痹病因可分为五类，即创伤性、压迫相关性、炎症性、肿瘤性和特发性。此患者左右膈神经周围均有肿瘤组织压迫，化疗后症状可减轻，因此可以明确其膈肌麻痹与乳腺癌转移至前纵隔压迫双侧膈神经相关。

一般单侧膈肌麻痹患者临床症状往往较轻，若呼吸功能稳定，观察即可；但若患者为双侧膈肌麻痹或患者呼吸困难症状较重影响生活，则需要临床治疗。继发性膈肌麻痹的疗效取决于原发病治疗，若原发病无法去除，或对因治疗后效果不佳，可进行辅助治疗以缓解症状。无创呼吸机辅助通气可以缓解症状，但是不能阻止疾病的进展，部分患者可能需要气管插管或气管切开进行有创呼吸机辅助通气。

（孙雪峰 柳 涛 蔡柏蔷）

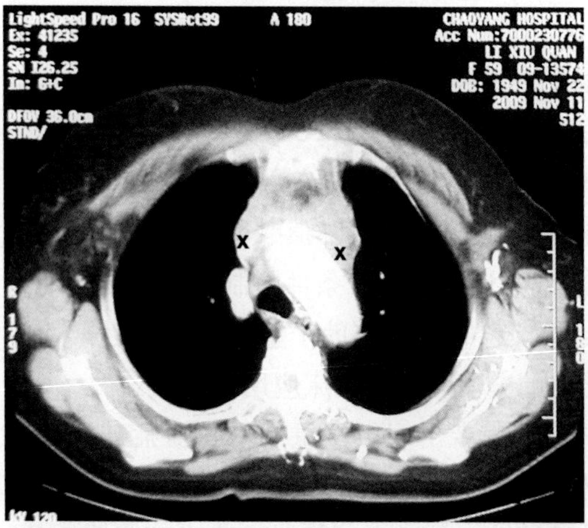

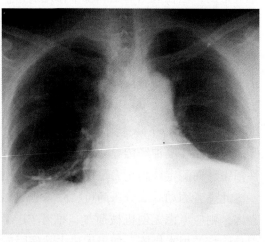

图 30-1 胸部 CT 示前纵隔弥漫性占位，双侧膈神经均被占位包绕（×表示双侧膈神经大致走行位置）

图 30-2 正位胸片示纵隔增宽，双侧膈肌均有抬高，左侧为著，左肋膈角显示不清

# 参 考 文 献

[1] 王顺民，徐志伟，苏肇伉，等. 先天性心脏病矫治术后膈肌麻痹的诊断与治疗. 中国胸心血管外科临床杂志，2009，16（2）：144－145

[2] Allen SM，Hunt B，Green M. Fall in vital capacity with posture. Br J Dis Chest 1985，79（3）：267－271

[3] Fromageot C，Lofaso F，Annane D，et al. Supine fall in lung volumes in the assessment of diaphragmatic weakness in neuromuscular disorders. Arch Phys Med Rehabil 2001，82（1）：123－128

[4] Ko MA，Darling GE. Acquired paralysis of the diaphragm. Thorac Surg Clin 2009，19（4）：501－510

[5] 李胜利，王旭，贺彦，等. 膈肌折叠在先天性心脏病术后膈肌麻痹中的应用. 心血管康复医学杂志，2009，18（2）：160－163

# 病例31 阵发头晕、心悸、粉红色泡沫痰
## ——肺水肿——巨大囊性嗜铬细胞瘤

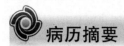

## 病历摘要

患者男性，32岁，因间断头晕、心悸8个月，加重1周收住我院。

患者曾在8个月前无明显诱因突发头晕、心悸、胸闷、恶心，呕吐粉红色泡沫样物，无发热、咳嗽、咳痰、黑蒙，测血压正常，予静脉输液并休息数日后恢复正常。1周前行走中再次出现相似症状，呕吐粉红色泡沫样物约200ml，无血丝、血块，外院测血压180/120mmHg，行胸部CT示双肺沿肺门及支气管血管束分布不规则片状磨玻璃影，中上肺为主（图31-1a）。予输液支持治疗，每日仍有1～2次类似症状发作，自觉与喝茶、排便用力相关，每次持续数分钟至十余分钟可自行缓解。患者既往诊断高血压1年余，最高180/120mmHg，间断出现，无头痛、心悸、大汗等伴随症状，未规律服用降压药。诊断糖尿病4个月，未使用降糖药。

**入院查体：** 体温37℃，脉搏141次/分，呼吸36次/分，血压175/107mmHg，体重指数21。皮肤潮湿、汗多。双中上肺可闻及湿啰音，心率快，律齐，未闻及杂音。右上腹可及边界清晰包块，约肋下5cm。

**实验室检查：** 不吸氧血气：pH 7.39，二氧化碳分压31mmHg，氧分压71mmHg，碳酸氢根21.2mmol/L，乳酸6.9mmol/L。血常规：白细胞18.1×10⁹/L，中性粒细胞85.9%，血红蛋白162g/L，血细胞比容46.6%，血小板214×10⁹/L。尿常规：白蛋白1g/L，红细胞80/μl，葡萄糖>55μmol/L，酮体正常。肝肾功能：肌酐152μmol/L，尿素氮7.39mmol/L，葡萄糖25.7mmol/L，其余正常。凝血功能：D-二聚体710μg/L，其余正常。心肌酶：肌酸激酶255U/L，肌酸激酶同工酶（CK-MB）正常，心肌肌钙蛋白（cTnI）0.34μg/L。

入院后予吸氧、输液等支持治疗。次日夜间突发心悸、头晕、大汗，查体神志清楚，四肢湿冷，血压一过性降低，后迅速升高至290/160mmHg，床旁X线胸片示双肺多发斑片渗出影（图31-1b）。予气管插管、机械通气，支气管吸取物未见鲜血。加强补液、降压治疗，24小时后复查胸片示双肺病变明显吸收（图31-1c），血肌酐、心肌酶水平逐渐恢复正常。3天后顺利拔管，监测血压仍时有波动。行超声检查：肝下方、右肾上方低至无回声包块，双肾实质及双肾血管彩超未见异常。腹盆增强CT示右肾上腺区囊实性占位，最大截面13.5cm×12cm（图31-2a、图31-2b）。内分泌检查：血促肾上腺皮质激素34.9pg/ml（0～

46pg/ml），总皮质醇 19.01μg/dl（4.0 ~ 22.3μg/dl），24 小时尿游离皮质醇 133.1μg（12.3 ~ 103.5μg）。24 小时尿儿茶酚胺检查示多巴胺（DA）384.7μg（120.9 ~ 330.6μg），24 小时去甲肾上腺素（NE）35.87μg（16.69 ~ 40.65μg），24 小时肾上腺素（E）5.93μg（1.74 ~ 6.42μg）。4 小时尿儿茶酚胺（对照日）：NE 8.44μg，E 1.39μg，DA 107.77μg；（发作日）：NE 19.21μg，E 1.23μg，DA 145.03μg。奥曲肽显像：右肾受压下移，相当于其上方巨大占位，周边可见生长抑素受体轻度表达（图 31-2c）。

**治疗过程：**加强口服补液，并加用酚苄明控制血压，同时皮下注射胰岛素控制血糖。择期行右肾上腺肿瘤切除术，术后病理示嗜铬细胞瘤。随诊半年无复发。

**诊断：**巨大囊性嗜铬细胞瘤

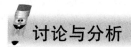

## 讨论与分析

此患者为年轻男性，临床表现为持续性高血压伴阵发性加重，发病时有心悸、恶心、出汗等表现。此次加重还合并咳粉红色泡沫痰、低氧血症，CT 表现为双肺磨玻璃影，对症支持治疗后可在 24 小时内消退，符合急性肺水肿的临床表现。肺泡出血也可有相似的影像与临床表现，但支气管吸取物未见血性分泌物不支持；未予病因治疗，仅予支持治疗，肺内阴影即可在 1 天之内消退也不符合肺泡出血。其肾上腺囊性占位在 CT 上可见清晰包膜，大部分位于肝外，因此为肝下肿物压迫肝脏，而非肝内囊肿。从儿茶酚胺试验结果以及奥曲肽显像结果来看，支持嗜铬细胞瘤诊断，最终病理确诊。

嗜铬细胞瘤大量释放儿茶酚胺可引起心血管急症，如高血压危象、心律不齐、心肌缺血梗死、心衰或休克。极小一部分嗜铬细胞瘤患者临床以肺水肿起病，往往可进展迅速，甚至危及生命。一般而言，嗜铬细胞瘤合并的肺水肿是由心衰甚至心源性休克引起。但是，文献也报道在非常罕见情况下嗜铬细胞瘤可以在不影响心功能的情况下导致非心源性肺水肿，甚至以非心源性肺水肿为唯一表现。对于嗜铬细胞瘤引起非心源性肺水肿的机制目前并不是很清楚，推测可能与神经源性肺水肿相类似，即儿茶酚胺大量释放导致 α 肾上腺素能受体受到刺激，从而引起肺静脉收缩和肺毛细血管通透性增加，最终出现肺水肿。最近发现肺水肿的嗜铬细胞瘤患者肺泡灌洗液中中性粒细胞明显增多，可能是儿茶酚胺驱使了中性粒细胞在肺内聚集，而肺内中性粒细胞聚集也是急性肺损伤或急性呼吸窘迫综合征时的特点，这被认为也是导致肺水肿的一个重要原因。

与实性嗜铬细胞瘤分泌大量儿茶酚胺不同，囊性嗜铬细胞瘤往往较少分泌、甚至不分泌儿茶酚胺，因此较少儿茶酚胺大量释放症状，而文献中尚无表现为肺水肿的囊性嗜铬细胞瘤的报道，这也是本例患者的特殊之处。

## 专家点评

　　嗜铬细胞瘤是罕见的分泌儿茶酚胺的肿瘤，在正常人群中发病率为1/100万~2/100万，但在高血压人群中发病率可高达0.1%~0.2%。嗜铬细胞瘤的临床表现多种多样，患者可表现为持续性或发作性高血压，典型的可有阵发性头痛、出汗和心动过速三联征。肿瘤大量释放儿茶酚胺可引起心血管急症，如高血压危象、心律不齐、心肌缺血梗死、心衰或休克。极小一部分嗜铬细胞瘤患者临床以肺水肿起病，往往可进展迅速，甚至危及生命。

　　嗜铬细胞瘤通常为实性，直径3~5cm最为常见，直径超过10cm的囊性嗜铬细胞瘤非常罕见。而囊性嗜铬细胞瘤往往较少分泌、甚至不分泌儿茶酚胺，因此给功能诊断造成一定困难。对于如此巨大的囊性嗜铬细胞瘤，临床又以肺水肿起病，非常罕见。

　　一旦诊断嗜铬细胞瘤，均应在适当药物治疗后行手术切除。虽然巨大囊性嗜铬细胞瘤较少儿茶酚胺分泌症状，但仍然存在出现高血压危象的风险，局部压迫引起相邻脏器损伤也是一个问题。而像此例患者一样明确释放儿茶酚胺并引起症状的巨大囊性嗜铬细胞瘤，更应该在控制血压后积极手术。

　　嗜铬细胞瘤患者有可能以心源性或非心源性肺水肿起病，甚至为唯一表现，这提醒临床医师必须对不明原因的急性肺水肿提高警惕，积极查找背后病因。而对于肾上腺部位的囊性占位，不管有无高血压表现，均应考虑嗜铬细胞瘤可能，以避免围手术期出现高血压危象。

（孙雪峰　钟　旭　柳　涛　王孟昭　许文兵　肖　毅）

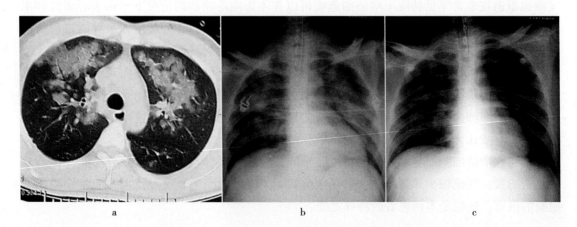

　　　　　a　　　　　　　　　　　　b　　　　　　　　　　　　c

　　图31-1　a. 患者发病时胸部CT示双肺沿肺门及支气管血管束分布不规则片状磨玻璃影，中上肺为主；b. 病情加重予气管插管后床旁X线胸片示双肺多发斑片渗出影，沿肺门分布；c. 插管24小时后复查床旁X线胸片示双肺病变明显吸收

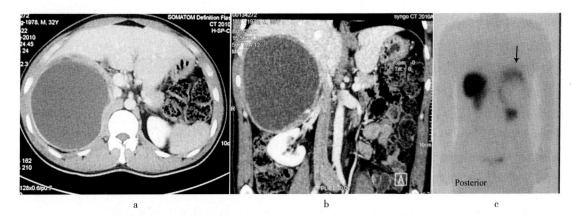

图 31-2　a、b 腹盆增强 CT 示右肾上方、肝下巨大囊性占位，边界清楚，压迫肝；c. 奥曲肽核素显像示右侧肾上腺囊性占位呈圆圈状增强（箭头）

## 参 考 文 献

[1] De Leeuw PW，Waltman FL，Birkenhager WH. Noncardiogenic pulmonary edema as the sole manifestation of pheochromocytoma. Hypertension 1986，8：810－812

[2] Joshi R，Manni A. Pheochromocytoma manifested as noncardiogenic pulmonary edema. South Med J 1993，86：826－828

[3] Okada Y，Suchi M，Takeyama H，et al. Noncardiogenic pulmonary edema as the chief manifestation of a pheochromocytoma：a case report of MEN 2A with pedigree analysis of the RET proto-oncogene. Tohoku J Exp Med 1999，188：177－187

[4] Takeshita T，Shima H，Oishi S，et al. Noncardiogenic pulmonary edema as the first manifestation of pheochromocytoma：a case report. Radiat Med 2005，23：133－138

[5] Sukoh N，Hizawa N，Yamamoto H，et al. Increased neutrophils in bronchoalveolar lavage fluids from a patient with pulmonary edema associated with pheochromocytoma. Intern Med 2004，43：1194－1197

# 病例32 反复左下肢淤斑2年，发现双肺内结节1个月
## ——淋巴瘤样肉芽肿病

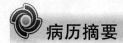 病历摘要

患者女性，39岁，因反复左下肢淤斑2年，发现双肺内结节1个月入院。

患者于2002年4月出现发热，体温38.5℃，伴牙痛、左下肢麻木，冷热感觉明显较右侧迟钝。予以青霉素、甲硝唑等治疗牙痛缓解，但体温升至39.5℃，伴左下腹钝痛。2002年6月检查，血常规示白细胞及中性粒细胞比例偏低，肺炎支原体凝集试验（+）1:1280，CRP及RF增高，腹部CT示双侧卵巢囊实性占位，左侧明显，脾大，胸部CT示双肺多发结节影（图32-1）。行B超引导下肺内结节穿刺，病理示淋巴瘤样肉芽肿？淋巴瘤？肺部真菌感染？骨穿示粒细胞成熟障碍。

**既往史：** 1992年患"EB病毒感染"。1992～1993年患皮肤荨麻疹，可疑香菇过敏史。1997年因异位妊娠行输卵管切除术。1998年发现肝血管瘤。

**入院查体：** T 41℃，双下肢皮肤散在淤青。浅表淋巴结未扪及肿大。咽红，双扁桃体无肿大。颈无抵抗。双肺呼吸音清，未闻明显干湿啰音及爆裂音。心律齐，各瓣膜听诊区未及病理性杂音。腹平软，下腹正中可见陈旧手术瘢痕，下腹部轻压痛，无反跳痛及肌紧张。肝肋下1cm，脾肋下3cm，边锐质软，无触痛。左下肢浅感觉低于右侧，双侧深感觉正常，病理反射未引出。予以左氧氟沙星（可乐必妥）静脉治疗3周后体温降至正常。免疫学、感染等检查均为阴性。红细胞沉降率正常。RF 1:16可疑。肌电图正常，考虑左下肢麻木为神经脱髓鞘病变，弥可保对症治疗后略好转。左颈部淋巴结活检为反应性增生。

2002年9月行胸腔镜下右下肺组织活检，病理结果为示（肺）病灶处有大量淋巴细胞及组织细胞浸润，瘤细胞浸润中小血管壁，使内皮增厚，可见灶性坏死，病变符合早期淋巴瘤样肉芽肿病（Ⅰ级）（图32-2）。免疫组化：UCHL-1（++），CD3（++），CD20散在大细胞（+），CD79α散在（+），CD68散在（+），CD34血管（+），EBER（-），TTF-1（-）。

**诊断：** 淋巴瘤样肉芽肿病（Ⅰ级）

**治疗过程：** 2002年10月予以一个疗程的CHOP方案化疗［环磷酰胺800mg d1，600mg d8 + 表柔比星（表阿霉素）70mg d1 + VP-16 100mg d1～d5 + 泼尼松60mg d1～d5］，患者出现Ⅳ度骨髓抑制，严重肺部感染，予以对症支持治疗后肺炎好转。2002年11月复查CT示

肺内结节增多增大。2002 年 11 月予以第一疗程化疗（异环磷酰胺 2g d1～d3＋顺铂 40mg d1～d3＋VCR 2mg d1，d8），患者自觉憋气症状明显缓解，2002 年 12 月复查 CT 示肺内结节较前减少约 2/3。2003 年 1 月予以第二疗程化疗，方案为异环磷酰胺 2g d1～d3＋顺铂 40mg d1～d3＋VCR 1mg d1，d8（上次化疗患者双手指尖出现麻木，考虑与 VCR 不良反应有关，遂将 VCR 减为 1mg）；2003 年 1 月复查 CT 示肺部病变明显好转。2003 年 5 月复查 CT 示肺内结节无明显变化，部分结节较前缩小，部分结节为新出现，左肺下叶后基底段较大，约 1.8cm；纵隔内未见增大淋巴结；无胸腔积液。2003 年 6 月予以第三疗程化疗（异环磷酰胺 2g d1～d3＋顺铂 40mg d1～d3＋VCR 1mg d1）。2003 年 7 月复查 CT 示结节影减少、缩小，左肺下叶后基底段结节影减小为 0.9cm。2003 年 7 月予以第四疗程化疗（异环磷酰胺 2g d1～d3＋顺铂 40mg d1～d3＋VCR 1mg d1）。2003 年 8 月复查 CT 示较前无明显变化。2003 年 9 月患者就诊于美国 NIH/NCI（national institutes of health/national cancer institute），会诊我院病理切片及组织蜡块，考虑为淋巴组织反应性增生和浸润，EB 病毒探针杂交（－）。2004 年 10 月 CT 提示肺内结节较前明显增多增大。肺淋巴组织基因重排"未见 B 细胞、T 细胞克隆性病灶"。2004 年 11 月予以第五、六疗程化疗（异环磷酰胺 2g d1～d3＋顺铂 40mg d1～d3＋VCR 1mg d1）。2004 年 12 月复查 CT 示肺内结节有所减少。2005 年 5 月］胸部 CT 示双肺多发结节总体数目略减少，但部分结节影体积较前增大，并可见部分新发结节影；全身 PET 示双肺内多发代谢增高结节，SUV 值 1.2～12.5，主要分布在中下肺，在淋巴系统、骨髓、内脏以及卵巢等部位未见到相似的高代谢灶。骨穿大致正常；再次肌电图：未见神经源性和肌源性损害；Eb-Ab：IgA/VCA 0.603（＜0.290），IgA/EA 0.218（＜0.290），IgG/VCA 0.296（＜0.300），IgM/VCA 0.219（＜0.290）；ESR 33mm/1h，CRP 正常，ANA（＋）S1：160，SMA（＋）1：80，ANCA（－）。2006 年 3 月胸部 CT 示双肺结节影基本消失。

## 讨论与分析

　　患者为中青年女性，起病隐匿，慢性病程，主要表现为左下肢淤斑、感觉减退，胸闷、发热。影像学上提示双肺多发结节影，主要沿肺纹理分布，全肺均可受累，但主要集中在双中下肺野，结节中还可见小空洞影，在病程中结节此起彼伏，如月之盈缺。结节经开胸肺活检提示为（肺）病灶处有大量淋巴细胞及组织细胞浸润，这些细胞浸润中小血管壁，使内皮增厚，并可见灶性坏死，病变符合早期淋巴瘤样肉芽肿病（Ⅰ级）。免疫组化：UCHL-1（＋＋），CD3（＋＋），CD20 散在大细胞（＋），CD68 散在（＋），CD34 血管（＋），CD79α 散在（＋），EBER（－），TTF-1（－），故患者诊断明确，为淋巴瘤样肉芽肿病，并且疾病自愈，我们特对此进行报道并对相关文献进行复习。

　　1. 关于诊断　淋巴瘤样肉芽肿病（lymphomatoid granulomatosis，LYG）是一种血管中心性淋巴增殖性疾病，1972 年由 Liebow 首次提出，病因不甚清楚，可能与 Epstein-Barr 病毒（EB病毒）的感染或化学物质的吸入有关，最常累及的部位是肺，其他部位包括皮肤、中枢神经系统、感觉和运动神经、肾、关节、肝、胃肠道等。本病预后不良，中位生存期仅14个月，相当多患者最后进展并死于淋巴瘤，少有自发缓解的病例。

淋巴瘤样肉芽肿病是一个临床病理诊断，其特征是血管中心性淋巴细胞增殖性疾病，主要累及肺，当时对疾病本质到底是炎症反应性还是肿瘤性不甚清楚，诊断的关键在病理，主要有三条要点：①多形性淋巴细胞浸润；②血管炎；③肉芽肿。多形性淋巴细胞浸润包括小淋巴细胞、浆细胞以及数量不等的大的非典型单个核细胞。在大多数病例，淋巴细胞浸润病灶中心可发生坏死，使得正常肺组织结构难以辨认。早期淋巴细胞的浸润仅仅累及肺间质，并且以肺小动脉或静脉为中心分布。血管炎是指淋巴细胞跨血管壁的浸润。"肉芽肿"一词仅仅是用来描述病灶中心部位的坏死，并非传统意义上的肉芽肿性炎症。本例患者的病理为典型LYG表现，具备这三条要点。

由于该病背景为大量T细胞以至最初将其错误的划分为外周T细胞淋巴瘤的一种。后来，随着人们不断研究发现，浸润的淋巴细胞中有EB病毒DNA序列，推测EB病毒感染可能为LYG的一个病因，而且LYG中受EBV感染的细胞主要是B细胞，而非T细胞。本例患者既往曾患EB病毒感染，而且目前EBV-Ab检测仍呈高效价阳性，但唯一遗憾的是，患者病理组织标本采用EBV探针进行原位杂交并未显示出有EBV阳性的细胞，因此推测，EB病毒的感染并非LYG的唯一原因，而且临床上确实存在EBV检测为阴性的LYG患者。环境中某些化学物质的吸入也可能是导致LYG的重要原因。仔细分析本例患者两次缓解的原因，一次为去美国诊治后，另一次为本次搬离新家后，这两次情况均使得患者脱离家中环境，说明患者家中有某种化学物质的吸入导致患者发病，脱离这种物质后患者疾病自发缓解。至于是何种物质导致LYG，还需进一步研究。

通过采用检测T细胞受体（T-cell receptor，TCR）TCR-$\beta$、TCR-$\gamma$和TCR-$\delta$链基因以及B细胞免疫球蛋白h重链和$\kappa$轻链基因来判断浸润淋巴细胞是否为单克隆性，发现B细胞为单克隆性，而T细胞为多克隆性，而且这些T细胞主要是反应性细胞毒性T细胞，它们是被$\gamma$-干扰素诱导产生的细胞因子募集和激活的，这些细胞因子包括$\gamma$-干扰素诱导产生的单核因子（monokine induced by interferon-$\gamma$，MIG）和分子量为10kD的干扰素诱导蛋白（interferon-inducible protein of 10 kD，IP10）。病灶中坏死的形成是淋巴细胞跨血管壁浸润导致血管的闭塞以及EB病毒诱导产生的化学因子使得血管壁发生纤维素样坏死。在临床上，LYG往往发生在免疫缺陷的患者，如HIV感染者、长期使用激素和免疫抑制药物者（结缔组织病患者、器官移植者等）。综上，目前人们对该病的认识是：它是一种过程性的疾病，是B细胞对EB病毒感染的一种反应，一部分患者能够进展为EB病毒阳性的弥漫大B细胞淋巴瘤，该病的免疫组化往往只能见到散在CD20$^+$的B细胞，反而是存在大量反应性CD3$^+$T细胞。本例患者的免疫组化结果亦是如此：CD3（++），CD68散在（+），CD20散在（+）。其临床转归有三种情况，即自愈、持续存在和进展为淋巴瘤。关于淋巴瘤样肉芽肿病的发病机制概括见图32-3。

在机体免疫缺陷的情况下，受 EB 病毒感染的 B 淋巴细胞克隆性增殖，募集大量反应性 T 细胞和组织细胞，同时局部 IFN-γ 浓度升高，使得淋巴细胞、组织细胞释放 MIG 和 IP10 从而诱导更多的 T 淋巴细胞和组织细胞的聚集，形成正反馈，导致局部血管淋巴细胞的跨壁浸润，管腔狭窄，局部组织缺血坏死，同时 EB 病毒诱导产生的化学因子使得血管壁发生纤维素样坏死亦参与组织缺血坏死过程。

2. 关于治疗　在不同病例中，受 EB 病毒感染的大 B 细胞的数目有很大差异，而且大 B 细胞的数目和患者的预后呈负相关，即大 B 细胞数越多，患者的预后越差。Lipford 根据细胞异型性、组织坏死程度以及多形细胞的浸润情况将 LYG 分为三级。Ⅰ级：浸润淋巴细胞为多形性，很少或无细胞异型性，无组织坏死，也称为良性淋巴细胞性血管炎，但大约 1/3 的Ⅰ级病变可以进展为淋巴瘤，Ⅰ级病变对激素和环磷酰胺治疗可能有效；Ⅱ级：病变浸润的淋巴细胞为多形性，但伴有明显细胞异型性以及局灶坏死，此型为经典的 LYG，大约有 2/3 的Ⅱ级病变进展为淋巴瘤，Ⅱ级病变对激素和环磷酰胺的治疗可能有效或者需要更强的化疗；Ⅲ级：病变浸润淋巴细胞为单形的，显著的细胞异型性以及坏死，也称为血管中心性淋巴瘤，Ⅲ级病变经强化化疗可以临床缓解。足够大的活检标本是 LYG 得以正确诊断的关键。在 WHO 关于血液系统恶性疾病的分类中，Ⅰ、Ⅱ级 LYG 被认为是一种 B 细胞增殖性疾病，恶性程度不定，因为有些病变能够自发缓解或经 IFN-α 治疗缓解。Ⅲ级 LYG 被认为是弥漫大 B 细胞淋巴瘤的一种亚型。本例患者按照 Lipford 的分级属于Ⅰ级，同时患者 B 细胞为散在少量，而且 EBV 阴性，推测患者病变具有高度自愈性，而且临床观察的确如此。因此在临床上，诊断 LYG 后，常规进行 Lipford 分级并计数大 B 细胞数以及检测 EBV，值得推广，因为这样能够提供更多判断患者预后的信息。

## 专家点评

LYG 的发病年龄在 30～50 岁（2.5～85 岁），男性较多见，男女之比为 2∶1，没有明显的种族和地区差异。90% 的患者在诊断时有一些临床症状，包括非特异性症状、肺和肺外症状。30%～70% 患者有发热，体重减轻及盗汗等。大多数患者都有肺的病变，临床表现主要还是非特异性的，如干咳、气短，有的患者会有胸痛、咯血，急性呼吸困难少见。皮肤的表现是主要的肺外表现（36%～53%），好发于四肢，主要表现为皮肤的小片状红斑或丘疹，皮疹相互之间不融合，也可表现为皮下结节或溃疡。10%～35% 的患者会有神经系统症状，包括中枢神经系统以及感觉运动神经受累的表现，而下丘脑及垂体的病变较少见。此外还可以有肾、关节、消化系统以及很多脏器受累的表现，而外周淋巴结增大较为少见。如果有肝受累提示预后很差，而淋巴结和脾受累不影响患者预后。

80%的LYG患者在影像学上表现为双肺多发的结节影，主要分布在双下肺，沿肺纹理排列，偶可仅累及单侧肺野，结节边界清楚或者模糊，相邻结节可以相互融合，而且结节的特点如月之盈缺，即一部分结节病灶可能在消退，而另一部分结节却在进展或新出现结节。本例患者的影像学特征即如此。有20%~30%LYG患者肺部结节可以出现空洞，甚至有患者空洞和胸腔或纵隔相通导致气胸或纵隔气肿。胸腔积液和纵隔淋巴结增大少见。Lee等报道了1例沿肺动脉腔内生长的LYG，并导致肺动脉闭塞。

LYG的自然病程有很大差异，大约27%的患者不治疗能够完全缓解。然而，大多数患者其病变不断进展，中位生存期仅14个月。在早期的回顾性研究中，与单纯的观察相比，并未发现给予皮质激素、细胞毒性药物化疗或放疗等治疗方法的益处，尽管如此，皮质激素仍是治疗的主要药物。1982年Fauci报告了一个小的前瞻性临床试验，13例接受"泼尼松 [1mg/（kg·d），2个月后减量，持续2年余] + 环磷酰胺 [2mg/（kg·d），持续37个月]"治疗的LYG患者，7例患者完全缓解，缓解期为5.2±0.6年；8例死亡的患者中有7例进展为淋巴瘤。因为没有缓解的患者最终进展为淋巴瘤，所以必须重视LYG阶段的治疗，并且要强治。在认识到LYG是一种与EB病毒感染相关的淋巴增殖性疾病后，IFN-α被用在了一个小规模的LYG的治疗试验中，共4例患者，3例完全缓解，1例部分缓解，该例停止干扰素治疗后死于该病。在一个共纳入12例Ⅰ、Ⅱ级LYG患者的临床研究中，采用IFN-α的治疗使67%患者完全缓解。对于Ⅲ级LYG患者，采用联合化疗有效。最近，有报道采用美罗华（一种针对B细胞表面CD20分子的单克隆抗体）治疗LYG。死亡的患者往往是病变进展为Ⅲ级或为弥漫大B细胞淋巴瘤。

（赵　静　李龙芸）

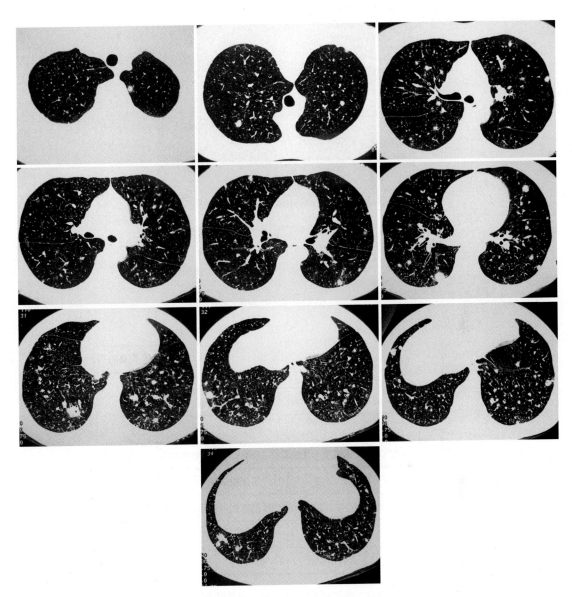

图 32-1 2002 年 6 月 9 日胸部 CT 示双肺多发结节阴影

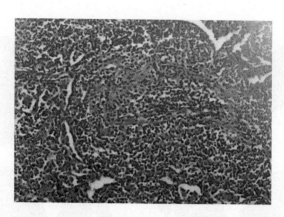

图32-2 肺组织活检病理示病灶处有大量淋巴细胞及组织细胞浸润，瘤细胞浸润中小血管壁，使内皮增厚，可见灶性坏死，病变符合淋巴瘤样肉芽肿病（Ⅰ级）

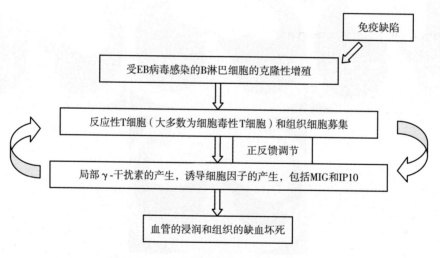

图32-3 淋巴瘤样肉芽肿病的发病机制概括

# 参 考 文 献

[1] Liebow AA, Carrington CR, Friedman PJ. Lymphomatoid granulomatosis. Hum Pathol. 1972, 3 (4): 457－558

[2] Muzuno T, Takanashi Y, Onodera H, et al. A case of lymphomatoid granulomatosis/angiocentric immuno-

proliferative lesion with long clinical course and diffuse brain involvement. J Neurol Sci. 2003, 213 (1-2):
67 - 76

[3] Lipford EH, Margolick JB, Longo DL, et al. Angiocentric immunoproliferative lesions: a clinicopathologic spectrum of post-thymic T-cell proliferations. Blood 1988, 72 (5): 1674 - 1681

[4] Medeiros LJ, Peiper SC, Elwood L, et al. Angiocentric immunoproliferative lesions: a molecular analysis of eight cases. Hum Pathol 1991, 22: 1150 - 1157

[5] Guinee D Jr, Jaffe E, Kingma D, et al. Pulmonary lymphomatoid granulomatosis: evidence for a proliferation of Epstein-Barr virus infected B-lymphocytes with a prominent T-cell component and vasculitis. Am J Surg Pathol 1994, 18: 753 - 764

[6] Haque AK, Myers JL, Hudnall SD, et al. Pulmonary lymphomatoid granulomatosis in acquired immunodeficiency syndrome: lesions with Epstein-Barr virus infection. Mod Pathol 1998, 11: 347 - 356

[7] Katzenstein AL, Peiper SC. Detection of Epstein-Barr virus genomes in lymphomatoid granulomatosis: analysis of 29 cases by the polymerase chain reaction technique. Mod Pathol 1990, 3: 435 - 441

[8] Medeiros LJ, Jaffe ES, Chen YY, et al. Localization of Epstein-Barr viral genomes in angiocentric immunoproliferative lesions. Am J Surg Pathol 1992, 16: 439 - 447

[9] Morice WG, Kurtin PJ, Myers JL. Expression of cytolytic lymphocyte-associated antigens in pulmonary lymphomatoid granulomatosis. Am J Clin Pathol 2002, 118: 391 - 398

[10] Teruya-Feldstein J, Jaffe ES, Burd PR, et al. The role of Mig, the monokine induced by interferon-gamma, and IP-10, the interferon-gamma-inducible protein-10, in tissue necrosis and vascular damage associated with Epstein-Barr virus positive lymphoproliferative disease. Blood 1997, 90: 4099 - 4105

[11] Hochberg EP, Gilman MD, Hasserjian RP. Case records of the Massachusetts General Hospital. Case 17-2006-a 34-year-old man with cavitary lung lesions. N Engl J Med. 2006, 354 (23): 2485 - 2493

[12] Koss MN. Pulmonary lymphoid disorders. Sem Diagn Pathol. 1995, 12: 158 - 171

[13] Bragg D, Chor P, Murray K, et al. Lymphoproliferative disorders of the lung: histopathology clinical manifestations, and imaging features. Am J Roentgenol. 1994, 163: 273 - 281

[14] Katzenstein AL, Carrington CB, Liebow AA. Lymphomatoid granulomatosis: a clinicopathologic study of 152 cases. Cancer 1979, 43: 360 - 373

[15] Koss MN, Hochholzer L, Langloss JM, et al. Lymphomatoid granulomatosis: a clinicopathologic study of 42 patients. Pathology 1986, 18: 283 - 288

[16] Fauci AS, Haynes BF, Costa J, et al. Lymphomatoid granulomatosis: prospective clinical and therapeutic experience over 10 years. N Engl J Med. 1982, 306 (2): 68 - 74

[17] Wilson WH, Kingma DW, Raffeld M, et al. Association of lymphomatoid granulomatosis with Epstein-Barr viral infection of B lymphocytes and response to interferon-alpha 2b. Blood. 1996, 87: 4531 - 4537

[18] Sebire NJ, Haselden S, Malone M, et al. Isolated EBV lymphoproliferative disease in a child with Wiskott-Aldrich syndrome manifesting as cutaneous lymphomatoid granulomatosis and responsive to anti-CD20 immunotherapy. J Clin Pathol 2003, 56: 555 - 557

[19] Zaidi A, Kampalath B, Peltier WL et al. Successful treatment of systemic and central nervous system lymphomatoid granulomatosis with rituximab. Leuk Lymphoma 2004, 45: 777 - 780

[20] Jordan K, Grothey A, Grothe W, et al. Successful treatment of mediastinal lymphomatoid granulomatosis

with rituximab monotherapy. Eur J Haematol 2005, 74：263 – 266

[21] Polizzotto MN, Dawson MA, Opat SS. Failure of rituximab monotherapy in lymphomatoid granulomatosis. Eur J Haematol 2005, 75：172 – 173

[22] Rao R, Vugman G, Leslie WT, et al. Lymphomatoid granulomatosis treated with rituximab and chemotherapy. Clin Adv Hematol Oncol 2003, 1：658 – 660

[23] Jaffre S, Jardin F, Dominique S, et al. Fatal haemoptysis in a case of lymphomatoid granulomatosis treated with rituximab. Eur Respir J 2006, 27：644 – 646

[24] Dee P, Arora N, Innes D. The pulmonary manifestation of lymphomatoid granulomatosis. Radiology. 1982, 143：613 – 618

[25] Mazzie JP, Price AP, Khullar P, et al. Lymphomatoid granulomatosis in a pediatric patient. Journal of Clinical imaging. 2004, 28：209 – 213

[26] Lee JS, Tuder R, Lynch D. Lymphomatiod granulomatosis：radiographic features and pathological correlations. Am J Roentgenol. 2000, 175：1335 – 1339

# 第四章　弥漫性肺实质疾病相关疾病

## 病例 33　发热、干咳半月，胸闷、憋气 10 天
### ——急性间质性肺炎

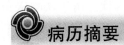
病历摘要

患者女性，20 岁，因发热、干咳半月，胸闷、憋气 10 天入院。

患者入院前十日突发无规律高热伴干咳，无胸痛、咯血，伴有进行性呼吸困难。既往体健。

**入院查体：**T 38℃，P 120 次/分，R 35 次/分，BP 120/80mmHg。口唇发绀，浅表淋巴结不大，双肺散在干湿啰音；心律齐，未闻及杂音。腹软，肝肋下 3cm，质软，轻压痛，脾未触及。双下肢无水肿。

**实验室检查：**WBC $8 \times 10^9$/L，中性粒细胞 0.81，淋巴细胞 0.18，单核细胞 0.02。ALT 48U/L。血培养阴性，血军团菌抗体、单纯疱疹抗体，EB 病毒抗体、巨细胞病毒抗体、人类免疫缺陷病毒抗体均阴性。血气分析（$FiO_2$ 29%）：pH 7.466，$PaCO_2$ 26.2mmHg，$PaO_2$ 64.5mmHg。因病情危重，未做纤维支气管镜检查。痰细胞学、痰细菌培养、痰找结核菌、PPD 均阴性。X 线胸片示双肺弥漫性浸润性阴影（图 33-1）。

**病理：**为明确诊断，于发病第 2 个月末在机械通气支持下行开胸肺活检。病理所见肺泡间隔增宽，有慢性炎症细胞浸润，可见较多成纤维细胞，部分细支气管壁及肺间质可见多核巨细胞，仅见一处不典型上皮样细胞肉芽肿改变，肺泡Ⅱ型上皮细胞弥漫性增生，但上皮细胞内未见包涵体。肺泡腔内可见水肿液和成堆的吞噬细胞及红细胞。有肺气肿，胸膜及小叶间肺间质水肿。抗酸染色未找到抗酸杆菌，结核菌 DNA-PCR 阴性，PAS 及六胺银染色未找到真菌和肺孢子菌等。病变符合急性间质性肺炎改变（图 33-2，图 33-3）。

**诊断：**急性间质性肺炎（acute interstitial pneumonia，AIP）

**诊疗过程：**先后给予患者多种抗生素、抗感染、抗结核、抗真菌及双相持续正压通气（BiPAP）治疗无效。病程呈进行性恶化，遂予呼吸机辅助通气并给予糖皮质激素加环磷酰胺（CTX）治疗。住院治疗过程中先后出现了双侧自发性气胸、心脏骤停、胸腔感染等极

严重的情况，经过抢救治疗 3 个月余，患者病情慢慢稳定、好转。逐渐停止吸氧，出院前拔除气管插管后，以后恢复一般体力活动。

**随访**：患者出院后随访 2 年，双肺弥漫性病变逐渐吸收，尚有小部分纤维条索影残留，肺功能恢复，体力正常，逐渐胜任正常工作和生活。

## 讨论与分析

1944 年，Hamman 和 Rich 报道了一组以暴发起病、快速进展为呼吸功能衰竭并迅速死亡为特征的肺部疾病。虽然这类患者的胸部 X 线片有广泛的肺部弥漫性浸润影，但病理检查中并无类似于细菌性肺炎的肺泡腔中大量炎性细胞的浸润；而是特异性地表现为肺间质中结缔组织的弥漫增生，于是将这种新的疾病命名为急性弥漫性间质纤维化（acute diffuse interstitial fibrosis），即 Hamman-Rich 综合征。由于从临床角度看，该综合征可以等同于不明病因的急性呼吸窘迫综合征（ARDS），而组织学上又属于弥漫性肺泡损伤（diffuse alveolar damage，DAD）。1986 年，Katzenstein 报道了 8 例与 Hamman-Rich 综合征相似的病例：均有急性呼吸衰竭，并在症状出现的 1~2 周内使用机械通气；7 例在半年内死亡，1 例康复。组织上主要为肺泡间隔增厚水肿，炎症细胞浸润，活跃的成纤维细胞增生但不伴成熟的胶原沉积，广泛的肺泡损伤和透明膜形成。以后正式提出以急性间质性肺炎（AIP）取代已使用多年的 Hamman-Rich 综合征等相关名词，并纳入特发性间质性肺炎（idiopathic interstitial pneumonia，ⅡP）范畴，以此与ⅡP 中的寻常型间质性肺炎（UIP）、脱屑型间质性肺炎（DIP）和非特异性间质性肺炎（NSIP）等加以区别。

AIP 的急性肺损伤是一种大范围的、病理表现单一的肺实质性变化，与已知 ARDS 的表现类似；但与其他ⅡP 类型中所见的急性损伤——反复数年的多灶性损伤迥然不同。这种不同造成了二者在组织病理和临床表现上各具特色；并就此推测二者的发病机制亦有差别。虽然目前的研究已深入到蛋白甚至基因水平，人们已知诸如促炎症因子、抗炎症因子，金属蛋白酶及抑制因子和凋亡等在ⅡP 中的相应作用，但 AIP 的确切发病机制目前尚不清。

1. 临床表现　AIP 起病突然、进展迅速、迅速出现呼吸功能衰竭、多需要机械通气维持、平均存活时间很短，大部分在 1~2 个月内死亡。AIP 的发病无性别差异，文献中的发病年龄范围是 7~83 岁，平均 49 岁。大多数患者既往体健、发病突然；绝大部分患者在起病初期有类似上呼吸道病毒感染的症状，可持续 1 天至几周，虽经广泛研究仍无病毒感染的证据。半数以上的患者突然发热，干咳，继发感染时可有脓痰；有胸闷、乏力、伴进行性加重的呼吸困难，可有发绀、喘鸣、胸部紧迫或束带感；很快出现杵状指（趾）。双肺底可闻及散在的细捻发音。部分患者可发生自发性气胸。抗生素治疗无效，多于 2 周至半年内死于急性呼吸衰竭和右心功能衰竭。如早期足量应用糖皮质激素，病情可缓解甚至痊愈。

实验室检查不具有特异性；外周血 WBC 可增多，少数有嗜酸性粒细胞轻度增多，RBC 和 Hb 因缺氧而继发增多。红细胞沉降率多加快，可达 60mm/1h，血清蛋白电泳示 $\alpha_2$ 或 $\gamma$

球蛋白增高，IgG 和 IgM 常增高，IgA 较少增高；血气分析为呼吸衰竭 I 型，偶见 II 型。

2. 影像学表现　AIP 的影像学表现并不具备特异性，与 ARDS 相似。在早期，部分患者的胸部 X 线片可正常；多数则为双肺中下野散在或广泛的点片状、斑片状阴影，此时与支气管肺炎不易鉴别。随着病情的进行性加重，双肺出现不对称的弥漫性网状、条索状及斑点状浸润性阴影，并逐渐扩展至中上肺野，尤以外带明显；但肺尖部病变少见，肺门淋巴结不大；偶见气胸、胸腔积液及胸膜增厚。胸部 CT 多为双肺纹理增厚、结构紊乱、小片状阴影并可见支气管扩张征；也有双侧边缘模糊的磨玻璃样改变，或为双侧广泛分布的线状、网状、小结节状甚或实变阴影，偶见细小蜂窝样影像。

3. 病理表现　AIP 的病理表现分为急性渗出、亚急性增殖和慢性纤维化三期，其分别代表如下表现的存在：透明膜、肺泡内的水肿、渗出或出血；II 型肺泡上皮细胞增生、成纤维细胞在间质及肺泡腔中增殖；大量成纤维细胞和胶原结缔组织增殖和肺内蜂窝样改变。随后通过 HRCT 技术，比较病理分期与影像学所见之间的相互关系。发现：①渗出期，会有部分残存的正常肺组织影像接近阴影区［指磨玻璃样变和（或）实变区］或存在于阴影区之中；不论是何种阴影表现，均不伴有支气管扩张影像的出现；②增殖期，磨玻璃样变和实变区内支气管扩张影像的出现概率近乎相同；③纤维化期，近乎全部肺阴影区均伴有支气管扩张影像的出现，并发现有 1 例病例有小蜂窝样改变。

4. 诊断标准　AIP 的临床诊断标准：①急性下呼吸道疾病，发病时间 ≤ 60 日；②影像学检查示双肺弥漫性浸润阴影；③肺活检示弥漫性、机化性或浸润性的肺泡损伤；④不存在任何已知的突发疾病或其他易感因素，如感染、系统性炎性反应综合征（SIRS）、污染环境或毒物接触史、结缔组织疾病和既往已有的间质性肺疾病；⑤既往胸部 X 线片正常。

5. 鉴别诊断　AIP 的临床表现可等同于不明病因的 ARDS，病理学则为弥漫性肺泡损伤（DAD）的表现。但是临床上能够产生 DAD 表现的疾病很多，诸如各种类型的感染、药物性 DAD、吸入有毒气体、急性放射性肺炎、结缔组织病和血管炎等。所以，除了临床鉴别之外，必须进行病理学方面的鉴别诊断。AIP 需与以下疾病相鉴别：

（1）特发性间质性肺炎（IIP）：包括特发性肺纤维化（IPF/UIP）、脱屑型间质性肺炎（DIP）、非特异性间质性肺炎（NSIP）和隐源性机化性肺炎（COP）等，IIP 的共同特点是起病多隐匿、病程较长，平均存活时间为 4~5 年。患者多表现为进行性的胸闷、气短。胸部 CT 可见多少不同的蜂窝影或网状影，胸膜下弓形线状影及支气管扩张。其组织学的共同特点是纤维化区域内多为成熟的胶原纤维束，而活化的成纤维细胞很少出现，甚至没有。这与 AIP 的表现正好相反。对于具体的某种类型的病理表现分述如下。

1）UIP：最大的特点为，当转换低倍镜视野时，正常肺组织、间质纤维化、炎症细胞浸润和蜂窝样改变尽显镜下。大部分纤维组织由大量嗜酸性胶原及少许相应的炎症或基质细胞组成。胶原的沉积增厚了肺泡壁并形成片状痕迹或伴蜂窝样改变。在蜂窝状扩大的气腔中，支气管上皮细胞或增生的 II 型肺泡上皮细胞覆盖于气腔表面；气腔中多含有浓缩的黏液组织、中性粒细胞及其他炎症细胞。肺泡之间有由胶原和不同数量的慢性炎症细胞所致的增厚的肺泡壁分隔。虽然大部分的纤维化区域是由无细胞成分的胶原组织构成，揭示出纤维化的"陈旧性"；但也有些区域会出现活化的成纤维细胞的聚集，体现出纤维化尚处于活动期；此种"新旧"纤维化同时出现于标本中的表现是诊断 UIP 的关键。整个标本中，炎症反应通常只呈中等程度，主要以小淋巴细胞为主，其次是巨噬细胞及中性粒细胞。

2）DIP：最大的特点是大量巨噬细胞聚集于肺泡腔，宛如肺泡上皮细胞大量脱落，故而得名。实际上，这些细胞多为单个核细胞，也有少量分散的多核巨细胞存在。肺泡壁上的肺泡上皮细胞呈增生形态。肺泡间隔因胶原的沉积和少量炎性细胞的浸润而呈轻-中度增宽。在低倍镜下，DIP 的表现很是单一，不仅不存在成纤维细胞聚集区，蜂窝样改变也很少出现；这与 UIP 的组织学特点形成了鲜明的对照。

3）NSIP：肺泡壁中的炎症和纤维化的程度变化较大，以间质炎症为主，纤维化的程度较轻甚至缺如。浸润于肺泡间质中的慢性炎症细胞包括淋巴细胞和大量浆细胞；这些细胞的浸润密度在所有类型的 IIP 中被认为是最高的。所以，这种表现在组织学上极易识别，也被认为是 NSIP 的特异表现。另外，40% 的 NSIP 病例，其炎症细胞的浸润和纤维化的程度基本相近；但有时这种表现也不易与 UIP 区分。而鉴别的要点是标本的总体变化相当一致，蜂窝样变不显著，成纤维细胞聚集区也很少见。另外所剩的 10% 以间质胶原沉积为主，其可局限或弥散存在；但是沉积区中很少见到活跃的成纤维细胞，而多为成熟的胶原束，故与 AIP 也很易鉴别。

4）COP：即特发性闭塞性细支气管炎伴机化性肺炎（BOOP），发病较急，但进展缓慢。胸部 X 线片上双肺多发性斑片影在病程中常有明显的游走现象。胸部 CT 可见层状或结节状分布的较强的密度增高区，不见血管影像，其边缘区域有"气状征"。病理特点是阻塞性细支气管炎，有肉芽组织堵塞于扩大的小气道内，有时延伸至肺泡管；肺泡壁及间隔有以单核细胞为主的浸润；这些改变多局限于次小叶范围。影像及病理学的病变区和正常区界限分明，通常不会与 AIP 混淆。

（2）ARDS：其组织学特征为肺间质水肿和 DAD。而 AIP 的病理表现就是 DAD 的增殖或机化期的表现，所以二者在临床表现和组织上均难以鉴别。但 ARDS 多有原发病及明确的病因，如感染、外伤等，故 ARDS 的诊断不应依赖肺活检，通过结合临床对典型病例往往不难诊断。有部分学者仍推测 AIP 缘于某些病毒的感染且属于 ARDS 范畴；遗憾的是至今也无任何证据。所以对二者的鉴别有时需做大量工作来寻找 ARDS 的病因。可以理解为何某些文献将 AIP 称为特发性 ARDS，以及临床上会将 AIP 误认为是 ARDS。但目前看来，这二者是有区别的，一方面是病因方面的差异；另一方面是在应用糖皮质激素后，AIP 的预后可望改善，而 ARDS 对糖皮质激素的治疗反应常属无效。

6. 关于治疗 因为对 AIP 病因和发病机制尚知之甚少，所以对本病并无特异性的治疗手段。AIP 是一种具有潜在逆转可能的急性肺损伤性疾病，如在病变早期及时治疗可完全康复而不遗留肺部阴影或仅有少许条索状阴影。本病对肾上腺皮质激素反应尚好，而且应该早期、大量和长期地运用。用法：泼尼松 40~80mg/d，持续 3 个月，病情稳定后方逐渐减量，维持时间当视病情发展而定，但疗程不宜短于 1 年。如果减量过程中病情复发加重，应当重新加大剂量以控制病情。如果病情凶险，可使用冲击疗法，静脉注射甲基泼尼松龙 500 ~ 1000mg/d，持续 3 ~ 5 天；病情稳定后再改为口服。此外，还有联合应用免疫抑制剂，如甲基泼尼松龙 250mg/d ＋ 环磷酰胺 1500mg/d ＋ 长春新碱 2mg 并取得满意疗效的报道。

既然将 AIP 划归 IIP 范畴，那么间质成纤维细胞的增殖活化作用应视为极为重要的发病机制。从病理学的电镜所见看，部分区域肺泡腔内渗出物的"渗入间隔"也必然会伴有纤维化的发生。所以，糖皮质激素的运用应该对抑制纤维化的发生起重要作用。当然，单纯的药物治疗是远远不够的，急速恶化的呼吸功能衰竭往往是主要的致命因素；所以，机械通气通常是必须的。如果肺泡的塌陷可以明显促进纤维化的发生、发展并且加重肺泡间隔的增厚，那么在机械通气时加用一定水平的 PEEP 就显得尤为重要；甚至有人认为人工合成的表面活性物质也具有一定的应用价值，这充分表明了 AIP 与 ARDS 的相似性。

AIP 的平均死亡率为 78%（60% ~ 100%），平均存活期为 33 天。虽然尚无法预示存活率的组织病理指征，但存活者多有严重的肺实质损害，而死亡者则少有之。现在 ARDS 的死亡率因治疗手段的不断改进已降至 50% 以下；而 AIP 的死亡率却一直居高不下。总之，医学界应进一步加强对 AIP 的研究。

## 专家点评

AIP 并无特异性的临床实验室诊断指标，所以最重要的是考虑到该病存在的可能性。之后应在 AIP 和 ARDS 之间做出鉴别。AIP 缺乏明确的病因和系统性的损伤、无既往已存在的可引起弥漫性肺泡损伤的疾病；而后者往往都有比较明确的诱因。若要明确诊断，必须依赖临床诊断和肺组织活检，尤其是开胸肺活检后进行病理学诊断。临床上如果怀疑有 AIP 的可能性时，应注意：①认真询问病史：重点是在 AIP 和 ARDS 之间做出鉴别。AIP 缺乏明确病因和系统性损伤、无既往已存在的可引起弥漫性肺泡损伤的疾病；而 ARDS 往往都有比较明确的诱因；②体格检查：特别注意患者是否有其他系统性疾病尤其是结缔组织病的症状和体征；③辅助检查：血气和胸部影像学的检查是必须的。抗核抗体等免疫学指标亦应包括在内。肺活检病理学检查对诊断 AIP 十分重要；④处理：必须首先控制和纠正呼吸功能衰竭，所以往往首先使用机械通气；之后才是糖皮质激素和免疫抑制剂的运用。

（王京岚 蔡柏蔷）

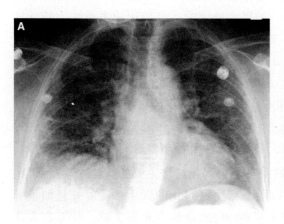

图 33-1 胸部 X 线片显示肺容积缩小、弥漫性网状影和磨玻璃样改变

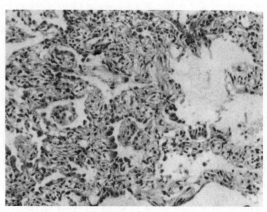

图 33-2 肺泡间隔增宽，淋巴、单核及成纤维细胞浸润，肺泡内有水肿液及吞噬细胞，肺泡Ⅱ细胞增生（HE×150）

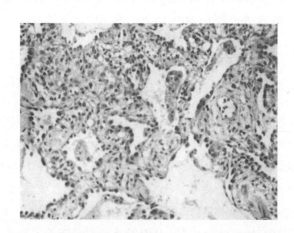

图 33-3 肺泡间隔有较多的成纤维细胞及淋巴细胞浸润，肺泡Ⅱ细胞增生，肺泡腔内少量蛋白性物质（HE×300）

## 参 考 文 献

［1］ Katzenstein AL，Myers JL，Mazur MT. Acute interstitial pneumonia. A clinicopathologic，ultrastructural，and cell kinetic study. Am J Surg Pathol 1986，10∶256

［2］ 王京岚，等. 急性间质性肺炎——附一例报告. 中华内科杂志，1997，36（11）∶744 – 747

［3］ Ichikado K, Johkoh T, Ikezon J, et al. Acute interstitial pneumonia: high-resolution CT findings correlated with pathology. AJR Am J Roentgenal 1997, 168：333

［4］ Katzenstein AL, Myers JL. Idiopathic pulmonary fibrosis: clinical relevance of pathologic classification. Am J Respir Crit Care Med. 1998, 157（4pt1）：1301

［5］ Akira M. Computed tomography and pathologic findings in fulminant forms of idiopathic interstitial pneumonia. J Thorac Imag 1999, 14：76 – 84

［6］ Bouros D, Nicholson AC, Polychronopoulos V, et al. Acute interstitial pneumonia Eur Respir J. 2000, 15：412 – 418

［7］ Vourlekis JS, Brown KK, Schwarz MI. Acute Interstitial pneumonitis: Current understanding regarding diagnosis, pathogenesis, and natural history. Seminars in Respir and Crit Med. 2001, 22（4）：399 – 407

［8］ ATS/ERS International Multidisciplinary Consensus Classification of the Idiopathic Interstitial Pneumonias. Am J Respir Crit Care Med. 2002, 165：277 – 304

［9］ Vourlekis JS. Acute Interstitial pneumonia. Clin Chest Med. 2004, 25（4）：739 – 747

［10］ Martinez FJ. Idiopathic Interstitial Pneumonias. Proc Am Thorac Soc. 2006, 3：81 – 95

［11］ Bradley B, Branley HM, Egan JJ, et al. Interstitial lung disease guideline: the British Thoracic Society in collaboration with the Thoracic Society of Australia and New Zealand and the Irish Thoracic Society. Thorax, 2008, 63 Suppl 5：v1 – v58

# 病例34　间断咳嗽、咳痰、发热、肺部阴影

## ——淋巴细胞性间质性肺炎

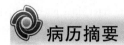

### 病历摘要

患者女性，15 岁，因间断咳嗽、咳痰、发热 6 个月余于 2005 年 2 月 12 日入院。

2004 年 8 月 17 日患者无明显诱因出现咳嗽、咳痰、发热，体温最高达 39.5℃，痰为黄色黏痰，量较多，伴畏寒、寒战，予沙美、盖加盖等治疗，体温持续不退，X 线胸片示右肺中叶片状影和右下肺斑片影（图 34-1），支气管镜提示右肺中叶支气管感染，诊为右肺中叶肺炎，治疗过程不详，病情无明显缓解。外院于 2004 年 9 月 2 日行右肺中叶切除术，病理示肺泡腔及支气管周围有大量炎症细胞浸润，部分区域伴肉质变，诊为右肺中叶综合征，予抗感染治疗（具体不详），症状明显缓解，体温降至正常。2004 年底患者受寒后再次出现咳嗽、咳痰、气促等症状，同时低热，体温波动于 37～38℃，血常规：WBC（2.48～5.04）×10⁹/L，中性粒细胞 36%～55%，淋巴细胞 39%～54%，红细胞沉降率 10mm/1h，5U PPD（－），三次痰找抗酸杆菌均阴性，胸部 CT 示右肺中叶实变和不张，两肺纹理间可见边界不清的粟粒样微小淡结节影，纵隔、肺门淋巴结增大，考虑为血行播散型肺结核，予异烟肼、利福平、乙胺丁醇、吡嗪酰胺治疗 40 天（因全身出现皮疹停止治疗），同时服泼尼松 20mg qd 治疗 2 周，症状明显缓解，2 周后泼尼松减至 10mg qd，患者再次出现胸闷、气促、发热，体温波动于 37～38℃，将泼尼松加至 20mg qd，体温降至正常，但仍有胸闷、气促，复查 X 线胸片较前无明显变化，就诊于我院。既往史：过敏性鼻炎 5～6 年。2003 年 4 月出现咳嗽、发热伴寒战，诊为肺炎，予阿奇霉素输液治疗，体温降至正常，此后于 2003 年 11 月和 2004 年 3 月反复出现上述症状，X 线胸片示右肺斑片影，予大环内酯类药物治疗后病情好转。个人史：无特殊。家族史：母亲 1986 年时曾患有肺结核，服用异烟肼一年后治愈。

**入院查体**：T 36.5℃，P 96 次/分，R 30 次/分，BP 90/60mmHg，颈前可及两个 1cm × 1cm 淋巴结，质中，无压痛，口唇、甲床无发绀，双肺呼吸音略粗，未闻及干湿啰音。心（－）。腹软，肝肋下未及，脾肋下 1cm，质软，无压痛。杵状指（－）。

**实验室检查**：血、尿、便常规正常。痰抗酸染色阴性（一次）。痰培养：一次阴性，一次为大量白色假丝酵母菌。红细胞沉降率、免疫球蛋白正常，抗结核抗体（－），ANA、ANCA、RF 均阴性。肝功能：ALT 45U/L，AST 36U/L，TBA 13.7μmol/L，LDH 324U/L。

EB 病毒抗体 IgG 型、IgM 型均阴性。抗 HIV（−），HBsAg（−）。肺功能：$FEV_1$ 38.4%，FVC 37.6%，$FEV_1$/FVC 86.6%。血气分析（吸室内空气）：pH 为 7.413，$PaO_2$ 81.2mmHg，$PaCO_2$ 35.2mmHg，$SaO_2$ 97.4%，P（A-a）$O_2$：29.1mmHg。胸部 HRCT 示右肺中叶实变和不张，内有支气管扩张表现，右肺上叶胸膜下结节，两肺纹理增重，纹理间可见边界不清的粟粒样微小淡结节影，右斜裂增厚，纵隔、肺门淋巴结增大（图 34-2）。腹部 B 超示脾大（脾厚 4.2 cm，肋下 2.4cm），副脾。外院肺切除标本我院会诊：病变符合肺淋巴增生性疾病，考虑为滤泡性细支气管炎及淋巴细胞性间质性肺炎（图 34-3）。免疫组化：CD20 淋巴滤泡（+），CD3 肺间质和滤泡周（+），CD68 肺泡内巨噬细胞（+）。

**诊断**：淋巴细胞性间质性肺炎（lymphocytic interstitial pneumonia，LIP）

滤泡性细支气管炎

**诊疗过程**：糖皮质激素或联合免疫抑制剂。泼尼松 40 mg/d，2 个月后逐渐减量。

## 讨论与分析

2002 年美国胸科学会/欧洲呼吸病学会（ATS/ERS）将特发性间质性肺炎（idiopathic interstitial pneumonia，IIP）分为七类，淋巴细胞性间质性肺炎（lymphocytic interstitial pneumonia，LIP）是其中的一类，LIP 是一种反应性肺淋巴增生，此病的诊断有赖于病理，表现为弥漫性肺间质致密淋巴细胞浸润。

LIP 的确切病因目前尚不清楚，很可能是多种因素共同作用的结果。然而有证据强烈提示病毒感染在某些病例的发病中起一定作用。在成人及儿童患者中均检测到 EB 病毒 DNA，因此，EB 病毒可能是造成某些病例发病的原因之一。HIV 感染也与 LIP 相关，HIV 感染的儿童当中 16%～50% 出现 LIP，最常发生于 2～3 岁时。LIP 与人疱疹病毒 8（HHV-8）、乙型肝炎病毒、肺孢子菌之间的相关性也有报道。然而，这些病原体是通过何种特殊通路诱导淋巴样组织增生的尚不清楚。自身免疫性疾病与 LIP 也强烈相关，约占 LIP 的 39%，这些自身免疫性疾病包括干燥综合征、系统性红斑狼疮、类风湿性关节炎、自身免疫性甲状腺炎、重症肌无力、溶血性贫血、恶性贫血、自身红细胞致敏综合征、慢性活动性肝炎、口炎性腹泻以及原发性胆汁性肝硬化。此外，也有苯妥英钠引起的药物反应与 LIP 相关以及 Castleman 病、军团菌肺炎、肺泡蛋白沉积症、肺泡微石症合并 LIP 的报道。LIP 还可以是同种异体骨髓移植的一个晚期并发症，常发生于移植后 200～400天。鉴于特发性 LIP 罕见，因此，确诊为 LIP 的患者应进行全面检查以明确有无任何已知的病因或相关疾病。

成人 LIP 患者常为女性，发病时的平均年龄为 50 岁左右。起病缓慢，表现为进行性咳嗽、呼吸困难，可有发热、消瘦、胸痛，偶有咯血、关节痛。体检双肺底可闻及爆裂音，杵状指以及外周、纵隔淋巴结增大或脾大在儿童患者中多见。可有轻度贫血以及免疫球蛋白产生异常，表现为多克隆高丙种球蛋白血症，此外 75% 以上的患者有 IgG 或 IgM 的单克隆增加，低丙种球蛋白血症或单克隆丙种球蛋白病则提示淋巴增生性恶性肿瘤的可能。肺功能常表现为限制性通气功能障碍伴弥散功能受损。特发性 LIP 极少进展为纤维化，因而杵状指（趾）、爆裂音以及其他生理特征常缺如或轻微。

胸部 X 线片上 LIP 表现为特征性的以双下肺为主的网状、粗网状结节状或细网状结节状影，还可有斑片状的浸润影以及局灶实变影。LIP 的 HRCT 表现有边界不清的小叶中央性结节和胸膜下小结节（1~4mm）、磨玻璃样影，支气管血管束增厚、小叶间隔增厚，此外，68% 的患者有 1~30mm 的薄壁囊状气腔，还可有淋巴结增大。Johkoh 等曾对 22 例 LIP 患者的薄层 CT 进行了研究，发现除上述常见病变外，还可有 1~2cm 的大结节、肺气肿、气腔实变、支气管扩张、胸膜增厚等。

支气管肺泡灌洗（BAL）对 LIP 有一定诊断价值，灌洗液中淋巴细胞增加，CD3 细胞增加以及多克隆 CD20 B 细胞增加提示 LIP。LIP 的确诊有赖于外科肺活检，其病理特征为弥漫性肺间质致密淋巴细胞浸润，常可见淋巴滤泡，有时支气管周围亦受累，但通常病变轻微。腺泡内无病变特别严重的区域（如腺泡周围或腺泡中央），偶有非坏死性肉芽肿形成。淋巴细胞呈多克隆性，主要是 T 细胞，内有散在的 B 细胞、浆细胞和组织细胞，同时有 Ⅱ 型肺泡细胞的增加和肺泡巨噬细胞的轻度增生。其他表现有肺泡腔中蛋白样液体以及单核细胞、泡沫巨噬细胞或巨细胞的聚集。

滤泡性细支气管炎是一种支气管相关淋巴样组织增生病。常中年发病，多合并有结缔组织病。临床表现为进行性气短、发热、咳嗽以及反复上呼吸道感染。肺功能可表现为阻塞性、限制性或混合性通气功能障碍，也可正常。此病的胸部 X 线表现与 LIP 相似，但 HRCT 上小叶中央性和支气管周围性结节更明显，而磨玻璃样改变不常见。结节很可能代表了支气管周围淋巴滤泡的融合。确诊需外科肺活检，其组织学特征为细支气管周围大量淋巴滤泡形成，间质炎症程度轻，无气道扩张（这与滤泡性支气管扩张不同），无闭塞性细支气管炎，尚未发现有肉芽肿形成。应用 PCR 技术对免疫球蛋白重链基因进行扩增通常能显示多克隆图形。

从临床角度考虑，LIP 主要需与低度恶性淋巴瘤相鉴别。恶性淋巴瘤的淋巴细胞呈单克隆性，浸润更致密，形态单一，可有肺结构的破坏、Dutcher 小体（含有免疫球蛋白的核内包涵体）、胸膜浸润，病变沿淋巴通路分布（支气管血管束、胸膜和小叶间隔），但 HE 染色常难以区分这两种疾病，因此需要进行免疫组化染色以及分子基因重排检测，如应用 PCR 技术对免疫球蛋白重链基因的克隆性重排进行检测。LIP 尚需与细胞型 NSIP 相鉴别，后者男性略多，HRCT 上磨玻璃样影为其显著特征，病理上间质炎症细胞浸润程度轻于 LIP，一些肺泡壁可未受累。外源性过敏性肺泡炎 HRCT 上亦表现为磨玻璃样影以及边界不清的小叶中央性结节，但呼气相可显示气体陷闭引起的斑片状密度减低区，提示存在细支气管的炎症。此外，囊状气腔、小叶间隔增厚、淋巴结增大罕见。外源性过敏性肺泡炎患者常有吸入有机气雾颗粒或低分子化学物质史，症状的出现与从事某些活动存在时间相关性，可呈急性或亚急性发病，病理上病变常为细支气管周围分布，炎症细胞浸润程度轻于 LIP，常见肉芽肿和机化性肺炎，由此可与 LIP 相鉴别。

LIP 的治疗方法为糖皮质激素或联合免疫抑制剂。糖皮质激素的剂量为泼尼松 0.75～1mg/(kg·d)，最大 100mg/(kg·d)，服用 8～12 周或直至病情稳定，然后逐渐减量至 0.25mg/(kg·d)，继续服用 6～12 周。与 HIV 相关的 LIP 可给予联合抗反转录病毒治疗。此病的病程个体间差异很大，一些患者治疗反应极好，可完全持续缓解，一些患者在进展为肺纤维化和肺心病以前病情可相对稳定数月或数年，而另一些患者可在数月内死于肺心病。LIP 患者诊断后 5 年内死亡率为 33%～50%，近 5% 的患者发展为低度恶性 B 细胞淋巴瘤。

滤泡性细支气管炎患者多预后良好，然而有研究报道年龄在 30 岁以下的患者疾病倾向于进行性发展。治疗可针对原发病或使用糖皮质激素或硫唑嘌呤。

## 专家点评

淋巴细胞性间质性肺炎（LIP）是一个临床病理学术语，随着对其组织学特性的深入了解，对于此术语的解释与以往不同。LIP 最初是于 1969 年由 Liebow 和 Carrington 用来描述肺弥漫性淋巴细胞性间质浸润，以与常见的间质性肺炎相区别，因此，LIP 是当时间质性肺炎中的一种。目前 LIP 被认为是一种反应性肺淋巴增生，属弥漫性肺实质病变。美国胸科学会/欧洲呼吸病学会（ATS/ERS）组建的间质性肺病国际分类委员会（ICCID）已将 LIP 再次划归为间质性肺炎。

患者有以下特点时需考虑 LIP：起病缓慢，表现为进行性咳嗽、呼吸困难，肺功能呈限制性通气功能障碍伴弥散功能受损。支气管肺泡灌洗液中淋巴细胞增加，胸部 X 线片上表现为以双下肺为主的网状、粗网状结节状或细网状结节状影，斑片状浸润影以及局灶实变影。HRCT 上表现为边界不清的小叶中央性结节和胸膜下小结节、磨玻璃样影，支气管血管束增厚、小叶间隔增厚、薄壁囊状气腔等。明确诊断 LIP 需行开胸或胸腔镜肺活检证实。通常特发性 LIP 罕见，因此确诊为 LIP 的患者应进行全面检查以明确有无任何已知的病因或相关疾病。

（徐　凌　蔡柏蔷　刘鸿瑞）

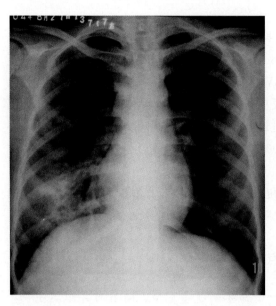

图 34-1　胸部 X 线片示右肺中叶片状影和右肺下野片状影

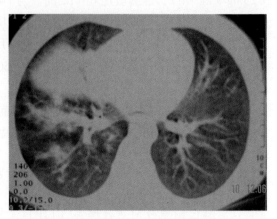

图 34-2　胸部 CT 示右肺中叶实变影，右下肺斑片影，支气管血管束增厚

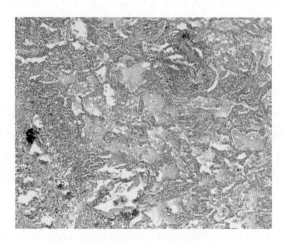

图 34-3　病理学　HE 染色显示弥漫性肺间质致密淋巴细胞浸润，可见淋巴滤泡

# 参 考 文 献

[1] American Thoracic Society, European Respiratory Society. American Thoracic Society/European Respiratory Society International Multidisciplinary Consensus Classification of the Idiopathic Interstitial Pneumonias. Am J Respir Crit Care Med, 2002, 165 (2): 277 – 304

[2] Nicholson AG and Path MRC. Lymphocytic interstitial pneumonia and other lymphoproliferative disorders in the lung. Semi Respir Crit Care Med. 2001, 22: 409 – 422

[3] Swigris JJ, Berry GJ, Raffin TA, et al. Lymphoid interstitial pneumonia. A narrative review. Chest, 2002, 122: 2150 – 2164

[4] Kim EA, Lee KS, Johkoh T, et al. Interstitial lung diseases associated with collagen vascular diseases: radiologic and histopathologic findings. Radiographics. 2002, 22: S151 – S165

[5] Cottin V, Thivolet-Bejui F, Reynaud-Gaubert M, et al. Interstitial lung disease in amyopathic dermatomyositis, dermatomyositis and polymyositis. Eur Respir J. 2003, 22 (2): 245 – 250

[6] Das S and Miller RF. Lymphocytic interstitiall pneumonitis in HIV infected adults. Sex Transm Infect, 2003, 79: 88 – 93

[7] Johkoh T, Muller NL, Pickford HA, et al. Lymphocytic interstitiall pneumonia: thin-section CT findings in 22 patients. Radiology. 1999, 212: 567 – 572

[8] Cha S-I, Fessler M. B, Cool C. D, et al. Lymphoid interstitial pneumonia: clinical features, associations and prognosis. Eur Respir J, 2006, 28: 364 – 369

[9] Bradley B, Branley HM, Egan JJ, et al. Interstitial lung disease guideline: the British Thoracic Society in collaboration with the Thoracic Society of Australia and New Zealand and the Irish Thoracic Society. Thorax, 2008, 63 Suppl 5: v1 – v58

# 病例 35　反复咳嗽、咳痰伴气促 4 年余，加重半年
## ——弥漫性泛细支气管炎

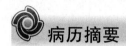 病历摘要

患者男性，47 岁，因反复咳嗽、咳痰伴气促 4 年余，加重半年入院。

患者自 2000 年 4 月起无明显诱因出现发热（T 39℃），咳嗽、咳黄绿色量多脓痰，伴有活动后气短及胸闷。2003 年 5 月病情加重，多次胸部 X 线片提示双肺感染，给予多种抗生素治疗效果不明显，半月后逐渐出现左侧头痛、耳聋、眼胀、面部麻木、肩痛，且咳嗽、咳痰、气短无好转。曾经用泼尼松 40mg/d 治疗 1 个月，无明显疗效。2003 年 7 月诊断鼻窦炎，CT 检查示双侧上颌窦、筛窦、蝶窦、额窦及窦口鼻道复合体区慢性炎症并息肉形成，鼻中隔稍向左偏移。后行鼻息肉切除术，术后病理示慢性鼻息肉、慢性鼻窦炎。

**入院查体：**体型偏瘦，双肺呼吸音粗，双肺可闻及少许哮鸣音，右肺明显，双下肺可闻及湿啰音。

**实验室检查：**肺功能：$FEV_1$ 占预计值 23%，FVC 占预计值 30%，提示重度阻塞性通气功能障碍，重度限制性通气功能障碍。支气管舒张试验（-）。血气：（呼吸室内空气）$PaO_2$ 53.6mmHg。纤维支气管镜：黏膜普遍充血，分泌物多。支气管肺泡灌洗液：细菌、真菌、结核菌涂片（-），细菌和真菌培养（-）。痰细胞学（-）；痰细菌培养：嗜麦芽窄食单孢菌、铜绿假单胞菌。痰找结核菌（-）；PPD（-）。X 线胸片：双中下肺散在小结节阴影和小片阴影（图 35-1）。胸部 CT：双肺中内带见多个散在圆形透亮区，弥漫性小结节阴影、环形阴影和双轨征；双肺支气管扩张，右肺中叶炎症，双肺肺气肿（图 35-2）。

**TBLB 病理：**（右后下叶）少许被覆假复层纤毛柱状上皮之黏膜及肺组织显慢性炎，部分血管周纤维组织增多，有玻璃样变，肺泡间隔增宽，胶原沉积，肺泡 II 型细胞增生，抗酸染色（-）。

**诊断：**弥漫性泛细支气管炎（diffuse panbronchiolitis，DPB）

**诊疗过程：**应用小剂量红霉素治疗（150mg qd），并加强体位引流排痰。根据痰培养药敏结果选用适当的抗生素。

**随访：**小剂量红霉素治疗 1 个月后，喘息症状减轻，痰量减少。双肺哮鸣音消失，湿啰音减少。嘱患者长期服用小剂量红霉素（1~2 年），出院 2~3 个月后复查胸部 CT，观察疗效。耳鼻喉科定期复查鼻窦炎情况。

## 讨论与分析

弥漫性泛细支气管炎（DPB）是以肺部呼吸性细支气管为主要病变区域的特发性、弥漫性、炎性和阻塞性气道疾病，可表现为慢性咳嗽、多痰和劳力性呼吸困难，并伴有气流受限症状。本病在 1969 年由日本学者最早报道，与支气管哮喘、支气管扩张和慢性阻塞性肺疾病相比，临床症状方面有相似之处，但 DPB 具有特征性的病理学和影像学表现。现在已明确 DPB 是一个特异的临床疾病，即一种鼻窦－支气管综合征，其特征为慢性鼻窦炎和支气管炎症。肺部特征为一种慢性支气管炎。其主要临床表现为慢性咳嗽、咳痰、活动后呼吸困难、并可导致呼吸功能障碍。常有反复发作的肺部感染，并可诱发呼吸衰竭，多数预后不良。

1. 临床表现　通常隐袭缓慢发病，常见三大症状为咳嗽，咳痰及活动时气短。几乎所有患者都有慢性鼻窦炎的病史，通常发生于 20～40 岁，常需行鼻窦手术（本病例患者有鼻窦炎病史以及鼻息肉切除术）。慢性咳嗽和咳大量痰为常见的并发症，可见于疾病的发病之初或患鼻窦炎之后的几年内，通常发生于 20～50 岁（平均年龄为 39.5 岁），2/3 的患者不吸烟，男性较女性有较高的发病倾向。

（1）咳痰：患者早期咳无色或白色痰，由于流感嗜血杆菌或肺炎球菌的感染，痰量逐渐增多，变为脓痰。本病也易并发铜绿假单胞菌感染，此时脓痰更为增多。常为进行性的，最终可发生呼吸衰竭。

（2）肺部听诊：81% 的病例有湿啰音，58% 可有干啰音，49% 的病例有两种啰音。DPB 时的啰音多为水泡音，以两下肺为主，较慢性支气管炎时的啰音密度为高（数目为多）。根据此种啰音的密度，能够推断疾病的程度和判断疗效。啰音的密度越高，则 $PaO_2$ 越低。排痰及用红霉素治疗后，啰音密度可减少，部分病例可消失。有的病例也可有干啰音或高调的喘鸣音。早期出现低氧血症为其特点，患者可有发绀及轻度杵状指。

（3）慢性鼻窦炎的症状：患者常有鼻塞，流脓性鼻涕，嗅觉减退的症状，必要时可摄鼻窦相或鼻镜检查。

本病例具有慢性鼻窦－支气管综合征的临床表现，咳嗽、咳黄绿色量多脓痰，伴有活动后气短及胸闷，合并低氧血症，符合 DPB 的临床表现。

2. 胸部影像学检查　DPB 患者的胸部 X 线片具有特征性改变，有助于诊断（图 35-1）。典型的胸像为弥漫性播散性的小结节影，边缘不清，主要分布于双肺肺底部。有些病例中，因气体陷闭造成肺部充气过度。轻度的支气管扩张常常可发生于中叶和舌叶，表现为双轨征。随着病情进展，有些病例可有囊性病变或弥漫性支气管扩张。胸部 X 线片常常显示有含气量增加所致的肺透亮度增强和两肺野弥漫性小结节状和粟粒样阴影。结节直径 2～5mm，边缘不清，形状不规整。这种小结节的存在有别于支气管哮喘、慢性支气管炎和肺气肿。DPB 按其胸部 X 线片表现共分五型：

Ⅰ型：仅有含气量增加所致的肺透亮度增加而无小结节。

Ⅱ型：除有含气量增加外，尚可见小结节阴影，但仅限于1个肺叶。

Ⅲ型：小结节阴影分布于全肺野。

Ⅳ型：除有Ⅲ型改变外，两肺下野尚可见支气管充气和双轨状阴影。

Ⅴ型：除有Ⅳ型改变外尚可见大小不等的环形阴影。

胸部CT显示小结节或粟粒样阴影的特点，位置更加清晰，表现为：①弥漫性小结节影和线状阴影，小叶中心性小颗粒状，肺小动脉逐渐分支变细，在其前端或其邻近可见小结节，宛如"小雪团挂在树枝上"的影像，而且与胸壁有少许间隔是其特点。CT上的圆形影常散在分布于胸膜至支气管和血管分支的末端以及叶中部区域；②小支气管和细支气管扩张，细支气管扩张表现为双轨状或小环形。多数病例以两肺下叶最明显，多呈弥漫性，在其近端的细支气管常有扩张和肥厚。经治疗，小结节状阴影可消退，此时难与支气管扩张相鉴别；③支气管壁增厚；④常易合并中叶和舌叶肺不张。高分辨CT对诊断更有帮助。本病例的影像学改变为DPB的典型改变，胸部X线片示双中下肺散在小结节阴影；胸部CT显示散在圆形透亮区，弥漫性小结节阴影、环形阴影和双轨征，双肺肺气肿。

3. 血液和血清学检查　白细胞增多常见，但贫血通常少见。C-反应蛋白和红细胞沉降率也增加。血清学方面，可有IgG和IgA的增加。类风湿关节炎试验常阳性，但类风湿关节炎血凝反应常为阴性。最为特征性的是持续的冷凝集试验抬高。效价通常升高4～16倍（×512）到×2048；正常少于×128，已有报道，DPB的冷凝集为多克隆，含有IgG，在某些病例中，含有IgA和IgM。这些发现和某些感染相似，例如，与支原体感染所致的相似。但是在DBP中针对支原体肺炎的抗体测定为阴性。周围血中淋巴细胞CD4/CD8之比增加。红霉素治疗后，两种淋巴细胞都能降到正常水平。

4. 肺功能测定　肺功能试验基本上表现为阻塞性损害，$FEV_1$降低，这是DPB的基本特征。某些进展性的病例，阻塞性肺功能损害的基础上可伴有限制性通气障碍。但肺顺应性和弥散功能多在正常范围，动脉血气分析显示早期常有低氧血症，晚期伴有高碳酸血症。低氧血症与呼吸性细支气管壁的肥厚，管腔狭窄，残气量增加，血流和气体分布不均以及通气/血流比例失调等有关。残气量（RV）和残气量与肺总量（RV/TLC）之比通常增加。随着疾病的进展，肺泡通气不足加重，可出现高碳酸血症，长时间可导致肺动脉高压和肺心病，最终将演变为慢性呼吸衰竭。本例患者的肺功能表现为严重的阻塞性通气功能障碍，$FEV_1$占预计值23%，FVC占预计值30%，并且合并限制性通气功能障碍，为典型的DPB患者的肺功能改变。

5. 组织病理学　DPB是一种特发性疾病，通常DPB的病变在肺部弥漫存在，所谓"泛"，就是指病变累及呼吸性细支气管的"全"层。开胸活组织检查可获得满意的组织标本，而经支气管肺活检检查，能取得包括呼吸性细支气管组织在内的可判断的标本率很低，为36.6%。

DPB肺部大体解剖通常显示肺过度充气，在肺小叶中心区域常可见到典型的直径为2～

3mm 的淡黄色结节。典型的组织病理学特征为呼吸性支气管管壁的增厚，伴有淋巴细胞的浸润。这些炎性改变扩展到周围气管组织也常见。当疾病进展时，呼吸性支气管狭窄和收缩以及这些细胞的浸润，淋巴滤泡的增生，管壁中泡沫细胞和附近区域中泡沫细胞的积累。远端末梢支气管发生继发性的扩张。病变为呼吸性细支气管的慢性炎症和慢性呼吸性细支气管周围炎；肉眼所见为淡黄色和白色的结节较均匀一致，弥漫地分布在两肺中。镜下所见：

（1）呼吸性细支气管壁的淋巴组织肥大、增生及圆形细胞浸润，致使管壁肥厚，内腔狭窄或可见息肉状肉芽组织充满于管腔内，致使管腔闭塞，有时在管壁可见纤维化和肉芽组织。

（2）由于肉芽组织及瘢痕灶的形成，使呼吸性细支气管狭窄、闭塞。闭塞的呼吸性细支气管及其末梢的肺泡隔和肺泡壁中有成堆的吞噬脂肪的泡沫细胞（黄色瘤）。

（3）闭塞部位以远的支气管管腔以及肺泡有过度充气或支气管扩张。

6. 诊断和鉴别诊断 诊断 DPB 的最低条件为慢性鼻窦炎、慢性咳嗽、多痰和活动性呼吸困难；影像学上表现为弥漫结节影，其边缘不清，肺功能为阻塞性通气功能障碍；冷凝集试验呈持续性的增加。通常在其疾病过程中，大部分患者有这些临床特点（表 35-1）。

1995 年 1 月由日本厚生省提出了弥漫性泛细支气管炎的诊断标准。主要临床表现有：

（1）临床症状：持续性咳嗽，咳痰及活动时气短。

（2）胸部听诊：断续性湿性啰音（多数为水泡音，有时伴有连续性干啰音或高调喘鸣音）。

**表 35-1 诊断 DPB 的临床特点**

慢性鼻窦炎

临床症状：慢性咳嗽、多痰和活动性呼吸困难

胸部听诊：湿啰音、干啰音

胸部 X 线片：弥漫性播散性结节影

　　　　　　肺过度充气

　　　　　　双轨征

肺功能测定：阻塞性损害：$FEV_1 < 70\%$ 预计值或 $FEV_1/FVC < 70\%$

　　　　　　$VC < 80\%$ 预计值

　　　　　　RV 和 RV/TLC 增加（$RV > 150\%$，$RV/TLC > 45\%$）

　　　　　　低氧血症（$PaO_2 < 80mmHg$）

其他特点（特征性但非诊断性）

　　　冷凝集试验呈持续性的增加

　　　HLA-B54 存在（如果阳性，有助于诊断）

　　　血清 IgA 和 IgG 增加

　　　血清 CD4/CD8 淋巴细胞比例增加

　　　类风湿因子阳性

（3）胸部 X 线：两肺弥漫散在的颗粒状阴影（常伴有肺过度充气，病情进展可见两下肺支气管扩张，有时伴有局灶性肺炎）。胸部 CT 示小叶中心性颗粒状阴影。

（4）肺功能及血气分析：一秒钟用力呼气容积占用力肺活量比值降低（$FEV_1/FVC < 70\%$）及低氧血症（$PaO_2 < 80mmHg$），病情进展可伴有肺活量下降，残气量（率）增加，通常无肺散功能减低。

（5）血液检查：冷凝集效价增高（64 倍以上）。

（6）合并慢性鼻窦炎或既往有鼻窦炎病史（尽可能由 X 线片确诊）。

满足上述主要临床表现（1）~（6）项者即可作出临床诊断。

本例病理学检查虽然未得到典型的 DPB 的病理学改变，这与经支气管镜肺活检所获得的标本较少有关。如果进行开胸肺活检或经胸腔镜肺活检，则能获得较大的标本，可能会获得较满意的病理学结论。但是典型 DPB 病例通过临床诊断即可，并不是一定需要有病理学依据。纵观本病例的临床表现、实验室检查和影像学表现，可以诊断 DPB。

7. 关于治疗 弥漫性泛细支气管炎是一种慢性和进展性疾病，预后较差。疾病的进展依赖于炎症部位的范围、严重程度以及慢性气道感染的并发症。疾病过程的早期阶段，痰中经常含有正常的菌丛，感染或寄殖的细菌中常有流感杆菌，长期应用针对这一细菌的抗生素治疗可能发生铜绿假单胞菌感染，这显然可以加速本病的破坏性，导致肺部发生弥漫性支气管扩张和囊性改变。晚期阶段，患者常发生慢性呼吸衰竭和肺心病。未经治疗的患者从第一次就诊开始，其 5 年生存率相当低，约 42%，10 年生存率为 25.4%。

1984 年以后，按照 Kudoh 的长期、低剂量红霉素疗法，DPB 患者的预后得到了显著的改善。大部分患者可用每日 600mg 红霉素治疗。长期红霉素治疗后（平均 20 个月），患者的一般情况，包括主观感觉（咳嗽、咳痰和呼吸困难）和客观情况（胸部 X 线片和低氧血症）都有显著的改善。600mg 的红霉素剂量所得到最大血清浓度和痰浓度，远低于正常所需的抑制致病菌的最低浓度，很显然，红霉素疗法不是通过抗菌疗效起作用，可能是起到了抗炎或免疫抑制作用。

低剂量红霉素治疗 DPB 的机制：①低剂量红霉素疗法改善了患者的支气管高反应性；②经红霉素疗法治疗的 DPB 患者周围血中，伴有 HLA-DR 表达的 T 细胞活化百分比明显下降；③红霉素降低了中性粒细胞的直接迁移。DPB 患者的支气管肺泡灌洗液中中性粒细胞显著增多，其对 DPB 患者肺损伤起了重要作用；④红霉素治疗 DPB 的另一可能作用为抑制过度的分泌作用。在体外试验中证实红霉素可以抑制人呼吸道中的呼吸糖结合物的分泌；⑤红霉素抑制了因铜绿假单胞菌感染后中性粒细胞所产生的白介素-8（IL-8）。DPB 患者铜绿假单胞菌感染时，可使 IL-8 生成增加，导致气道内中性粒细胞积累。红霉素通过抑制 IL-8 的生成而产生治疗效应；⑥体外研究表明，红霉素可加速培养的中性粒细胞凋亡。凋亡的中性粒细胞仍保持其细胞膜的完整，被巨噬细胞吞噬之后不至于释放出组织毒性物质，因而红霉素起到了减轻组织损伤的作用；⑦ DPB 患者的支气管灌洗液中的防御素（defensin）是增加的。防御素有很强的免疫效应，可使气管、支气管上皮细胞的黏液渗出增加。DPB 时的肺损伤与中性粒细胞产生防御素积累有关。红霉素可降低防御素的上升而产生治疗作用；⑧红霉素虽然缺乏或没有对铜绿假单胞菌的杀伤作用，但是铜绿假单胞菌与红霉素接触后，就容易被中性粒细胞所杀灭；⑨DPB 患者周围血液中的活性 CD8$^+$、CD4$^+$ 和 CD3$^+$ 的比例增加，红霉素治疗后使这些细胞的比例有所降低。故红霉素能调节淋巴细胞的功能和影响 DPB 的病程。

DPB 的治疗原则:不管痰中的细菌种类如何,一律首选红霉素(EM),初期病例每日口服 600mg 或 400mg,治疗 6 个月以上,对于病情发展的病例可使用 2 年以上,停药后复发病例,再使用仍然有效。其他大环内酯类抗生素,如克拉仙(CAM)、罗红霉素(RXM)与红霉素疗效相同。对于感染症状明显而红霉素治疗 1 个月无效者,可以应用 CAM 或 RXM。

急性发作期的治疗:当患者有明显的感染症状时,如发热、咳脓痰、痰量增多、红细胞沉降率增快、C-反应蛋白阳性、血白细胞及中性粒细胞增加时,若有铜绿假单胞菌感染的可能性时,针对病原菌及根据药物敏感试验选用抗生素,如第三四代先锋霉素、氨基糖苷类抗生素、呼吸喹诺酮类和羧苄青霉素等。在使用其他抗生素时,不停用红霉素。

其他辅助疗法:包括口服祛痰剂及使用支气管扩张剂,如 β 受体激动剂等。有低氧血症时使用氧疗,长期氧疗可提高患者的生活质量。

## 专家点评

DPB 在日本并不罕见,并在日本的呼吸临床占有重要地位。自 1995 年来我国也有个别 DPB 病例报告,但是目前国内呼吸科医师对本病仍认识不足,DPB 可能混在支气管扩张、慢性阻塞性肺疾病(COPD)内,也有可能被误诊为肺纤维化等,如果临床上提高警惕性,深入进行对 DPB 的广泛研究,肯定能有更多的 DPB 病例被发现。

诊断 DPB 时,临床上应注意与原发性不动纤毛综合征、慢性支气管炎、BOOP、支气管扩张、支气管哮喘、囊性肺纤维化、肺间质纤维化和慢性阻塞性肺疾病等进行鉴别诊断。DPB 患者通常均有慢性鼻窦炎或既往有鼻窦炎病史;支气管哮喘和 DPB 虽然都有干啰音和阻塞性通气功能障碍的临床表现,但是支气管哮喘患者通常无大量痰液;DPB 和 COPD 均为阻塞性通气功能障碍,但 COPD 患者的胸部 X 线片缺乏结节状阴影;DPB 与肺间质纤维化可在临床上作鉴别,DPB 患者通常痰量较多,且在胸部 X 线片显示结节样阴影和肺部过度充气,并有阻塞性通气功能障碍。DPB 和弥漫性支气管扩张在临床上十分相似,鉴别相当困难。两种疾病临床上均有咳嗽、多痰、呼吸困难、红细胞沉降率增快、C-反应蛋白升高和冷凝集试验效价增加,唯一的鉴别点是 DPB 患者的胸部 X 线片上有结节状阴影(如本病例)。需注意晚期 DPB 病例可发展成弥漫性支气管扩张。

(蔡柏蔷)

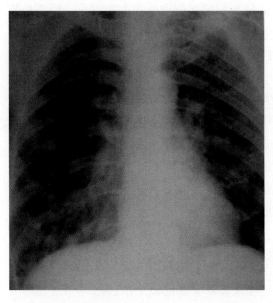

图 35-1　胸部 X 线片示双中下肺散在小结节阴影和小片阴影

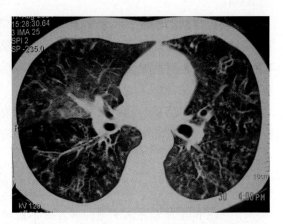

图 35-2　双肺中内带见多个散在圆形透亮区，弥漫性小结节阴影、环形阴影和双轨征；双肺支气管扩张，右肺中叶炎症，双肺肺气肿

## 参 考 文 献

[1] Homma H, Yamanaka A, Tanimto S, et al. Diffuse Panbronchioltis, a disease of the transitional zone of the lung Chest. 1983, 83：63－69

[2] 贺正一，李燕燕. 弥漫性泛细支气管炎（综述）. 中华结核和呼吸杂志，1996，19（2）：115－117

[3] Fisher MS, Rush WL, Rosado-de-Christenson, et al. Diffuse panbronchiolitis. Arch Pathol Lab Med. 1998, 122：156－160

[4] Koyama H, Geddes DM. Erythromycin and diffuse panbronchiolitis. Thorax 1997, 52：915－918

[5] Tsang KWT, Ooi CGC, Ip MSM, et al. Clinical profiles of Chinese patients with diffuse panbronchiolitis. Thorax 1998, 53（4）：274－280

[6] Kudoh S, Azuma A, Yamamoto M, et al. Improvement of survival in patients with diffuse panbronchiolitis treated with low-dose erythromucin. Am J Respir Crit Care Med 1998, 157：1829－1832

[7] Tsang KWT. Diffuse Panbronchiolitis：Diagnosis and treatment. Clin Pulm Med 2000, 7（5）：245－252

[8] Ryu JH, Myers JL, Swensen SJ. Bronchiolar disorders. Am J Respir Crit Care Med 2003, 168：1277－1292

[9] Poletti V, Casoni G, Chilosi M, et al. Diffuse panbronchiolitis. Eur Respir J 2006, 28：862－871

[10] 王岚，蔡柏蔷. 弥漫性泛细支气管炎 18 例临床分析. 国际呼吸杂志，2009，29（17）：1036－1040

# 病例36 间断咳嗽，胸痛、活动后气短
## ——气道中心性间质纤维化

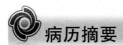

**病历摘要**

患者男性，32岁，因间断咳嗽4年，胸痛、活动后气短3年于2004年5月14日入院。

患者于2001年起咳嗽，以干咳为主，活动后明显，胸痛为阵发性烧灼样痛，无放射，持续数分钟至十余分钟可自行缓解，初为左侧胸痛，后右侧亦出现胸痛。气短初为爬山后气短，渐发展为上3层楼后气短。病程中无脱发、皮疹、光过敏、口干、眼干，无肌肉关节痛，无反复口腔溃疡。吸烟7年余，每天20支，无动物皮毛、放射性及特殊化学物品接触史。

**入院查体：**口唇轻度发绀，右下肺腋中线处可闻及爆裂音，左下肺呼吸音低，心、腹无阳性体征，轻度杵状指。

**实验室检查：**抗核抗体（ANA）1:80，抗SSA 52kD，抗中性粒细胞胞浆抗体（AN-CA）阴性，红细胞沉降率（ESR）4mm/1h，肝肾功能正常。血气分析：$PaO_2$ 64.8mmHg，$PaCO_2$ 39.6mmHg，$SaO_2$ 93.4%，P（A-a）$O_2$ 38.1mmHg（吸室内空气）。肺功能：第一秒用力呼气量（FEV$_1$）占预计值的60.9%，用力肺活量（FVC）占预计值的63.0%，FEV$_1$/FVC 80.69%，肺总量（TLC）占预计值的69.0%，残气量（RV）占预计值的81%，RV/TLC 30.2%，CO弥散量占预计值的42.9%，CO弥散率占预计值的72.5%。胸部HRCT示双肺弥漫性网状影以及囊状影，可见支气管壁增厚，左侧胸腔积液（后自行吸收），纵隔淋巴结增大（图36-1）。

**诊治过程：**入院后进行全面体格检查，并完善相关实验室检查、血气分析、肺功能检查、支气管镜检查和胸部CT等。支气管镜镜下所见大致正常。经支气管肺活检（TBLB）：支气管黏膜慢性炎症，少许肺组织中肺泡上皮增生，肺泡间隔纤维组织增多，可见炭末沉积。支气管肺泡灌洗液（BALF）：细胞总数$7.0 \times 10^7$，吞噬细胞77%，中性粒细胞7%，淋巴细胞13%，嗜酸性粒细胞3%；T细胞亚群：CD4：30.4%，CD8：36.7%，CD3：72.5%，CD4/CD8：0.8。开胸肺活检取左肺舌叶肺组织一块，大小3.7cm×2.6cm×1.5cm，病理示小气道周围有纤维化以及气道壁平滑肌增生，细支气管壁少量淋巴细胞浸润，有局限性淋巴组织增生（图36-2）。免疫组化染色：S-100阴性，CD1a少许散在阳性。

**最终诊断：气道中心性间质纤维化**

## 讨论与分析

　　特发性间质性肺炎（idiopathic interstitial pneumonias，IIPs）是一组病因未明的疾病，在过去几年中其分类标准几经修改，2002 年美国胸科学会（ATS）/欧洲呼吸病学会（ERS）发表的"国际多学科共识分类方案"将ⅡPs 分为 7 类。IIPs 的病理学特点为不同程度的间质纤维化和炎症，通常纤维化和炎症改变分布广泛，可累及支气管血管束、肺泡隔以及小叶间隔。最近我院经开胸肺活检确诊 1 例气道中心性间质纤维化（airway-centered interstitial fibrosis，ACIF）患者，其病理特点不同于 IIPs 中的任何一类。

　　ACIF 是一种新近发现的特发性间质性肺炎，2004 年国外报道了 12 例，国内目前尚无报道。国外 12 例患者年龄 23～69 岁，平均 54 岁，男女之比为 2∶1，主要表现为慢性咳嗽和缓慢进展的呼吸困难，病程通常大于 1 年。8 例患者有不同的职业和环境暴露史。肺功能表现为 $FEV_1$ 和 FVC 下降，$FEV_1$ 平均为（53 ± 15.5）%，FVC 平均为（51 ± 15.8）%，12 例患者中 10 例 $FEV_1$/FVC 大于 80%，显示为限制性通气功能障碍。9 例患者测定了 RV，除 2 例外，其余均表现为 RV 降低或正常。7 例患者进行了支气管肺泡灌洗，4 例有轻到中度的淋巴细胞增加，平均为（21 ±11.4）%，4 例嗜酸性粒细胞为 1%～4%。X 线胸片上显著的异常为弥漫性网状结节影，以中内带为主，有支气管壁的增厚以及小环状影，12 例中 10 例有肺容积的减小。5 例进行了 CT 检查，CT 主要异常是支气管血管周围间质增厚，牵引性支气管扩张伴气道壁增厚以及周围纤维化。一些病例中，邻近中心气道可见纤维团块影。病理表现为明显的以膜性和呼吸性细支气管为中心的间质纤维化。细支气管常有狭窄和扭曲，但无闭塞。因外膜纤维组织增生细支气管壁常显著增厚，某些病例有显著的平滑肌增生。气道壁和间质偶有慢性炎症细胞浸润。综合本例以及国外 12 例患者的临床资料，可发现 ACIF 的共同特点为：以慢性咳嗽和缓慢进展的呼吸困难为主要临床表现，肺功能呈限制性通气功能障碍，支气管肺泡灌洗液多有淋巴细胞增加，影像学上表现为弥漫性网状结节影，伴气道壁增厚以及周围纤维化，病理表现为以细支气管为中心的间质纤维化，由于 CT 上较大气道周围亦见有明显的纤维化，因而称之为气道中心性间质纤维化。

　　在间质性肺病中能显著影响细支气管的疾病有外源性过敏性肺泡炎（extrinsic allergic alveolitis，EAA）、呼吸性细支气管炎伴间质性肺病（respiratory bronchiolitis interstitial lung disease，RBILD）、隐源性机化性肺炎（cryptogenic organizing pneumonia，COP）以及其他一些间质性肺病，如肺朗格汉斯细胞组织细胞增多症（pulmonary Langerhans cell histiocytosis，PLCH）等。这些疾病均可有慢性咳嗽和呼吸困难的临床表现，但影像学和病理上各有特点，与我们报道的 ACIF 也有不同之处。

　　EAA 是由反复吸入各种具有抗原性的有机气雾颗粒、低分子量化学物质所引起，临床症状的出现与从事某些活动在时间上有相关性。EAA 的典型 CT 表现为弥漫分布、边界不清、密度较淡、以小叶为中心的微小结节影，弥漫性磨玻璃影以及气体陷闭引起的斑片状密度减低区，慢性期除上述表现外，还可见不规则线状影、牵引性支气管扩张和蜂窝肺。病理上 EAA 可表现为气道中心性炎症，但 EAA 炎症反应明显，可见淋巴细胞、浆细胞，以细支气管为中心斑片状浸润肺泡壁，常见上皮样肉芽肿或巨噬细胞。由于平滑肌肥大和细支气管周围纤维化，细支气管可狭窄。与 EAA 不同，本例患者无抗原接触史，Churg 等报道的 12 例患者仅少数有可能抗原接触史，虽有 2 例养鸽者，但其血特异性抗鸟抗体阴性，这在典型的饲鸽者肺中不常见。而且 13 例 ACIF 患者影像学上无上述 EAA 的影像学特征，病理上气道壁和间质仅偶有慢性炎症细胞浸润，未见上皮样肉芽肿。此外，EAA 患者 BALF 中淋巴细胞显著升高，通常占 40% 以上，而上述 13 例 ACIF 患者 BALF 中淋巴细胞仅有轻度增高。

RBILD 是一种常见于严重吸烟者（平均在 30 包/年以上）的临床病理综合征，其胸部 X 线表现为弥漫对称分布的网状或网状结节影伴磨玻璃样变、支气管壁增厚，肺容积通常正常。此外，约 20% 的 RBILD 患者胸部 X 线检查可正常。病理上表现为以呼吸性细支气管和邻近肺泡为中心的肺泡巨噬细胞聚集伴轻度间质炎症，巨噬细胞胞质中含棕或褐色颗粒，细支气管周围可有轻度纤维化，并向邻近肺泡间隔延伸。BALF 中巨噬细胞显著增加。Churg 等报道的 12 例 ACIF 患者中只有 3 例吸烟，吸烟的包年数非常低，我们报道的这一例吸烟量也不大，而且这 13 例 ACIF 患者 BALF 中淋巴细胞增加，而非巨噬细胞增加，病理上亦未见以呼吸性细支气管为中心的肺泡巨噬细胞聚集，故与 RBILD 明显不同。

COP 又称特发性闭塞性细支气管炎伴机化性肺炎（idiopathic bronchiolitis obliterans with organizing pneumonia，idiopathic BOOP），临床上无明显病因，呼吸困难常呈亚急性发作，最常见的 X 线表现为双肺斑片状分布的肺泡浸润影，可游走。不到 20% 的患者可以弥漫间质浸润为主要表现，约 1/4 的患者可有胸膜受累，75% 的患者肺容积正常。HRCT 上表现为斑片状分布的气腔实变影或磨玻璃样影，50% 以上的患者表现为胸膜下或支气管周围分布。病理上的特征性改变为肺泡和细支气管管腔内的肉芽组织，由增生的成纤维细胞和肌成纤维细胞组成。BALF 中淋巴细胞增加（可达 40%），嗜酸性粒细胞和中性粒细胞也增加。从发病、影像学以及病理上看，13 例 ACIF 患者与 COP 均有明显不同。此外，值得一提的是闭塞性细支气管炎（bronchiolitis obliterans，BO）与 ACIF 也有许多类似之处，如小支气管和细支气管壁的增厚，不同程度的上皮下纤维化和平滑肌增生，还可有外膜的纤维化，但 BO 的主要病理学表现为小支气管和细支气管的狭窄、闭塞，胸部影像学显示不同程度的过度充气或外周血管纹理减弱，肺功能呈阻塞性通气功能障碍，BALF 中中性粒细胞增加，由此可与 ACIF 鉴别。

肺朗格汉斯细胞组织细胞增多症（pulmonary Langerhans cell histiocytosis，PLCH）是一种较罕见的单核 – 吞噬细胞异常增生性疾病，与吸烟密切相关，90% ~ 100% 的患者为吸烟者，肺功能可表现为阻塞、限制或混合性通气功能障碍，VC 通常降低，但 RV 正常或增加，因此 TLC 相对正常，RV/TLC 增加，70%～100% 的患者有弥散功能障碍。影像学上表现为双侧对称分布的小结节影，伴薄壁或厚壁囊状影。病变主要集中在上中肺野。胸腔积液和肺门淋巴结增大非常罕见。BALF 中巨噬细胞显著增加，中性粒细胞和嗜酸性粒细胞也有中度增加，淋巴细胞比值正常或下降。PLCH 的特征性组织学改变为肉芽肿性病变，早期集中在终末细支气管和呼吸性细支气管周围，进行性侵犯和破坏细支气管壁，肉芽肿中心区含大量朗格汉斯细胞，周围有淋巴细胞、嗜酸性粒细胞、浆细胞、巨噬细胞浸润，随后病变逐渐向邻近的肺泡间质扩展形成典型的星形灶或环形结节灶，邻近肺泡腔内可见大量巨噬细胞，以后病灶内可出现纤维化。免疫组化染色示膜表面 CD1a、S-100 蛋白阳性。Churg 等报道的 12 例 ACIF 患者影像学上未见结节、囊状影，组织学上未见肉芽肿性改变，病灶内无明显炎症细胞浸润，BALF 中无巨噬细胞增加，而为淋巴细胞增加。本例患者虽有囊样改变，但 BALF 和病理上不符合 PLCH，且 S-100 蛋白染色阴性，CD1a 染色仅少许散在阳性，因此可与 PLCH 鉴别。

## 专家点评

De Carvalho 等曾于 2002 年报道 12 例小叶中央性纤维化患者，其 HRCT 表现为斑片状分布的胸膜下实变影，常累及中下肺野，较大气道也受累，表现为明显的支气管管壁增厚。病理上病变以细支气管为中心，可见明显的小叶结构紊乱，扩大的支气管管腔和囊腔中充满嗜碱性物质，囊腔上皮有广泛的坏死和再生现象，异物见于 41.57% 的患者。作者认为，上述病变是吸入所致。同年 Yousem 等报道 10 例特发性细支气管中心性间质性肺炎患者，其影像学表现为双侧基底分布的网状、网状结节影。病理上表现为以细支气管为中心的慢性炎症细胞浸润，主要为淋巴细胞和浆细胞，严重病例可伴有细支气管周围纤维化。上述 13 例 ACIF 患者在影像学和病理上与 De Carvalho 等和 Yousem 等的报道不同，与 EAA、RBILD、COP、PLCH 在影像学、BALF、病理上也均有不同之处，不能归到现有的间质性肺病的任何一类中，但 ACIF 是否是一个独特的特异疾病尚有待于进一步明确。

（徐　凌　蔡柏蔷　刘鸿瑞）

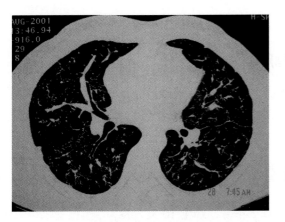

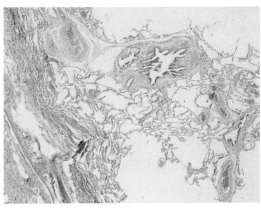

图 36-1 胸部 HRCT 示双肺弥漫性网状影及囊状影，支气管管壁增厚，纵隔淋巴结增大

图 36-2 肺组织切片（HE×30）小气道周围有纤维化以及气道壁平滑肌增生，细支气管壁少量淋巴细胞浸润，有局限性淋巴组织增生

## 参 考 文 献

［1］ Churg A，Myers J，Suarez T，et al. Airway-centered interstitial fibrosis. A distinct form of aggressive diffuse lung disease. Am J Surg Pathol，2004，28（1）：62－68

［2］ Glazer CS，Rose CS，Lynch DA. Clinical and radiologic manifestations of hypersensitivity pneumonitis. J Thorac Imaging，2002，17（4）：261－272

［3］ Ryu JH，Myers JL，Swensen SJ. Bronchiolar disorders. Am J Respir Crit Care Med，2003，168：1277－1292

［4］ American Thoracic Society，European Respiratory Society. American Thoracic Society/European Respiratory Society International Multidisciplinary Consensus Classification of the Idiopathic Interstitial Pneumonias. Am J Respir Crit Care Med，2002，165（2）：277－304

［5］ Tazi A，Soler P，Hance AJ. Adult pulmonary langerhans'cell histiocytosis. Thorax，2000，55：405－416

［6］ AbbottGF，Rosado-de-Christenson ML，Franks TJ，et al. Pulmonary langerhans cell histiocytosis. Radiographics，2004，24：821－841

［7］ De Carvalho PEP，Kairalla RA，Capelozzi VL，et al. Centrilobular fibrosis：a noval histological pattern of idiopathic interstitial pneumonia. Pathol Res Pract，2002，198：577－583

［8］ Yousem SA，Dacic S. Idiopathic bronchiolocentric interstitial pneumonia. Mod Pathol，2002，15：1148－1153

［9］ 徐凌，蔡柏蔷，刘鸿瑞，等. 气道中心性间质纤维化的诊断及鉴别诊断. 中国医学科学院学报，2005，27（1）：99

# 病例 37 咳嗽、咳痰、呼吸困难 2 个月，加重 10 天
## ——非特异性间质性肺炎

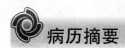 病历摘要

患者女性，20 岁，因咳嗽、咳痰、呼吸困难 2 个月，加重 10 天入院。

患者于 2004 年 2 月出现咳嗽、咳黄痰。后逐渐出现憋气，吸气时明显，走坡路及上楼梯加重，曾诊为双肺感染，抗生素治疗无效。呼吸困难逐渐加重，平地行走即感觉气短，上楼梯困难。4 月 6 日起出现低热，体温 37.7℃ 左右，最高达 39.4℃。胸部 X 线片示双肺斑片阴影。血常规：WBC $9.4 \times 10^9/L$、N 63.1%、Hb 169g/L。肝肾功正常。发病以来精神、睡眠可，食欲差，乏力明显，近期出现盗汗，体重无明显变化。

**既往史：**甲状腺功能亢进症病史 1 年。

**入院查体：**BP 100/70mmHg，HR 100 次/分，甲状腺稍大，口唇略发绀，双肺呼吸音粗，右肺可闻及爆裂音及湿啰音；心脏、腹部查体未见异常，双下肢无水肿。

**实验室检查：**痰细胞学（－），痰细菌涂片革兰阳性球菌成对偶见。痰找结核菌（－），PPD（－）；ESR 10mm/1h；ANA 1:160（＋）；ENA（－）；补体 CH50 74.2U/ml。

**肺功能：**因呼吸困难明显，无法接受检查。动脉血气分析：pH 7.46、$PaO_2$ 51mmHg、$PaCO_2$ 34mmHg、$SaO_2$ 88%；纤维支气管镜：镜下未见明显异常。毛刷找瘤细胞、细菌、真菌、抗酸杆菌均为（－）；支气管肺泡灌洗液细菌、真菌、结核菌培养（－）。行右下叶外后基底段经支气管镜肺活检，病理报告为极少许支气管黏膜及肺组织显慢性炎，未见上皮样细胞结节及坏死。

**胸部 X 线片：**双肺弥漫性斑片状阴影，肺纹理紊乱，部分呈网状（图 37-1）。

**胸部 CT：**两肺弥漫性斑片状阴影，呈磨玻璃样，伴间质性炎性改变，左肺舌段结节伴钙化，纵隔内见增大淋巴结，右下肺动脉干增宽（图 37-2）。经过泼尼松 40mg qd，环磷酰胺（CTX）100mg qd 治疗 1 个月后，胸部 CT 示两肺弥漫性斑片状阴影明显吸收（图 37-3）。

**开胸肺活检病理**（图 37-4）：符合非特异性间质性肺炎，富细胞为主型。免疫组化：CD68 巨噬细胞（＋），CD3 间质弥漫（＋），CD20 间质灶性（＋），AE1/AE3 上皮（＋），CD1α（－），CEA（－）。

**诊断：**非特异性间质性肺炎（NSIP）

**治疗方案：** 泼尼松 40mg qd，环磷酰胺（CTX）100mg qd。

**随访：** 患者经泼尼松 + 环磷酰胺治疗 1 个月后，呼吸困难明显改善，可以停用氧气治疗，行走和上楼无气短。胸部 CT 示双肺弥漫性阴影显著吸收。

## 讨论与分析

非特异性间质性肺炎（nospecific interstitial pneamonia，NSIP）为特发性间质性肺炎（IIP）的一种类型，具有肺间质疾病的临床共同特点，如干咳、气短、双肺爆裂音、限制性通气功能障碍、低氧血症、肺部浸润影等。发病年龄以中老年为主，多数患者在 40 岁以上，总体上比 UIP 患者年轻 10 岁左右，甚至有 20 岁以下发病者，如本例患者仅 20 岁。男女比例相近。起病方式相对缓慢，但从出现症状到诊断很少超过 1 年。本例患者临床病史为 3 个月。

NSIP 患者如果病变仅限于肺部，找不到其他疾病为致病原因时，为特发性非特异性间质性肺炎（INSIP）。其他可能与 NSIP 相关的因素有结缔组织疾病、有机粉尘的吸入、某些药物反应以及急性肺损伤的机化期等。

1. 临床表现　NSIP 的主要临床症状与 IPF 相似，但病程较短。出现运动性呼吸困难和咳嗽，大约 1/3 患者有发热，杵状指少见，约占 13%。体检可闻双下肺爆裂啰音。部分患者有贫血，白细胞增多，大部分血沉增快，CRP 反应阳性，少数 ANA 和 dsDNA 阳性。

2. 影像学检查

（1）胸部 X 线片：以中下肺野及胸膜下为主，双侧肺有较均匀分布的间质浸润阴影，可呈磨玻璃样。随着病情发展出现线条状及网状或结节状阴影，但很少出现蜂窝肺，偶出现亦为极少量。晚期肺体积可缩小。胸部平片对鉴别诊断意义不大（图 37-1）。

（2）胸部高分辨 CT：主要为成片状的磨玻璃样改变，尤以胸膜下区域明显（图 37-2）。绝大部分患者都有这种改变，近 1/3 的病例中其是唯一的 HRCT 异常表现，与病理学上的肺间质炎症和肺泡壁增厚的特点相符合。有时还可见到小片实变及不规则线状影、支气管血管纹理增厚及牵引性支气管扩张。而蜂窝样变则少见，发生率从 0%～25.8% 不等。但即使有蜂窝样变，其所占总体病变的比例也很小。磨玻璃样变所对应的病理学改变是肺泡间隔增厚，在不伴有牵引性支气管扩张时，磨玻璃样变是反映炎症病变的可靠指标。牵引性支气管扩张的存在则提示有纤维化的成分。根据 IIRCT 的表现即可大致判断组织学上炎症－纤维化的比例。小片状实变影是原有气腔被细胞性或非细胞性物质占据所致。肺泡腔内泡沫细胞的积聚，或肺泡腔、肺泡管被肉芽组织充盈，以及显微镜下蜂窝样变的肺组织被黏液栓填均可产生片状实变影。HRCT 的表现有助于判断 NSIP 患者临床病情的严重程度、治疗反应以及预后。

3. 支气管肺泡灌洗（BAL）及经支气管肺活检（TBLB）　支气管肺泡灌洗液（BALF）检查对 NSIP 没有确诊价值，但可以排除一些疾病，如感染、肿瘤、结节病及一些职业肺病。对 NSIP 患者的 BAL 检查发现，支气管肺泡灌洗液中细胞总数明显增多，为（4.4 ~ 4.5）×10$^5$/ml；其淋巴细胞所占比例通常明显高于普通型间质性肺炎（UIP）的病例。NSIP 患者 BALF 的细胞分类大致为巨噬细胞 39% ±27.9%，中性粒细胞 25.0% ±21.7%，淋巴细胞 32.3% ±29.2%。通常 CD4/CD8 比例倒置，平均为 0.63，肺泡炎症为主的患者倒置更明显，可达 0.3 ~ 0.2。而在 UIP 这一比例平均值为 1.65。

BALF 中以淋巴细胞增多为主者对糖皮质激素治疗反应良好，预后理想。中性粒细胞增多时表示 NSIP 已进入肺纤维化期，预后较差。BALF 检查仅能帮助评估治疗反应和预后，为 37.7% ~42.7%。研究表明，BALF 细胞总数及分类情况无助于 NSIP 和 UIP 的鉴别，也不能用来判断预后。

TBLB 对诊断往往不能提供足够的证据，其作用仍限于排除肉芽肿性疾病（如结节病、过敏性肺泡炎）、肿瘤和一些感染。本例患者虽然进行了 TBLB，但未得到明确的病理学诊断依据，只能再行开胸肺活检。

4. 肺功能检查　NSIP 早期肺功能可能无变化，随着病情的发展，在不同阶段有不同的变化。肺功能以限制性通气功能障碍和弥散功能障碍为特点。NSIP 肺弹性回缩力升高，肺顺应性下降，肺活量、全肺容量减少。气流速度不受阻，结果 FEV$_1$/FVC 正常或偏高。气体交换受障碍，因毛细血管的破坏，致气体交换面积减少，肺泡隔增厚，使弥散距离增加，结果弥散功能下降。所有病例都有一氧化碳弥散率下降。2/3 的患者有活动后低氧血症。另外，V/Q 比例失衡也是重要的低氧血症原因。NSIP 患者动脉血气显示低氧血症伴肺泡动脉氧分压差 P（A-a）DO$_2$ 增大，静脉血混杂（生理分流）具有特征性。动脉血氧分压下降，动脉血二氧化碳分压正常或偏低。肺功能的变化因肺细胞浸润与肺纤维化之间的严重程度不同而有特异的相关性。本例患者的血气分析有明显的低氧血症，PaO$_2$ 51mmHg。

5. 组织学表现　NSIP 的组织病理学特点为肺泡壁明显增厚，其间含有不同程度的炎症与纤维化表现。病灶可呈片状分布，但最重要的特征是不同部位病变在时相上的一致性，在同一标本上见不到像 UIP 的新老病灶共存现象。似乎各病灶最初的损伤发生的时间很相近，而后在炎症–纤维化进程中亦基本同步，共处于这一过程的某一阶段。总的来说，NSIP 对肺泡结构的破坏较轻，即使是纤维化明显的患者蜂窝样改变也不显著，且很少见到成纤维细胞灶。在不同病例之间，炎症与纤维化的程度和比例可能有很大差异，并可据此将患者分为两组。只有细胞性炎症而几乎没有纤维化归为：

（1）细胞型组（富细胞型）组织学特征：其主要特征是轻、中度间质慢性炎症，炎症区 Ⅱ 型肺泡上皮增生。次要特征有间质淋巴细胞聚集，灶性肺泡巨噬细胞聚集，轻 – 中度慢性胸膜炎，细支气管炎及机化性肺炎等。阴性特征：缺乏病毒包涵体或细菌、真菌感染，无致密间质纤维化，无蜂窝状纤维化，无弥漫性严重肺泡间隔炎性肉芽肿，嗜酸性粒细胞浸润不明显或缺乏。

（2）纤维化型组织学特征：主要特征是间质纤维化病变一致，缺乏 UIP 的新老斑病变并存和斑片状分布特征，经常保留肺结构，轻或中度间质炎症。次要特征有 Ⅱ 型肺泡上皮增生，细支气管化生，血管内膜和中膜增厚，间质淋巴细胞聚集，胸膜纤维化，细支气管炎等。阴性特征：不存在成纤维细胞灶，嗜酸性粒细胞和肉芽肿不明显或不存在，缺乏病毒包涵体及细菌或真菌等。

　　两组类型代表了 NSIP 疾病表现谱的两端。细胞型组的治疗反应和预后都明显好于纤维化型组。本例患者的病理学诊断为符合非特异性间质性肺炎，富细胞为主型。治疗表明，患者对糖皮质激素治疗反应好，临床症状明显改善，影像学检查显示双肺阴影吸收。

　　6. 诊断和鉴别诊断　如果无外科肺活检的资料，仅凭临床表现无法鉴别 NSIP 和 UIP。作为一个群体，NSIP 的病例有一些不同于 UIP 的特征；但是对于具体的病例来说，这些特征最多只有提示诊断的作用。NSIP 需要与其他类型的肺间质疾病相鉴别。

　　(1) IPF：IPF 的临床症状与影像学都有其特殊的表现，诊断不难。当临床症状及影像学不典型时需行肺活检。IPF 具有重要的组织学特点，有新老病变并存、轻重不一，以及在纤维化和蜂窝病变区有平滑肌增生。可见"成纤维细胞灶"，特点为在黏液基质间有成束淡染的成纤维细胞，这些细胞沿肺泡间隔长轴平行排列。

　　(2) 特发性呼吸性细支气管炎间质性肺炎 (RBILD)/脱屑性间质性肺炎 (DIP)：绝大多数患者为吸烟者，男性多于女性，多见于中老年人。起病隐袭或呈亚急性。进行性呼吸困难和干咳是 RBILD 和 DIP 的主要临床症状，部分患者有杵状指，疾病好转后杵状指可减轻。肺功能显示轻度限制性通气功能障碍。影像学 DIP 早期双肺呈模糊阴影、磨玻璃样改变，晚期出现线条状、网状或网结节阴影，一般无蜂窝肺。RBILD 以网状、网结节、磨玻璃阴影为主。DIP 的病理特点为两肺病变均匀一致，肺泡腔内有大量肺泡巨噬细胞聚集。间质炎症轻微，胶原沉积不明显，无典型成纤维细胞灶。RBILD 的病理特点与 DIP 相仿，但病变分布呈斑片状，局限在细支气管周围的肺泡内，不像 DIP 那样呈弥漫均匀一致。末梢及呼吸性细支气管内有黏液栓，壁层有慢性炎症。戒烟后可自愈或明显好转。糖皮质激素疗效理想，预后好。

　　(3) 隐源性机化性肺炎 (cryptogenic organizing pneumonia，COP)：COP 好发于 50～60 岁，男女无差异，与吸烟关系不大。发病多呈亚急型，也可起病隐袭，有流感样症状、运动性呼吸困难、干咳较多，较少见咳痰或咯血、胸痛、盗汗等。很少出现杵状指。肺功能示轻至中等度限制性通气功能障碍。影像学两肺显示多发性斑片状浸润阴影，磨玻璃阴影或实变阴影，实变影内可见支气管充气征，以上是肺泡炎的表现。病变有游走性是其特点。此外，可见间质炎变化，表现为网状、网结节状、结节状阴影，但无蜂窝肺出现。偶可见孤立局灶性阴影，边缘清楚，内可有空洞，数月或数年不变。如诊断困难可行支气管镜肺活检，如在细支气管以下的气道内有肉芽组织形成和机化肺炎改变，诊断基本成立。肉芽组织由松散的胶原纤维和肌纤维组成。间质炎症较轻。必要时行局限性开胸肺活检或经胸腔镜肺活检，可获较大组织。治疗首选糖皮质激素，疗效非常理想，可在 24～48 小时内明显好转，肺部阴影消失常需数周。部分患者肺部遗留病变不能完全吸收。

　　7. 关于治疗　NSIP 的治疗主要是糖皮质激素，泼尼松 0.5mg/(kg·d)，疗程根据病情决定，直至疾病痊愈。进一步达稳定状态，才能逐渐减量并停药，疗程至少1年。大多数患者治疗后临床症状、影像学和肺功能均有明显改善，部分患者肺阴影吸收，部分患者病情稳定不变，少数病情继续恶化。治疗效果与病期有密切关系，细胞型处于疾病早期，疗效理想。混合型疗效次之。纤维化型已进入晚期，主要为胶原纤维，对治疗已无反应，疗效差。到纤维化期是否应加用免疫抑制剂，如环磷酰胺、硫唑嘌呤等，疗效如何尚无定论。

## 专家点评

　　NSIP的诊断对临床医师和病理科医师来说都是一个难点，仅根据临床症状和X线影像学表现，作出正确诊断比较困难。较年轻的患者如果其临床症状和影像学表现与典型的IPF不一致时，应争取作肺活检，以获得病理组织学证据。经支气管镜肺活检往往不能获得足够提供诊断的材料。本例患者虽然作过经电子支气管镜肺活检，但是并没有得到明确的病理学诊断。而开胸肺活检后的病理学检查，使本病例获得确诊。所以，临床上遇到类似病例，如有条件应争取局限性开胸肺活检或经胸腔镜肺活检。两种肺活检都应选择新鲜病变部位，即炎症明显的部位取活体组织，可保持原发病的特点。一般取材2~3块，每块约1cm直径即可观察组织全貌。如在病灶密集、纤维化明显的地区取材，则从组织学上难以与IPF相鉴别。局限性开胸肺活检（即小切口肺活检）切口仅5~7cm，损伤很少，手术时间短，阳性率高。经胸腔镜肺活检无需开胸，损伤少。NSIP需要与其他类型的肺间质疾病相鉴别。

（徐　凌）

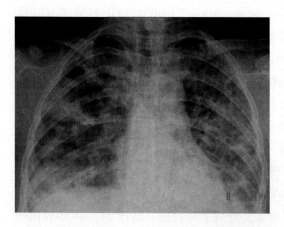

图37-1　胸部X线片示双肺弥漫性斑片状阴影，肺纹理紊乱，部分呈网状，肺容积缩小

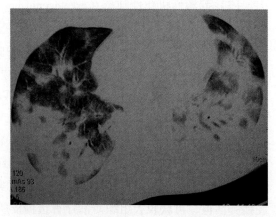

图37-2　胸部CT示两肺弥漫性斑片状阴影，呈磨玻璃样，伴间质性炎性改变

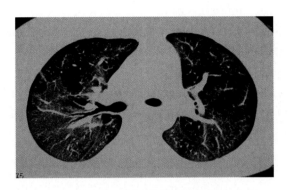

图 37-3　经过泼尼松和环磷酰胺治疗 1 个月，胸部 CT 示两肺弥漫性斑片状阴影明显吸收

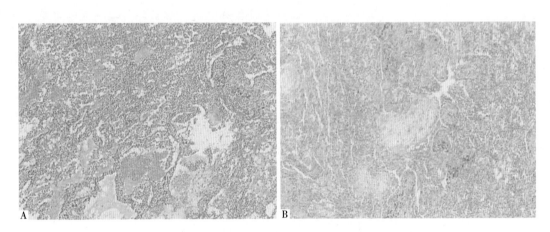

图 37-4　开胸肺活检病理：符合非特异性间质性肺炎，富细胞为主型（HE×60）

# 参 考 文 献

［1］ Katzenstein A-L A，RF Fiorelli. Nonspecific interstitial pneumonia/fibrosis：histologic feature and clinical significance. Am J Surg Pathol 1994，18：136－147

［2］ Katzenstein A-L A，JL Myers. Idiopathic pulmonary fibrosis：clinical relevance of patholigic classification. Am J Respir Crit Care Med 1998，157：1301－1315

［3］ ATS/ERS International Consensus Statement. Idiopathic Pulmonary Fibrosis：Diagnosis and Treatment. Am J Respir Crit Care Med 2000，161：646－664

［4］ ATS/ERS International Multidisciplinary Consensus Classification of the Idiopathic Interstitial pneumonias. Am J Respir Crit Care Med 2002, 165：277 - 304

［5］ Flaherty KR, Thwaite EL, Kazerooni EA, et al. Radiological versus histological diagnosis in UIP and NSIP：survival implications. Thorax 2003, 58（2）：143 - 148

［6］ Martinez FJ. Idiopathic Interstitial Pneumonias. Proc Am Thorac Soc. 2006, 3：81 - 95

［7］ Bradley B, Branley HM, Egan JJ, et al. Interstitial lung disease guideline：the British Thoracic Society in collaboration with the Thoracic Society of Australia and New Zealand and the Irish Thoracic Society. Thorax, 2008, 63 Suppl 5：v1 - v58

# 病例38　间断痰中带血8个月
## ——特发性肺含铁血黄素沉着症

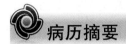 病历摘要

患者男性，33岁，因间断痰中带血8个月入院。

患者于2004年1月起无明显诱因咳暗红色血痰5~7口，无发热、胸痛、呼吸困难等不适，查血常规示小细胞低色素性贫血，CT示双肺野内磨玻璃样阴影，多发肺大疱。痰细胞学检查：含铁血黄素细胞阳性，诊为"特发性肺含铁血黄素沉着症"，给予泼尼松30mg qd口服以及铁剂补铁治疗，1周后上述症状缓解，1个月后血红蛋白上升到110g/L左右。泼尼松渐减量至10mg/d维持至今，期间偶有痰中带血。

**既往史**：4年前发现不明原因贫血，Hb80g/L左右，无咯血，补铁治疗后Hb很快恢复正常。

**入院查体**：中度贫血貌，双肺呼吸音减低，未闻及干湿啰音，HR 82次/分，律齐，各瓣膜听诊区未闻及病理性杂音，腹软，肝脾肋下未及。

**实验室检查**：血常规：红细胞$3.79 \times 10^{12}$/L，网织红细胞3.3%，血红蛋白77g/L，白细胞$8.80 \times 10^9$/L，中性粒细胞72%，淋巴细胞21.2%，血小板$190 \times 10^9$/L。尿常规：WBC 15/μl，RBC（-）。肝肾功能、PT、APTT均正常。嗜异性凝集试验、冷凝集试验、coomb试验、抗肾小球基底膜抗体均阴性。血清铁54μg/dl，总铁结合力475μg/dl，转铁蛋白饱和度11%，铁蛋白89ng/ml。ECG：完全性左束支传导阻滞。UCG：左房、左室轻度增大，左室收缩功能减低（EF35%），左室壁及室间隔回声增强，呈磨玻璃样改变，左室心内膜回声增强，左室下壁无运动。冠状动脉CTA：冠状动脉未见明显变化，左主干、前降支、右冠未见明显狭窄，回旋支细小，未见明显狭窄。

**肺功能**：$FEV_1$占预计值76.2%，FVC占预计值110.3%，$FEV_1$/FVC57.3%，TLC占预计值的111.6%，RV/TLC 29.1%，DLco占预计值的92.9%，可逆试验：改善16.4%。

**纤维支气管镜**：左主、左舌叶、左下叶以及右主支气管内见鲜红色血液。BALF：大量含铁血黄素细胞，毛刷涂片抗酸杆菌（-）、瘤细胞（-）。

**痰细胞学**：炎症细胞及较多吞噬含铁血黄素的巨噬细胞。

X线胸片和胸部CT（图38-1、图38-2示双肺磨玻璃样改变，双肺胸膜下多发肺大疱。

**诊断**：特发性肺含铁血黄素沉着症

**治疗方案：**继续予泼尼松 10mg qd，速力菲 100mg bid 补铁，同时加用普米克都保 200μg bid 吸入，硫唑嘌呤 100mg qd 治疗。

**随访：**20 天后，CT 示双肺磨玻璃样病变有所吸收。1 个月后 Hb 上升至 98g/L。痰中带血减少，乏力明显减轻，活动后气短消失。

## 讨论与分析

1. 关于诊断　特发性肺含铁血黄素沉着症（idiopathic pulmonary hemosiderosis，IPH）为原因不明的间歇性、弥漫性肺泡出血性疾病，其特点为肺泡毛细血管反复出血，渗出的血液溶血后，其中珠蛋白部分被吸收，而含铁血黄素沉着于肺组织。患者临床表现为反复发作的咳嗽、咯血、缺铁性贫血。部分患者有家族遗传史。

当肺毛细血管破裂出血、渗出的血液溶血，其中珠蛋白部分被吸收，含铁血黄素沉着于肺组织并引起反应为肺含铁血黄素沉着症。肺含铁血黄素沉着症分为原发性和继发性两类。原发性包括 IPH 和 Goodpasture 综合征，但 IPH 无肾小球肾炎的改变。继发性系指心脏疾患引起肺淤血（如二尖瓣狭窄）或者结缔组织病引起肺血管炎及出血，血液系统疾患引起的肺内出血等病症。例如，风湿性心脏病二尖瓣狭窄患者，由于肺毛细血管扩张、淤血并破裂出血者，可发生肺含铁血黄素沉着，肺野可出现弥漫性结节样病灶，肺泡巨噬细胞吞噬褐色含铁血黄素颗粒，并可在痰中检出，这种已知病因的含铁血黄素沉着症称为继发性含铁血黄素沉着症。

（1）发病机制

1）免疫因素：多数学者认为发病与免疫有关。特发性含铁血黄素沉着症系不明原因的抗原刺激产生抗体，抗原抗体反应作用于肺泡，肺泡上皮受损，致使肺泡毛细血管扩张，通透性增加和破裂，导致肺泡毛细血管反复出血。有报道，特发性肺含铁血黄素沉着症患者，血清 IgG、IgA、IgM 均增高，其中以 IgA 更明显。部分患者嗜酸性粒细胞增多，肺内肥大细胞聚集。有些患者抗核抗体、冷球蛋白抗体阳性。某些病例经用肾上腺皮质激素、免疫抑制剂或血浆置换治疗有效，均支持发病与免疫有关。

2）遗传因素：此病患者有因父母系近亲婚配，或为双胞胎发病，或为兄弟两人发病，故认为发病与遗传因素有关，但至今未发现致病基因。

3）牛乳过敏：Heiner 报道了 7 例小儿牛乳过敏者，其中确诊为特发性含铁血黄素沉着症者 4 例，牛乳皮肤试验均阳性，牛乳沉淀素增高，停牛乳后症状消失，未再发病。但牛乳过敏不能解释所有婴儿的发病。目前对明确由牛乳过敏所致病者，称为 Heiner 综合征。

4）发育与结构异常：肺泡壁毛细血管及邻近的上皮细胞发育结构功能异常，或弹性纤维存在异常的酸性黏多糖使血管壁弹性削弱并扩张，或因病毒感染所致肺泡壁的损害。

（2）临床表现：本病主要见于儿童，也可见于 30 岁左右的成年人。成年男性发病约为女性的 2 倍，有家族发病的报告。儿童期发生 IPH，多呈急性，成年人 IPH 的发生相对隐匿。反复咯血或间断血痰、咳嗽、胸痛、气短、发热和继发于缺铁性贫血的乏力。IPH 也可表现为呼吸困难和异常胸部 X 线表现，而无缺铁性贫血和明显咯血。在此种情况下，支气管肺泡灌洗发现 BALF 中红细胞数增加和含铁血黄素巨噬细胞，可提示诊断 IPH。约 20% 的儿童病例，可发现淋巴结增大和肝脾大。

急性发作期的症状主要为急性肺出血所致。常有发作性呼吸困难、咳嗽、咯血、心率增快、面色苍白、发绀、黄疸等。年幼患者咯血症状常不显著，但发作性苍白、无力、贫血常较突出。急性发作常突然发生，数日后逐渐缓解。急性发作期患者肺部叩诊可呈浊音，可闻及干湿性啰音。肺泡出血反复发作是 IPH 的特征。无长期后遗症的 IPH 患者，临床上可以自然缓解，约占 25%。然而，1/3 ~ 1/2 病例在 3 年内死亡，死亡多因严重肺泡出血所致。

急性发作的间歇缓解期中，患者可表现慢性贫血、全身倦怠乏力、咳嗽，而且常可见杵状指（趾）和肝脾大，少数患者可有少量咯血。病情若多次反复发作，可出现肺纤维化和右心肥大。肺间质纤维化明显时，肺部可闻及爆裂音（Velcro 啰音），与细小湿啰音相似，但细小、调高、表浅、密集，吸气末明显。若继发肺部感染可有高热、咳嗽加剧、咳黄痰等症状。严重患者可发生心肌炎，而出现心律失常、房室传导阻滞，甚至猝死。患者最终导致肺动脉高压、肺源性心脏病和呼吸衰竭。

（3）实验室检查和特殊检查

1）血液检查：血象显示缺铁性贫血改变，即小细胞低色素性贫血，网织红细胞显著增多，骨髓检查可见红细胞系增生活跃，血清铁和总铁结合力显著降低，红细胞盐水脆性试验正常。白细胞总数往往增多，可有嗜酸性粒细胞增多。血小板总数正常。红细胞沉降率可加快。由于血红蛋白在肺泡内破坏，血清胆红素可增高。血清 IgA 增高，直接 Coomb 试验、冷凝集试验、嗜异性凝集试验可呈阳性。由于肺组织损伤、红细胞破坏，血清乳酸脱氢酶可增高。

2）影像学检查：在急性期 X 线胸片显示肺野呈短暂浸润，粟粒状或大片融合阴影，当病情呈间歇性发作时，呈间质性改变。急性发作期胸片表现多样，多为两侧肺野弥漫性小斑点状阴影，也可呈广泛的弥漫性间质性肺炎的表现，或类似支气管肺炎的局限性斑片状阴影等。阴影以肺门周围和中下肺野为多，严重者可融合成大片状或云絮状阴影。肺部改变也可为单侧性或局限性。有些患者在发病早期胸部 X 线片可以无异常改变，以后才逐渐出现肺部阴影。阴影密度一般比较低。形成肺间质纤维化时，可见弥漫性网状结构，重者有囊性透亮区。后期可有肺动脉高压和肺心病表现。胸部 CT 检查可更早期发现中下肺野有弥漫性小结节状阴影。在急性发作期 CT 可显示反映肺泡出血的磨玻璃状阴影。在肺纤维化阶段，CT 显示肺泡间隔增厚及蜂窝肺。

多数病例肺部病变在 1~2 周内即有明显吸收，但有的可延续数月，阴影反复出现。个别患者阴影可存在 3~4 年而无变化。肺门淋巴结一般不大，但少数患者可有肺门淋巴结增大。

IPH 影像学表现可分为五种类型 一型（隐匿型）：仅表现为肺纹理稍增强；二型（磨玻璃型）：双肺野呈磨玻璃状，双下肺有片状模糊阴影；三型（细网状型）：双肺野内中带有片状模糊阴影，伴隐约细网格阴影；四型（网状结节型）：网状、粟粒状、结节状阴影弥漫分布于除肺尖及肋膈角以外之肺野，心影增大，肺动脉段突出，双肺门阴影增大；五型（复合型）：为网状结节型、磨玻璃型之集合。

3）肺功能检查：表现为限制性通气功能障碍。由于反复出血，肺实质内聚集游离的血红蛋白可摄取一定量的 CO，故测定一氧化碳弥散功能（DLco）反而增加，促使弥散功能呈假性增高。贫血时，DLco 需用血红蛋白值校正。随着时间推移和肺纤维化的出现，弥散量下降，肺顺应性、肺总量、残气容积减低。

4）动脉血气分析：早期患者血气分析多正常，肺泡大量出血或发生广泛肺间质纤维化时，$PaO_2$ 降低，$PaCO_2$ 正常或下降，重者可呈现为 I 型呼吸衰竭。后期合并肺气肿、肺心病发生呼吸衰竭时，除 $PaO_2$ 下降外，$PaCO_2$ 可升高，表现为 II 型呼吸衰竭。

5）痰、胃液、支气管肺泡灌洗液检查：可见含铁血黄素巨噬细胞。

6）经支气管镜肺活检：可获得病理组织学依据。组织学检查可发现 II 型上皮细胞增生伴有毛细血管扩张和扭曲，红细胞和含铁血黄素巨噬细胞充满肺泡腔。肺间质中含铁血黄素沉积是胶原增生和肺纤维化的基础。

（4）诊断：①大部分为儿童患者，成人占 20% 左右，可有家族史；②有反复发作的咯血、呼吸困难、不明原因的缺铁性贫血；③影像学检查表现为两肺野弥漫性小斑点状阴影，也可呈广泛的弥漫性间质性肺炎的表现。阴影以中下肺野为多，严重者可融合成大片状或云絮状阴影。慢性或反复发作可见广泛间质纤维化；④痰、胃液（婴幼儿）和支气管肺泡灌洗液见含铁血黄素巨噬细胞。支气管镜肺活检可明确诊断。

（5）鉴别诊断：IPH 为肺的单一病变，无肾受累，亦无肾或肺抗基底膜抗体，因而可与韦格纳肉芽肿、Goodpasture 综合征以及系统性红斑狼疮相鉴别。IPH 的诊断是一种除外性方法。超声心动图检查有助于除外二尖瓣疾病，尿化验有助于除外肾小球肾炎的存在。血清抗体测定有助于与系统性血管炎、结缔组织病和 Goodpasture 综合征鉴别。

1）继发性肺含铁血黄素沉着症：最常见是继发于心脏病，尤其是二尖瓣狭窄和各种原因引起的慢性左心衰竭的肺含铁血黄素沉着症。其发生机制是由于肺部淤血使肺内毛细血管压长期增高，血液外渗而发生溶血和反复少量出血，含铁血黄素沉着于组织中引起异物反应。这些患者心脏体征常很明显，病史也明确。痰呈污褐色，镜检可见心力衰竭细胞，普鲁士蓝反应阳性。X 线胸片显示肺内弥漫性细结节状阴影外，还可见二尖瓣狭窄等所表现的心影改变。根据这些特点不难与特发性肺含铁血黄素沉着症相鉴别。

2）Goodpasture 综合征：临床特点是肺出血、X 线胸片显示肺浸润性阴影、贫血和急性肾小球肾炎。本综合征与特发性肺含铁血黄素沉着症的关系至今不明。有学者认为，二者是近似的疾病，后者可能是前者的不典型类型。临床上最主要的区别在于本综合征有肾小球肾炎的改变，而特发性肺含铁血黄素沉着症无肾小球肾炎的改变，而且前者病情更为严重。

3) 血行播散型肺结核：本病肺部可见弥漫性小结节状阴影，以上、中肺野为多而且可以有钙化，而特发性肺含铁血黄素沉着症肺阴影以肺门及中、下肺野为多，但不钙化。血行播散型肺结核患者有明显的中毒症状，一般不咯血，也无贫血，痰含铁血黄素巨噬细胞阴性，病程经过良好，抗结核治疗有效等均可与本病相鉴别。

4) 其他原因所致的肺泡出血性疾病：如系统性红斑狼疮、韦格纳肉芽肿、结节性多动脉炎、过敏性紫癜、贝赫切特综合征、特发性冷球蛋白血症、药物过敏所致疾病（如 D-青霉胺过敏）等。某些感染性肺炎、胸部外伤者也可引起肺泡出血。支气管内出血虽不是肺泡出血，但可吸入肺泡内。这些疾病均有其原发病的特征，除肺泡出血外，还有其他的损害和临床症状，组织病理学也有所不同，不难作出正确诊断。

5) 其他：如溶血性贫血等需与本病相鉴别。根据溶血方面的检查不难与本病相鉴别。

2. 关于治疗

（1）一般治疗：大量咯血伴呼吸困难，应卧床休息，吸氧，必要时输血，同时给予止血药物和铁剂，纠正贫血。牛乳过敏的 IPH 患者多为 2 岁以内的婴幼儿，应进无乳饮食。合并肺部感染时，应使用抗菌药物。

（2）肾上腺皮质激素：可以迅速改善急性出血症状，泼尼松 1～2mg/（kg·d）。糖皮质激素吸入疗法可试用。

（3）免疫抑制剂：如肾上腺皮质激素治疗无效，则可试用免疫抑制剂。一般常用硫唑嘌呤，用量为 2～3mg/kg，成人每日 50～100mg，但疗程和停药指征还不明确，有报道疗程 1.5 年效果良好。

（4）血浆置换：适用于对其他治疗无反应的患者。去除免疫复合物所产生的持久性免疫损伤，可使患者临床症状、胸部 X 线改变、肺功能得到一定程度的改善。

（5）脾切除：病情常可好转，尤其对于贫血症状，但疗效不确切。

（6）去铁疗法：为了防止过多的铁对肺组织的损伤，可采用去铁疗法，用铁络合剂清除肺沉积的铁，以阻止肺纤维化的发展。可应用去铁胺（deferoxamine）治疗。儿童剂量为 25mg/（kg·d），分两次肌注。用药后每日约可排出肺中含铁黄素的铁 2～10mg。但因铁络合剂有明显的毒性作用，故未能广泛推广使用。

## 专家点评

特发性肺含铁血黄素沉着症（IPH）是肺泡毛细血管出血导致含铁血黄素颗粒在肺内沉积，而引起临床上出现贫血、咳嗽、气促、咯血等呼吸道症状的疾病。IPH 无特异体征，故极易误诊，而且误诊时间长，有报道 IPH 可以长期误诊为贫血、肺结核等。

误诊原因：①对本病认识不足，特别易误诊为缺铁性贫血，另外大量铁剂沉积在肺内引起呼吸道症状易误诊为肺炎、肺结核等病。所以临床上出现肺炎、肺咯血等症状时，如果患者有贫血的症状，应考虑 IPH 的可能性；②过分依赖影像学检查，本病急性期影像学表现为透光度减低，磨玻璃样改变，也可为点状、片状或网状影改变，影像学检查时易误诊为肺炎或间质性肺炎。而临床医师往往没有将患者的临床表现与影像学检查结果联系起来考虑，也误认为肺炎或间质性肺炎；③本病的确诊需找到痰液或支气管肺泡灌洗液中的含铁血黄素细胞，故怀疑本病时，应反复多做几次。因此，对婴幼儿反复发热、咳嗽、气短而无明显原因发生贫血者要考虑本病的可能性，应与缺铁性贫血、溶血性贫血及肺结核相鉴别，以免引起误诊。

（蔡柏蔷）

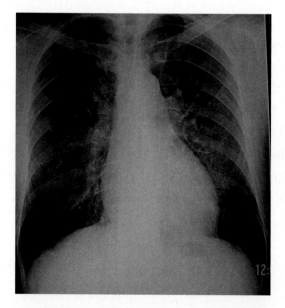

图 38-1　X 线胸片示双肺纹理厚，呈磨玻璃样改变，双肺多发肺大疱，心影增大

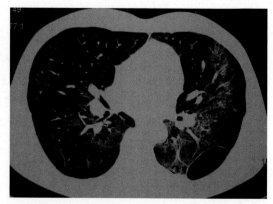

图 38-2　胸部 CT 示双肺磨玻璃样改变，双肺胸膜下多发肺大疱

# 参 考 文 献

［1］ Green RJ, Ruoss SJ, Kraft SA, et al. Pulmonary capillaritis and alveolar hemorrhage. Chest, 1996, 110：1305 – 1316

［2］ Schwarz MI, Cherniack RM, King TE. Diffuse alveolar hemorrhage and other rare infiltrative disorders. In：Murry JF, Nadel JA, eds. Textbook of respiratory medicine. 2nd ed, Vol 2, Philadilphia：W B Saunders Company, 1994, 1889 – 1912

［3］ Franks TJ, Koss MN. Pulmonary capillaritis. Curr Opin Pulml Med, 2000, 6：430 – 435

［4］ Specks U. Diffuse alveolar hemorrhage syndromes. Curr Opin Rheumatol, 2001, 13：12 – 17

［5］ Lee JG, Joo KW, Chung WK, et al. Diffuse alveolar hemorrhage in lupus nephritis. Clin Nephrol, 2001, 55：282 – 288

［6］ Colby TV, Fukuoka J, Ewaskow SP, et al. Pathologic approach to pulmonary hemorrhage. Ann Diagn Pathol, 2001, 5：309 – 319

［7］ 林江涛. 弥漫性肺泡出血综合征. 见：蔡柏蔷，李龙芸，主编，协和呼吸病学.（第二版）. 北京：中国协和医科大学出版社，2011, 1542 – 1553

［8］ Ioachimescu OC, Sieber S, Kotch A. Idiopathic pulmonary haemosiderosis revisited. Eur Respir J. 2004, 24：162 – 170

［9］ 侯小萌，蔡柏蔷. 特发性肺含铁血黄素沉着症 13 例临床分析. 国际呼吸杂志，2009, 29（2）：68 – 71

# 病例39 咳嗽2个半月，活动后气短1个半月
## ——隐源性机化性肺炎

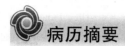 病历摘要

患者女性，39岁，因咳嗽2个半月，活动后气短1个半月入院。

患者于2003年3月20日发病，起病初有流清涕，主要症状为干咳、活动后气短，偶有少许白黏痰，无发热、胸痛。先后用多种抗生素治疗无效，活动后气短逐渐加重。既往史无特殊。

**入院查体：**体温36.5℃，呼吸24次/分，脉搏90次/分，血压100/70mmHg，全身浅表淋巴结无增大，胸廓无畸形，双下肺及肺底呼吸音略低，可闻及散在爆裂音，无杵状指（趾）。

**实验室检查：**肺功能：FVC占预计值69.6%，$FEV_1$ 73%，$FEV_1/FVC$ 90.07%，DLco 38.3%；血气分析（呼吸室内空气）：pH 7.481，$PaO_2$ 58.4mmHg，$PaCO_2$ 33.6mmHg，$HCO_3^-$ 24.8mmol/L；纤维支气管镜：镜下大致正常，毛刷找瘤细胞（－），毛刷找抗酸菌（－）。痰细胞学阴性；痰细菌培养阴性；痰找结核菌阴性；PPD阴性。

**X线胸片**（图39-1）：双下肺实变影。胸部CT（图39-2）：双肺下叶后基底段大片实变，可见支气管充气征，纵隔淋巴结不大。

**病理：**右下肺后段支气管肺组织活检（TBLB）病理示少许肺组织呈慢性炎，纤维组织增生。为进一步明确肺部病变性质，行经皮肺组织穿刺检查（左下叶后基底段肺实变处）病理示（图39-3、图39-4）部分肺组织的肺泡管和肺泡内有疏松纤维组织呈肉芽状延伸，病变时相一致。肺组织结构完整，肺泡Ⅱ型上皮细胞增生，肺泡腔及肺泡间隔可见巨噬细胞浸润。

**诊断：**隐源性机化性肺炎（cryptogenic organizing pneumonia，COP）

COP又称特发性闭塞性细支气管炎伴机化性肺炎（bronchiolitis obliterans organizing pneumonia，BOOP），即不明原因的BOOP。

**治疗过程：**甲基泼尼松龙80mg qd静脉注射1周，泼尼松50mg qd口服1个月，40mg qd口服3周。以后每1～2个月泼尼松减量5mg。

**随访：**激素治疗1个月后，患者活动后气短明显减轻，仍有少许干咳。激素治疗2个月后复查血气（室内空气）：pH 7.444，$PaO_2$ 70.1mmHg，$PaCO_2$ 35.5mmHg，$HCO_3^-$

27.8mmol/L；胸部 CT 示双下肺实变明显吸收（图 39-5）。

## 讨论与分析

隐源性机化性肺炎（COP）具有以下特征：①疾病初期患者有流感样症状，且有短暂的进行性呼吸困难；②胸部 X 线片和 CT 显示斑片状阴影；③组织病理学检查可发现肺泡管内有明显的机化。COP 为一种侵犯肺实质的限制性通气功能障碍的疾病，可归入浸润性或间质性肺部疾病。

Epler 等于 1985 年首次提出闭塞性细支气管炎伴机化性肺炎（BOOP）的概念。BOOP 是一种临床病理综合征，可以继发于多种病因和系统性疾患。而 COP 通常指特发性 BOOP，由于其独特的临床表现、病理和影像学特征，已被归入特发性间质性肺炎（Idiopathic Interstitial Pneumonias，IIPs）的一个亚类。

男女发生 COP 的比例大致相等，年龄 20 ~ 80 岁，平均发作时年龄 55 岁，无诱因，大多数发病呈亚急性，发病前常有流感样症状。病程相对较短（大多数 < 3 个月）。常见症状为咳嗽和活动后呼吸困难，可伴间断发热、乏力和体重下降，而咯血、胸痛、关节疼痛及夜间盗汗等症状罕见。少数危重病例以呼吸困难为突出表现。查体时肺部可闻及局限性或广泛的爆裂音，肺实变的体征和杵状指则少见。可有 ESR、CRP 升高，约 30% 的 COP 患者 ESR 大于 60mm/1h。外周血 WBC 正常，但中性粒细胞比例升高。通常抗生素治疗无效。本例患者的临床表现非常典型，即发病前有流感样症状，主要症状为咳嗽和活动后呼吸困难，病程两个半月，双下肺及肺底散在爆裂音，病史及辅助检查除外了药物、感染以及结缔组织病等病变的可能。

COP 的肺功能通常为轻至中度的限制性通气功能障碍，常伴中度 DLco 下降，但弥散率可能正常。少数可有气道阻塞，多为吸烟患者。可有轻度静息和（或）劳力后低氧血症。

COP 的支气管肺泡灌洗液（BALF）提示淋巴细胞总数和比例提高（可达到 40%），中性粒细胞和嗜酸性粒细胞也增加，但 CD4/CD8 比值降低。如果 BALF 中嗜酸性粒细胞比例明显增加，应与嗜酸性粒细胞肺炎进行鉴别诊断。

大部分 COP 的影像学可分为三类：①双肺多发斑片状浸润影，是 COP 最常见、最具有特征性的影像学表现。阴影为游走性，密度从磨玻璃样改变到实变，肺实变则代表机化性肺炎。阴影大小不等，从 3 ~ 5cm 到整个肺叶。90% 的 COP 患者胸部 CT 存在实变，实变内可见"空气 – 支气管充气征"。50% 以上病变在胸膜下或气管周围分布，多累及下肺叶。实变存在时多有支气管充气征。在实变区域存在轻度圆柱状支气管扩张。如患者存在下肺实变，则高度提示可能为 COP。约 60% 可见磨玻璃样改变，通常与肺实变相关，而胸腔积液罕见。大约 15% COP 患者存在多发大结节，结节有不规则边缘和"空气 – 支气管充气征"（45%）；②双肺弥漫性、不对称的肺部浸润影，阴影常为网状、结节灶或网状结节型；

③孤立局灶型，常发生在上肺野，阴影内常显示"空气－支气管充气征"，边缘清楚，偶有空洞，可稳定数月到数年。

不管 COP 的临床和影像学多么典型，确诊还是取决于组织病理学证据。经支气管镜肺活检（TBLB）的组织标本过少，常不能得到特征性病理所见。病变位于周边部位的可行经皮肺组织穿刺检查取得病理标本，本例经皮肺组织穿刺病理学检查获得明确诊断。临床上必要时需开胸肺活检或胸腔镜下肺活检，以获得较大的病理标本才能确诊本病。COP 的病理特点是机化性肺炎病变主要在小气道呈斑片状分布，累及肺泡管和肺泡腔。由疏松结缔组织组成，其炎性细胞浸润较少，而且病变时相一致。可伴有或不伴有细支气管腔内息肉样改变。病变区间质有轻度慢性炎细胞浸润，肺Ⅱ型上皮增生和肺泡腔内含巨噬细胞及泡沫细胞，局部气腔可见少量纤维素。

**鉴别诊断：** 因 COP 在临床上无特异性，故鉴别诊断相当重要。COP 主要应与其他各种弥漫性疾病相鉴别。

（1）特发性肺间质纤维化（IPF/UIP）：IPF，即普通型间质性肺炎（UIP），与 COP 十分相似，鉴别二者十分重要。从临床表现来说，COP 较 UIP 病情重，有周身不适、体重减轻、发热等，COP 患者杵状指少见，胸部 X 线片多为肺泡性异常，部分病例有游走性斑片状阴影，肺容积无变化，无蜂窝肺的表现。而 UIP 患者有较多较密的细湿啰音，杵状指多见，红细胞沉降率较低，支气管肺泡灌洗液中淋巴细胞不高，胸部 X 线片及 CT 常表现间质性改变，常有肺容积降低和蜂窝肺的改变。对糖皮质激素治疗反应二者有完全不同的表现：COP 对糖皮质激素治疗有效，症状改善，胸部 X 线片异常影像可消散；UIP 对糖皮质激素治疗反应欠佳，慢性期无明显疗效。

（2）慢性嗜酸性粒细胞肺炎（CEP）：COP 与 CEP 在临床上相似，二者对糖皮质激素治疗反应良好，胸部 X 线片表现也相似，而且都有嗜酸性粒细胞的增多。但 COP 嗜酸性粒细胞的增加很少超过 10%。另外，CEP 病理学上的特点为肺泡腔内和基质内有较多的嗜酸性粒细胞浸润。

（3）外源性过敏性肺泡炎：临床表现和胸部 X 线片均与 COP 相近，且肺部阴影也呈游走性，二者对激素均有良好的治疗反应。但是从职业史、环境、吸入诱发实验和抗体－补体血清学检查等方面入手，可鉴别这两种疾病。

（4）闭塞性支气管炎（BO）：BO 是一种小气道疾病，临床表现为快速进行性呼吸困难，肺部可闻及高调的吸气中期干鸣音；胸部 X 线片提示肺过度充气，但无浸润阴影；肺功能显示阻塞性通气功能障碍，而一氧化碳弥散功能正常。肺活检显示直径为 1～6mm 的小支气管和细支气管的瘢痕狭窄和闭塞，管腔内无肉芽组织息肉，而且肺泡管和肺泡正常。BO 对激素治疗反应差，预后不良。而 COP 为一种肺泡疾病，组织活检可见肉芽组织长入小气道，包括肺泡和肺泡管。胸部 X 线片有浸润阴影。肺功能为限制性通气功能障碍，对激素反应良好。故特发性 COP 与 BO 从临床到病理是两种完全不同的疾病（表 39-1）。

表 39-1  BO 与 COP 的比较

|  | 闭塞性支气管炎（BO） | 隐源性机化性肺炎（COP） |
| --- | --- | --- |
| 概述 | 气流阻塞性疾病 | 间质性疾病 |
| 临床表现 | 气道阻塞 | 肺炎 |
| 胸部影像学 | 正常 | 斑片状浸润影 |
| 肺功能 | 阻塞性通气功能障碍，$FEV_1$、$FEV_1/FVC$ 降低；一氧化碳弥散功能正常 | 限制通气功能障碍，肺总量下降；阻塞性通气功能障碍较少，气体弥散受损 |
| 病理 | 气道为广泛细支气管闭塞，肺泡正常 | 呼吸性细支气管和肺泡管受累，机化性肺炎 |
| 支气管肺泡灌洗液 | 中性粒细胞 | 淋巴细胞 |
| 皮质激素治疗反应 | 差 | 佳 |
| 预后 | 差 | 佳 |

（5）其他疾病：COP 有肺实变者需与肺泡癌、淋巴瘤、血管炎、结节病和感染（特别是结核或不典型分枝杆菌感染）相鉴别。当实变在胸膜下时，应与慢性嗜酸性粒细胞肺炎相鉴别。如为多发性大结节，鉴别诊断时应考虑到转移性肿瘤、淋巴瘤和早期肺脓肿。实变在支气管周围和胸膜下分布时应考虑到 COP 可能，如同时存在磨玻璃样影和囊肿，还需与淋巴细胞性间质性肺炎（LIP）或脱屑性间质性肺炎（DIP）相鉴别。大多数 COP 经皮质激素治疗后影像学明显改善。

**病理诊断：**不管 COP 的临床和影像学多么典型，确诊还是取决于组织病理学证据。病变位于周边部位的可行经皮肺组织穿刺检查取得病理标本，但目前临床上诊断 COP，常需开胸肺活检或胸腔镜下肺活检，经病理组织学证实有 COP 的特征性所见才能确诊本病。

因经支气管镜肺活检（TBLB）获得的肺组织标本过少，常不能得到特征性病理所见。COP 肺活检标本的肉眼检查无特异性，受累组织坚实、呈灰色，有时因富含新鲜结缔组织而呈黏液样外观。

COP 的镜下特征性病理所见：在低倍镜下，病变呈斑片状分布，小气道内有结缔组织栓。小气道受累范围随病例的不同而变化，约半数病例病变广泛累及终末和呼吸性细支气管，2/3 的患者可累及肺泡管。终末细支气管壁内常常有单核细胞浸润，肺泡壁易与增生的肉芽组织相区别。有些病例的肺泡内可见急性炎症细胞和纤维素性渗出，远端气室内可形成结缔组织肉芽，并伴有中度的间质受累。但更为常见的是已形成的水肿性肉芽组织充塞终末和呼吸性细支气管，并延伸入肺泡管，肺泡管内反应通常最为强烈。肉芽组织栓内常有巢状慢性炎症细胞浸润，有时富含浆细胞，但急性渗出很少。少数病例可见多核巨细胞。

机化性肺炎在临床和影像学上为形成典型 COP 起了决定性的作用。机化性肺炎的病理特点为肺泡内形成肉芽组织，由松散的胶原成纤维和成肌纤维所组成。肉芽组织成分随疾病分期而变化，从纤维渗出到胶原纤维。疾病早期阶段，肺泡腔内可见中性粒细胞、嗜酸性粒细胞、淋巴细胞和浆细胞。肺间质存在着炎症，但通常较轻微。无蜂窝肺的表现。

细支气管的损伤形成了管腔内的肉芽肿组织栓塞，构成了 COP 的"增殖"类型。这种栓塞通常在肺泡内比在支气管管腔内更为明显，如在细支气管管内发现肉芽肿栓塞，则肺泡或肺泡管一定有这种肉芽肿栓塞存在。总之，肺泡和细支气管管腔内的结缔组织肉芽肿为 COP 的特征性改变。

COP 病理的主要鉴别诊断包括弥漫性肺泡损伤（DAD，包括 AIP）、非特异性间质性肺炎（NSIP）、淋巴细胞性间质性肺炎（LIP）、脱屑性间质性肺炎（DIP）等。

**关于治疗：** 糖皮质激素是目前治疗 COP 的有效药物，但是目前理想的剂量和治疗期限尚未统一。现常用方案如下：

（1）初期治疗：开始用泼尼松 1mg/（kg·d），时间 1～3 个月；一般来说，大多数病例在用药后 7～10 日内症状及影像学有所改善。

（2）糖皮质激素减量期：第二阶段治疗期间将泼尼松由初期剂量逐渐减量至 20～40mg，时间为 3 个月。

（3）糖皮质激素维持治疗期：维持剂量为泼尼松 5～10mg/d，后期可改为泼尼松 5mg，qod。

泼尼松全疗程为 1 年，停药过早有复发的可能。泼尼松治疗过程中应警惕激素的各种并发症，尤其是肺部真菌感染。总之，COP 的预后比 IPF/UIP 为佳，部分病例也可自然缓解。COP 的发现至今只不过十余年时间；对 COP 仍需做进一步的研究。本例患者经皮质激素治疗后症状及血气分析改善，影像学示双下肺的实变影逐渐吸收。

免疫抑制剂，如环磷酰胺、硫唑嘌呤（依木兰）等偶尔也用于 COP 的治疗，主要用于病情重、进展快而激素治疗无效的 COP 患者，偶尔用于需要减激素又要防止病情复发的患者，但其疗效尚不肯定。小部分患者可自行康复。有报道，极少数患者可进展到呼吸衰竭而死亡，通常肺内合并有肺间质纤维化。

既往也有红霉素试验治疗 COP 的报道，6 例 COP 患者，年龄 18～83 岁，影像学表现为斑片状浸润阴影或间质浸润性病变，支气管肺泡灌洗液显示淋巴细胞增多。经口服红霉素每日 600mg 治疗，2～4 周后出现临床和影像学的改善，所有患者在 2～3 个月后完全恢复。但是红霉素对 COP 的治疗效应仍有待于进一步临床研究证实。

COP 的预后良好，2/3 患者经治疗后临床和病理生理异常可完全恢复。由于病情进行性进展而引起死亡者少见。Epler 等报道的 50 例 COP，因病情进行性进展而死亡者仅 2 例。日本报道的 30 例特发性 COP，除 1 例死亡外，其余均预后良好，而且未用激素治疗者预后也佳。

## 专家点评

由于COP临床研究的进展，其定义和分类也在变化。现在COP的定义为：COP为一种小气道腔内肉芽组织阻塞造成的疾病，有时可完全阻塞小气道，肉芽组织可延伸到肺泡管和肺泡。COP的特点包括：结缔组织增殖形成腔内息肉；纤维渗出；肺泡内巨噬细胞累积；肺泡壁炎症；但肺组织结构仍完整。尽管COP有一定临床特点，但是由于其临床表现无特异性，且发病率亦较低，通常易造成误诊。临床应提高警惕，及早进行有关检查，以提高COP的诊断率。

1. 提高临床警惕性　临床上可对某些病例，根据其症状、体征、实验室检查、支气管肺泡灌洗液和影像学检查作出初步判断，以下特点往往可提示COP：

（1）起病缓慢，且有迁延性的呼吸道症状（干咳、发热、气短）、爆裂啰音和周身症状，体重下降和周身不适。

（2）实验室检查：血常规示白细胞不增加、红细胞沉降率增快和C-反应蛋白阳性。

（3）胸部CT和胸部X线片：双肺多发性斑片状浸润影，双肺弥漫性网状间质阴影或呈大叶分布的肺泡性浸润影。特征性的改变为游走性阴影。

（4）支气管肺泡灌洗液：淋巴细胞、嗜酸性粒细胞和中性粒细胞均增加。

（5）临床上不支持肺结核、支原体和真菌等肺部感染，抗生素治疗也无效。

（6）肾上腺皮质激素治疗效果明显。

2. 重视肺活检　COP可能以种种方式存在，如果其临床病史和胸部影像学怀疑该病，可通过一些创伤性检查获得特征性病理而尽早得以诊断：①纤维支气管镜检查：同时可行支气管肺泡灌洗（BAL），如在灌洗液分析中发现淋巴细胞和肥大细胞明显增多，CO4/CD8的比例下降，也提示COP的诊断。如经支气管镜肺活检标本中有细支气管以下气道内肉芽组织形成和机化性肺炎等改变，则诊断基本明确；②经皮肺组织穿刺：有时可以获得病理学诊断；③胸腔镜肺活检：是近来广泛开展的新技术，创伤性较小，所取得的标本也较满意；④开胸肺活检（OLB）：可获得较多的肺组织标本，故OLB虽有一定的创伤性，但病理学诊断较为容易。

（蔡柏蔷　黄　蓉）

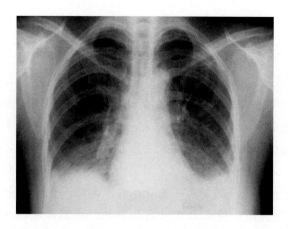

图 39-1　双下肺实变影（治疗前）

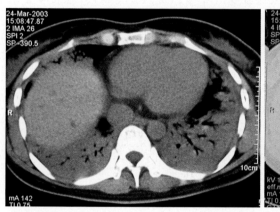
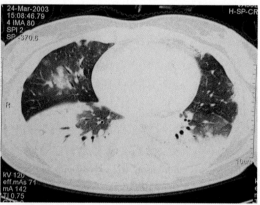

图 39-2　双下肺后外基底段实变影，可见支气管充气征（治疗前）

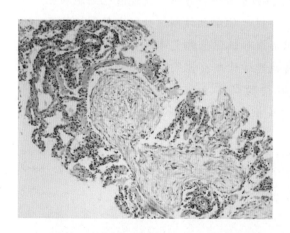

图 39-3　肺组织结构完整，可见疏松纤维组织呈肉芽状延伸到肺泡管及肺泡，病变时相一致（HE ×100）

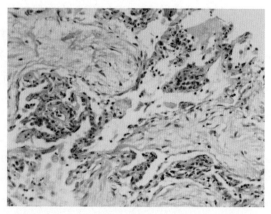

图 39-4　肺泡Ⅱ型上皮细胞增生，肺泡腔及肺泡间隔可见巨噬细胞浸润，肺泡管及肺泡内可见疏松纤维组织呈肉芽状延伸（HE ×300）

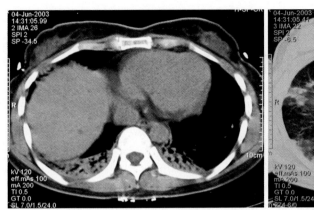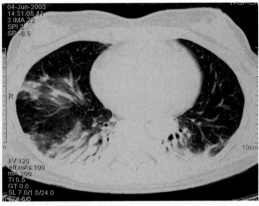

图 39-5　经糖皮质激素治疗 2 个月后双下肺实变影明显吸收

# 参 考 文 献

［1］Epler GR, Colby TV, Mcloud TC, et al. Bronchiolitis obliterans organizing pneumonia. N Engl Med, 1985, 312：152 – 158

［2］King TE Jr, Mortenson RL. Cryptogenic organizing pneumonitis. The North American experience. Chest, 1992, 102：8s – 13s

［3］Cordier JF. Organising pneumonia. Thorax, 2000, 55：318 – 328

［4］Lazor R, Vanderenne A, Pelletier A, et al. Cryptogenic organizing pneumonia：characteristics of relapses in a series of 48 patients. Am J Respir Crit Care Med, 2000, 162：571 – 577

［5］Cordier JF. Update on crytogenic organizing pneumonia（idiopathic bronchiolitis obliterans organizing pneumonia）. Swiss Med Wkly, 2002, 132：588 – 591

［6］Ryu JH, Myers JL, Swensen SJ. Bronchiolar disorders. Am J Respir Crit Care Med 2003, 168：1277 – 1292

［7］8. American Thoracic Society/European Respiratory Society International Multidisciplinary Consensus Classification of the Idiopathic Interstitial Pneumonias. Am J Respir Crit Care Med, 2002, 165：277 – 304

［8］Cordier J-F. Cryptogenic organising pneumonia. Eur Respir J, 2006, 28：422 – 446

［9］施举红，许文兵，刘鸿瑞，等. 隐源性机化性肺炎 18 例的临床病理特征. 中华结核和呼吸杂志, 2006, 29（3）：167

# 病例 40  肺泡蛋白沉积症

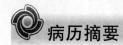

## 病历摘要

患者男性，28 岁，因查体发现双肺弥漫性病变 1 月余入院。

患者于 2004 年 7 月 22 日常规体检时胸部 X 线片发现双下肺网格样改变，偶感乏力，无发热、畏寒，无呼吸困难，无咳嗽、咳痰，无胸痛、无心悸，夜间可平卧，无明显活动后气促。曾抗感染治疗，效果不佳。

**入院查体：** 口唇无发绀，双肺底可闻及细小爆裂音。

**实验室检查：** 肺功能：限制性通气功能障碍、弥散功能降低。血气分析：pH 7.414，$PaCO_2$ 38.4mmHg，$PaO_2$ 73mmHg。纤维支气管镜：未见异常。痰细胞学检查阴性。痰细菌培养阴性。痰找结核菌阴性。PPD 阴性。胸部 X 线片示双下肺网格样结节状阴影，部分呈磨玻璃样改变（图 40-1）。胸部 CT 示双肺弥漫性磨玻璃密度增高影伴网格样改变，呈"碎石路"征（图 40-2）。

**病理：**

（1）经支气管镜肺活检病理（图 40-3）：少许肺组织显慢性炎，肺泡腔内见粉染物，符合肺泡蛋白沉积症，PAS（＋）。

（2）支气管肺泡灌洗液病理（图 40-4）：少量粉染蛋白样物质，可见针状裂隙，结合特染符合肺泡蛋白沉积症；PAS（＋），黏卡（－），AB（－）。

**诊断：** 肺泡蛋白沉积症（pulmonary alveolar proteinosis，PAP）

**治疗方案：** 目前全肺灌洗是治疗 PAP 最有效的方法。

**方法与剂量：** 本例确诊后首先行左肺全肺灌洗，1 周后行右肺灌洗。全肺灌洗方法详见后述。

**随访：** 全肺灌洗完成后患者出院，随诊肺功能和胸部 CT。嘱患者每隔 6～12 个月需要重复全肺灌洗治疗。

## 讨论与分析

1. 关于诊断　肺泡蛋白沉积症的发病年龄范围较广，从新生儿到 72 岁的老人均可患该病。PAP 虽可见于各年龄组，但最多见于 20～50 岁。有些病例呈家族式，提示可能有基因因素存在。通常该病多见于男性。PAP 的发病率约为 1/200 万。

（1）临床表现：多数患者发病隐袭，约 20% 患者发病急。本例患者在体检时才被发现，平时无明显症状。一般而言，PAP 临床表现为活动后气短，可有轻微的咳嗽，有白黏痰，继发感染后痰量增多。胸痛和咯血相当少见，但可有乏力不适、体重下降和食欲减退。PAP 患者的体征通常不明显。严重缺氧者有杵状指、发绀和视网膜斑点状出血。PAP 患者在静息时呼吸平稳，几乎没有异常的肺部体征，呼吸音往往正常。深吸气时，肋间隙有轻度的回缩，胸廓运动正常。呼吸音常常正常，肺基底部偶可闻及少许细湿啰音或捻发音。

（2）胸部 X 线片：两肺表现为较均匀一致的改变。通常肺门周围的浸润较为显著，而周围肺野的浸润轻微，如同肺水肿时的"蝙蝠"状阴影的表现。PAP 的胸部 X 线片通常表现为双侧肺对称的弥漫细小的羽毛状或结节状浸润影，可见支气管充气征。以肺基底部表现为著。肺门周围表现为"蝶形"或"蝙蝠翅膀"状阴影，酷似肺水肿的改变，但无左心室失代偿的影像学表现，如心脏扩大、Kerley B 线、叶间胸膜增厚和胸腔积液等。

（3）胸部 CT：以肺基底部表现为著。肺门周围可表现为"蝶形"或"蝙蝠翅膀"状阴影，酷似肺水肿的表现。HRCT 可显示双肺斑片状阴影，内有支气管空气造影征，空气造影征的边缘很清晰、锐利，小叶间隙和间隔可有典型的增厚。叶间隔增厚为弥漫性"间质"类型。此种类型如伴有斑片状阴影，其间有正常肺组织或肺纹理，则称为"地图"类型或"碎石路"征，文献上也称为"疯狂的堆砌（Crazy-paving）"。

（4）其他：肺功能为轻度限制性通气功能障碍，表现为肺容量的轻度减少，一氧化碳弥散容量（DLco）降低。血气分析示 $PaO_2$、$SaO_2$ 下降，$PaCO_2$ 减少。痰液检查可发现 PAS 阳性的物质。支气管肺泡灌洗典型表现"牛奶"状或"泥浆"样的液体。

PAP 的诊断主要依靠支气管肺泡灌洗或经支气管肺活检，通常不需开胸肺活检。经肺段支气管肺泡灌洗所获得的灌洗液，通常呈"牛奶"状。光镜下可见大量无定形的碎片，其间有巨大的吞噬细胞，含有丰富的细胞质，PAS 染色为阳性。除巨噬细胞外，别无其他细胞成分。如发现有中性粒细胞或淋巴细胞，则应考虑到感染或自身免疫反应的可能。电镜下可见丰富的层状体和环绕的磷脂。

2. 关于治疗　目前认为，全肺灌洗为唯一有效的治疗 PAP 的方法。

（1）经支气管镜支气管肺泡灌洗：灌洗液使用无菌加温的生理盐水。每次支气管肺泡灌洗时，分段灌洗一侧肺，每一肺段或亚段分次灌入温生理盐水 50～100ml，可重复数次，全肺灌洗液总量可达 2000～4000ml。每次灌洗前局部应用少量利多卡因以减少刺激性咳嗽。吸引可适当变换体位，拍打肺部或鼓励患者咳嗽，以利于灌洗液排出。同时可给予吸氧。灌洗过程为 1～2 小时。灌洗后肺部可有少许细湿啰音，第二天可自行消失。必要时可口服抗生素预防感染。经支气管镜分段灌洗的优点是安全、简便、易掌握运用。其缺点：需反复多次灌洗，每次灌洗较为费时，支气管镜管径的大小也影响灌洗的质量。

（2）全肺灌洗：全肺灌洗是治疗 PAP 最有效的方法。全肺灌洗的适应证：PAP 的诊断明确，肺内分流 >10%，患者呼吸困难症状明显，显著的运动后低氧血症。

1）全肺灌洗前的准备：全面查体，包括胸部 X 线片、心电图、实验室检查、肺功能、血气分析等。对患者的心肺功能进行全面评价。

2）患者准备：当日应禁食。全肺灌洗通常需全身麻醉，并合用肌松剂，全过程应在手术室内进行。需配有一定经验的内科医师、麻醉师和护士等。应连续监测心率、心律和血氧饱和度。动脉血气、麻醉深度和肌松剂阻断程度也需监护。

3）灌洗过程：在全麻下经 Carlens 双腔气管内导管进行全肺灌洗。首先由技术熟练的麻醉师导入双腔气管内插管，仔细检查并确保双肺被完全隔离。灌洗时，用 Carlens 管分别为双侧肺通气。一般先将内套囊管插入左主气管，外套囊管位于气管内，应保证插管位置的正确。然后给内套囊和外套囊充气膨胀，注气量应适当，要能封闭气道，不至于漏气。用 100% 纯氧通气至少 20 分钟来清除肺泡内的氮气，将治疗肺在吸气末隔离。排出一侧肺内的气体，注入生理盐水，而另一侧肺保证能提供适当的气体交换。温生理盐水注入被灌洗的一侧肺，随后吸出。一般每次灌注 500～1000ml 37℃ 生理盐水，然后吸出同量的灌洗液，每次回收量的丢失不应超过 200ml，故每次应仔细记录出入量，如每次流失量多于 200ml，应警惕液体流入另一侧肺。

全肺灌洗过程应反复进行，通常第一轮流出的典型的灌注液是乳白色的或者是混浊的，到洗出液完全清亮时，一侧肺则需要 10～20L 生理盐水。操作结束时，需要引流和吸引出肺内残余的生理盐水，并且恢复 100% 氧气通气。如患者一般情况好，术后可以直接拔管。如患者呼吸微弱或有低氧血症的表现，则可以把双腔管换为气管内插管，把患者送到 ICU 病房进监护，术后进行约 1 小时的机械通气治疗。通常在灌洗结束后约 1 小时，肺可完全恢复通气。如患者一般情况见好，并且不存在明显的呼吸困难，可唤醒患者，拔除气管内插管。全肺灌洗通常需分两次进行，中间间隔时间为 3～7 天。

4）肺恢复通气：一旦结束肺灌洗，立即将肺内的生理盐水和分泌物吸引干净，灌洗侧的肺可能会不断产生一些泡沫，应及时吸引。在恢复阶段应鼓励患者深吸气，必要时可以应用 $\beta_2$ 受体激动剂吸入治疗。

5）全肺灌洗时的监护：全肺灌洗时的主要并发症为低氧血症，但吸入较高浓度的氧气即可改善症状。双腔气管内插管位置是否正确、灌洗液是否溢流到正在通气的肺中是全肺灌洗中的主要危险。在灌洗前和整个操作过程中，熟练的置管、检查是否漏气是最基本的安全措施。当快速灌注大量液体时，有发生气压伤的可能。其他并发症包括胸膜积液、液气胸、外科肺气肿和低体温等。仔细监测患者的核心温度，可使低体温的危险性降到最小。整个操作过程中，应该让患者躺在一个可加热的垫子上，身上盖上一条对流加热的毯子。并用内置的热交换器控制灌洗液的温度。全肺灌洗的其他并发症：肺内分流的增加，影响气体交换；灌注的生理盐水流入对侧肺；低血压；支气管痉挛；肺不张和肺部感染等。

6）全肺灌洗的间隔时间：全肺灌洗通常需分两次进行，以完成左右两肺的全肺灌洗过程，文献报告中间的间隔时间一般为 3～7 天。同一次住院期间，两肺灌洗间隔时间主要取决于第一侧肺灌洗后的恢复情况，北京协和医院呼吸内科 49 例次 PAP 病例两侧肺灌洗平均间隔时间为 9.1±1.5 天（3~35 天）。

总之，全肺灌洗是安全有效治疗 PAP 的方法，并发症很少，国外 100 余例全肺灌洗，只有 1 例发生气胸。近年来，北京协和医院呼吸内科对 22 例 PAP 患者接受了全麻下全肺灌洗治疗。总的全肺灌洗次数为 49 次，平均单次肺灌洗总量约 10L。灌洗治疗后，患者症状迅速改善，很多患者在入院时严重活动受限，治疗后症状明显改观。X 线胸片也有显著改善；有少数患者在全肺灌洗后出现短暂发热，1 例术后肺部感染，1 例显著肺水肿，但很快缓解。未出现严重并发症或死亡。在肺功能改善方面：动脉血氧改善最为明显，平均 $PaO_2$ 从 62mmHg 上升至 75mmHg，动脉肺泡氧分压差从 45mmHg 下降至 31mmHg，二者的改善在统计学均具有显著性。

PAP 患者的全肺灌洗的反应良好，有些患者每隔 6~12 个月则需要重复全肺灌洗治疗。现在由于该项技术的应用，PAP 患者的预后已得到明显改善。约半数以上的患者经全肺灌洗治疗后，病情明显改善。Wasserman 曾随访 21 例 PAP 患者，最长已存活 19 年，而且该患者已有 13 年不需再进行肺灌洗治疗。但少数 PAP 患者病情呈进行性进展，尽管反复多次做全肺灌洗治疗，但仍死于呼吸衰竭。

（3）同期双侧序贯全肺灌洗：随着全肺灌洗技术的不断发展与完善，Beccaria 等于 2004 年报道了 PAP 患者行同期双侧序贯全肺灌洗的远期疗效及并发症情况。Mason RJ 等主编的呼吸内科教科书 2005 年第四版有关 PAP 一章，在治疗性全肺灌洗方面提出了同期双侧序贯全肺灌洗，即在同一次麻醉过程先灌洗一侧肺，灌洗完一侧肺后，如果患者的血氧、血压、心率、心律均较稳定 10 分钟后，可以接着再灌洗另一侧肺。在灌洗过程中，一般采用无创脉搏氧饱和度和无创血压监测，单侧肺通气时采用压力控制模式，适当地给予 10~12cmH$_2$O 的呼气末正压，并间断予拍打胸壁，直至回收的灌洗液颜色清亮为止。在灌洗完一侧肺后给呋塞米 40mg 静脉注射，如生命体征能稳定 10 分钟则继续灌洗另一侧肺。

全肺灌洗的适应证及灌洗过程中的注意事项均适用于同期双侧序贯全肺灌洗。此外，对于同期双侧序贯全肺灌洗，在完成一侧肺灌洗后评价灌洗另一侧肺的安全性尤为重要。已灌侧肺行单侧肺通气试验，如 $SpO_2$ 达到 90% 以上维持 10 分钟则可以开始灌洗另一侧肺。如果出现肺水肿、心律失常、严重低氧血症等严重并发症则应结束灌洗并及时处理并发症。Beccaria 等报道了 21 例 PAP 的全肺灌洗治疗，其中有 20 例是行同期双侧序贯全肺灌洗，仅有 1 例患者由于在灌洗过程中出现了心律失常而未行双侧序贯全肺灌洗，改为分次单侧全肺灌洗。所有患者均未出现气胸、肺水肿、血流动力学不稳定等严重并发症，仅 1 例在 6 个月后诊断为肺结核，1 例在一年后出现肺部奴卡菌感染。

近年来北京协和医院呼吸内科已经完成 10 例患者的双侧序贯全肺灌洗，同期双侧序贯全肺灌洗过程中患者生命体征较平稳，未出现严重并发症，术后均不需有创通气支持，仅 1 例灌洗当天夜间出现肺水肿，予利尿及无创通气支持后迅速好转，考虑与回收量比灌入液量少 1000ml 及全肺灌洗后肺表面活性物质暂时减少相关。因此根据现有的临床经验可以认为在全麻下同期双侧序贯全肺灌洗比较安全，但尚有待于积累更大样本的临床资料进行安全性评价。

（4）GM-CFS 治疗展望：动物实验提示，PAP 的发病与粒细胞－巨噬细胞集落刺激因子（granulocyte-macrophage colony-stimulating factor，GM-CSF）缺乏有关。国外报道 1 例肺泡灌洗无效的患者进行重组 GM-CSF 的治疗，治疗后患者的呼吸困难症状明显改善，动脉血氧分压上升，活动耐量增加，胸部 X 线片上肺泡浸润部分吸收和 P（A-a）DO$_2$ 提高。这个治疗方案有效的合理证据在于，使用 GM-CSF 治疗后，P（A-a）DO$_2$ 改善，停用后病情恶化，恢复使用后，病情再次改善。但另外 3 例使用 GM-CSF 治疗中，仅 1 例对治疗有反应，其病情的改善程度与过去使用全肺灌洗后的病情改善程度相似。GM-CSF 潜在的不良反应包括局部反应、发热、肌痛、头痛和感冒样症状。更严重的不良反应包括过敏反应、心衰和毛细血管综合征。而且每日皮下注射和高昂的药费也是难以应用于临床的原因。这种新治疗方法尚待研究证实，但有可能取代全肺灌洗，成为 PAP 首选治疗措施。

## 专家点评

本病例是在查体时发现胸部 X 线片有弥漫性病变，临床上并无明确症状。在其他医院就诊时曾诊断衣原体肺炎，给予抗感染治疗无效。来北京协和医院就诊时，门诊医师发现患者 CT 除有双肺弥漫性改变外，还有典型的"碎石路"征表现，随即考虑到有 PAP 的可能，决定在作支气管镜检查的同时，行支气管肺泡灌洗和经支气管镜肺活检，经病理学检查，使患者迅速得到明确诊断。

通常，肺泡蛋白沉积症的诊断可能较为困难，症状和体征无特异性。实验室检查中，除 LDH 有轻度升高外，其余实验室检查并无特异性。至今临床上尚无特异的生化检查诊断 PAP。肺功能检查只是表现 DLco 降低，伴限制性通气功能障碍，并无特异性的发现。吸纯氧时 PAP 患者可有肺内分流增加。常规胸部 X 线平片虽有异常表现，但也无特异性。胸部 HRCT 能提这一病征。PAP 的 HRCT 异常发现与某些非典型肺炎、肺孢子菌肺炎、闭塞性支气管炎伴机化性肺炎和某些结节病的 HRCT 有相类似之处，所以容易被漏诊或误诊为其他疾病。对于 PAP 的诊断和治疗，应该了解以下几点：

1. PAP 的病史、症状和体征并无特异性，实验室检查也无特异性，故 PAP 的诊断较为困难。肺功能检查只是表现 DLco 降低，伴限制性通气功能障碍，并无特异性的发现。

2. PAP 的胸部 X 线片和胸部 HRCT 虽有明显的异常表现，但也无特异的临床诊断意义。如果胸部 X 线片示肺门周围"蝶形"或"蝙蝠翅膀"状阴影，酷似肺水肿的表现，以及胸部 HRCT 出现"碎石路"征，在除外其他可能疾病后，常常提示 PAP。

3. 目前单用支气管肺泡灌洗（BAL）就可诊断大多数肺泡蛋白沉积症病例。用光学显微镜检查 BAL 液可以发现特征性的颗粒状，无定形的 PAS 阳性脂蛋白物质。应用电子显微镜或特异性免疫化学方法可以确定这种肺泡内物质为肺表面活性物质。

4. 经支气管镜或开胸肺活检所得的肺组织，仍为诊断 PAP 的"黄金标准"，但除非诊断有困难的病例，一般并不需要采取这种方法。

5. 当有临床表现（如症状、实验检查结果、胸部 X 线片和胸部 HRCT 表现等）提示 PAP 时，单用 BAL 通常足以排除其他疾病和诊断本病。

6. 目前经支气管镜支气管肺泡灌洗或全肺灌洗为唯一有效治疗 PAP 的方法。同期双侧序贯全肺灌洗是比较安全的。与分期单侧全肺灌洗比较，同期双侧序贯全肺灌洗利用一次双腔气管内插管序贯完成双侧肺的灌洗治疗，使 PAP 患者避免了短期内再次全麻及气管插管的痛苦，提高了双腔气管插管的使用效率，可以缩短住院时间，节约医疗资源。

（蔡柏蔷）

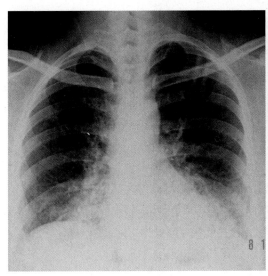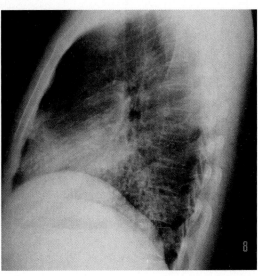

图 40-1　胸部正侧位 X 线片示双下肺网格样结节状阴影，部分呈磨玻璃样改变

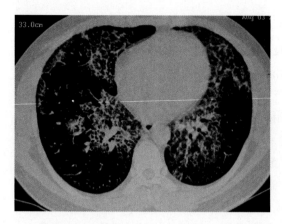

图40-2 胸部HRCT显示肺部广泛的磨玻璃样阴影伴有小叶间隙和间隔的典型增厚，表现为多角形态，称"碎石路"征或"疯狂的堆砌（Crazy-paving）"

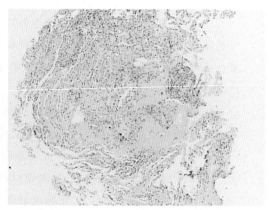

图40-3 经支气管镜肺活检病理示少许肺组织显慢性炎，肺泡腔内见粉染物，符合肺泡蛋白沉积症，PAS（+）

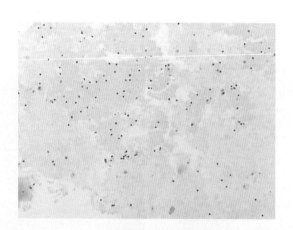

图40-4 支气管肺泡灌洗液病理示少量粉染蛋白样物质，可见针状裂隙，结合特染符合肺泡蛋白沉积症；PAS（+），黏卡（-），AB（-）

# 参 考 文 献

[1] Seymour JF, Presneill JJ. Pulmonary alveolar proteinosis-progress in the 44 years. Am J Respir Crit Care Med 2002, 166：215 − 235

[2] Wang BM, Stern EJ, Schunidt RA, et al. Diagnosing pulmonary alveolar proteinosis：A review and an update. Chest 1997, 111：460 − 466

[3] Danel C, Israel-Biet D, Costabel U, et al. Therapeutic applications of bronchoalveolar lavage. Eur Respir J 1992, 5：1173 − 1175

[4] Goldstein LS, Kavuru MS, Stoller JK. Pulmonary alveolar proteinosis：A review. Clinical Pulmonary Medcine 1999, 6（2）：102 − 109

[5] Seymour JF, Dunn AR. Efficacy of granulocyte-macrophage colony-stimulating factor in acquired alveolar proteinosis. N Eng J Med 1996, 335：1924 − 1925

[6] Rossi SE, Erasmus JJ, Volpacchio, et al. "Crazy-paving" pattern at thin-section CT of the lungs：radiologic-pathologic overview. Radiographic. 2003, 23（6）：1509 − 1519

[7] 徐凌, 蔡柏蔷. 肺泡蛋白沉积症的新进展. 国外医学呼吸病学分册, 2000, 20（增刊）：43 − 45

[8] 于广祥, 叶铁虎, 严梅, 等. 肺泡蛋白沉积症单侧肺灌洗术的麻醉管理 12 例报告. 中华麻醉学杂志, 2001, 21：431 − 433

[9] 谢世光, 蔡柏蔷, 等. 同期双侧序贯全肺灌洗治疗肺泡蛋白沉积症 10 例分析. 中华内科杂志, 2007, 46（2）：118 − 122

[10] Beccaria M, Luisetti M, Rodi G, et al. Long-term durable benefit after whole lung lavage in pulmonary alveolar proteinosis. Eur Respir J. 2004, 23：526 − 531

[11] Trapnell BC, Whitsett JA, Nakata K. Pulmonary alveolar proteinosis. N Engl J Med 2003, 349：2527 − 2539

[12] Kavuuru MS, Thomasen MJ. Pulmonary alveolar proteinosis. In：Mason RJ, Broaddus VC, Murray JF eds. Textbook of Respiratory Medicine, 4th ed, Philadelphia：WB Saunders Company, 2005, 1716 − 1734

[13] Trapnell BC, Puchalski J. Pulmonary alveolar proteinosis. In：Fishman A P. Fishman's Pulmonary Diseases and Disorders. 4ed. New York Mc Graw Hill Medical 2008, 1313 − 1323

[14] Michaud G, Reddy C, Ernst A. Whole-Lung Lavage for Pulmonary Alveolar Proteinosis CHEST. 2009, 136：1678 − 1681

# 病例41　咳嗽、双肺多发结节空洞影
## ——肺朗格汉斯细胞组织细胞增生症

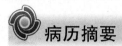
病历摘要

　　患者男性，35岁，因咳嗽5个月，发现肺部阴影4个月于2009年2月19日收住我院呼吸内科病房。

　　患者于2008年10月1日受寒后出现咳嗽，几乎无痰，伴发热，体温最高达37.6℃，无畏寒、寒战，伴乏力、活动后气短，无盗汗、咯血、胸痛等不适。自服感冒药无效，当地医院就诊，查血常规：WBC $8.1 \times 10^9$/L，N 72.1%，给予头孢类抗生素治疗2周后热退，但仍有咳嗽，偶有灰白色痰，进一步行胸部CT提示双肺多发结节、斑片、空洞影（图41-1）为进一步诊疗来我院就诊。患者有反复口腔溃疡史，无反复关节肿痛、脱发。既往史：否认其他疾病。个人史：从事建筑装修工作，吸烟：20支/天×17年，近1个月余减为3~4支/天。入院查体：生命体征平稳，$SaO_2$（自然状态）98%。全身浅表淋巴结未及，突眼征（－），口腔颊黏膜可见一溃疡，心律齐，三尖瓣听诊区可及3/6级收缩期杂音；双肺清，未及明确干湿啰音；腹部阴性。双下肢不肿。四肢大小关节无肿胀、畸形、压痛。

　　诊治经过：血常规、尿常规、血生化红细胞沉降率、C-反应蛋白未见明显异常。免疫指标：ANA（＋）S 1:320；抗dsDNA（－）；ANCA（－）；抗ENA（－）。感染方面：PPD（72h）硬结14mm，无坏死及水疱。抗结核抗体（－）。动脉血气分析（自然）pH 7.42，$PaO_2$ 104mmHg，$PaCO_2$ 41.8mmHg，$SaO_2$ 98.3%，$HCO_3^-$ 26.70mmol/L。肺功能：$FEV_1$ 2.93L（71.0%），$FEV_1$/FVC 93.7%，TLC 5.14（75.9%），RV/TLC 56%，DLco 75.7%。心脏彩超（－）。骨扫描：右侧第9前肋、左侧第8前肋异常所见，骨折可能性大。肋骨像：考虑上述部位以陈旧性骨折可能大。鞍区MRI平扫＋增强未见明显异常。2009年3月2日于全麻下行胸腔镜肺部（右肺下叶背段和中叶外侧段）肺组织切除活检术，术后病理示（下叶、中叶）肺朗格汉斯细胞组织细胞增生症。患者自2009年1月开始戒烟，自觉咳嗽有所减轻。2009年3月11复查胸部HRCT（图41-2），发现肺内的结节空洞影较前有所减少、吸收。遂建议患者出院，严格戒烟2个月后门诊随诊，了解病情变化。

　　最终诊断：肺朗格汉斯细胞组织细胞增生症

## 讨论与分析

　　肺朗格汉斯细胞组织细胞增生症（pulmonary Langerhans' cell histiocytosis，PLCH）是一种罕见病，以 20~40 岁的男性多见；90%~100% 的 PLCH 患者有吸烟史。肺朗格汉斯细胞组织细胞增生症分为单器官受累、多器官受累及多系统受累，主要累及肺，部分也可合并骨骼、淋巴结等其他脏器的受累。在肺内，主要累及远端的呼吸性细支气管。临床表现因病程不同而异，10%~25% 的患者没有呼吸道症状，因查体行影像学检查发现异常而进一步就诊。干咳、活动后气短是最常见的临床表现；10%~20% 的患者以自发性气胸起病，其中的半数患者可以反复气胸。另外，少数患者可以有胸痛，咯血在这类患者中并不多见。一般没有阳性体征，杵状指和肺内湿啰音并不多见。

　　PLCH 的患者血清学检查没有特征性的指标，部分患者可以有低效价的自身抗体阳性，部分患者可以有轻度的中性粒细胞比例升高、红细胞沉降率快，大多数患者血清学检查结果均正常。肺功能方面，10%~15% 的 PLCH 患者肺功能正常；70%~90% 的患者都可以有不同程度的弥散功能障碍；低 TLC、高 RV/TLC、低 DLco 是最常见的肺功能表现。这类患者的 HRCT 有特征性表现，一般多分布于双中上肺，双侧肋膈角一般不受累。以多发边界不清的结节影、空洞影、囊泡影多见，病变早期以小叶中心性结节为主，直径在 1~5mm；病程后期表现为弥漫分布的囊泡影，囊泡壁厚薄不一、大小不一、形态不规则，胸膜下肺大疱也不少见。病情重的晚期患者，可以累及全肺。支气管镜检查（包括支气管肺泡灌洗、经支气管镜肺活检）对本病的诊断、鉴别诊断有帮助，BALF 中 CD1α 阳性的细胞数 >5% 提示为 PLCH，TBLB 的诊断阳性率在 10%~40%，但有引起气胸的风险，对于 CT 表现为弥漫分布的囊泡影或有多发胸膜下肺大疱的患者不推荐。外科手术肺活检能明确诊断，镜下表现为以细支气管为中心的星状间质性结节，病变时相不均一，结节、囊泡和纤维瘢痕可同时存在。免疫组化可见 CD1α、S-100 阳性的朗格汉斯细胞。治疗上，严格戒烟是基础，75% 的患者在戒烟 6~24 个月后病情稳定或好转。对于症状严重或 HRCT、肺功能提示病情严重者，可以加用糖皮质激素治疗 [泼尼松 0.5~1mg/（kg·d）]，6~12 个月内渐减量至停用，但疗效不确切。对于终末期患者或合并严重肺动脉高压的患者，可考虑肺移植，但移植肺还可能发生 PLCH。

　　本例患者是青年男性，有大量吸烟史（>20 包年）；以上感后咳嗽、活动后气短起病，没有阳性的肺部体征；病变集中在肺，无明确的垂体、骨骼等系统的受累。肺功能提示轻度的限制性通气功能障碍和弥散功能障碍；胸部 HRCT 提示双中上肺野弥漫分布的边界不清的大小不一的结节影、空洞影，双侧肋膈角区未见病变。经胸腔镜肺活检后明确诊断 PLCH，结合上述辅助检查，提示病变还处在早期，且患者在戒烟 1 个月余后复查胸部 HRCT，肺内病变有明显的吸收；故建议患者严格戒烟，门诊随诊，暂不予糖皮质激素治疗。

## 专家点评

这是一例严重吸烟、肺部弥漫性病变的患者，最终经开胸肺活检确诊为 PLCH。目前研究证实，PLCH 与吸烟之间存在明确的关系，烟雾中含有 4000 余种导致人的肺部和系统炎症的有害物质。吸烟不仅导致肺癌的发生以及在易感个体发生慢性阻塞性肺病，吸烟还和肺间质性疾病相关，这些肺间质性疾病除了 PLCH 外还包括特发性肺间质纤维化、隐源性机化性肺炎、脱屑性间质性肺炎等。前面黄大夫对 PLCH 的临床、肺功能、病理学特点及治疗预后作了非常详细的分析，但该病的确切发病机制尚不完全清楚，有学者认为，在烟雾的长期刺激些，朗格汉斯细胞异常增殖并在肺组织聚集。该病药物治疗手段少，但戒烟对该病的效果是肯定的。对于临床怀疑 PLCH 的患者应该如何正确鉴别诊断，早期发现该病非常重要。图 41-3 提供了 PLCH 诊断流程，仅供参考。

（高金明）

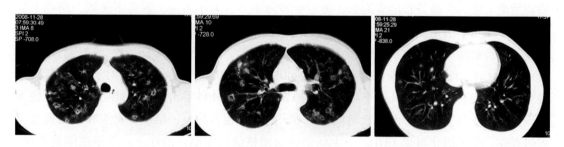

图 41-1　胸部 CT（2008 年 11 月 28 日）示双肺多发结节囊泡影，以上中肺野为著，肋膈角未受累

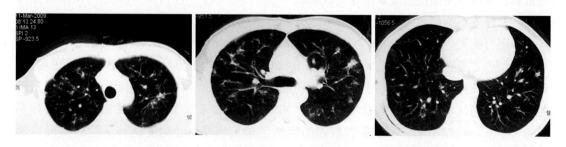

图 41-2　胸部 CT（2009 年 3 月 11 日）示肺内结节、囊泡影较前有吸收

## 参 考 文 献

[1] Tazi A. Adult pulmonary Langerhans cell histiocytosis. Eur Respir J. 2006，27（6）：1272 – 1285

[2] Attili AK, Kazerooni EA, Gross BH, et al. Smoking-related interstitial lung disease：radiologic-clinical-pathologic correlation. Radiographics. 2008，28（5）：1383 – 1396

[3] 北京协和医院呼吸内科. 临床病理讨论：第 95 例—— 咳嗽、活动后气短、反复气胸. 中华结核和呼吸杂志，2005，28：659 – 661

[4] 谢世光，蔡柏蔷，黄蓉. 肺朗格汉斯细胞组织细胞增生症 7 例临床分析. 中国实用内科杂志，2006，26（23）：1872 – 1874

[5] 李霁，刘鸿瑞，郭丽娜. 肺朗格汉斯细胞组织细胞增生症的病理诊断及鉴别诊断. 中华病理学杂志，2004，33：109 – 112

# 第五章 结缔组织疾病肺部表现相关病例

## 病例42 双下肢肿伴反复流产7年，呼吸困难1个月
### ——系统性红斑狼疮合并弥漫性肺泡出血

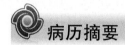 **病历摘要**

患者女性，31岁，因双下肢肿伴反复流产7年，渐进性呼吸困难1个月入院。

患者于7年前无明显诱因流产（妊娠28周），伴右下肢水肿，曾诊为"右下肢深静脉血栓形成"，经肝素及华法林治疗后好转。6年来尿中泡沫增多，无肉眼血尿和腰痛。2年前再次发生流产，查血常规：WBC $10.1 \times 10^9$/L，Hb 122g/L，PLT $157 \times 10^9$/L，24小时尿蛋白11.5g，Cr 160 μmol/L，BUN 9.7mmol，红细胞沉降率50mm/1h，抗核抗体1:40（分型不详），补体C3 0.3g/L，补体C4 0.1g/L，肾穿刺活检：狼疮肾病（Ⅴ型）。诊断：系统性红斑狼疮（SLE），狼疮肾病。2002年9月开始服用泼尼松60mg/d，维持6个月后每月减10mg/d，至10mg/d维持至今。同时加用硫唑嘌呤100mg/d，逐渐减量1年后停用。服用糖皮质激素过程中出现血压升高，最高180/100mmHg，服用硝苯地平控释片（拜新同）及卡托普利控制血压，因再次出现左下肢深静脉血栓形成，继续用肝素继以华法林抗凝。近1个月来无诱因出现活动后气短，无咳嗽、咳痰、咯血，无发热、胸痛等症状。患病后无蝶形红斑、光过敏、口腔溃疡、雷诺征及关节炎，脱发不明显，精神差，睡眠欠佳，食欲尚可，二便正常，体重增加约10kg。家族史：有一兄患系统性红斑狼疮，父死于慢性肾功能衰竭。

**入院查体**：BP 190/100mmHg，HR 120次/分，R 25次/分，贫血貌，全身浅表淋巴结未及增大，吸气末双肺底可闻及细湿啰音，腹部无压痛，双下肢膝以下可凹性水肿。

**实验室检查**：血常规：WBC $6.8 \times 10^9$/L，Hb 67g/L（小细胞低色素贫血），PLT $148 \times 10^9$/L。血液生化：ALB 33g/L，Cr 183μmol/L（53~130），BUN 12.6mmol/L（2.9~7.5），胆固醇4.97mmol/L（2.9~6.0），三酰甘油1.08mmol/L（0.45~1.8），ESR >140 mm/1h，

C-反应蛋白 1.81mg/dl（0～0.8）。ANA 1：320（+），双链 DNA 抗体（-），补体正常（CH50 60.2U/ml，C3 97.3mg/dl，C4 18.2mg/dl），抗心磷脂抗体（+），狼疮抗凝物（+++）。

**血气分析：**（吸氧，鼻导管 3L/min）pH 7.435，$PaO_2$ 72.5mmHg，$PaCO_2$ 34.6mmHg。痰细胞学（-），痰细菌培养（-），痰结核菌（-），PPD（-）。超声心动图：心房、心室大小正常，左心室射血分数正常，无肺动脉高压。肺通气/灌注显像（V/Q）：无不匹配现象。

**X 线胸片：**双肺门模糊，双肺渗出样改变。胸部 HRCT：双肺弥漫渗出改变和斑片影（图 42-1、图 42-2）。支气管镜检查：镜下大致正常，左舌叶支气管肺泡灌洗液（BALF）为血性。支气管肺泡灌洗液细菌涂片、培养、真菌培养，结果均阴性。

**诊断：**系统性红斑狼疮（SLE）合并继发性弥漫性肺泡出血

**诊疗过程：**甲基泼尼松龙 80mg/d 静脉点滴，2 周后改为泼尼松 60mg/d，2 个月后逐渐减量。患者出院后 1 个月随访，无咳嗽、咳痰、呼吸困难，复查胸部 CT，完全恢复正常（图 42-3、图 42-4）。

## 讨论与分析

临床上某些 SLE 患者可并发肺泡出血（diffuse alveolar hemorrhage，DAH），伴有肺动脉高压时更易发生肺泡出血。通常主要发生在年轻的 SLE 女性患者中。肺泡出血系肺泡-毛细血管的急性损伤，有非特异性肺泡炎和肺血管炎的表现，以弥漫性肺泡出血和大量含铁血黄素细胞沉积于肺泡腔内为其特征。亦可见肺泡壁增厚，透明膜形成，纤维蛋白、免疫球蛋白和（或）补体沉积于肺泡隔和小血管壁。

1. 发病机制　SLE 并发肺泡出血（SLE-DAH）的发病机制仍然不清楚，也许有多种机制参与了发病。免疫复合物介导的肺损伤、以肺微血管炎或毛细血管炎形式存在的血管炎、与感染有关的弥漫性血管损伤和其他基础疾病以单一或联合形式参与了发病过程。从临床表现到病理学改变，急性狼疮性肺炎和急性肺泡出血有相似之处。这似乎代表了急性炎症性肺部疾病的不同疾病过程，其特征为从肺泡到毛细血管单元的不同损伤形式。

2. 临床表现　SLE-DAH 的临床表现变化很大，轻者属于少见、轻度、慢性类型；急性、大量、危及生命的大出血时，临床表现为突发性呼吸困难，发热，咳嗽，大咯血，并迅速出现低氧血症和严重贫血。胸部 X 线片表现为两肺大片浸润影，边界模糊。肺泡灌洗液中有大量含铁血黄素细胞。发生 SLE-DAH 时，常常同时有狼疮性肾炎的临床表现。此外，近 1/3 病例可有急性病毒性或细菌性呼吸道感染，呼吸道感染尤其好发于应用环磷酰胺治疗的患者。病原体包括巨细胞病毒、军团菌、曲菌和金葡菌等。

3. 诊断　如同狼疮性肺炎，大部分 SLE-DAH 发生于已经确诊的 SLE 患者。但是据文献报道，部分患者是在发生肺泡出血后确诊为 SLE。SLE-DAH 的诊断，需要综合临床表现和组织病理学检查。临床上任何表现为肺泡出血的患者，均应做 SLE 的血清学检查。其他血清学检查也需进行，以除外引起肺泡出血的其他各种原因，如测定抗中性粒细胞胞浆抗体（ANCA）以排除韦格纳肉芽肿（Wegener granulomatosis），检测抗肾小球基底膜抗体（anti-GBM）以除外肺出血肾炎综合征（Goodpasture syndrome）。此外，SLE-DAH 需与充血性心力衰竭、尿毒症性或血小板减少性咯血相鉴别。通常需行支气管镜检查，以发现出血部位，急性发作时肺泡灌洗液为血性（如本病例）。当患者无大咯血时，支气管肺泡灌洗液中如充满含铁血黄素的巨噬细胞，也为肺泡出血的证据。有时需进行开胸肺活检，若患者临床表现典型且有血清学证据，也可以不行开胸肺活检检查。

本例患者为青年女性，诊断系统性红斑狼疮（SLE）27 个月。SLE 诊断明确：患者有反复流产史，反复下肢和肾静脉血栓，大量蛋白尿，肾穿刺活检病理"狼疮肾病（Ⅴ型）"，ANA 抗体阳性。诊断 SLE 后的治疗是系统、规范的。足量糖皮质激素〔相当于泼尼松 1mg/（kg·d）〕半年，然后逐渐减量，至小剂量（泼尼松 10mg/d）维持至本次发病前。但是本例 SLE 有特殊性，结合反复流产史、反复下肢和肾静脉血栓、本次住院查狼疮抗凝物及抗心磷脂抗体阳性，诊断继发于 SLE 的抗磷脂综合征（antiphospholipid syndrome，APS）明确。继发性 APS 的治疗主要是针对原发病进行，同时，华法林和肝素抗凝的疗效在很多研究中得到肯定。在这 2 年的病史中，该患者确实积极的进行华法林抗凝治疗，在本次住院前仍在继续服用华法林，病情稳定。

4. 鉴别诊断　本例患者是以呼吸道症状起病，时间只有 1 个月，这在患者既往病史中是没有的。主要表现为渐进性的呼吸困难，开始为活动后气短，逐渐出现静息状态下的呼吸困难，进而发展到需要持续吸氧。除了上述呼吸困难症状，无咳嗽、咳痰、胸痛、咯血和发热（包括午后低热）等症状。动脉血气分析示低氧血症，胸部 X 线片和 CT 显示双肺弥漫性斑片、渗出阴影。就本病例而言，其主要的鉴别诊断有如下几点：

（1）肺部感染：本例患者长期服用激素，继发感染的机会非常大。本次发病是在院外，故肺部感染只能是社区获得性肺炎（CAP）。但是 CAP 常见的病原体诸如肺炎球菌和革兰阴性菌（包括肺炎克雷伯菌、铜绿假单胞菌）引起肺炎的可能性不大，因为患者无发热、外周血白细胞和粒细胞正常，多次痰细菌培养阴性。由于患者免疫功能低下，要考虑肺结核和机会性致病菌（如曲霉菌和念珠菌）引起的肺炎的可能性。但是，患者不发热，多次查痰未发现抗酸菌和真菌，使肺结核和肺部真菌感染的诊断也仅仅停留在"怀疑"阶段。

（2）肺栓塞：SLE 患者易并发肺血栓栓塞（PTE），患者出现不明原因的低氧血症，而且有一条重要线索可以怀疑（PTE），即下肢静脉和肾静脉血栓，这是 PTE 的重要危险因素之一。但是仔细阅读胸部 CT，可以体会到双肺的病变广泛（双侧上、中、下肺弥漫的渗出、斑片影），与 PTE 导致肺梗死的肺部影像不同。而且超声心动没有发现肺动脉高压，肺 V/Q 显像也排除 PTE 的可能。

（3）肺部改变与 SLE 活动有关：评价 SLE 是否活动最权威的是 SLEDAI 评分，评价的结果只有蛋白尿一项（4 分），其他各项指标均阴性，包括癫痫、精神病、器质性脑病、视觉异常、脑神经病变、狼疮性头痛、脑血管意外、血管炎、关节炎、肌炎、管型尿、血尿、新发红斑、脱发、黏膜溃疡、胸膜炎、心包炎、低补体、DNA 抗体效价增高、发热、白细胞减少、血小板减少，其印象是患者的 SLE 不活动。这时患者的诊断非常困难，有可能对诊断有帮助的一项检查是纤维支气管镜。但是患者正在服用华法林，在凝血功能异常的情况下支气管镜检查是相对禁忌证。而停用抗凝药又担心加重患者的深静脉血栓。仔细权衡利弊，决定在患者和家属充分理解的前提下进行支气管镜检查。镜下观察：各级支气管腔通畅、黏膜光滑，分嵴锐利，无气道分泌物。但是左舌叶支气管灌洗液呈血性，第一管（注入 20ml 无菌生理盐水）灌洗液颜色稍淡，但是第二管灌洗液颜色明显加深。至此，弥漫性肺泡出血（DAH）的诊断明确。为什么会出现 DAH，还是考虑和 SLE 有关。虽然从 SLEDAI 评分看，该患者 SLE 活动的指标不多，但是会不会 SLE 肺部表现与 SLE 其他器官系统的表现不相符？

应用甲基泼尼松龙 80mg/d 静脉点滴，2 周后呼吸困难明显好转，动脉血气分析示氧合明显改善，2 周后复查胸部 CT 示双肺阴影基本完全吸收（图 42-3）。之前还曾考虑该患者 DAH 与使用华法林有关，但患者华法林并未减量，双肺阴影吸收仅与激素使用有关，因此 DAH 还是 SLE 的肺部表现，而不是华法林的不良反应。

在结缔组织病中，DAH 主要继发于 SLE 和系统性血管炎。SLE-DAH 的发生率占所有 SLE 发作的 1%～3.7%，发病年龄 27～31 岁，女性多见。通常 SLE-DAH 出现在 SLE 诊断后的 31～35 个月（最短 2 周，最长 19 年）。SLE-DAH 出现咯血症状的只占一半左右，因此，无咯血症状不能排除 DAH；另外，发热（体温超过 38℃）只有 26%；但是几乎都出现的一个临床症状是不同程度的呼吸困难。SLE-DAH 的主要特点有：①DAH 可以反复发作；②出现 DAH 时几乎所有 SLE 患者都在服用不同剂量的激素，因此，SLE 在积极治疗中出现弥漫性肺部病变不能完全除外 DAH；③SLE 常见的临床表现，如脱发、面部红斑、口腔溃疡、关节炎少见，这可以解释本例患者呼吸道症状和肺部影像学表现与全身症状不一致的现象，SLE-DAH 也不能完全通过 SLE 是否"活动"来预测；④虽然 DAH 与 SLE 全身表现不一致，但是狼疮肾炎与 SLE-DAH 有一定的相关性。本例患者就是如此，在本次入院前，其 24 小时尿蛋白 >3g。

关于治疗：SLE-DAH 是预后不良的一种疾病，病死率 >50%，需要机械通气及合并细菌感染是病死率高的危险因素。糖皮质激素是治疗 SLE-DAH 的主要手段，剂量相当于泼尼松 1～3mg/（kg·d），有的患者需要甲基泼尼松龙冲击（1g/d，3 天）治疗。在急性期加用环磷酰胺等免疫抑制剂的治疗作用还存在争议，有的作者认为环磷酰胺可以改善预后，但是有的作者观察到加用环磷酰胺增加病死率。血浆置换的疗效更有争议，在 SLE 患者进行血浆置换主要有两种担心：①增加自身抗体的合成，产生"反跳现象"；②增加感染的风险。有作者观察到血浆置换并没有改善 DAH 患者的病死率。这种争议主要由于目前还缺乏大规模的临床病例对照研究，上述作者仅是对 20 例左右的病例进行回顾分析得出的结论。

## 专家点评

　　"稳定期"SLE 新出现呼吸困难、肺部阴影，即使没有咯血，不能完全除外 SLE 继发的 DAH。如果同时血红蛋白不明原因的进行性下降，要考虑 DAH 可能。及时进行支气管镜检查可以早期诊断，改善预后。

　　对诊断 SLE-DAH 最有帮助的几点：①呼吸困难和不明原因的低氧血症；②新出现的肺部浸润影，而且通常是双肺对称的弥漫性间质－肺泡的浸润；③不明原因新出现的贫血或原来贫血症状明显加重，通常外周血血红蛋白下降 1～3g/dl；④肺功能：一氧化碳弥散量（DLco）大于预测值的 130%，注意 DLco 要在肺泡出血的 48 小时内测定；⑤诊断 DAH 最有利的证据是支气管镜下支气管肺泡灌洗（BAL），BAIF 呈血性，或 BALF 中含有大量吞噬含铁血黄素或色素的巨噬细胞，在排除其他原因的情况下可以确定诊断。

　　应注意，不同结缔组织病（CVD）继发弥漫性间质性肺病的特点不同，例如，①硬皮病（scleroderma）是并发间质性肺病（ILD）最多的一种结缔组织病，尸体解剖发现 70%～80% 硬皮病患者有肺纤维化。在病理上，硬皮病的肺纤维化类似于特发性肺间质纤维化（IPF），其中，非特异性间质性肺炎（NSIP）的比例高于寻常性间质性肺炎（UIP）；②类风湿关节炎（RA）的肺部病变主要是 UIP，另外，闭塞性支气管炎和机化性肺炎（BOOP）也是 RA 肺损害的一种重要类型；③SLE 主要表现为急性狼疮性肺炎和（或）肺泡出血，SLE 产生慢性肺纤维化的少见；④皮肌炎三种主要肺部病变是 BOOP、UIP 和弥漫性肺泡损伤（DAD）；⑤干燥综合征主要的肺部病变为淋巴细胞性间质性肺炎、恶性淋巴瘤和肺纤维化。

（曹　彬）

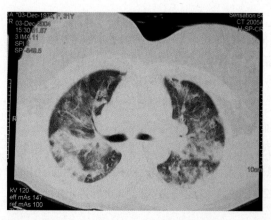

图 42-1　CT 示双上肺斑片、渗出影

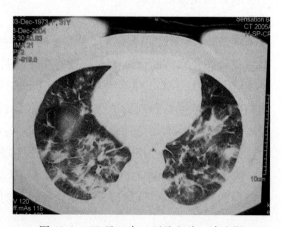

图 42-2　CT 示双中、下肺斑片、渗出影

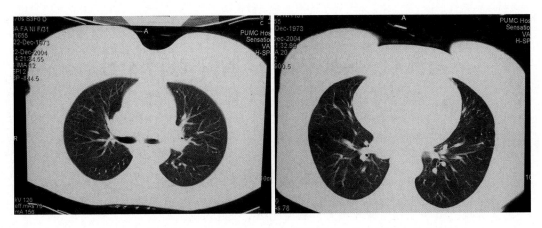

图42-3  2周后复查CT示双上、中、下肺斑片影、渗出影基本完全吸收

**参 考 文 献**

［1］Specks U. Diffuse alveolar hemorrhage syndromes. Curr Opin Rheumatol, 2001, 13：12 – 17

［2］Green RJ, Ruoss SJ, Kraft SA, et al. Pulmonary capillaritis and alveolar hemorrhage. Chest, 1996, 110：1305 – 1316

［3］Santos-Ocampo AS, Mandel BF, Fessler BJ. Alveolar hemorrhage in systemic lupus erythematosus. Chest 2000, 118：1083 – 1090

［4］Keane MP, Lynch JP. Pleuropulmonary manifestations of systemic lupus erythematosus. Thorax 2000, 55：159 – 166

［5］Collard HR, Schwarz MI. Diffuse alveolar hemorrhage. Clin Chest Med. 2004, 25（3）：583 – 592

［6］Cosgrove GP, Schwarz MI. Pulmonary manifestations of the collagen vascular diseases. In：Fishman AP eds：Fishman's Pulmonary Diseases and Disorders 4th ed. New York McGraw-Hill, 2008, 1193 – 1212

［7］Parambil JG, Myers JL, Ryu JH. Diffuse alveolar damage：uncommon manifestation of pulmonary involvement in patients with connective tissue diseases. Chest 2006, 130：553 – 558

［8］Harari O. A, Hasleton P. S. Idiopathic interstitial pneumonia and connective tissue disorder-related interstitial lung disease. Eur Respir Mon, 2007, 39：170 – 188

［9］Olson A. L, Brown K. K. Connective tissue disease-associated lung disorders. Eur Respir Mon, 2009, 46：225 – 250

［10］Devaraj A, Wells AU, Hansell DM. Computed tomographic imaging in connective tissue diseases. Semin Respir Crit Care Med. 2007, 28（4）：389 – 397

［11］Silva CI, Müller NL. Interstitial lung disease in the setting of collagen vascular disease. Semin Roentgenol. 2010, 45（1）：22 – 28

# 病例43 咳嗽8个月，胸闷气短7个月
## ——多发性肌炎合并肺间质纤维化

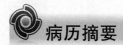 病历摘要

患者男性，50岁，因咳嗽8个月，胸闷气短7个月入院。

患者于2003年10月出现咳嗽，咳少量白稀痰。伴双手指间关节疼痛，剧烈活动后逐渐出现气短。胸部X线平片及胸部CT示间质性肺炎伴纤维化。2004年2月始后背和前胸部出现散在红色斑丘疹，无疼痛、瘙痒、脱屑。发病以来睡眠、食欲可，精神差。无脱发、皮疹、光过敏，无口干、眼干、雷诺征，有反复口腔溃疡。近半年来体重下降5kg。

**入院查体：** 躯干部散在斑丘疹；无明显发绀；双肺底可闻及爆裂音（Velcro）；心界不大，HR 90次/分，律齐；杵状指（－）。

**实验室检查：** 痰细胞学阴性；痰细菌培养阴性；痰找结核菌阴性；PPD阴性。ESR 50 mm/1h；ANA（＋）1∶160；自身抗体SMA（＋）1∶320；抗ENA：RNP、SSA（＋）；抗Jo-1（＋）；肌酶谱AST 38 U/L，LDH 385 U/L，CK 265 U/L，HBD 295 U/L；CK-MM 100%；补体CH50 70.8U/ml。

**肺功能：** 限制性通气功能障碍和弥散功能障碍。血气pH 7.451，$PaO_2$ 72.9mmHg，$PaCO_2$ 38.1mmHg，P（A-a）$O_2$ 20.7mmHg。

**纤维支气管镜：** 镜下所见大致正常；行右中叶支气管肺泡灌洗和右下叶外基底段TBLB。毛刷细菌涂片、真菌涂片、抗酸染色、找瘤细胞均为阴性。肺泡灌洗液细胞分类：细胞总数$1.7 \times 10^7$个，吞噬细胞68%，淋巴细胞25%，中性粒细胞3%，嗜酸性粒细胞4%。T细胞亚群：T4 19.3%，T4/T8 0.3，T8 65.4%，T3 85.6%。TBLB（右下叶基底段）少许支气管黏膜显慢性炎。

**X线胸片：** 两肺间质纹理增多、紊乱，成网格状改变（图43-1）。

**胸部CT：** 双肺间质纹理增多，成网格状，部分呈磨玻璃样改变（图43-2）。

**肌活检病理：**（光镜）肌纤维大小不等，少数肌纤维明显萎缩，以束周分布较多，偶见坏死肌纤维和少数再生肌纤维，另有少数散在分布的小角形肌纤维，少数肌核内移，间质小血管壁增厚，结缔组织中可见个别单核炎性细胞。免疫组化：肌内膜弥散少数CD68⁺细胞和个别CD4⁺细胞，偶见CD8⁺细胞，肌束间结缔组织中和小血管周围可见个别CD68⁺细胞和CD4⁺细胞，未见CD19⁺细胞。结论：轻度肌源性改变，以束周改变明显，伴有神经

源性成分；常见于结缔组织疾病合并肌肉损害或皮肌炎。

**诊断：** 多发性肌炎合并肺间质纤维化

**诊疗过程：** 口服糖皮质激素治疗，泼尼松 50mg qd，1 个月后缓慢减量，每 4 周减 5mg。环磷酰胺（CTX）100mg qd。同时给予预防性抗结核治疗。门诊随诊，监测血常规、尿常规、肝肾功能、血糖、便潜血等。调整药物剂量。

## 讨论与分析

多发性肌炎（polymyositis，PM）和皮肌炎（dermatomyositis，DM）是一组主要累及皮肤和肌肉的疾病，表现为横纹肌的弥漫性、炎症性和退行性疾患。皮肤和肌肉病变可同时或先后出现，PM 表现为炎症性肌病，出现肌肉萎缩、疼痛和无力，多先发生于下肢肌肉，继而在短期内影响骨盆和肩部肌肉，最终发展到面、颈和喉肌瘫痪。DM 为面、胸和四肢对称性红肿，毛细血管扩张，且伴有肌肉病变。PM-DM 的肺部病变主要表现为间质性肺炎，肺泡低通气或因食管张力减低引起的吸入性肺炎（表 43-1）。约有 1/3 患者的肺部病变可先于皮肤肌肉病变。有 50%~70% 的 PM-DM 患者合并间质性肺疾病时，其抗 Jo-1 抗体可为阳性，而无间质性肺疾病者抗 Jo-1 抗体仅 20% 阳性。本例抗 Jo-1 抗体阳性，符合多发性肌炎合并肺间质纤维化。

表 43-1　PM-DM 的肺部表现

| |
|---|
| 吸入性肺炎 |
| 呼吸肌功能障碍 |
| 　呼吸衰竭 |
| 　限制性通气功能障碍 |
| 　膈肌功能障碍 |
| 原发性肺动脉高压 |
| 间质性肺疾病 |
| 　普通型间质性肺炎（UIP） |
| 　非特异性间质性肺炎（NSIP） |
| 　弥漫性肺泡损伤（DAD） |
| 　闭塞性支气管炎伴机化性肺炎（BOOP） |
| 　坏死性肺毛细血管炎 |

影像学和呼吸生理检查表明，约 30% 的 PM-DM 患者可合并肺间质疾病。平均发病年龄为 50 岁，其中以 PM-DM 的女性患者易合并肺间质疾病。肌肉和皮肤病变的严重程度与肺间质病变的发生之间无明显的相关关系。但是如果这些患者患有多关节炎，则易合并肺间质病变。此外，恶性肿瘤患者如果合并 PM-DM，也可以有肺间质疾病的表现。

根据 PM-DM 合并肺间质疾病患者的临床症状、预后与病理组织学的研究，PM-DM 的肺部改变可分四种病理类型即闭塞性机化性细支气管炎、普通型间质性肺炎（UIP）、弥漫性肺泡损伤和非特异性间质性肺炎。①闭塞性细支气管炎伴机化性肺炎占 40%，可见细支气管闭锁和炎性细胞浸润。肺泡和间质中的中性粒细胞占 17%，其他为巨噬细胞、淋巴细胞、浆细胞和嗜酸性粒细胞；②普通型间质性肺炎占 33%。病理可见正常肺组织间散布间质瘢痕和蜂窝状改变，伴有大量淋巴细胞和浆细胞浸润，肺泡中充满大量巨噬细胞；③弥漫性肺泡损伤占 20%。病理可见广泛的肺泡细胞损伤、透明膜形成、肺泡内水肿和局灶性出血；④细胞型间质肺炎较少见，为非特异性的细胞间质性炎症，单核细胞（主要为淋巴细胞和浆细胞）聚集于间质中，伴轻度纤维化和细支气管炎。

1. 临床表现　PM-DM 合并肺间质疾病的临床表现差异很大。间质性肺炎多以亚急性起病，表现为进行性气短，伴有或不伴有咳嗽，常有发绀和动脉血氧分压下降等，这些症状在肌病出现之前可已经存在数月或几年。病理改变为弥漫性肺泡损伤，细胞型间质性肺炎。慢性起病者病理类型为闭塞性细支气管炎伴机化性肺炎。

PM-DM 合并肺间质疾病的患者也可能急性起病，表现为咳嗽、发热、呼吸困难，患者可以在数日或数周内伴有或不伴有肌肉、皮肤或其他系统的表现。胸部影像学检查显示弥漫性、混合性肺泡间质浸润。这种临床表现与 Hamman-Rich 综合征（急性间质性肺炎）相似。组织学上有肺泡间隔的胶原沉着，散在的间质淋巴浆细胞浸润以及 II 型肺泡上皮细胞增生。急性起病者多死于呼吸衰竭。

早期体征不明显，偶可闻及双肺底爆裂音（Velcro）及断续性粗啰音。后期有杵状指。DM 并发间质性肺病时，甲周红斑、雷诺征、关节痛等症状较明显，有的患者可伴发皮肤坏死。

2. 实验室检查　PM-DM 合并肺间质疾病的胸部 X 线片和 HRCT 的表现因期而异，诊断率 4.7% ~ 80.8%。早期以磨玻璃影、颗粒状、结节状阴影为主，向肺纤维化过渡时，则以网状、线状阴影为主；在晚期主要是轮状或蜂窝状阴影及肺实质缩小；此外，尚有肺门增大、肺门阴影模糊、肺动脉增宽和肺不张等。但胸膜炎和胸腔积液等不常见。通常这些影像学改变很难与特发性肺纤维化（IPF）的影像学相鉴别。由于呼吸肌的衰弱或膈肌的功能不全，影像学上也可以显示肺容积的下降。

肺功能检查：PM-DM 合并肺间质疾病的肺功能表现为限制性通气功能障碍和弥散功能障碍，后者占 50% ~ 64%。通常肺功能改变可先于胸部 X 线片的改变。肺容积（VC）减少，一氧化碳弥散功能（DLco）降低。血气分析显示低氧血症和呼吸性碱中毒。运动后低氧血症更为明显，且肺泡-动脉氧分压差进一步扩大。个别 PM-DM 患者无明显的呼吸系统症状，而胸部 X 线片和 HRCT 的表现为肺间质疾病，常规肺功能检查正常或在正常范围内。

3. 诊断　PM-DM 合并肺部病变的诊断需根据多项指标综合分析。①症状及体征：干咳、喘息性咳嗽、杵状指、爆裂音；②胸部 X 线平片异常：肺泡炎、间质性肺炎和肺纤维化；③肺功能检查：VC、DLco、$PaO_2$ 下降；④免疫学等指标：抗 Jo-1 抗体阳性，红细胞沉降率增快，LDH、CPK 升高；⑤PM-DM 的病理学和肺部病理学检查结果。

确诊：②＋⑤项；可疑：具备②项中的 1 项，需除外肺尘埃沉着病（尘肺）、结核等。

本病例咳嗽 8 个月，胸闷、气短 7 个月，剧烈活动后逐渐出现气短。胸部 X 线平片示两肺间质纹理增多、紊乱，成网格状改变；胸部 CT 示双肺间质纹理增多，成网格状，部分呈磨玻璃样改变。具有 PM-DM 的病理学改变。完全符合②＋⑤项，故可以诊断多发性肌炎合并肺间质纤维化。此外，本病例的免疫学指标检查表现为抗 Jo-1 抗体阳性，红细胞沉降率增快，LDH、CPK 升高等，也支持多发性肌炎。影像学和肺功能检查符合多发性肌炎合并肺间质纤维化。

4. PM-DM 的其他肺部表现

（1）吸入性肺炎：PM-DM 患者中食管受累常见，表现为食管不协调的蠕动、食管反流、吞咽疼痛和胃肠道排空延缓。由于保护气道功能的丧失，吞咽功能障碍可导致反复吸入性细菌性肺炎、肺脓肿，有时甚至发生急性呼吸窘迫综合征（ARDS），成为患者死亡的重要原因。广泛肌肉和皮肤病变的患者易发生吸入性肺炎，往往提示患者预后不良。

（2）肺泡低通气：由于肌肉的炎症，PM-DM 患者的近端肌群受累，尤其是呼吸肌群受累，造成呼吸肌衰弱，形成限制性通气功能障碍。呼吸肌衰弱导致肺容积下降，最大吸气压力和呼气压力降低，这样可发生进行性的肺泡低通气。一般而言，限制性通气功能障碍越严重患者的气体交换异常就越明显，最终造成二氧化碳潴留和低氧血症，晚期这些患者临床表现为高碳酸血症性呼吸衰竭，常常需要机械通气治疗。呼吸肌的受累，使呼吸肌运动和肺部扩张受限。咳嗽反射减弱和最大吸气能力的减低可导致肺不张，通常肺基底部易发生肺不张。肺不张也可为支气管内痰栓所致。患者无力咳痰，易发生细菌性肺炎。

（3）肺动脉高压：PM-DM 患者可并发继发性肺动脉高压，其原因是扩张性心肌病所致的左心室功能衰竭、呼吸肌衰弱所致的高碳酸性呼吸衰竭或继发于肺间质病所致的气体交换异常。但也可以因为小动脉和小肺动脉原发性纤维浸润过程，导致血管管腔闭塞和严重的、不可逆的原发性肺动脉高压。胸部 X 线平片显示肺野清晰，而肺动脉段明显扩张。多普勒超声探查也可发现肺动脉高压。肺功能检查有一氧化碳弥散功能下降，血气分析显示低氧血症。患者有明显的呼吸困难，并最终可产生肺心病的临床表现。

（4）PM-DM 并发恶性肿瘤：PM-DM 病例中恶性肿瘤的发生率为 10%～15%，且随年龄增长而增加，约 70% 的 DM 先于肿瘤发生。所以，诊断特发性或自身免疫类型的 PM-DM 时，应与其肿瘤变异类型相鉴别。此外，PM-DM 病程较长者肺癌的发病率也增加。5%～10% 的支气管肺癌或其他癌症可有肿瘤变异类型的 PM-DM，尤其是老年患者如有 PM-DM 应首先排除恶性肿瘤的可能性。

5. 关于治疗

（1）糖皮质激素：为治疗多发性肌炎和皮肌炎的首选药，多数患者经治疗可得到明显缓解。成人开始剂量为泼尼松 1～2mg/（kg·d）（60～100mg/d）。一般用药 1～4 周症状可开始改善，自开始用药到病情最大程度改善需 1～6 个月。待病情控制，肌力好转或恢复、肌痛减少或消失、肌酶（特别是肌酸磷酸激酶）下降或趋于正常、皮疹减轻或消失后，泼尼松开始减量，每4周减5mg，或每月减原剂量的25%，亦可每周减原用量的1/10。总的原则是先快后慢，先多后少，如减药过快出现病情复发，则须重新加大剂量控制病情。在治疗过程中，应注意观察肌力、肌酶谱等的变化，以判定疗效及肌炎有否复发。泼尼松需维持用药数月或数年，疗程不少于2年。通常，肌酸磷酸激酶高的患者治疗效果较好。当上述常规治疗无效，或出现严重的急性肌炎，或出现严重的吞咽困难、心肌受累，或有活动性肺泡炎时，可采用甲基泼尼松龙冲击治疗。方法是甲基泼尼松龙每日800～1000mg，静脉滴注，连用3天。接着改用泼尼松60mg/d，维持治疗。糖皮质激素的不良反应有胃肠不适、骨质疏松、电解质紊乱、糖尿病、高脂血症，抗感染能力下降，甚至股骨头无菌性坏死等。糖皮质激素特别是地塞米松，可引起激素性肌病，表现为近端肌无力，显示与多发性肌炎相似的肌电图改变，易与肌炎病变加重混淆，根据血肌酸磷酸激酶无进一步增高和激素减量症状好转加以鉴别。

（2）免疫抑制剂：对严重病例单用大剂量糖皮质激素治疗的方法已被早期应用免疫抑制剂与糖皮质激素联合治疗所取代。一方面可有效改善症状，减少复发，另一方面还能减少皮质激素用量，以减轻不良反应。常用药物为氨甲蝶呤和硫唑嘌呤。

1）氨甲蝶呤（MTX）：使用方法是成人每周10～15mg静脉注射，最大剂量每周50mg。通常剂量为0.5mg/（kg·w），疗效更佳。除静脉注射外，还可采用口服、肌内注射和皮下注射的给药方法，剂量相似，为一周一次，7.5～15mg。氨甲蝶呤与糖皮质激素的早期联合用药，可使肌无力、肌酶得到明显改善。还可减少皮质激素的用量，从而减轻不良反应。病情稳定后一般氨甲蝶呤需小剂量维持用药数月至1年，过早停药，可引起复发。因MTX可引起骨髓抑制，应每1～2周监测血常规的变化。MTX亦可诱导肝纤维化和神经毒性，可同时给小剂量叶酸和肌酐口服，以减少不良反应，定期检测转氨酶（SGOT、SGPT）的变化。

2）硫唑嘌呤：起效比MTX所需时间长。通常起始剂量为1.5～2.5mg/（kg·d），每日剂量范围为100～200mg。现主张硫唑嘌呤与糖皮质激素联合用药，其疗效明显优于单用皮质激素治疗，且可减少皮质激素的剂量。每日可用硫唑嘌呤150～200mg治疗，直至疾病缓解，然后皮质激素可减量，每日泼尼松＜15mg，硫唑嘌呤亦减量，每日50～100mg维持，可减少对肝、骨髓和胃肠道的不良反应。

3）环磷酰胺：一般仅用于其他治疗因不良反应而失败者。口服剂量为1～2mg/（kg·d），每日剂量为50～150mg。环磷酰胺比MTX或硫唑嘌呤毒性大，用药期间要注意其对肝、肾和骨髓的毒性。

（3）其他治疗：①丙种球蛋白治疗：大剂量丙种球蛋白静脉输入治疗［0.4g/（kg·d），连用5天］，可使激素治疗无效的皮肌炎患者病情得到明显改善，也可能对严重的、顽固性病例有效；②全身照射治疗：全身照射治疗使顽固性多发性肌炎和皮肌炎患者病情得到改善。但仅限于特殊病例；③血浆置换疗法：血浆置换治疗对多发性肌炎和皮肌炎有效，主要对早期、活动性病例有效。

## 专家点评

呼吸内科医师不仅要对呼吸系统疾病有深入了解，而且应该熟悉其他系统疾病在肺部的表现，知道如何诊断和治疗这些疾病。本例患者由于首先出现呼吸系统症状，以及影像学的异常表现，因而最初在呼吸内科就诊。门诊医师在查体时发现患者躯干部有散在斑丘疹，立即考虑到结缔组织疾病的可能性，住院后通过免疫学检查和肌肉活检的病理学检查得以确诊。

PM-DM 合并肺部病变的治疗反应，大部分取决于其组织学类型。如果患者有较多的细胞型间质性肺炎类型（如 BOOP、细胞型间质性肺炎和肺血管炎），则对糖皮质激素单独治疗或合并应用其他免疫抑制剂（环磷酰胺或硫唑嘌呤）治疗反应较好。而表现为进展型普通型间质性肺炎（UIP）并出现蜂窝肺和弥漫性肺损伤的 PM-DM 患者，对治疗的反应较差。因此，对这类患者应该强调尽早进行支气管肺泡灌洗（BAL）及经支气管镜肺活检（TBLB），或开胸肺活检，以决定其病理类型。本例由于客观原因，未做肺活检，只能首先应用糖皮质激素进行试验性治疗。

若伴有肺部感染，应配合抗生素治疗。总之，早期肺泡炎阶段，用皮质激素有效率可达 50%～77%，但相当部分病例预后不良，死亡率为 30% 以上，普通型间质性肺炎、弥漫性肺泡损伤的患者死亡率更高。如果患者系老年人、有吞咽困难、吸入性肺炎、合并有心脏病和存在雷诺征，则预后较差。对糖皮质激素有抵抗的病例，可选用环磷酰胺和硫唑嘌呤。

（蔡柏蔷）

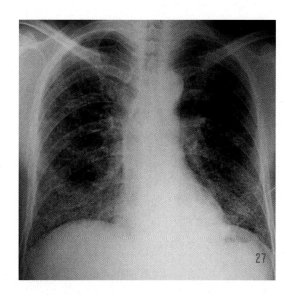

图 43-1　胸部 X 线平片示两肺间质纹理增多、紊乱，成网格状改变

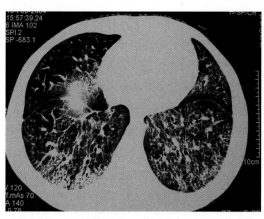

图 43-2　胸部 CT 示双肺间质纹理增多，成网格状，部分呈磨玻璃样改变

# 参 考 文 献

［1］毕黎琦，周广宇. 炎性肌病. 吴东海，王国春主编：实用临床风湿病学. 北京：中国医药科技出版社，2001，389－409

［2］Schwarz MI. The lung in polymyositis. Clin Chest Med. 1998，19（4）：701～712

［3］Dalakas MC. Polymyositis, dermatomyositis, et al. In：Braunwald E, Fauci AS, Issebacher KJ, et al ed：Harrisons principles of internal medicine. 15th ed New York McGraw-Hill, 2002, 2524－2529

［4］Suda T, Fujisawa T, Enomoto N, et al. Interstitial lung diseases associated with amyopathic dermatomyositis. Eur Respir J 2006, 28：1005－1012

# 病例 44　咳嗽 2 年，气促、多关节痛、鼻背塌陷 1 年余
## ——复发性多软骨炎

### 病历摘要

患者女性，38 岁，因咳嗽 2 年，气促、多关节痛、鼻背塌陷 1 年余入院。

患者 2 年前无明显诱因出现干咳，偶有少量白黏痰，无发热、盗汗、咯血及胸痛。2003 年 3 月起症状加重，伴轻度气促，呼气时明显，并出现声嘶、四肢多关节肿痛、鼻背痛。2003 年 7 月发现鼻背塌陷。查红细胞沉降率 90mm/1h，CRP 13.40mg/dl。诊断为复发性多软骨炎，于 8 月 25 日起用甲基泼尼松龙 240mg/d，静点 3 天，之后改口服泼尼松 60mg/d。8 月 30 日受寒后出现明显呼吸困难，加用氨茶碱、抗感染药物治疗后症状缓解。

**入院查体**：耳郭无畸形，鼻背塌陷，呈"鞍鼻"（图 44-1），无发绀，双侧胸廓对称，双肺叩诊呈清音，双肺背部听诊可闻及少许吸气相哮鸣音，左肺中、下肺野明显。未闻及湿啰音。右手小指远端指间关节不能伸直，各关节无压痛。

**实验室检查**：血常规：WBC（9.72～11.96）×10^9/L，中性粒细胞 70%～72.5%，Hb、PLT 均正常。肝肾功能正常。CRP < 0.1mg/dl，ESR 2mm/1h。ANCA、AKA、APF、RF、LA、ACL、ENA、ANA、抗 dsDNA 均（−）。免疫球蛋白：IgG 5.35g/L，IgA 0.69g/L，IgM 1.15g/L。痰细胞学（−）；痰细菌培养（−）；痰找结核菌（−）。

**肺功能**：$FEV_1$ 14.9%，FVC 40.4%，PEF 9.9%，$FEF_{50}$　0.21L/s，符合上气道梗阻（固定型）。流速容量图示吸气和呼气流速均明显下降，吸气流速明显受限而呈现吸气平台（图 44-2）。

**胸部 CT**：正气道和左右支气管狭窄。CT 三维重组提示主气管中下段管壁增厚，气管软骨密度增高，管腔狭窄，最窄处位于主动脉弓平面，其矢状径约 6.5mm，左右径约 5.3mm，左、右主支气管管壁增厚，管腔中度狭窄，以左侧明显（图 44-3）。双侧假声带及声带均匀性增厚，喉室及声门裂变窄。

**病理**：鼻中隔软骨活检病理提示软骨组织，软骨陷窝内细胞数量增多，个别细胞有空泡变性，间质未见明显炎性细胞浸润。

**诊断**：复发性多软骨炎。

**诊疗过程**：泼尼松 60mg/d，1 周后减量至 55mg/d，此后每隔一周减量 5mg/d；静点环磷酰胺（CTX）400mg/w。

## 讨论与分析

复发性多软骨炎（relapsing polychondritis，RP）是一种原因不明的、少见的、累及全身多系统的疾病，表现为反复发作、缓解及进展性炎性破坏性病变等特点，常累及软骨和其他全身结缔组织。本病首发于耳、鼻、咽、喉、气管、支气管和关节等软骨组织，进而可累及多系统。患上 RP 后，全身易多处受到侵犯，除软骨外，呼吸系统、心血管系统、眼、内耳等器官或部位也可以受影响。RP 的病因和发病机制目前仍不清。

1. 临床表现　本病自新生儿至 90 岁老人均可发病，发病年龄为 40～60 岁，男女两性发病率无差别。临床过程多种多样，其临床症状以软骨炎症为主，可突然发病，特征是发作与缓解反复交替，发作时可有发热和全身倦怠的全身症状。多数病例在确诊时已有多系统累及。RP 也可突然发作、病情突然加重，或呈暴发性发作伴呼吸衰竭。软骨分布于全身各种组织和器官，通常软骨炎的表现是多部位的，临床表现因受累及的部位而各不相同。

（1）耳软骨炎：典型表现为"松软耳"、"菜花耳"。耳软骨炎是最常见的症状之一，在 39% 的病例为首发症状，常见为对称性，单侧少见。急性发作期外耳红、肿、热、痛，表现为外耳耳郭红、肿、热、痛、有红斑结节。以后耳郭呈塌陷畸形，弹性减退，出现结节（呈鹅卵石状或呈鳞状），可有耳软骨的钙化或骨化。由于炎症的反复发作可导致软骨的破坏、外耳郭松弛、塌陷畸形，以及局部色素沉着。病变局限于软骨部分而不侵犯耳垂。但本病例无耳软骨炎的临床表现。

（2）鼻软骨炎：可发生于起病后数日至 2 个月，甚至有的患者在发病 1～2 天内鼻背可突然下陷。急性期呈一般急性炎症的表现，类似蜂窝织炎，伴有流涕、黏膜糜烂、结痂及轻度鼻出血，触之鼻中隔软骨肿胀柔软。反复发作后鼻中隔溶解破坏，进而表现为鼻塌陷呈鞍状。

（3）气管软骨炎：RP 伴发气管软骨炎症时，病理检查可见气管软骨的溶解、气管黏膜肿胀及肉芽增生等，气管内腔可变狭甚至阻塞。如果软骨溶解严重，则吸气时，气管软骨环不能维持气道的一定形状，因而出现窒息死亡并合并肺炎。气管支气管软骨的再生比破坏更不规则。过度再生的结果可使软骨出现双层结构。气管环状软骨的不均等再生使气管偏歪，后者又加重了再生不良部的负荷，从而出现发夹样变形。支气管软骨的不均等再生导致内腔的狭窄。

（4）关节炎：为常见症状。急性发作时，表现为关节红、肿、热、痛和功能障碍。可为一过性单发不对称的大关节病变，也可为持续的多发性对称性小关节病变。最常累及的关节为掌指关节、近端指间关节和膝关节，其次为踝关节、腕关节、肘关节。也可累及胸骨旁的关节，如肋软骨、胸骨柄及胸锁关节等，骶髂关节炎及耻骨联合在 RP 中也可累及。关节炎常为突然发作、非破坏性及非畸形性，出现局部的疼痛和压痛，可有肿胀，病变发作数天至数周后自行缓解或抗炎治疗后好转。

（5）眼部炎症：包括巩膜炎、虹膜炎及结膜炎等。主要表现为眼的附件炎症，可单侧性，也可对称性。最常见为结膜炎、角膜炎、虹膜睫状体炎、巩膜炎和色素膜炎。上述症状的严重程度与其他处炎症常相平行。视网膜病变也常有发生，如网膜微小动脉瘤、出血和渗出、网膜静脉闭塞、动脉栓塞、视网膜剥离、视神经炎及缺血性视神经炎等。

（6）听觉或（及）前庭功能损伤：患者常突然发作，有恶心、呕吐、眩晕、耳鸣、耳聋、眼球震颤、平衡失调等，内耳受累时有听力下降。这与病变侵犯外听道或咽鼓管有关，导致狭窄或闭塞，使听力受到损害；如果病变累及中耳和内耳，可表现为听觉或（及）前庭功能损伤；合并的血管炎累及内听动脉分支时，也可出现听觉异常和前庭功能损伤。

（7）心血管病变：本病可累及心血管系统，包括主动脉瘤、心包炎、大血管栓塞、主动脉关闭不全、二尖瓣反流、心包炎、大动脉炎、小血管或大血管炎症和心脏瓣膜损害，并可引起死亡。一般男性主动脉受累常见，表现为主动脉环及降主动脉进行性扩张，有些病例可出现升主动脉瘤，胸、腹、主动脉及锁骨下动脉发生动脉瘤。

（8）皮肤病变：表现为血管炎、结节性红斑及各种皮疹。皮损为非特异性的，包括口腔阿弗他溃疡、紫癜、网状红斑结节、皮肤溃疡、角化、溢脓、色素沉着、指（趾）甲生长迟缓、脱发及脂膜炎等。活检病理常呈白细胞碎性血管炎。

（9）神经系统：少数病人有累及，如表现为 Ⅱ、Ⅵ、Ⅶ、Ⅷ 脑神经麻痹，小脑性共济失调、癫痫、器质性脑病和痴呆等，少数报道有颅内动脉瘤形成。

（10）肾脏：受累及不多见，最常见的病理组织类型为轻度系膜增生型和局灶节段新月体型肾小球肾炎，其他还有肾小球硬化、IgA 肾病、间质性肾小管肾炎等。

2. 实验室检查

（1）常规实验检查：无特异性表现，主要表现为正细胞正色素性贫血、白细胞明显增多、血小板升高、嗜酸性粒细胞增高、红细胞沉降率增快、低白蛋白血症、高免疫球蛋白血症和低补体血症等，红细胞沉降率增快最常见，且与疾病的活动性有关。

（2）血清学检查：血清学检查在急性期常有 C-反应蛋白阳性，尿中黏多糖排泄增多，血清磷酸酶及 IgA 升高。有时类风湿因子及抗核抗体阳性。梅毒血清学反应假阳性。血循环免疫复合物也常阳性。间接荧光免疫法显示抗软骨抗体及抗天然胶原 Ⅱ 型抗体在活动期一般均阳性。用皮质激素治疗后可转阴性，因此，天然胶原 Ⅱ 型抗体阳性对 RP 的诊断可能有帮助。尿酸性黏多糖阳性，在疾病发作期可大于正常值 4.21 倍，其可提示软骨破坏的程度。

（3）影像学检查：胸部 X 线片显示有肺不张及肺炎。气管支气管体层摄影可见气管、支气管普遍性狭窄，尤其两臂后伸挺胸侧位相可显示气管局限塌陷。同时也能显示主动脉弓进行性扩大，升和降主动脉、耳郭、鼻、气管和喉有钙化。周围关节的 X 线显示关节旁的骨密度降低，偶有关节腔逐渐狭窄，但没有侵袭性破坏。脊柱一般正常，少数报告有严重的脊柱后凸、关节腔狭窄、腰椎和椎间盘有侵袭及融合改变。耻骨和骶髂关节有部分闭塞及不规则的侵袭。

CT 可发现气管和支气管树的狭窄程度及范围，可发现气管和支气管壁的增厚钙化、管腔狭窄变形及肿大的纵隔淋巴结。呼气末 CT 扫描可观察气道的塌陷程度。高分辨 CT 可显示亚段支气管和肺小叶的炎症。CT 气道三维重建像清楚地显示气道狭窄的程度与部位（图44-3）。

（4）心脏超声检查：可发现升主动脉瘤或降主动脉瘤、心包炎、心肌收缩受损、二尖瓣或三尖瓣反流、心房血栓等。心电图可出现 Ⅰ 度或完全房室传导阻滞。

（5）支气管镜检查：直接观察受累的气道，显示气管支气管树的炎症、变形、塌陷等。支气管黏膜有红斑、水肿，肉芽肿样改变或苍老萎缩。软骨环破坏者可见呼气时相应气道塌陷。镜下取活检，有助于明确诊断，但出血较多，且在评价气道阻塞程度中的作用不如肺功能，而且可能诱发气道塌陷窒息死亡。

（6）肺功能：通过测定吸气和呼气流量曲线显示呼气及吸气均有阻塞。分析流速 - 容积曲线，可得到 50% 肺活量时的最大呼气流速和最大吸气流速，以区别固定性狭窄和可变的狭窄在呼吸困难中所占的比例，且判断狭窄的位置。

（7）病理检查：活组织检查可提供进一步的诊断证据，但如果临床表现典型，活组织检查不必进行。活检的部位可以是鼻软骨、气道软骨、耳郭软骨等，但活检后可能激发复发性多软骨炎的发作，造成新的畸形，故应特别注意，取耳郭软骨应从耳后入手。

3. 诊断标准

（1）1975 年 McAdom 提出了 RP 的诊断标准：①双耳复发性软骨炎；②非侵袭性多关节炎；③鼻软骨炎；④眼炎症含结膜炎、角膜炎、巩膜炎或外巩膜炎、葡萄膜炎；⑤喉和（或）气管软骨炎；⑥耳蜗和（或）前庭受损。占标准中 3 条和 3 条以上者可确诊，而不需要病理学证实。

（2）1979 年 Damiani 为达到早期诊断，对上述标准作了修改，提出：①满足上述标准三项或更多项者；②至少有上述一项阳性另有组织学证据（软骨活检）；③有两处或更多处不同解剖位置的软骨炎，对皮质激素、氨苯砜治疗有效。上述标准对典型病例诊断不困难，如强调了双耳软骨炎或至少两处不同部位的软骨炎。但是早期不典型的病例如果只有一处部位的软骨炎，及早作软骨活检仍非常重要。

4. 鉴别诊断 ①耳郭炎需要与感染性周围软骨炎、慢性外耳道炎、耳郭钙化以及痛风等相鉴别；②鼻周围炎需与感染性慢性鼻炎、坏死性肉芽肿、先天性梅毒及麻风病相鉴别；③有关节炎表现时需与类风湿关节炎等相鉴别；④气管支气管弥漫性狭窄变性时，应该与结节病、肉芽肿性疾病、淀粉样变性等疾病相鉴别。

5. 复发性多软骨炎的肺部表现和鉴别诊断 本病与呼吸系统的关系主要见于该病伴发气管软骨炎症时，病理检查可见气管软骨的溶解、气管黏膜肿胀及肉芽增生等，气管内腔可变狭甚至阻塞。如果软骨溶解严重，吸气时气管软骨环不能维持气道的一定形状，因而出现窒息死亡并可以合并肺炎。气管支气管软骨的再生比破坏更不规则。过度再生的结果可使软骨出现双层结构。气管环状软骨的不均等再生使气管偏歪，后者又加重了再生不良部的负荷，从而出现发夹样变形。支气管软骨的不均等再生导致内腔的狭窄。

RP 的呼吸系统临床表现有：多数患者主诉慢性咳嗽、咳痰、气短、喘息、声嘶和呼吸困难，病情可以呈进行性加重，往往被诊断为慢性支气管炎，历时 6 个月至数十年。本病也可合并肺炎，反复呼吸道感染和喘憋，有时会出现气管前和甲状腺软骨压痛、声嘶或失声症。急性发作时可因气管壁塌陷而造成窒息死亡。

胸部影像学改变，特别是 CT 三维重组显示气管支气管狭窄，管壁不规则及继发性肺不张等改变。支气管镜检查可见气管、支气管普遍狭窄、黏膜增厚、水肿、萎缩及软骨环显示不清等。

诊断：RP 引起的气管狭窄尤其需要与下列呼吸系统疾病相鉴别：

（1）支气管内膜结核：可有发热、咳嗽、咳痰等的症状，X 线及纤维喉镜检查显示正气管狭窄；本病常继发于活动性肺结核，尤其是空洞型肺结核。临床上多次痰查抗酸杆菌，或经纤维支气管镜毛刷找抗酸杆菌来进行诊断。

（2）肺泡蛋白沉积症：本病为一种少见的疾病。蛋白物质沉积于肺泡内引起阻塞性通气障碍。支气管黏膜可发生肿胀，临床上也有发热和憋气等。X 线检查可显示双肺有弥漫性片絮状或结节状阴影，呈蝶形向外放射。

（3）气管、支气管内淀粉样变性：原发性呼吸道淀粉样变性，可发生于气管、支气管和肺实质内。病变广泛时可引起气道阻塞，临床上有哮鸣音和呼吸困难，肺部反复发生感染，当病变累及声带时可有声嘶。

（4）坏死性肉芽肿血管炎（韦格纳肉芽肿）：是肺血管炎疾病中常见的一种类型。基本病变是坏死性肉芽肿和血管炎，病变可累及小动脉、静脉及毛细血管，是一种多系统性疾病，临床可表现为鞍鼻和鼻窦炎、皮肤、肺病变及进行性肾功能衰竭。血清抗中性粒细胞胞浆抗体（antineutrophil cytoplasmic antibodies，ANCA）诊断活动期 WG 的敏感性是71%~100%，特异性为 86%。ANCA 可分为三种类型，即中心颗粒型、核周围型和均匀型。其中 cANCA（granular pattern）认为是 WG 的特异性抗体，可作为诊断及监测 WG 活动性的指标。

6. 关于治疗 RP 目前尚无统一的治疗方案。传统的治疗包括阿司匹林或其他非甾体消炎药物、氨苯砜和糖皮质激素。

（1）阿司匹林或其他非甾体消炎镇痛药和氨苯砜：适用于病情较轻的患者。氨苯砜用药方法：①从小剂量开始：氨苯砜 25mg/d，逐渐加量，最大为 100mg/d；②维持剂量以最小有效量为佳；③定期查肝功能、肾功能和血常规。氨苯砜平均剂量为 75mg/d，剂量范围25~200mg/d。因有蓄积作用，服药 6 日需停药 1 日，持续约 6 个月。氨苯砜不良反应有皮疹、肝大和肝功能损害、嗜睡、溶血性贫血、药物性肝炎、恶心及白细胞减少等。

（2）糖皮质激素和免疫抑制剂：适用于中重度的患者。开始用泼尼松 30～60mg/d，重度急性发作的病例，如喉、气管及支气管、眼、内耳被累及时，泼尼松的剂量可达 80～200mg/d。按病情的不同可增加或减少剂量，待临床症状好转后，逐渐减量为 5～25mg/d，维持用药时间 3 周至 6 年，平均 4 个月，少数需长期持续用药。皮质激素及氨苯砜治疗无效时，或病情严重的病例，包括巩膜炎、气管支气管软骨炎、肾小球肾炎或心脏瓣膜受累时，应加用免疫抑制剂，如氨甲蝶呤、环磷酰胺、硫唑嘌呤及巯嘌呤等。

（3）药物治疗进展：已有报道，Infiximab——一种肿瘤坏死因子（TNF-α）阻断剂成功治疗了 2 例复发性 RP 患者，这二例病例对常规免疫抑制治疗无明显疗效，应用 Infiximab 治疗后，临床和实验室指标均得到明显改善，但是该药的长期疗效仍然需要观察。

（4）其他治疗

1）外科手术：对严重会厌或会厌下梗阻导致重度呼吸困难的患者，应立即行气管切开造瘘术，甚至需辅予合适的通气。一般不选用气管插管，因可引起气道的突然闭塞死亡，如不可避免，要选择较细的插管。

2）金属支架：对多处或较广泛的气管或支气管狭窄可置入金属支架，以缓解呼吸困难。主要并发症是咳嗽、咯血、黏液栓、气胸、肉芽肿形成、溃疡和支架断裂等。如果考虑应用支架治疗 RP，需要仔细评估支架治疗的利弊。

3）其他：对弥漫性小气道受累者，经鼻持续气道内正压（CPAP）可缓解症状，需逐步调整呼气末正压水平，$10cmH_2O$ 的呼气末正压水平较为适合。

## 专家点评

一般认为凡有下列情况之一者应疑有本病：①一侧或两侧外耳软骨炎，并伴外耳畸形；②鼻软骨炎或有原因不明的鞍鼻畸形；③反复发作性巩膜炎；④不明原因气管及支气管广泛狭窄，软骨环显示不清，或有局限性管壁塌陷。再结合实验室检查，如尿酸性黏多糖含量增加及胶原Ⅱ型抗体存在，将有助于诊断。

RP 患者的预后较难判断，其病死率为 30% 左右。病程长短不一，最长可达 24 年，常有复发。死亡平均出现于本病发作后 4 年，死亡原因主要为侵犯呼吸道，气道塌陷引起突然窒息而致死亡，或由于反复的呼吸道感染等。其次原因为心血管系统、肾病变，如动脉瘤破裂、瓣膜性心脏病及肾衰竭。预后差的指标有：诊断时患者年龄大、贫血、喉气管累及、鞍鼻畸形、呼吸道症状、显微镜下血尿等，伴有血管炎和对口服激素反应不好的患者预后更差。

（蔡柏蔷）

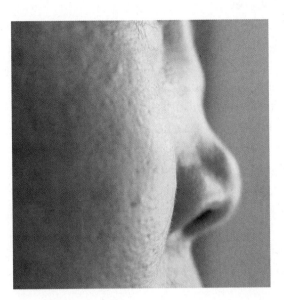

图 44-1　鼻背塌陷

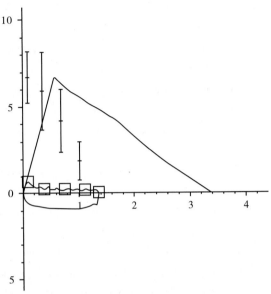

图 44-2　流速容量图示吸气和呼气流速均明显下降，吸气流速明显受限而呈现吸气平台

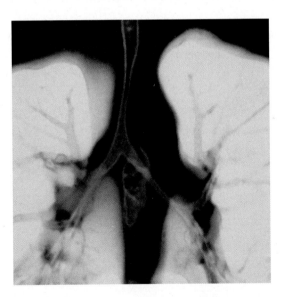

图 44-3　CT 三维重组提示主气管中下段管腔狭窄，最窄处位于主动脉弓平面，其矢状径约 6.5mm，左右径约 5.3mm，左、右主支气管管壁增厚，管腔中度狭窄，以左侧明显

# 参 考 文 献

[1] Lee-Chiong TL. Pulmonary manifestation of ankylosing spondylitis and relapsing polychondritis. Clin Chest Med. 1998, 19 (4):747 – 759

[2] Adliff M, Ngato D, Keshavjee, et al. Treatment of diffuse tracheomalacia secondary to relapsing polychondritis with continuous positive airway pressure. Chest, 1997, 112:1701 – 1704

[3] Molina JF, Espinoza LR. Relapsing polychondritis. Baillieres Best Pract Res Clin Rheumatol, 2000, 14: 97 – 109

[4] Myers B, Gould J, Dolan G. Relapsing polychondritis and myelodysplasia: a report of two cases and review of the current literature. Clin Lab Haematol. 2000, 22:45 – 48

[5] Sarodia BD, Dasgupta A, Mehta AC, et al. Management of airway manifestations of relapsing polychondritis. Chest. 1999, 116:1669 – 1675

[6] Trentham DE, Le CH. Relapsing polychondritis. Ann Intern Med, 1998, 129:114 – 122

[7] Charlier C, Pham XV, Kahan A. Sustained response to Infliximab in 2 patients with refractory relapsing polychondritis. J Rheumatol 2003, 30 (6):1394 – 1395

[8] Kent, Peter D, Michet, et al. Relapsing polychondritis. Current Opinion in Rheumatology. 2004, 16 (1):56 – 61

[9] 中华医学会风湿病学分会. 复发性多软骨炎诊治指南（草案）. 中华风湿病学杂志，2004, 8 (4): 252 – 253

[10] Lee KS, Ernst A, Trentham DE, et al. Relapsing Polychondritis: Prevalence of Expiratory CT Airway Abnormalities. Radiology. 2006, 240:565 – 573

# 病例 45　间断咯血 12 年，加重 2 个月余
## ——贝赫切特综合征合并肺动脉瘤形成

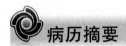 **病历摘要**

患者男性，37 岁，因"间断咯血 12 年，加重 2 个月余"入院。

患者于 12 年前无诱因出现发热，最高 40℃，伴口腔溃疡、外阴溃疡。无咳嗽、咳痰，无活动后呼吸困难、无咯血、胸痛，无腹痛、腹泻。肺 CT 发现肺内阴影、右肺门大。数周后患者无诱因出现胸闷憋气，活动后加重，咯新鲜血，每日数十至数百毫升，最大量可达 500ml。行针刺试验及颈部淋巴结活检诊为贝赫切特综合征。给予泼尼松 40mg qd，后渐减为 30mg qd，病情渐好转，偶有痰中带血。泼尼松减至 10mg qd 后即出现口腔、外阴溃疡，间断咯血，鲜红色，量逐渐增多，每次最大量可达 800ml，Hb 渐降至 33g/L。

**入院查体**：发育正常，体型偏瘦，贫血貌。口腔无溃疡，气管略右偏，右下肺叩诊实音，右下肺呼吸运动减低，双肺未闻及干啰音。心率 94 次/分，律齐，心尖部可闻及 3/6 级病理性杂音。周围血管征（-）。腹（-），外阴未见溃疡。

**实验室检查**：痰细胞学（-）；痰细菌培养（-）；痰找结核菌（-）；PPD（-）。

**X 线胸片**：右肺门下方约 4cm 大小的结节影（图 45-1）。

**胸部 CT**：右下肺动脉血管瘤。右中间段支气管狭窄，右下叶支气管闭塞，右下肺不张（图 45-2）。

**V/Q 扫描**：右肺中叶及左肺后基底段灌注减低，通气正常。

**肺动脉造影**：右肺动脉主干局限性狭窄，右下肺动脉主干动脉瘤，远端分支未见显影，左肺舌段动脉分支减少（图 45-3）。

**诊断**：贝赫切特综合征合并肺动脉瘤形成

**诊疗过程**：泼尼松 50mg/d，环磷酰胺 100mg/d。

**讨论与分析**

1937 年土耳其皮肤科医师 Bechet 首先报道了一组口腔溃疡、生殖器溃疡和眼色素膜炎病变的三联征，后称为眼、口、生殖器综合征。贝赫切特综合征（Bechet disease，BD）是一种以复发性口腔溃疡、生殖器溃疡、眼炎及皮肤损害为特征的累及多系统的全身性疾病。

病变主要发生于口－眼－生殖器，可有结节红斑。关节、消化、心脏、泌尿、神经系统均可受累及，少数有下肢静脉炎及大动脉炎。肺累及率为 5%～10%，少数病例肺部病变为 BD 的唯一表现。该病多见于男性。病理组织学的主体是血管炎，贝赫切特综合征的病因不明确，临床表现复杂多样，缺乏实验室特异诊断标准，无有效根治方法，有眼、中枢神经及大血管受累者预后不佳。任何年龄均可患本病，发病年龄 16～40 岁。国内 BD 患病率为 10～25/10 万。

1. 临床表现　全身各系统均可受累，常见受累部位为口腔、生殖器、皮肤、眼、关节等，大血管、神经系统和消化道等受累较少见。病程中常发热、头痛、乏力、食欲减退等全身症状。过度疲劳、月经前后、气候或季节变化均可引起病情加重。

(1) 口腔溃疡：为 BD 的最基本症状，几乎所有患者均有复发性口腔溃疡，且为首发症状。不定期复发，溃疡可发生在口腔的任何部位，多位于舌缘、颊、唇、软腭、咽、扁桃体等处。可为单发，也可成批出现。初为一圆形红斑，继之出现一针尖大小疱疹，很快发展成溃疡，米粒或黄豆大小，圆形或不规则形，边缘清楚，深浅而一，底部有黄色覆盖物，周围为一边缘清晰的红晕伴有疼痛。一般 1～2 周可自行消退不留瘢痕。

(2) 生殖器溃疡：75% 患者合并生殖器溃疡，病变与口腔溃疡基本相似。但出现次数少。溃疡深而大，疼痛剧烈、愈合慢、复发次数少。受累部位为外阴、阴道、肛周、宫颈、阴囊、阴茎等处。少数患者溃疡可经久不愈。可因溃疡深而致大出血或阴囊静脉壁坏死破裂出血。

(3) 眼炎：眼部受累可在起病后数月内出现，但也可在口腔溃疡几年后出现。约 25% 患者可致失明。最常见的眼部病变为葡萄膜炎。眼球其余各组织也均可受累，包括角膜炎、疱疹性结膜炎、巩膜炎、脉络膜炎、视网膜炎、视神经炎、坏死性视网膜血管炎、眼底出血等。前房积脓是葡萄膜炎的最严重表现。由于前后葡萄膜炎、视网膜血管炎可致患者视物不清，患者常主诉眼前有点状物。葡萄膜炎及视网膜血管炎为眼损害的特征性表现。

(4) 皮肤病变：皮损发病率可达 98%，表现为结节性红斑、疱疹、丘疹、痤疮样皮疹、多形红斑、环行红斑、坏死性结核疹样损害、浅表栓塞性静脉炎、大疱性坏死性血管炎、Sweet 病样皮损、脓皮病等。

(5) 关节损害：关节症状约占 60%，包括关节痛和关节炎。可累及四肢大小关节，可表现为非对称性或对称性、单发或多发，反复发作。

(6) 神经系统损害：即神经贝赫切特综合征，发病率为 5%～50%，多于病后数月至数年出现，少数患者中可为首发症状。中枢神经系统受累比外周神经系统多见。神经系统受累的临床表现因受累部位不同而异。

(7) 消化道损害：即肠贝赫切特综合征，发病率为 10%～50%。从口腔、食管下端、胃部、回肠远端、回盲部、升结肠到肛门的全消化道均可受累。溃疡可单发或多发，深浅不一，表现为上腹饱胀、吞咽困难、中下腹胀满、阵发性绞痛、腹泻、便秘等。严重者可有溃疡穿孔引起消化道出血。

（8）心血管损害：全身大小血管均可累及，大血管累及时称血管。动脉系统受累时，因血管壁的炎症使动脉壁的弹性纤维破坏，造成动脉扩张或产生动脉瘤样改变。有的动脉壁内膜纤维增生，使管壁增厚导致管腔变窄伴血栓形成。可有无脉症样表现。脑动脉受累时可有头晕、头痛、晕厥。冠状动脉受累时可出现心肌缺血梗死。主动脉瘤破裂时可致死。

（9）泌尿生殖系统：肾脏损害较少见，可有间歇性或持续性蛋白尿或血尿，症状较轻，多为一过性。肾动脉受累时可发生肾性高血压，肾病理检查可有 IgA 肾小球系膜增殖性病变或淀粉样变。附睾炎发生率为 4%～10%，较具特异性。

2. 肺部损害的临床表现　BD 的肺部损害为 5%～10%，但大多病情严重。肺血管受累时有肺动脉瘤形成，瘤体破裂时可形成肺血管-支气管瘘，致肺内出血；BD 合并肺血管病是一少见疾病，北京协和医院自 1999～2004 年共收治了 7 例确诊 BD 合并肺动脉瘤的病例。BD 合并肺动脉血栓较少见，肺静脉血栓形成可致肺梗死；肺泡毛细血管周围炎可使内皮增生纤维化影响换气功能。肺受累时患者有咳嗽、咯血、胸痛、呼吸困难等。大量咯血可致死亡。

BD 的肺基本病理损害是肺血管病变和间质病变两种类型，全肺血管均可受累，表现为毛细血管和不同口径的动脉和静脉受累的节段性血管炎、血栓形成、肺血栓栓塞或肺梗死等，可有结节与动脉瘤形成。

BD 的肺部表现在肺外症状开始出现后 3～6 年开始显示。病变分血管病变和间质病变两种类型，但以前者为主，全肺大小血管均可受累。肺部表现是肺血管炎及其后遗改变、肺栓塞和气管支气管树小溃疡引起。肺血管炎常合并血栓、肺梗死、肺出血、肺动脉瘤形成。血管的炎症反应主要为淋巴细胞性，但也可见浆细胞、嗜酸性粒细胞、巨噬细胞和中性粒细胞浸润炎症血管。肺动脉瘤的形成是由于炎症渗出破坏动脉壁的弹性组织和肌组织，并由纤维组织所取代。病变的组织往往同时可见新鲜和陈旧的机化性血栓。肺血管树受累是贝赫切特综合征最严重、预后最差的表现之一。

BD 的肺部主要病变为复发性多发性肺栓塞、肺动脉炎和动脉瘤形成。主要呼吸系统症状是咯血，发生率达 91.7%，41% 患者咯血量大，需输血。咯血是本病预后最差的征象，30% 的患者可因此而致命，其中 80% 在 2 年内死亡。咯血的原因主要是动脉瘤的破裂、支气管血管吻合处破裂、血栓栓塞所致的肺梗死、支气管黏膜溃疡等，本病例患者反复发生咯血，很可能为多次肺动脉瘤破裂所致。其他症状有呼吸困难，通常是肺实质受累所致，肺实质受累后出现支气管炎、肺气肿和肺纤维化，形成限制性或阻塞性通气障碍。胸膜炎样胸痛与肺梗死或肺部感染有关，可有咳嗽和发热等。

90% 的 BD 患者显示胸部 X 线片异常改变，并与肺血管炎、肺出血或肺梗死有关，表现为双侧弥漫性浸润，单侧节段性浸润（以右下叶为主）、肺门血管突出、胸腔积液，或显示为单或双侧大小不一的弥漫性渗出或圆形结节状阴影，有时可被误诊为肺炎、肺肿瘤甚至肺脓疡。肺栓塞时可表现为肺门周围的密度增高的模糊影。高分辨的 CT 或肺血管造影等均有助于肺部病变诊断。胸部 CT 能显示肺动脉瘤病变，高分辨 CT 对诊断肺血管炎更有价值，表现为星状影，与炎症和动脉瘤形成造成的血管口径不规则变化有关。

诊断由贝赫切特综合征所致的肺部病变较为困难，但现在随着诊断技术的发展，BD 肺病变的诊断正确率也有所提高，常用有：

（1）肺通气/灌注（V/Q）显像：将有助于检出肺内病变，部分患者肺 V/Q 显像可见双侧弥漫性灌注缺损。

（2）肺动脉造影：①肺动脉高压征；②肺动脉受累及，其病变呈弥漫性及双侧性，也有以一侧为主；③肺动脉瘤形成，国外报道 2179 例贝赫切特综合征中，有 24 例（1.1%）发生肺动脉瘤，多见于左下叶肺动脉起始部，有些呈多发，双侧性及囊性；④单个或多个肺动脉闭塞。造影前必须严格选择病例。因血管造影可能会造成血管瘤破裂，故不能作为常规检查和治疗的手段。

（3）胸部 CTPA（CT 肺动脉造影）：有助于动脉瘤的诊断，动脉瘤的 X 线征象也可显示浸润性阴影。如果动脉瘤的近端血管有血栓形成而发生闭塞，血管造影就可产生阴性结果。CT 肺动脉造影可避免假阴性结果，是一项安全、可靠的诊断方法。也可避免发生错误地进行带有危险性的动脉瘤针刺活检。CT 肺动脉造影将为大咯血的 BD 患者提供手术指征。MRI 对血管受累及的显示更清晰。

肺功能检查显示阻塞性通气功能障碍。贝赫切特综合征患者常有严重的、不可逆的气道阻塞及 V/Q 比例失调，弥散功能仅轻度下降。对支气管扩张药物的治疗反应很差。引起气道阻塞的原因可能与 4~5 级支气管管腔狭窄及支气管上皮炎性病变有关。

3. 实验室检查　BD 的实验室检查无特异性。活动期可有血沉增快，黏蛋白、C-反应蛋白升高，免疫球蛋白轻度升高；部分患者血浆铜蓝蛋白及冷球蛋白阳性。血小板凝集功能增强，Ⅴ因子、Ⅷ因子、纤维蛋白原水平增高、冷球蛋白溶解时间延长等。

针刺反应试验：用无菌针头在前臂屈面中部斜行刺入 0.5~1cm 后，退出或注射生理盐水，24~48 小时后局部出现直径为 2~5mm 大小的毛囊炎样小红点或脓疱疹样改变为阳性，否则为阴性。此试验特异性比较高且与疾病活动性相关。

4. 诊断　BD 诊断主要依靠临床表现，故应注意详尽的病史采集及典型症状的临床表现。为了便于本病的诊断，现将国际标准（1989 年）介绍如下（表45-1）。

**表 45-1　贝赫切特综合征分类标准**

1. 反复口腔溃疡：1 年内反复发作 3 次

2. 反复生殖器溃疡：医师观察到或患者诉说生殖器溃疡

3. 眼病变：前和（或）后色素膜炎、视网膜血管炎、裂隙灯检查时玻璃体内可有细胞

4. 皮肤病变：结节性红斑、假性毛囊炎、脓性丘疹、痤疮样皮疹（非青春期且未服用糖皮质激素者）

5. 针刺试验阳性：有反复口腔溃疡伴其余 4 项中 2 项以上者，可诊断为本病。其他与本病密切相关并有利于诊断的症状有关节痛或关节炎、皮下栓塞性静脉炎、深部静脉栓塞、动脉栓塞和（或）动脉瘤、中枢神经病变、消化道溃疡、附睾炎和家族史

5. 鉴别诊断　诊断 BD 应注意排除其他疾病。通常典型病例诊断并不困难，但表现不典型者、以某一系统症状为突出表现者易误诊为其他疾病。以关节症状为主要表现者，应注意与类风湿关节炎、Reiter 综合征、强直性脊柱炎相鉴别；皮肤损害应与多形红斑、结节红斑、梅毒、Sweet 病、单纯疱疹感染、系统性红斑狼疮相鉴别；神经系统损害与感染性、变态反应性脑脊髓膜炎，脑脊髓肿瘤，多发性硬化，精神病相鉴别；附睾炎与附睾结核相鉴别。

诊断 BD 合并肺部表现时应注意排除其他肺疾病，如肺结核及肺炎。确诊为肺动脉瘤时，注意结合临床，与慢性肺动脉高压、真菌、外伤、梅毒、巨细胞动脉炎所致的动脉瘤相鉴别。肺血管炎的病理也应与其他肺疾病，如韦格纳肉芽肿等相鉴别。非贝赫切特综合征引起的肺栓塞及梗死，一般无血管炎，可资鉴别。

6. 关于治疗　BD 目前尚无有效的根治办法。治疗的目的在于控制现有症状，防治重要脏器损害，减缓疾病进展。

（1）一般治疗：急性活动期应卧床休息。发作间歇期应注意预防复发，如控制口、咽部感染，避免进刺激性食物。伴病毒感染者可用阿昔洛韦等抗病毒药治疗。明确有结核病者应进行正规抗结核治疗。

（2）局部治疗：口腔溃疡可局部用糖皮质激素糊膏或贴膜等，毛囊炎样皮疹可用抗生素软膏；生殖器溃疡用 1：5000 高锰酸钾溶液清洗后加用抗生素软膏；眼结角膜炎可应用皮质激素眼膏或滴眼液，眼色素膜炎须应用散瞳剂点眼以防止炎症后粘连，重症眼炎者可在球结膜下注射肾上腺皮质激素。

（3）全身治疗

1）非甾体抗炎药：有消炎镇痛作用。对缓解皮肤损害、生殖器溃疡疼痛及关节炎症状有一定疗效，常用药物有布洛芬 0.4～0.6g tid；萘普生 0.2～0.4g bid；双氯酚酸钠 25mg tid。

2）秋水仙碱：对关节病变、结节红斑、口与阴溃疡、眼色素膜炎均有一定的治疗作用，0.5mg tid。

3）酞胺哌啶酮（thalidomide）：用于治疗严重的口腔、生殖器溃疡，50mg tid。妊娠妇女禁用，以免致畸，其还有引起神经轴索变性的不良反应。

4）肾上腺糖皮质激素：对控制急性症状有效，但停药后易复发。故主要用于全身症状重，有中枢神经系统病变，内脏系统的血管炎，口、阴部巨大溃疡及急性眼部病变。一般 2 周内症状控制即可减量，逐渐减量后停药。常用量为泼尼松 40～60mg/d，重症患者，如严重眼炎、中枢神经系统病变、严重血管炎患者可考虑采用静脉应用大剂量甲基泼尼松龙冲击，1000mg/d，3 天为一疗程，同时配合免疫抑制剂效果更好。

5）免疫抑制剂：重要脏器损害时应选用此类药。常与肾上腺皮质激素联用。此类药物不良反应较重，用药时应注意严密监测。常用药物有苯丁酸氮芥、硫唑嘌呤、环磷酰胺、氨甲蝶呤、环孢素 A 等。①苯丁酸氮芥：用于治疗视网膜、中枢神经系统及血管病变。用法为 2mg tid。持续使用数月直至病情控制至稳定，然后逐渐减量至小量维持。病情完全缓解半年后可考虑停药。一般神经系统病变经治疗后可获得较长时间的缓解。但眼损害需用药2~3年以上，以免复发。用药期间，应眼科就诊，定期监测视力情况及眼色素膜炎及视网膜炎的活动性。不良反应有继发感染，长期应用有可能停经或精子减少、无精；②硫唑嘌呤：0.1g bid。可抑制口腔、眼病变。停药后易复发；③氨甲蝶呤：低剂量（每周7.5~15mg，口服或静注）可用于治疗神经系统病变。不良反应有消化道及骨髓抑制、肝损害等；④环磷酰胺：急性中枢神经系统损害或肺血管炎、眼炎时可以和泼尼松配合使用，采用大剂量静脉冲击疗法，每次用量0.5~1.0g。3~4周后可重复使用；⑤环孢素A：治疗对秋水仙碱或其他免疫抑制剂有抵抗的眼贝赫切特综合征效果较好。剂量为每天5~7mg/kg，应用时应注意监测血压和肝、肾功能，不用于非急性眼病患者。

## 专家点评

贝赫切特综合征合并肺动脉瘤临床上并不常见，不同程度的咯血是该病最常见和最典型的临床表现，本例患者单次咯血量达500ml之多，咯血乃动脉瘤破裂侵入支气管所致。而活动性血管炎导致原位血栓形成也是咯血的重要原因，发热是咯血后吸收热所致。

本例BD合并肺动脉瘤，胸部影像学的表现为肺门增大、近肺门处团块或结节影，肺动脉造影可见结节影明显而且均匀的增强现象。从肺动脉造影结果看，本例患者的肺动脉瘤呈囊状的瘤样扩张，并有远端血管闭塞。肺动脉瘤的直径4cm。文献报道贝赫切特综合征合并肺动脉瘤直径为1~7cm，曾报道1名患者最多可有7个肺动脉瘤。就肺血管瘤发生的位置来说，本例患者肺动脉瘤发生在右下肺动脉主干，文献报道BD合并肺血管瘤多发生于右下基底段肺动脉，其次好发于右和左肺动脉主干。

BD合并肺动脉瘤时，肺通气/灌注扫描常常表现为双侧段或亚段灌注减低，与通气不匹配，本例患者肺灌注扫描结果符合上述特点。肺动脉瘤常伴有下肢深静脉血栓，但栓子紧紧地黏附于炎性静脉壁，因此，贝赫切特综合征患者很少发生肺血栓栓塞，但也有BD合并肺血栓栓塞的报道。

甲基泼尼松龙联合环磷酰胺是目前治疗贝赫切特综合征合并肺动脉瘤经典而有效治疗方案。有文献报道，治疗贝赫切特综合征合并肺动脉瘤时，环磷酰胺1000毫克/月冲击或2mg/（kg·d），同时合用口服甲基泼尼松龙1mg/kg；对于严重咯血的治疗为甲基泼尼松龙500~1000mg/d联合环磷酰胺，连续冲击3天。根据病情甲基泼尼松龙可逐渐减量，而环磷酰胺则需要维持至少1年，硫唑嘌呤可以替代环磷酰胺。本例采用糖皮质激素结合免疫抑制剂的疗法，咯血逐渐停止，未再出现咯血症状。

有关贝赫切特综合征合并肺血管瘤的介入治疗问题，文献报道血管造影或介入治疗可能会造成血管瘤破裂，故不能作为常规检查和治疗手段。

总之，贝赫切特综合征患者病程中若有咯血，特别是胸部影像学出现难以解释的肺门突然增大、肺部孤立或多发结节影时，应考虑合并肺动脉瘤的可能，并注意和肺血栓栓塞相鉴别。增强胸部螺旋 CT 是诊断该病简单、安全的手段，糖皮质激素结合免疫抑制剂是治疗该病的有效手段。因此对该病的早期认识，积极有效的治疗必将改善患者的预后。

（蔡柏蔷）

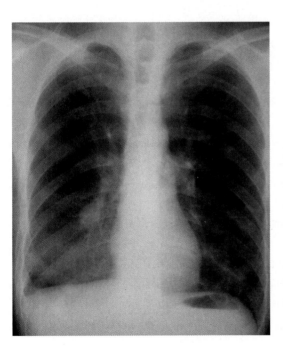

图 45-1　胸部 X 线片示右肺门团块影

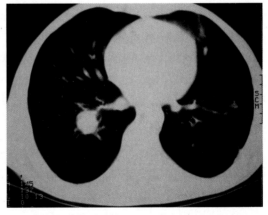

图 45-2　胸部 CT 示右下肺动脉血管瘤

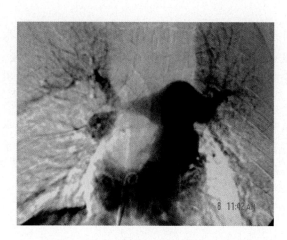

图 45-3 肺血管造影显示为右下肺动脉瘤

# 参 考 文 献

[ 1 ] Tunaci A, Berkmen YM, Gokmen E. Thoracic involvement in Behcet's disease: Pathologic, clinical, and imaging features. AJR 1995, 164: 51 – 56

[ 2 ] Moutsopoulos HM. Behcet's syndrome. In: Braunwald E, Fauci AS, Issebacher KJ, et al ed: Harrisons principles of internal medicine. 15ᵗʰ ed New York McGraw-Hill, 2002, 1956 – 1956

[ 3 ] Annaca LS, Idil A, Batioglu F. A descriptive study on Behcet's disease. Acta Ophthalmol Scand, 1996, 74: 403 – 406

[ 4 ] 李向培. 白塞病. 吴东海, 王国春主编: 实用临床风湿病学. 北京: 中国医药科技出版社. 2001, 497 – 506

[ 5 ] Saba D, Saricaoglu H, Bayram AS, et al. Arterial lesions in Behcet's disease. Vasa 2003, 32: 75 – 81

[ 6 ] Mahendran C, Singh P, Mani NB, et al. Successful treatment of pulmonary artery aneurysms secondary to possible Behcet's disease. Respiration 2002, 69: 355 – 358

[ 7 ] Hamuryudan V, Yurdakul S, Moral F, et al. Pulmonary artery aneurysms in Behcet's syndrome: A report of 24 cases. Br J Rheumatol 1994, 33: 48 – 51

[ 8 ] Tunaci M, Ozkokmaz B, Tunaci A, et al. CT findings of pulmonary artery aneurysms during treatment for Behcet's disease. AJR 1999, 172: 729 – 733

[ 9 ] Erkan F, Gül A, Tasli E. Pulmonary manifestation of Behcet's disease. Thorax 2001, 56: 572 – 578

[10] 高金明, 金宇虹, 蔡柏蔷, 等. 白塞氏病合并肺动脉瘤附七例临床分析, 中国呼吸与危重监护杂志, 2005, 4 (5): 381 – 384

# 第六章　肺血管疾病和肺血管炎的相关病例

## 病例46　咳嗽、气短、咯血、突眼
### ——坏死性肉芽肿血管炎（韦格纳肉芽肿病）

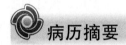

病历摘要

　　患者女性，30岁，因咳嗽、气短、间断咯血3个月，发现突眼1个月于2009年3月5日入院。

　　患者2008年11月无明显诱因出现咳嗽，活动后气促，登3～4层楼后出现明显气短，2008年12月出现晨起咯少许鲜血，每次2～3口，每天2次左右，不伴发热、盗汗和乏力等。2008年12月12日X线胸片示双肺纹理粗。曾诊断肺部感染，口服抗生素后症状无缓解。2009年2月4日行胸部CT示两肺斑片状密度增高影，周围可见磨玻璃密度影，以中外带分布为著，部分病灶内见囊性透亮区；给予莫西沙星0.4g静滴治疗7天，患者咳嗽、咯血无改善，并于用药第5天出现游走性多关节痛伴关节肿胀。同时出现左下肢凹陷性水肿，活动后加重，伴左侧小腿酸痛。外院行肺功能检查：$FEV_1$ 71.72%，$FEV_1/FVC$ 79.76%，肺功能报告通气功能正常，舒张试验阴性。2009年2月10日尿常规：RBC 250/μl，尿蛋白75mg/dl；改莫西沙星为哌拉西林/他唑巴坦继续抗炎治疗12天，2009年2月17日复查胸部CT示两肺斑片状密度增高影较前稍吸收。患者近1个月来发现双侧眼球突出，2周来出现双侧手掌单发无痛性小结节。起病以来间断鼻出血。无光过敏、口眼干、口腔溃疡、雷诺征、脱发、头痛等。食欲、睡眠、精神可，尿便无明显异常，体重无明显下降。既往于2000年因喉软骨增生曾行气管切开及增生软骨切除术，手术顺利。无高血压、冠心病、糖尿病、高脂血症史，否认肝炎、结核病史，否认外伤、输血史，否认长期药物使用史，否认食物、药物过敏史。否认放射线、化学毒物接触史。不嗜烟酒。

　　**入院查体：** T 37.0℃，P 96次/分，R 19次/分，BP 110/70mmHg，$SpO_2$ 97%（室内空气）。发育正常，营养良好。右手掌心可见一直径约0.5cm无痛性透明结节，突出于皮肤表面。右手背可见 2 个点状红色丘疹，无压痛。双侧颈后区各扪及一约 2cm×1cm 大小淋巴结，质韧活动度可，无压痛，可活动；左锁骨上窝可扪及数个黄豆大小淋巴结，质韧活动可，无压痛。头颅无畸形。双侧眼球突出（图46-1），右侧内眦上方可扪及圆形硬结，约 2cm×2cm 大小，质硬无压痛；睑结膜无苍白，巩膜无黄染。双耳听力正常，外耳道通畅，无异常分泌物，乳突压痛（-）。鼻中隔居中，右侧鼻前庭可见少许陈旧血痂。鼻窦区无压痛。气管居中，颈部正中可见陈旧气管切开手术瘢痕。双肺呼吸音清，两肺未闻及干湿性啰音，未及胸膜摩擦音。心界不大，心率 96 次/分，$P_2 > A_2$，未闻及明显杂音。腹平软，无压痛、反跳痛，肝、脾肋下未及。杵状指阳性（图46-2）。

**实验室检查** 血常规 WBC $6.28 \times 10^9$/L，N 60%，RBC $3.76 \times 10^{12}$/L，Hb 114g/L，PLT $346 \times 10^9$/L；尿常规：RBC 541.7/μl，可见颗粒及透明管型；24 小时尿蛋白 0.53～0.58g；尿沉渣：RBC 200/μl，异形 95%。PR3-ANCA（抗中性粒细胞胞浆抗体）>200RU/ml，IF-ANCA C 1:320，ANA 散点型 1:320；ESR 80mm/1h，ENA 11 项均阴性；痰抗酸染色 3 次阴性。肝、肾功能正常；肝、胆、胰、脾、双肾 B 超正常；心脏超声正常。肺功能示阻塞性通气功能障碍——上气道梗阻（UAO），吸气和呼气流量曲线均显著受限呈平台样改变，提示气道梗阻严重，弥散功能正常（图46-3）。耳鼻喉科行间接喉镜检查，镜检：鼻咽部黏膜光滑，左侧声带固定，右侧运动受限，声门下可见假膜，管腔狭窄，喉镜不能进入。2009 年 3 月 2 日胸部 CT（图46-4）示双肺多发斑片影，内有透亮区；头颅 CT（图46-5）示双筛窦旁占位，突入双侧眶内，右侧明显；耳鼻喉科门诊：双下鼻甲肿，中鼻甲苍白，鼻中隔稍向右侧膨隆，黏膜光滑；右眼球突出，内眦上方可见圆形占位。2009 年 3 月 3 日 CT 平扫＋气道重建（图46-6）：双侧肺野内可见散在斑片状高密度影及磨玻璃影，部分较前范围变小。气管及各主支气管管腔通畅。喉咽腔形态不规则，左侧声带内缘见点状结节，侧壁局部软组织内点状高密度影，不除外双侧上颌窦未发育，双侧筛窦内可见不规则软组织密度影，双侧眼眶内侧壁局部骨质破坏吸收。鼻中隔轻度右偏。

**诊治经过**：2009 年 3 月 7 日起给予足量糖皮质激素（甲基泼尼松龙 80mg 静脉滴注 qd）治疗，至 2009 年 3 月 14 日改为泼尼松 60mg qd，2009 年 3 月 9 日起加用环磷酰胺（CTX）0.4g qw 治疗，并加用复方磺胺甲噁唑 0.2g qd、协达利（碳酸钙）和盖三淳（骨化三醇）等对症支持。2009 年 3 月 18 日复查胸部 CT（图46-7）：双肺多发斑片结节影较前明显吸收，残留少许淡片影；双侧腋窝、气管前多发淋巴结影，较前略吸收、变小。2009 年 3 月 23 日出院，出院时患者不发热、无喘憋、气短和胸闷，不咯血。出院查体：生命体征平稳，双侧突眼较前明显减轻。双肺叩诊呈清音，两肺未闻及干湿性啰音，双下肢无水肿。出院后继续口服泼尼松 60mg qd，1 个月后泼尼松减为 55mg qd，以后逐渐减量。继续应用环磷酰胺 0.4g qw，门诊随诊。

**诊断**：坏死性肉芽肿血管炎（韦格纳肉芽肿病）（全身型）

## 讨论与分析

本病例临床与实验室检查特点：①青年女性，慢性病程，临床表现为多系统受累；②咳嗽、气短、间断咯血；③双侧眼球突出；④尿常规：RBC 541.7/μl，可见颗粒及透明管型，PRO 1g/L；24 小时尿蛋白 0.53 ~ 0.58g；⑤肺功能检查示阻塞性通气功能障碍，阻塞性通气功能障碍——上气道梗阻（UAO），吸气和呼气流量曲线均显著受限呈平台样改变；提示气道梗阻严重；⑥影像学检查示双侧肺野内可见散在斑片状高密度影及磨玻璃影，喉咽腔形态不规则，左侧声带内缘见点状结节，侧壁局部软组织内点状高密度影，双侧筛窦内可见不规则软组织密度影，双侧眼眶内侧壁局部骨质破坏吸收；⑦喉镜检查：左侧声带固定，右侧运动受限，声门下可见假膜，管腔狭窄，喉镜不能进入；⑧PR3-ANCA ＞200 RU/ml，IF-ANCA C 1∶320，ANA 散点型 1∶320。

### 一、关于诊断

德国 Friederich Wegener 医师于 1936 年和 1939 年分别报道了 3 例以累及上、下呼吸道的坏死性肉芽肿的症候群为突出表现的患者。此后，该综合征逐渐被医学界所认识，并以 Friederich Wegener 医师的姓氏而命名为 Wegener granulomatosis，（韦格纳肉芽肿病，WG）。然而，20 世纪 90 年代调查发现 Wegener 是德国纳粹党成员，美国医师学会（ACCP）建议对韦格纳肉芽肿病重新命名。2009 年美国胸科医师杂志（Chest）提出将坏死性肉芽肿血管炎（necrotizing granulomatous vasculitis，NGV）新名词取代"韦格纳肉芽肿病"旧名词。坏死性肉芽肿血管炎（NGV）是一种病因不明的中、小血管坏死性肉芽肿性炎性疾病。主要累及上、下呼吸道和肾，可同时累及其他脏器。既往临床上把 NGV 分为只有呼吸道受累而无其他系统受损的局限型和包括肾在内的多系统受累的系统型。发病初期大部分为局限型，此后可发展为系统型；部分患者开始即表现为系统型；少数患者只表现为局限型而不会进展为系统型。现在欧洲血管炎研究组将 NGV 分为五种类型（表46-1）。显然本例患者属于全身型。

**表 46-1 坏死性肉芽肿血管炎（韦格纳肉芽肿病）分型**

（european vasculitis study group-2001 年）

| 分型 | 累及器官 | 全身症状 | ANCA 表现 |
|---|---|---|---|
| 局限型 | 上和（或）下呼吸道 | 无 | + / - |
| 早期系统型 | 累及多器官，但不累及肾，也无危重的器官衰竭 | 有 | 通常 + |
| 全身型 | 累及肾但血肌酐≤500μmol/L，或其他危重器官衰竭 | 有 | + |
| 严重肾脏型 | 累及肾且血肌酐≥500μmol/L | 有 | + |
| 顽固型 | 虽应用皮质激素和环磷酰胺治疗，但疾病进行性进展 | 有 | + / - |

国内 NGV 的发病率尚不清楚。美国 NGV 的发病率估计每 5 年百万人口中可发现 13 ~ 30 例 NGV 病例，从 1979 ~ 1988 年平均每年死于本病者 1784 人。两性均可发病，男性略多于女性。可见于任何年龄，但发病高峰期在 40 ~ 50 岁之间。

1. **临床表现**　大部分患者初期以呼吸道症状就诊。约一半患者发热，热型多不规则。35% 患者有明显的体重下降。病初 80% 患者无肾受累，50% 患者无肺部受累，但在整个病程中 80% 患者均有肾、肺受累。本病例患者的临床表现主要是呼吸系统症状：咳嗽、气短和间断咯血。

（1）上呼吸道：上呼吸道是 NGV 疾病初期最常见的受累部位。口腔受累可表现为口腔溃疡、增生性牙龈炎、下颌腺和（或）腮腺肿大；外耳受累表现为耳垂软骨炎、耳垂萎缩、外耳道炎，内耳受累表现为感觉神经性耳聋、眩晕，中耳可有浆液性中耳炎且常伴感染；鼻部受累常为突出的症状，主要表现为黏膜肿胀、鼻腔堵塞、结痂性溃疡、鼻中隔穿孔、鼻出血、浆液血性分泌物及鞍鼻畸形，检查发现弥散性黏膜破坏，有恶臭性结痂，其下组织松脆易碎；鼻窦炎常见，按受累频率排列，依次为颌窦、筛窦、额窦和蝶窦。胸部 X 线片显示窦道黏膜增厚和骨壁破坏。鼻窦炎和鼻受累者常有继发性感染，多数为金黄色葡萄球菌。NGV 的复发可能与细菌寄宿于上呼吸道有一定关系，带菌者的复发率是非带菌者的 5 ~ 6 倍。喉气管受累的临床表现不一，可以是无症状的，也可表现为轻度声嘶，喘鸣甚至致命的上呼吸道阻塞。最为特征性病变为声门下狭窄。喉镜下可见急性充血、黏膜易碎或瘢痕形成。本例患者有明确的上呼吸道受累的临床表现，喉镜检查：左侧声带固定，右侧运动受限，气管管腔狭窄，喉镜不能进入。

（2）呼吸系统

1）气管和支气管：10% ~ 30% 的 NGV 患者可出现气管和主要支气管的肉芽肿病变。症状为非特异的，包括呼吸困难、喘息、喘鸣和声音改变。在诊断 NGV 后，往往需要数年才会出现大气道的狭窄。如果病变发生在原位，可能缺乏 NGV 的临床表现。气管狭窄的部位通常在声门下方 3 ~ 5cm 处。远端气管和主支气管可能发生更广泛的狭窄。肺功能测定虽然对 NGV 诊断帮助不大，但有明显呼吸道狭窄时，如声门下气道狭窄等，肺功能测定可能提示有限制性或阻塞性通气障碍。尤其流速 - 容量图可以表现为典型的上气道阻塞的图形。吸气相和呼气相流速环呈平台样改变，表明有气流限制。本例患者肺功能改变呈现阻塞性通气功能障碍——典型的上气道梗阻（UAO）图形，吸气和呼气流量曲线均显著受限呈平台样改变。实际上患者在首次就诊的医院进行肺功能检查时，肺功能图形已经出现典型的上气道梗阻（UAO）图形，但是很遗憾，这份肺功能报告上并没有提示 UAO，肺功能报告为"通气功能正常"。

实际上，上气道梗阻（UAO）是阻塞性通气功能障碍的一种特殊类型。上气道是指气管隆突以上至声门的气道，气管异物、肿瘤、肉芽肿、淀粉样变、喉头水肿和声门狭窄等均可能发生 UAO。通常 UAO 可分为以下几种类型。

①胸内型 UAO（胸腔内上气道阻塞）：当上气道梗阻部位在胸廓入口以内时，表现为

呼气流量明显受限，流速－容积曲线显示呼气相特征性平台样改变（图46-8）。

②胸外型UAO（胸腔外上气道阻塞）：由于梗阻部位发生在胸廓入口以外，吸气流量受限明显。流速－容积曲线显示吸气相特征性平台样改变（图46-9）。由于胸腔外上气道阻塞表现为吸气性呼吸困难，临床上出现三凹征，喉部可闻哮喘音，临床上易被发现。

③固定型UAO（固定型上气道阻塞）：当UAO病变部位广泛或因病变部位较为僵硬，气流受限不再受呼吸时相的影响，则为固定型UAO。此时吸、呼流量均显著受限而呈平台样改变（图46-10）。

很显然，本例患者的肺功能图形属于固定型上气道阻塞

螺旋CT三维成像可以显示气道狭窄的部位和严重程度。支气管镜检查能够进一步明确狭窄部位的形态、发现肉芽肿和血管炎病变以及溃疡、坏死的表现，但是通过组织学诊断NGV往往较为困难，因为经支气管镜活检常常显示非特异的改变（坏死或炎症）。但是本例患者由于喉镜检查已经发现有"管腔狭窄，喉镜不能进入"，故未再进行支气管镜检查。

2）肺：55%～90%的NGV患者可有肺部受累的表现，这是NGV的基本特征。最常见的症状为咳嗽、咯血和胸膜炎。胸部X线片改变为肺浸润和结节影。肺浸润可为一过性的、迁移性的，甚至未经治疗即可消失。持续弥散性间质浸润少见，如遇这种情况要与其他疾病相鉴别。肺结节常为多发的、双侧的，可有空洞形成。空洞大小从几毫米到几厘米不等，边界或清晰或模糊。胸膜渗出、弥漫性肺出血及纵隔和（或）肺门淋巴结增大少见。弥漫性肺泡出血可以很广泛，预后差，病死率达50%。本例患者影像学检查显示双肺多发斑片影，内有透亮区，为典型的NGV的肺部受累表现。

3）肺泡出血：肺泡出血较为少见，但表明肺微血管床有弥漫性损伤。此时，大部分患者可能同时还存在迅速进展性的肾小球肾炎。胸部X线片显示有双侧弥漫性肺泡出血阴影。弥漫性肺泡出血可成为主要临床表现或在缺乏其他特征性改变的情况下出现，经支气管镜肺泡灌洗液检查可以发现大量含铁血黄素细胞、血液和浆液性的灌洗液，而缺乏感染的病原学证据。此时往往需与Goodpasture综合征相鉴别。肺外受累部位的活组织检查有助于明确诊断。如果患者有镜下血尿或肾功能不全，应该进行经皮肾活检。迅速进展性的肾小球肾炎伴有免疫荧光染色阴性（例如，pauci-immune），在肺泡出血的情况下，为NGV的特点。本例患者咯血3个月，与肺泡出血有关。

（3）肾：肾受累在疾病初期少见，但最终将见于85%病例。主要表现为蛋白尿、血尿、尿红细胞管型及肾功能不全，本病例有蛋白尿、血尿，但肾功能尚属正常。有些患者的肾损害是隐匿性的，仅在肾组织活检时发现局灶性肾小球肾炎。通常一旦出现蛋白尿可能会很快（常在几天到几周之内）进展为暴发性的肾小球肾炎，导致不可逆的肾衰竭。如果不治疗，这类患者平均存活时间不到半年，即使积极的治疗，仍有42%的患者会发展为肾功能不全，其中11%需要透析或肾移植。

（4）眼：8%～15%病例最初可有眼部症状，眼的任何部位均可受累，角膜炎、结膜炎、巩膜炎、浅层巩膜炎、葡萄膜炎、眶后假性肿瘤或突眼、鼻泪管阻塞、视网膜血管阻

塞和视神经炎等，约8%患者可失明。眼部表现通常是非特异性的，但突眼对NGV有一定诊断价值，特别是与呼吸道症状及肾小球肾炎同时出现时强烈提示NGV。本例患者临床上突出表现就是突眼，门诊，接诊医师发现患者有突眼、呼吸系统症状和尿常规异常，立即考虑到NGV的可能。

(5) 皮肤：13%~25%患者病初有皮肤症状，40%~50%病例出现皮肤损害。紫癜最常见，好发于下肢，但可见于躯干、上肢及面部。皮肤损害的其他表现还有溃疡、皮下结节和斑丘疹等。脓皮病样损害和雷诺征偶见。皮肤损害很少成为NGV的主要表现，但其活动程度与其他脏器的损害程度相平行。因此，活动性的皮肤损害是系统型疾病活动的标志。在治疗过程中出现新的皮肤损害可能提示疾病的复发，但应除外感染及药疹等其他因素。本例患者也有程度较轻的皮肤损伤。

(6) 关节：关节肌肉受累较为常见，发病率为33%~66%。本病例首发症状为关节疼痛，并累及全身。大部分NGV患者只有关节痛，28%患者可发展为关节炎，表现为单关节炎、游走性单关节炎、对称或不对称性多关节炎。一般为非侵袭性的、非畸形性的。少数患者以持续或反复的关节肿痛为主要临床表现，应注意与其他关节炎相鉴别。特别是半数以上患者类风湿因子阳性，易误诊为类风湿关节炎。NGV关节的损害程度与疾病的活动相平行，一般不需要单独的治疗。本例患者病程中也有关节疼痛史。

(7) 神经系统：神经系统受累在病初少见，但在疾病过程中22%~50%病例出现神经系统症状。周围神经病变最常见，多发性单神经炎是常见的临床表现。肌电图和神经传导研究对确定神经受累范围和分布很有用。6%~9%患者出现脑神经病变，其Ⅱ、Ⅵ和Ⅶ最常受累。脑血管意外可见于4%以上患者，包括小脑或脑干梗死、硬膜下血肿、蛛网膜下腔出血。单灶或多灶性团块、片状脑膜炎、弥散性脑膜和脑室周围白质病变可引起弥散性或局灶性中枢神经症状。根据受累程度和范围不同，临床表现为头痛、精神错乱、痴呆、癫痫、尿崩或全垂体功能不全。NGV的神经系统受累主要有三种原因：①颅外邻近组织，如窦道及中耳等病变向颅内的扩散；②神经系统直接的肉芽肿形成；③血管炎影响脑及周围神经。脑CT或MRI可发现梗死、出血、占位病变、弥散性脑膜增强或脑室周围白质病变；为排除感染和蛛网膜下腔出血，应行腰穿刺检查。

(8) 心脏：心脏受累大多为心包炎，可有无症状性心包渗出或主诉胸痛，偶见心脏压塞。病理检查可显示有局灶性或弥散性血管炎和肉芽肿累及心包。其他心脏受累表现有冠状动脉炎导致的心脏缺血、心肌炎、心内膜炎、瓣膜炎、心律失常及传导阻滞等。

(9) 消化道：胃肠道受累常无症状，因而其发病率不易估测。大肠或小肠溃疡引起的腹痛、腹泻、出血为常见症状，严重者可有肠穿孔。另外也可有胆囊炎，不明原因的腹水、肛周溃疡、胰腺炎或转氨酶升高等表现。临床上脾受累症状少见，但病理解剖显示78%~100%的患者有脾坏死、血管炎及肉芽肿损伤。在服用糖皮质激素的情况下，胃肠道受累的物理征可能不明显，切不可产生虚假的安全感。腹部平片可察觉游离气体，提示肠穿孔。内镜可发现溃疡，进行组织活检对确立诊断有帮助。

（10）泌尿生殖系统：除肾以外，泌尿生殖系统的任一部位均可受累，但发病率较低。输尿管阻塞可由外部团块压迫所致，出血性膀胱炎可由环磷酰胺引起，也可由坏死性血管炎所致。其他受累表现有肉芽肿或坏死性前列腺炎、坏死性尿道炎、睾丸炎、附睾炎、阴茎坏死，女性宫颈、阴道等有坏死性血管炎及肉芽肿形成。

2. 实验室检查　血常规为正细胞正色素性贫血、白细胞中度增多、血小板增多、红细胞沉降率加快、C-反应蛋白及免疫球蛋白升高等。疾病活动期，大部分患者血小板超过 $400 \times 10^9$/L，少数患者甚至高达 $1000 \times 10^9$/L，但治疗有效时会降低。可有微血管溶血性贫血。红细胞沉降率及 C-反应蛋白在疾病的活动期升高，缓解期降低或恢复正常，可用于监测疾病的活动性。免疫球蛋白升高以 IgA 最为明显。另外，50% 以上患者可类风湿因子阳性。抗核抗体及冷球蛋白常为阴性。总补体及 C3 水平正常或略升高。有肾损害时，尿检可见蛋白尿、血尿或镜下血尿及管型尿等。

本例患者实验室检查中最重要的阳性发现是 ANCA 阳性，PR3-ANCA（抗中性粒细胞胞浆抗体） > 200RU/ml，IF-ANCA C 1:320。ANCA 是一组针对中性粒细胞胞质成分，如 PR3、抗髓过氧化物酶（myeloperoxidase）、弹性蛋白酶和组织蛋白酶 G 等的抗体的总称。用间接免疫荧光法测定，其核型可分为两型，即 cANCA 和核周型 ANCA（perinuclear AN-CA）。cANCA/PR3-ANCA 对 NGV 诊断的特异性达 95% ~ 98%。因此，cANCA 阳性，虽无其他特殊的临床表现也应怀疑 NGV，但 cANCA 阴性也不能排除 NGV。cANCA 对 NGV 的敏感性取决于疾病的病变程度和活动性，活动性局限型患者 cANCA 的阳性率为 70% ~ 80%，而活动性的系统型患者 cANCA 的阳性率几乎达 100%。在完全缓解期绝大部分患者 cANCA 为阴性，部分缓解时则效价降低。缓解期如 cANCA 的效价升高或持续阳性提示 NGV 可能复发。故连续检测 cANCA 有助于了解疾病活动性的变化及指导治疗。但有少数患者虽然 ANCA 的效价升高，仍可处于长期的缓解状态而不复发。相反，另有少数患者复发时 ANCA 的效价并无明显上升。

3. 诊断　NGV 的诊断主要是根据疾病的临床表现和病理特征。如果患者有系统表现、上呼吸道症状及 cANCA 阳性应高度怀疑 NGV，鼻黏膜溃疡、突眼、肺浸润或空洞形成、蛋白尿及尿沉渣检查异常则进一步支持 NGV 的诊断，贫血、红细胞沉降率增快、白细胞增多更说明患者有系统性疾病，但受累部位的病理活检仍然是确诊 NGV 的最重要和必需的方法。美国风湿病学会（ACR）1990 年提出的 NGV 的分类标准（表46-2）。符合 4 项标准中 2 项或 2 项以上时，可诊为 NGV。该分类标准的敏感性为 88.2%，特异性为 92%。

本例患者有上呼吸道和呼吸系统症状，胸部 CT 显示多发斑片阴影，内有透亮区，尿常规异常，ANCA 阳性，临床上需要高度怀疑 NGV。

根据患者的症状体征及实验室检查综合判断，可将疾病的活动性分为部分缓解和完全缓解。部分缓解是指疾病的进展得到控制。肾功能虽然异常，但处于稳定状态，不再恶化。肺浸润得到控制并开始消退，其他受累脏器也无疾病活动的表现。红细胞沉降率可以仍然异常，但有开始下降的趋势。完全缓解是指临床上无任何疾病活动的表现。肺部的浸润消失或可见有瘢痕但无炎症活动的表现。肾功能处于稳定状态或有所改善。蛋白尿可持续存在，但无肾小球活动性损害的依据，如血尿及红细胞管型尿等。无系统性炎症表现。红细胞沉降率恢复正常或有轻微的升高，但这种升高必须是非疾病本身活动所致。

表 46-2　ACR（1990 年）确定的坏死性肉芽肿血管炎（韦格纳肉芽肿病）分类标准

| 标准 | 定　义 |
| --- | --- |
| 1. 鼻或口腔炎症 | 疼痛或无痛性口腔溃疡，或脓性或血性鼻分泌物 |
| 2. 胸部 X 线片异常 | 显示有结节，固定的浸润灶，或空洞 |
| 3. 尿沉渣异常 | 镜下血尿（每高倍视野 >5 个红细胞）或红细胞管型 |
| 4. 活检有肉芽肿炎症 | 病理显示动脉壁内或血管周围或血管外区域有肉芽肿炎症 |

4. 坏死性肉芽肿血管炎的其他诊断标准　1998 年日本（Japanese research group，MHLW）提出了坏死性肉芽肿血管炎（韦格纳肉芽肿病）的新诊断标准（表 46-3）。

表 46-3　坏死性肉芽肿血管炎（韦格纳肉芽肿病）的新诊断标准

1. 症状
　（1）E 症状
　鼻：化脓性鼻涕、鼻出血和鞍鼻
　眼：眼疼痛、视觉障碍和突眼
　耳：耳痛和中耳炎
　喉：咽痛、音哑和喉部梗阻
　（2）L 症状：血痰、咳嗽和呼吸困难
　（3）K 症状：血尿、蛋白尿、急进性肾衰竭、水肿和高血压
　（4）血管炎所致的其他症状
　一般症状：发热（38℃或以上，2 周或更长时间），体重下降（6kg 或更多，并超过 6 个月）
　局部症状：紫癜、多关节炎/多发关节痛、巩膜外层炎、多发神经炎、缺血心脏病、胃肠道出血和胸膜炎
2. 血液学表现
　（1）在上述 E、L 和 K 部位出现坏死性合并巨细胞肉芽肿
　（2）坏死性新月性肾小球肾炎，无免疫沉积物
　（3）小动脉、毛细血管和小静脉的坏死性肉芽肿性血管炎
3. 实验室发现：PR3-ANCA 阳性（或 C-ANCA 间接免荧光阳性）
诊断
1. 确诊 NGV
　（1）3 项或 3 项以上的症状阳性，包括 E、L 和 K 症状
　（2）2 项或 2 项以上的症状阳性和任何阳性的组织学发现
　（3）1 项或 1 项以上的症状阳性，任何阳性的组织学发现，阳性的 PR3-ANCA/ANCA
2. NGV 可能诊断
　（1）2 项或 2 项以上的症状阳性
　（2）1 项或 1 项以上的症状阳性，任何阳性的组织学发现
　（3）1 项或 1 项以上的症状阳性，阳性的 PR3-ANCA/ANCA

如果按照日本（Japanese research group，MHLW）的坏死性肉芽肿血管炎（韦格纳肉芽肿病）诊断标准，本例患者有 3 项或 3 项以上的症状阳性，包括 E、L 和 K 症状，再加上 PR3-ANCA/ANCA 阳性，完全可以确诊 NGV。

5. 鉴别诊断　NGV 应与下列疾病相鉴别：

（1）Churg-Strauss 综合征：受累脏器与 NGV 相似，亦为坏死性，肉芽肿性血管炎。但其特征有嗜酸性粒细胞增多及常伴有哮喘。上呼吸道受累一般无破坏性改变，如狭窄、肺空洞型结节等罕见。ANCA 的阳性率为 10%～60%，且为 pANCA，其靶抗原一般为髓过氧化酶。

（2）显微镜下多血管炎（MPA）：一种主要累及毛细血管、小动脉和小静脉的坏死性血管炎，可累及中、小血管。坏死性肾小球肾炎及肺毛细血管炎常见，这些特点与 NGV 相似，但无肉芽肿形成。主要为 pANCA 阳性，特异性为 80%，敏感性约 50%。因所累及血管较小，血管造影对其诊断意义不大。

（3）结节性多动脉炎：为中、小动脉受累的坏死性血管炎，但不累及微血管。无上呼吸道受累，很少累及肺。肾受累常见，但主要是叶间动脉和弓形动脉壁坏死性炎症，动脉壁纤维化可形成动脉瘤。选择性肾及肠系膜血管造影可发现中小血管瘤。无肉芽肿形成。ANCA 阳性率低，乙肝病毒标志物检出率为 6%～54%。高血压常见。

（4）Goodpasture 综合征：主要表现为肺出血和肾小球肾炎。但其特征是有抗基底膜抗体存在。免疫组化方法可见此抗体线性沉积于肺、肾组织中。肺、肾以外其他脏器受累少见。

（5）胸部 X 线片有空洞性改变的肺部感染性病变：如空洞性肺结核、肺真菌感染、金黄色葡萄球菌肺炎等。

二、关于治疗

首选环磷酰胺和糖皮质激素联合治疗。一般开始口服环磷酰胺［2mg/（kg·d）］加大剂量泼尼松［1mg/（kg·d）］。急性症状消失后（一般需要 1 个月），泼尼松可逐渐减量直到完全停止。但环磷酰胺在临床症状完全缓解后至少应维持 1 年，然后开始减量，一般 2～3 个月减 25mg 直至停药。对于某些患者，为了维持缓解，防止复发，可能一直都需要低剂量的环磷酰胺治疗。对危及生命的重症（弥散性肺出血、急性进展性肾小球肾炎）可采用大剂量静脉甲强龙冲击治疗，每日 1g，连用 3 天。然后用常规量糖皮质激素治疗。环磷酰胺开始可用 3～5mg/（kg·d），3～4 天后改为 2mg/（kg·d）。

无论环磷酰胺还是糖皮质激素，减量的速度都应个体化。每次减药前，都要根据患者主诉、体征和化验结果对病情进行评估，以决定减量的速度。病情复发后可增加环磷酰胺的剂量，必要时，加用泼尼松。有间发感染应及时处理，因感染可加重 NGV 或引起 NGV 复发。

治疗过程中，应密切观察外周血象。开始时应隔日查一次白细胞，白细胞不应 <3×$10^9$/L，或中性粒细胞不应 <1×$10^9$/L。环磷酰胺对白细胞影响的高峰一般在用药后 7～19 天出现。当白细胞处于稳定状态后，测定的间隔时间可稍长，但不应超过 2 周。

为减少药物不良反应，可采用包括应用环磷酰胺冲击、环孢素 A、硫唑嘌呤、氨甲蝶呤、增效磺胺、免疫球蛋白静脉治疗等方法。环磷酰胺静脉冲击治疗可使临床症状得到明显缓解，但维持效果不如口服。对于某些环磷酰胺长期治疗不能耐受的患者，可用硫唑嘌呤［2mg/（kg·d）］加小剂量泼尼松（5~10mg/d）维持治疗，一般治疗时间为0.5~2年。氨甲蝶呤对于轻型或局限型患者有一定效果，开始常用量为0.05~0.3mg/kg qw，然后增加到最大耐受剂量（一般不超过25mg/w），同时每日加用糖皮质激素治疗。氨甲蝶呤维持效果不如环磷酰胺，较易复发。对于用常规免疫抑制剂治疗无效的患者，可用免疫球蛋白静脉冲击治疗，能控制和改善病情，但是否能取得完全缓解尚有争议。

## 专家点评

　　本病例最后明确诊断为坏死性肉芽肿血管炎（NGV），应用甲强龙和环磷酰胺治疗取得了满意的疗效。但实际上患者的诊断和治疗经过了一个相当曲折的道路，曾经在国内多家医院就诊，并且试用过多种药物治疗，也未获得明确的诊断和满意的疗效。主要与本病例表现复杂有关，也和部分临床医师对NGV认识不足有关。应该从本例患者的诊断和治疗的过程中吸取经验和教训。

　　临床上如果发现患者具有多系统病变，查体时尤其注意有无关节病变、鼻黏膜溃疡、口腔溃疡、突眼和皮肤紫癜等损害；当具有上呼吸道症状和肺功能显示有上气道阻塞图形时，应该考虑NGV诊断的可能性；实验室检查：贫血、血沉增快、白细胞增多说明患者有系统性病变；血尿、蛋白尿和胸部X线片及胸部CT显示肺浸润影、结节阴影或空洞形成则支持NGV；受累部位的病理活检是确诊NGV的"金指标"。但是，如果c-ANCA阳性加上典型的临床表现，NGV的可能性就很大。若缺乏明显的临床症状和c-ANCA阳性指标，还是主张行病理学检查，取材部位多为鼻黏膜、鼻窦、肺和肾。

　　总之，NGV是一种致命性疾病，发展迅速，预后不良，应用糖皮质激素治疗前，平均存活期5个月，82%患者在1年内死亡，90%患者2年内死亡。虽然糖皮质激素可使局限型NGV缓解，但疾病常出现复发和进展，而且糖皮质激素不能使系统型NGV缓解。随着细胞毒药物的应用，NGV的预后有了很大改善。目前大于80%的患者平均存活时间超过5年。但如有肺弥漫性出血或老年患者同时有严重肾功能不全则预后差，病死率较高。只有极少数患者能治愈。大部分在缓解一段时间后出现复发。另外，NGV疾病本身可引起某些脏器的不可逆性损害或残疾，如慢性肾功能不全需要透析或移植治疗，听力减退需加用助听器及少数可引起耳聋。视力下降或失明、鼻变形等。药物的不良反应，如肿瘤、严重感染等也是影响预后的重要因素。

（蔡柏蔷）

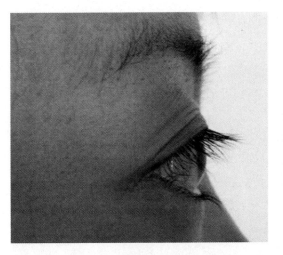

图 46-1　右侧眼球突出明显

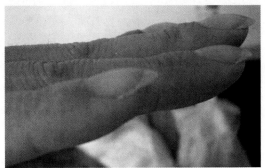

图 46-2　杵状指

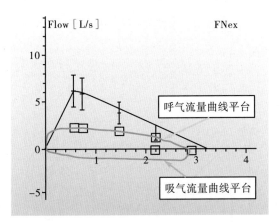

图 46-3　肺功能检查示阻塞性通气功能障碍——上气道梗阻（UAO），吸气和呼气流量曲线均显著受限呈平台样改变

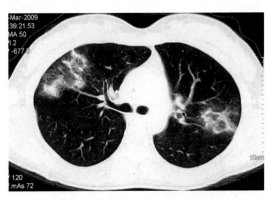

图 46-4　2009 年 3 月 2 日胸部 CT：双肺多发斑片影，内有透亮区

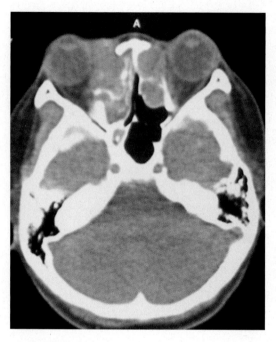

图46-5 头颅 CT 示双筛窦旁占位，突入双侧眶内，右侧明显

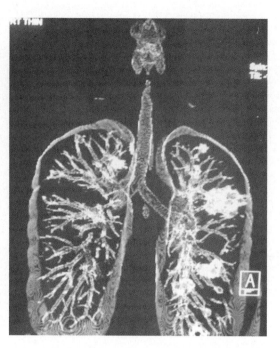

图46-6 2009 年 3 月 3 日气道重建

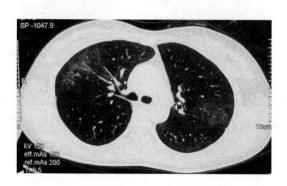

图46-7 2009 年 3 月 18 日胸部 CT

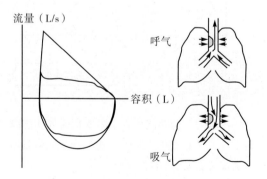

图46-8 典型的胸腔内上气道阻塞

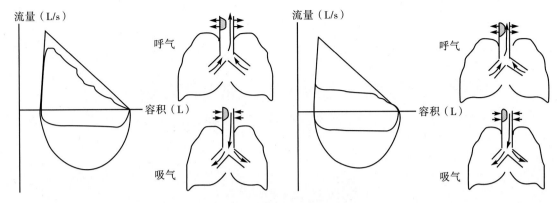

图 46-9 　典型的胸腔外上气道阻塞　　　　图 46-10 　固定型上气道阻塞

# 参 考 文 献

［1］ Kippel JH and Dieppe PA. Rheumatology（2nd ed）. London, et al, Mosby 2000

［2］ Shaun R, et al. Kelly's Texbook of Rheuatology（6th ed）. Shaun R, et al, Health Science Asia. Elseier Science 2001, 167 – 1184

［3］ Duna GF, et al. Wegener's granulomatosis. Rheumtic Dis Clin North Am, 1995, 21：949 – 986

［4］ Leavitt RY, et al. The American College of Rheumatology 1990 criteria for the classification of Wegener's granulomatosis. Arthritis Rheum 1990, 33：1101 – 1107

［5］ Lynch JP, White E, TazelaarH, et al. Wegener's Granulomatosis：Evolving concepts in treatment. Seminars in Respiratory and Critical Care medicine. 2004, 25（5）：491 – 521

［6］ 吴东海. 韦格纳肉芽肿. 见：蔡柏蔷, 李龙芸主编. 协和呼吸病学. 北京：中国协和医科大学出版社. 2005, 1227 – 1235

［7］ Yazici Y. Vasculitis Update, 2007. Bulletin of the NYU Hospital for Joint Diseases, 2007, 65（3）：212 – 214

［8］ Ozaki S. ANCA-associated Vasculitis：Diagnostic and Therapeutic Strategy. Allergology International. 2007, 56：87 – 96

［9］ Lamprecht P, Gross WL. Wegener's Granulomatosis. Herz 2004, 29：47 – 56

［10］ 郑经平. 肺功能学——基础与临床. 广东：广东科技出版社. 2007, 65 – 82

［11］ Ulrich Specks. Pulmonary Vasculitis. In：Fishman A P. Fishman's Pulmonary Diseases and Disorders. 4ed. New York Mc Graw Hill Medical. 2008, 1449 – 1465

［12］ Rosen MJ. Dr. Friedrich Wegener, the ACCP, and History. Chest, 2007, 132：739 – 741

［13］ Go′mez-Puerta JA, Herna′ndez-Rodríguez J, Lo′pez-Soto A, et al. Antineutrophil Cytoplasmic Antibody-Associated Vasculitides and Respiratory Disease. Chest 2009, 136：1101 – 1111

［14］ 柴晶晶, 蔡柏蔷. 坏死性肉芽肿性血管炎临床诊治新进展——附 96 例临床分析. 国际呼吸杂志, 2010, 30（14）：835 – 840

［15］ Specks U. Pulmonary Vasculitis. In：Fishman A P. Fishman's Pulmonary Diseases and Disorders. 4ed. New York Mc Graw Hill Medical 2008, 1449 – 1465

# 病例47 咳嗽，气短3年，加重伴发热3个月
## ——显微镜下多血管炎

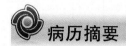 病历摘要

患者男性，50岁，因咳嗽，气短3年，加重伴发热3个月入院。

患者自1999年起咳嗽，感到气短。曾诊断为肺间质病变。近半年来活动后气短加重，近3个月来发热、双足麻木感，消瘦，睡眠差，伴食欲减退。入院查体：贫血貌，双下肺爆裂音，杵状指。

**实验室检查**：ESR 118mm/1h。Hb 127～87g/L，呈进行性下降。尿中红细胞250/μl，尿蛋白15～25mg/dl，24小时尿蛋白0.98g。肾功能：血肌酐176mmol/L逐渐升高至827.2mmol/L，尿素氮85.7mmol/L上升至277.1mmol/L。肾放射性核素动态提示双肾血流灌注及功能较差。免疫学检查：p-ANCA阳性1∶640，c-ANCA（－），MPO-ANCA定量200RU/ml。RF（±），ANA、抗dsDNA抗体、抗ENA抗体、抗肾小球基底膜抗体均阴性。血气分析：pH 7.482，PaO$_2$ 74.3mmHg，PaCO$_2$ 34.6mmHg。痰细胞学阴性；痰细菌培养阴性；痰结核菌阴性；PPD阴性。

**肺功能**：限制性通气功能障碍，弥散功能障碍。

**纤维支气管镜**：大致正常。毛刷找细菌、真菌、抗酸菌及癌细胞均阴性。支气管肺泡灌洗液内可见大量含铁血黄素细胞。

**影像学检查**：胸部X线片（图47-1）：双下肺密度增高阴影，右下肺明显。胸部CT（图47-2）：双肺间质纹理重，双下肺渗出性改变，肺泡内有填充性改变，呈弥漫性、磨玻璃样。

**诊断**：显微镜下多血管炎（microscopic polyangiitis，MPA）

弥漫性肺泡内出血

急性肾衰竭

**治疗方案**：入院后给予甲基泼尼松龙1g冲击3天，后改为泼尼松50mg qd，环磷酰胺0.2g，每周2次。后因出现少尿、肾衰竭，经血液透析治疗有所好转。但出现咯血，严重呼吸困难，气管插管行机械通气治疗，肺泡内大量血性分泌物涌出，后终因呼吸循环衰竭死亡。

 讨论与分析

1. 关于诊断 1948年Davson等报告了一组有肾受累的结节性多动脉炎（polyarteritis

nodosa，PAN）中的一种显微镜下形式的血管炎——结节性多动脉炎的显微镜下型，认为是 PAN 的一个亚型。1993 年召开了有关系统性血管炎命名的 Chapel Hill 共识会议，根据病变累及血管大小进行了重新分类。正式将 MPA 与经典的 PAN 分开，并制定了二者的定义及鉴别诊断标准。会议讨论了非肉芽肿性小血管炎累及上或下呼吸道、伴或不伴有坏死性肾小球肾炎、无抗肾基底膜抗体或免疫复合物的病例，建议用呼吸道显微镜下多血管炎（显微镜下多动脉炎）的名称，因这些患者肺血管炎主要是坏死性肺泡毛细血管炎。国外资料报告 MPA 的年发病率为 2.4/100 万，平均发病年龄为 50 岁，男女比例为（1~1.8）:1。

（1）一般临床表现：发病时多有周身症状，如发热、关节痛、肌痛、皮疹等。周身症状或咯血可出现于本病"暴发"期前数月甚至数年。确定诊断时半数以上仍有周身症状。几乎 100% 患者均有肾小球肾炎，特点为急进性肾小球肾炎，不经治疗急剧恶化，80% 患者出现镜下血尿，20% 呈肉眼血尿，90% 患者肾功能不全，不少于 30% 患者少尿。高血压不多见，21% 出现轻度高血压。

其他临床表现与结节性多动脉炎很相似，例如，有肌痛、关节痛或关节炎，见于 65%~72% 患者，皮疹尤其是紫癜，裂片出血占 44%~58%，胃肠道出血占 29%。耳鼻喉受累较结节性多动脉炎多见，而周围神经病变较结节性多动脉炎少见。MPA 的临床表现谱不仅包括经典的肺肾综合征，还有仅局限于肾、肺、胃肠道或皮肤的病变。

MPA 复发可见于 25.3%~36.4% 的患者，平均于最初缓解后 2 年。复发时临床表现可与初次相同，也可不同，可累及新的器官。复发时的临床表现比初次轻。

（2）MPA 的肺部表现

1）临床表现：文献报道，大约 50% 的 MPA 患者临床上有肺受累，表现为咯血、咳嗽、胸膜病变和呼吸困难，如果合并感染，可有咳痰。北京协和医院近年来诊断的 16 例 MPA，其中 12 名患者肺部受累。仅 2 例患者以咯血为首发症状，10 例患者以咳嗽为首发症状，其中 5 例合并呼吸困难，3 例有胸痛。7 例患者影像学检查（胸部 X 线片和 CT）示弥漫性肺间质纤维化。所有患者均有发热和肾受累的临床表现。

大约 50% 的患者肺受累，可产生肺泡内出血，血管炎性过程中的毛细血管壁的直接损伤是肺泡内出血的主要原因。支气管小动脉亦可受累。表现为咯血、发热、双肺湿啰音等。除非合并感染，否则咳痰不明显。咯血可出现在弥漫性肺损伤之前，是病情严重的表现，预后不良。明显咯血见于 5%~29% 的患者，多伴有贫血、低氧血症、呼吸困难。如果肺泡内出血与近端气道不相通，即使有大量出血存在，临床上也不发生咯血，故咯血不是肺泡内出血的必要症状。贫血为血液丧失所致，也可能与肾功能障碍有关。肺血管炎也可导致肺间质纤维化。本病是引起肺肾综合征（或肺肾出血综合征）的主要原因之一，常需与 Goodpasture 综合征所致相鉴别。本病血管壁多无或很少有免疫复合物沉积，后者多有免疫复合物沉积。本例在咯血出现前行 BALF 见大量含铁血黄素细胞，提示有隐性肺泡出血；临终出现大咯血最终死亡。

2）影像学检查：肺泡出血的患者胸像表现为迅速出现的弥漫性肺泡填塞，表现为双下肺斑片状浸润阴影。好发于肺门周围和肺基底部，可向肺尖和肺周围部分播散。支气管空气造影征常见。需注意与肺水肿、肺部弥漫性感染相鉴别。但是个别患者即使有大咯血，胸部 X 线片仍可正常。急性发作后 2 ~ 3 日，血液可吸收，肺泡腔内的实变影可为网状阴影所替代。如无进一步的咯血，胸像在 1 ~ 2 日内可恢复正常。CT 在肺泡出血期间显示肺实变，表现为弥漫性、斑片状磨玻璃样改变。由于反复发作，最终可发展为慢性病变，发生肺间质浸润，CT 显示网状阴影合并间隔增厚、弥漫性肺间质纤维化。

3）肺功能检查：MPA 患者发病初肺功能检查表现为限制性通气功能障碍或混合性通气功能障碍。MPA 患者如果肺泡内有明显的新鲜出血，则一氧化碳弥散量（DLco）增加。理论上，由于肺泡内有新鲜的红细胞存在，可使一氧化碳（CO）摄取增加，造成 DLco 的持续增高。DLco 的测定是一项敏感和有用的指标，尤其对反复肺泡出血的患者特别适用。但是部分患者因肺泡出血严重，不能适应这项检查。此外，DLco 只能检测肺泡出血的情况，而不能鉴别出血的原因，更不能反映出血后引起的病理改变。当怀疑有肺泡出血存在时，如需进行 DLco 的测定，应注意，在肺泡出血发生后应立即进行检查，因为在急性肺泡出血 48 小时后 DLco 可恢复正常；对有呼吸衰竭的患者应采用重复呼吸法而不用单次呼吸法；多次重复测定有助于确定肺泡出血的回顾诊断；患者如有贫血，DLco 需用血红蛋白值来校正；测定值如明显高于正常则有诊断意义，高于患者的原有基础值诊断意义可能更大。但是 MPA 患者在晚期出现弥漫性肺间质纤维化时，可有弥散功能障碍。

4）支气管肺泡灌洗（BALF）：可发现含铁血黄素细胞，BALF 内发现含铁血黄素细胞是 MPA 患者肺泡内出血的证据。

（3）实验室检查

1）常规检查：红细胞沉降率、C-反应蛋白、血小板及白细胞增多，14% 有嗜酸性粒细胞增多。C3、C4 正常。类风湿因子 39% ~ 50% 阳性，抗核抗体 21% ~ 33% 阳性。几乎所有患者均有显微镜下血尿，90% 有蛋白尿（24 小时尿蛋白超过 3g）。多数血肌酐增高。

2）特异性检查：MPA 患者可出现 ANCA 阳性。目前通过经典的间接免疫荧光法（IIF）将 ANCA 分为抗核周型中性粒细胞胞浆抗体（p-ANCA）和抗胞浆型中性粒细胞胞浆抗体（c-ANCA）。pANCA 可作用于多种底物，MPO 仅是其中的一种。p-ANCA 在不同炎症患者也可呈阳性，而不是只出现于血管炎和（或）肾小球肾炎。由于 IIF 检测 p-ANCA 容易出现假阳性，临床上应采用纯化的 MPO 为抗原，ELISA 法检测 p-ANCA，即 MPO-ANCA。通过抗原特异性 ELISA 检测 p-ANCA 的主要靶抗原髓过氧化物酶（MPO）及 c-ANCA 的主要靶抗原蛋白酶 3（PR3），ANCA 检测的敏感性及特异性得到了提高。比较 p-ANCA 和 c-ANCA 两组患者临床表现和肺、肾损害无明显差异。MPA 的 MPO-ANCA 阳性率约为 50%，PR3-ANCA 阳性率约为 40%，约 10% ANCA 阴性；韦格纳肉芽肿 PR3-ANCA 阳性率约为 75%，MPO-ANCA 阳性率约为 20%，约 5% ANCA 阴性；变应性肉芽肿性血管炎 MPO-ANCA 阳性率约为 60%，PR3-ANCA 阳性率约为 10%，约 30% ANCA 阴性。MPO-ANCA 对 MPA 的诊断有重要意义，但 MPO-ANCA 对 MPA 的诊断特异性不似 PR3-ANCA 对韦格纳肉芽肿的诊断特异性高。本病例 MPO（＋＋＋），MPO-ANCA 定量 200RU/ml，结合临床上有组织缺血及广泛炎症所致的全身表现，即应拟诊为 MPA。

（4）病理学：MPA 的病理学特征主要是节段性纤维素样坏死，血管壁及其周围有嗜中性粒细胞浸润。在肾主要表现为局灶性节段性坏死性肾小球肾炎，部分为新月体肾炎。免疫荧光检查一般无免疫复合物或仅有微量沉积。在肺的组织学特征为肺泡间质中性粒细胞浸润以及继之出现的纤维素样坏死，导致肺泡毛细血管膜的完整性破坏，中性粒细胞和红细胞漏出到肺泡腔内。毛细血管和小静脉血栓常见。血管壁多无或很少有免疫复合物沉积。几乎 100% 的 MPA 累及肾小球，主要表现为急进型肾小球肾炎，患者出现血尿、蛋白尿，血肌酐、尿素氮升高，不经治疗迅速发展为肾衰竭。高血压并不多见。很少会发展为肾病综合征，肾血管造影通常正常。

（5）诊断：诊断靠病史、体格检查、实验室检查和活体组织检查综合判断。肾活检对鉴别结节性多动脉炎及显微镜下多血管炎有重要意义。MPA 的较特异的诊断标准：①活检证实小血管坏死性血管炎和（或）肾小球肾炎，无/单免疫复合物沉积；②大于一个系统活检证实有小到中等血管血管炎或可相当的肾小球肾炎的指标；③无活检或可相当的证据证实有呼吸系统肉芽肿形成。此外，MPA 和韦格纳肉芽肿这两种单免疫复合物小血管炎有着密切的联系，部分 MPA 患者最后转化为韦格纳肉芽肿。在一项 64 例 MPA 的研究中，6 例（9.4%）分别在随访 20～72 个月后转化为韦格纳肉芽肿。目前 MPA 公认的诊断标准见表 47-1。

**表 47-1　显微镜下多血管炎的诊断标准**

1. 症状

（1）急进型肾小球肾炎

（2）肺出血

（3）其他器官的症状：紫癜、皮下出血、胃肠道出血和多发性神经炎

2. 组织学发现：小动脉、毛细血管、小静脉以及血管周围炎性细胞浸润

3. 实验室检查

（1）MPO-ANCA 阳性

（2）CRP 阳性

（3）蛋白尿、血尿、血尿素氮和血肌酐增加

**诊断**

1. 确诊

（1）2 项或 2 项以上症状，阳性的组织学发现

（2）2 项或 2 项以上症状，包括第一项症状和第二项症状，MPO-ANCA 阳性

2. 可能诊断

（1）3 项症状阳性

（2）1 项症状阳性和 MPO-ANCA 阳性

2. 关于治疗 应用糖皮质激素和免疫抑制剂治疗 MPA 已得到充分肯定，但治疗的剂量和时机的关系有待于进一步讨论。临床上应该根据 MPA 病变部位、疾病的阶段性、严重程度和有无并发症决定治疗方案。皮质激素制剂是治疗本病的首选药物，环磷酰胺对诱发缓解有肯定疗效。轻症患者在尚无器官功能不全时可以单用泼尼松治疗，初始剂量为每日 1.0mg/kg，3~4 周后逐渐减量至原用半量，维持 3 周后，病情稳定则继续缓慢减量，速度更慢，至 10mg/d 后长期维持或隔日服用，至少一年或更长时间。对于急、重症患者，可将口服结合甲基泼尼松龙静脉冲击治疗，每天 15mg/kg，连续 3 天。

因本病预后差，故更值得考虑肾上腺皮质激素与环磷酰胺联合治疗。如果患者单用泼尼松治疗 1 个月未见改善，对激素制剂有抗药性者，或者在激素减量时病情复发、器官功能恶化，或暴发性全身血管炎，应采用泼尼松 + 环磷酰胺联合治疗。环磷酰胺剂量为 2.0mg/（kg·d）口服，或 200mg 隔日静脉给药，或 400mg 每周静脉给药，剂量调整按血白细胞计数维持在（3.0~5.0）×10$^9$/L 为宜，至病情缓解。以后根据患者情况减量维持，但是用药时间至少一年或更长时间。环磷酰胺也可静脉冲击治疗。尽管环磷酰胺的累积总量以及疗程与肿瘤的发生并没有明确的相关性，但是累积总量超过 100g 的患者有肿瘤的好发趋势。

## 专家点评

MPA 的临床表现复杂，肺部病变是 MPA 常见的临床表现之一，需与各种感染性疾病，如感染性心内膜炎、原发性腹膜炎、消化性溃疡、胰腺炎、多发性神经炎、引起肺泡出血的各种疾病、肾小球肾炎、结节性多动脉炎和肺肾血管炎综合征等疾病相鉴别。累及肺部时，需要与各种引起肺部弥漫性病变的疾病相鉴别。在明确为坏死性血管炎后，应根据各种血管炎的特征，结合病理组织学特征和相应的辅助检查作出诊断。临床上有组织缺血及广泛炎症所致的全身表现，MPO-ANCA 阳性，即应疑诊 MPA，尽快进行各项检查，综合作出正确判断。

临床医师对于 MPA 的认识程度直接影响到患者确诊的进程，关系到掌握治疗时机。影响到 MPA 患者预后的最主要因素是早期诊断、早期治疗。MPA 患者出现严重的肾功能衰竭时，预后就很差。比较确诊时血肌酐 >500mmol/L 和 <500mmol/L 两组患者，前者死亡率 47%，后者 15%。说明早期治疗的重要性。

（蔡柏蔷）

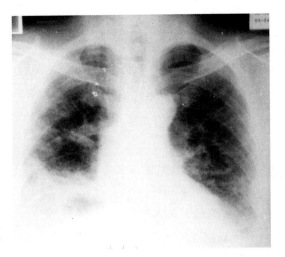

图 47-1　胸部 X 线片示肺部容积减少，双下肺密度增高阴影呈磨玻璃样改变，以右下肺明显

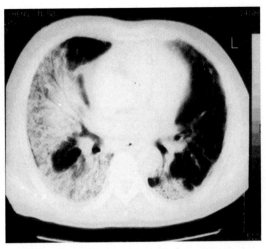

图 47-2　CT 示双肺弥漫性病变，呈磨玻璃样，以右肺明显，肺泡内有填充性改变

## 参 考 文 献

[1] Harper J, Savage COS. Pathogenesis of ANCA-associated systemic vasculitis. J Pathol, 2000, 190：349－359

[2] Jennette JC, Thomas DB, Falk RJ. Microscopic polyangiitis (microscopic polyarteritis). Semin Diagn Pathol, 2001, 18：3－13

[3] Irvine AD, Bruce IN, Walsh MA, et al. Microscopic polyangiitis. Delineation of a cutaneous-limited variant associated with antimyeloperoxidase autoantibody. Arch Dermatol, 1997, 133：474－477

[4] Groupe d'Etudes et de Recherche sur les Maladies "Orphelines" Pulmonaries (GERM "O" P). Microscopic polyangiitis with alveolar hemorrhage. A study of 29 cases and review of the literature. Medicine (Baltimore), 2000, 79：222－233

[5] Gayraud M, Guillevin L, Ie Toumelin P, et al. Long-term followup of polyarteritis nodosa, microscopic polyangiitis, and Churg-Strauss syndrome：analysis of four perspective trials including 278 patients. Arthritis Rheum, 2001, 44：666－675

[6] Lauque D, Cadranel J, Lazor R, et al. Microscopic polyangiitis with alveolar hemorrhage. Medicine 2000, 79：222－233

[7] Ozaki S. ANCA-associated Vasculitis：Diagnostic and Therapeutic Strategy. Allergology International. 2007, 56：87－96

[8] 李俊，蔡柏蔷. 29 例显微镜下多血管炎患者肺部病变特点. 中国实用内科杂志，2008，28（11）：959－962

# 病例 48  左下肢肿胀 3 天，呼吸困难、喘憋 1 天
## ——急性肺血栓栓塞

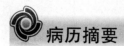 **病历摘要**

患者男性，74 岁，因左下肢肿胀 3 天，呼吸困难、喘憋 1 天入院。

患者于 2004 年 10 月 15 日在连续硬膜外麻醉下行双侧腹股沟斜疝无张力修补术。术后约 1 周出现左下肢肿胀、疼痛。双下肢超声探查：左侧股浅、深股静脉及股总静脉血栓形成，给予低分子肝素钙（fraxiparine，速碧林）6150U（0.6ml），q12h 皮下注射。10 月 25 日无明显诱因出现呼吸困难，喘憋。

**入院查体：** BP 120/90mmHg。一般状况可，双肺呼吸音清，未闻及干、湿啰音，心率 72 次/分，心律齐，$P_2 > A_2$，心界不大，腹软，肝脾肋下未及，左下肢周径上、下为 44.5cm、35cm，右下肢周径为 43cm、33cm。

**实验室检查：** 血气分析：pH 7.438，$PaO_2$ 71.2mmHg，$PaCO_2$ 31.5mmHg。

**影像学检查：** CTPA-CTV（CT 肺动脉 – 静脉造影）示双侧肺动脉内多发肺血栓栓塞（图 48-1，图 48-2），下腔静脉、股静脉、左胫后和腓后静脉内血栓形成（图 48-3）。

**诊断：** 急性肺血栓栓塞

**治疗方案：** 患者于 2004 年 10 月 22 日出现左下肢肿胀，双下肢彩超提示下腔静脉、深静脉及股总静脉血栓形成，即给予低分子肝素钙（速碧林）6150U，q12h 皮下注射。10 月 25 日经 CTVPA 检查发现双侧肺动脉内多发肺血栓栓塞，左股浅静脉、股静脉、左胫后和腓后静脉内血栓形成，遂行下腔静脉滤器置入术。术后给予肝素连续静脉注射。剂量为 7U/（kg·h）。根据 APTT 调节肝素注射剂量，于 10 月 27 日开始给予华法林 3mg/d，停用连续静脉注射普通肝素，给予速碧林 6125U q12h 皮下注射。1 周后停用低分子肝素（速碧林）治疗，继续口服华法林 3mg/d。以后根据 APTT 调整华法林剂量。

**随访：** 出院后每周来医院随诊，复查 APTT，并调整华法林剂量。由于患者已经行下腔静脉滤器置入术，终身将服用华法林。

**讨论与分析**

1. 关于下肢深静脉血栓诊断　肺血栓栓塞（pulmonary thromboembolism，PTE，以下简

称肺栓塞）是肺动脉或肺动脉某一分支被血栓堵塞而引起的病理过程，是许多疾病的一种严重并发症。临床上最常见的血栓是来自下肢深静脉及盆腔静脉。栓塞后如肺组织产生严重的血供障碍，可发生坏死，则称为肺梗死。肺栓塞大多数是由发生在下肢周围静脉，包括股静脉、腘静脉和腓肠肌深静脉中的深静脉血栓（deep venous thrombosis，DVT）所致，故深静脉血栓形成往往是肺栓塞的前兆。临床上静脉血栓栓塞（venous thromboembolism，VTE）是一种复杂的血管疾病，其发病机制多种多样，代表了包括深静脉血栓和肺血栓栓塞二大类疾病。目前认为，肺栓塞只是深静脉血栓的并发症，肺栓塞的原发病则是深静脉血栓形成。约 30% 的 DVT 患者可发生有症状的肺栓塞。如果将无症状的肺栓塞也统计在内，则 50%～60% 的 DVT 患者可发生肺栓塞。北京协和医院 103 例 DVT 病例中，合并肺栓塞者达 46 例，发生率为 45%。另一方面，82% 的肺栓塞患者可发现有 DVT。本例患者先出现左下肢深静脉血栓的症状和体征，随后再发生急性肺血栓栓塞。

临床上如要正确诊断肺栓塞，则必须认识 DVT 的临床表现和了解相关实验室检查，认识 DVT 形成的危险因素，预防 DVT 的形成和及时治疗 DVT，可以避免或减少肺栓塞发生的可能。此外，及时诊断 DVT，也有助于肺栓塞的诊断。

（1）深静脉血栓形成的危险因素：①长期卧床：尤其在老年患者中，其 DVT 的危险性增加。如有创伤、外科手术则血栓栓塞的危险性可显著增加；②外科手术：大部分的术后 DVT 都发生在腓肠肌静脉，腓肠肌的静脉分支丛内有利于血栓形成。本例患者在外科手术后发生左下肢 DVT；③恶性肿瘤：临床上患有恶性肿瘤的患者也有发生血栓形成的高度危险性。各种癌症增加了血栓发生的危险性，尤其肺癌伴随 DVT 的发生率最高；④妊娠和口服避孕药：孕妇中血栓栓塞性疾病的发生率比同年龄中非妊娠妇女高 7 倍。妊娠后三个月和分娩期，孕妇常常有下肢静脉压迫、静脉扩张、血小板增多、血小板黏附性增加等均为血栓形成诱发因素。口服避孕药的妇女有较高的血栓栓塞性疾病发生率，其危险性与制剂中雌激素剂量有关；⑤免疫系统异常：抗心磷脂抗体综合征（antiphospholipid antibody syndrome）患者的动脉和静脉系统有易发生血栓形成的危险性。

（2）深静脉血栓形成的临床表现：临床上造成肺栓塞的大部分血栓，绝大多数来自下肢的深静脉。只有小部分患者的血栓来自骨盆、右心室和上肢静脉。下肢 DVT 大都发生在腓肠肌静脉和腘静脉内，局部有疼痛，站立或行走时明显加重，患肢肿胀，腓肠肌、腘部及腹股沟内侧可有压痛。Homan 征阳性（即伸直患肢，将踝关节急速背曲，可引起腓肠肌疼痛）。当血栓延伸到股、髂静脉时，疼痛加重，伴凹陷性水肿，股静脉处可摸到一条有压痛的束状物。表 49-1 总结了可疑 DVT 形成的临床征象，并分析了其主要危险因素和次要危险因素，提出了 DVT 高度可能性和低度可能性的区分方法。但是仍需注意，60% 以上的患者临床查体可完全正常，无阳性体征，必须通过实验室检查来诊断。

（3）下肢静脉血栓的检查：临床实践表明，如果没有适当的检查，单凭病史和临床症状诊断下肢 DVT 形成是不可能的。目前常用的 DVT 检查方法有下肢静脉造影（CV）、CT 静脉造影（CTV）、多普勒超声检查（DUS）、磁共振静脉成像（MRV）、静脉电阻抗图像法（IPG）和下肢静脉核素造影（RDV）等。这些方法可分为创伤性和无创伤性方法两大类，二类方法各有利弊，临床选择时取决于患者的病情及需要解决的问题。通常对于有症状的 DVT，CTV、MRV、DUS 和 IPG 是可靠的检查方法；而对于无症状的 DVT，DUS 和 IPG 检查的可靠性较低。当今，CV 仍是诊断 DVT 的金标准。

**表 49-1　可疑深静脉血栓形成**

**1. 主要危险因素**

活动期癌症（尚未治疗，或姑息治疗中）

瘫痪、轻瘫、下肢或足部近期内石膏固定术后而不能活动

近期内卧床休息 3 天以上，或 4 周内有外科手术史

深静脉系统分布周围有局限压痛

股部和腓肠肌部位肿胀（应测量）

腓肠肌部位肿胀比对侧超过 3cm（测定部位于胫骨粗隆下 10cm）

深静脉血栓形成的明显家族史（家族中二代以上的人群患有深静脉血栓形成）

**2. 次要危险因素**

下肢近期内创伤史（60 天内）

可凹陷水肿（有症状的肢体），下肢浅表静脉扩张（并非静脉曲张）

红斑

6 个月内有住院史

**深静脉血栓形成的临床可能性：**

（1）高度可能性

　　>3 个主要因素，并且无其他可能选择的诊断

　　>2 个主要因素，>2 个次要因素，并且无其他可选择的诊断

（2）低度可能性

　　1 个主要因素，>2 个次要因素，另有一个可选择的诊断

　　1 个主要因素，>1 个次要因素，无其他可选择的诊断

　　无主要因素，>3 个次要因素，另有一个可选择的诊断

　　无主要因素，>2 个次要因素，无其他可选择的诊断

　　CT 静脉造影（computed tomo-venogrphy，CTV）是近年来出现的 DVT 诊断方法，通常在静脉注射造影剂时行螺旋 CT 或多排 CT 肺动脉造影（CTPA）后进行 CTV 检查。一般无需再次注射造影剂，并且可同时行肺动脉、腹部、盆腔和下肢深静脉检查，以明确有无肺栓塞及 DVT。检查快捷，操作简便，且与 CV、多普勒超声血管等检查有良好的可比性，敏感性和特异性均在 90% 以上。现在已经成为诊断 DVT 的常用方法。尤其对于肺部症状不明显的 PTE 或仅有下肢 DVT 的患者，能及早发现下肢 DVT 并开始抗凝治疗。本例患者是在进行 CTVPA 时，显示左股浅静脉、股深静脉、左胫后腓后静脉干血栓形成。CTV 和 CTPA 同时完成，快速、简便，同时准确诊断 DVT 和 PTE。

　　2. 关于肺血栓栓塞的诊断

（1）肺血栓栓塞的临床表现

1）症状：①呼吸困难及气短：为肺栓塞最重要的临床症状。可伴发绀。呼吸困难的程度和持续时间的长短与栓子的大小有关。本例患者首先出现的症状为呼吸困难、喘憋；②胸痛：常为钝痛，较大的栓塞可有夹板感。若表现为胸骨后压迫性痛，可能为肺动脉高压、或右心室缺血所致。冠状动脉供血不足，也常可发生心肌梗死样疼痛。有时因栓塞部位附近的胸膜有纤维素性炎症，产生与呼吸有关的胸膜性疼痛；③晕厥：往往提示有大的肺栓塞存在，发作时均可伴脑供血不足。此时应与中枢神经系统疾病相鉴别；④咯血：当有肺梗死或充血性肺不张时，可有咯血，均为小量咯血，每次数口到 20 ~ 30ml；⑤休克：约 10% 患者发生休克，均为巨大栓塞，常伴肺动脉反射性痉挛，可致心排出量急骤下降，血压下降，患者常有大汗淋漓、焦虑等，严重者可猝死；⑥其他：如室上性心动过速、充血性心力衰竭突然发作或加重。慢性阻塞性肺部疾病恶化，过度通气等。

2）体征：①肺部体征：发生肺栓塞后因肺不张、心力衰竭、肺泡表面活性物质丧失致肺不张及肺毛细血管渗透性改变，常可闻及细湿啰音。神经反射及介质作用可引起小支气管的痉挛、间质水肿等，使肺部出现哮鸣音。当有胸腔积液，或闻及胸膜摩擦音时，常提示有肺梗死；②心脏体征：心动过速往往是肺栓塞的唯一及持续的体征。大块肺栓塞时，于胸骨左缘闻及右心室奔马律、三尖瓣关闭不全杂音，吸气时增强。心界向右扩大，肺动脉瓣区第二音亢进及分裂；③肺栓塞后的非特异临床表现：肺栓塞后发热较为常见，早期可有高热（>39℃），低热可持续 1 周或 1 周以上；弥散性血管内凝血（DIC）；急性腹痛，如有膈肌胸膜炎或充血性脏器肿大时可伴有急性腹痛；④肺梗死后综合征：一般发生肺栓塞后 5 ~ 15 天可出现类似心肌梗死后综合征，如心包炎、发热、胸骨后疼痛、胸膜炎、白细胞增多及红细胞沉降率增快等。

（2）肺血栓栓塞的实验室检查

1）一般项目：肺栓塞时，白细胞、红细胞沉降率、乳酸脱氢酶、CPK、SGOT、胆红素可有升高，但对肺栓塞的诊断无特异性。而心肌酶谱明显增高则有利于肺栓塞与急性心肌梗死的鉴别诊断。

2）血气分析：发生肺栓塞后常有低氧血症。$PaO_2$ 平均为 8.3kPa（62mmHg）。仅有 9% 肺栓塞患者显示 $PaO_2$ > 10.7kPa（80mmHg）。原有心肺疾病的患者发生肺栓塞后，其 $PaO_2$ 更低。但是 $PaO_2$ 无特异性，如无低氧血症也不能排除肺栓塞。

3）心电图：表现为急性右心室扩张和肺动脉高压，心电轴显著右偏、极度顺钟向转位、不完全或完全性右束支传导阻滞及有典型的 S I Q III T III 波型（I 导联 S 波深、III 导联 Q 波显著和 T 波倒置），有时出现肺性 P 波，或肺 - 冠状动脉反射所致的心肌缺血表现，如 ST 段抬高或压低的异常。

4）胸部 X 线片：①浸润阴影：是肺出血、水肿所造成，为圆形或密度高低不等的片状影，呈非节段性分布，多数分布两肺下叶，以右侧多见，并好发于后基底段；②局限性或普遍性肺血流减少：当一个较大的肺叶或肺段动脉栓塞时，X 线表现为阻塞区域的肺纹理减少，以及局限性肺野的透亮度增加；③肺梗死时的 X 征象：一般于栓塞后 12 小时至 1 周出现突变阴影，典型的形态为楔状或截断的圆锥体，位于肺的外周，底部与胸膜相接，顶部指向肺门，以下肺肋膈角区多见；④肺动脉高压征象：由于较大的肺动脉或较多肺动脉分支发生栓塞使未被栓塞的肺动脉内血流量突然增加，高度充血及扩张。尤其在连续观察下，若右下肺动脉逐渐增粗，横径 >15mm，则诊断意义更大；⑤心脏改变：一般少见，只有广泛的肺小动脉栓塞时，才有急性肺源性心脏病改变，如右侧心影扩大，伴上腔静脉及奇静脉增宽；⑥一侧或双侧膈肌抬高及胸膜反应：发生肺栓塞后患侧膈肌固定和升高较为有意义，可有胸膜增厚、粘连、或少量胸腔积液；有时有盘状肺不张。

5）CT 肺动脉造影（CTPA）：CTPA 的临床应用在肺栓塞的诊断过程中出现了一个革命性的变化。CTPA 现在日益应用普遍，其优于肺通气/灌注扫描，已逐渐取代其他影像学检查。CTPA 的定量分析与肺栓塞的临床严重程度相关性很好。如果临床上能除外肺栓塞，则 CTPA 也能有助于诊断其他疾病。

CTPA 检查时，从静脉注入造影剂，即非离子碘水溶液优维显，12 ~ 15 秒后主动脉弓到膈上方进行扫描，3 ~ 4 分钟后检查腓肠肌至膈肌下缘，无需再从静脉注入造影剂；通常一次检查同时获得肺动脉情况（CTPA）和深静脉情况（CTV），从而简化诊断过程，提高 PTE 和 DVT 的诊断率。一般而言，CTPA 创伤小，除碘过敏者外，几乎所有患者均能耐受该项检查，特别是急诊和重症患者，也适用于老年和儿童患者。研究表明，16 排螺旋 CT 能很好显示腓肠肌静脉、髂静脉和下腔静脉内血栓，并可以评价下腔静脉滤网情况。CTPA 的特异性 99%，敏感性 86%。

肺栓塞的直接 CTPA 征象为：①部分性血栓栓塞：血栓游离于血管腔内，周围有造影剂环绕，在 CT 扫描图上呈圆形低密度影。如与扫描层平行可呈轨道状充盈缺损，斜行时呈偏心缺损。此种表现多为急性肺动脉栓塞；②完全性血栓栓塞：其远端血管不显影；管腔被栓子完全阻塞呈杯口状、不规则的圆柱状或斜坡状；③环状附壁血栓：表现为附壁性充盈缺损，栓子的内侧呈环形凹向或凸向血流，血栓附着于血管壁上，与血管呈钝角，尤其好发于血管分叉处，为亚急性或慢性栓塞表现。本病例 CTPA 征象明确显示双侧肺动脉内多发肺血栓栓塞，为迅速诊断急性肺动脉血栓栓塞提供了直接依据。

肺栓塞的 CTPA 间断征象为：①肺梗死：表现为楔形高密度影，周缘呈磨玻璃样渗出，尖端与相应阻塞的肺动脉相连，基底靠近胸膜；②肺动脉高压：中心肺动脉扩张；③肺动脉栓塞部位明显扩张，在肺窗内较易分别，周围分支显著纤细，构成"残根征"；④心脏增大：右心房和右心室扩大，右心功能不全；⑤胸腔积液：多发生于肺梗死同侧。

与放射性核素扫描相比较，CTPA 的优点：①检查迅速；②在肺栓塞除外后，能提供其他诊断；③较容易安排进行紧急检查；在怀疑有肺栓塞的患者中 CTPA 可作为首选影像学检查方法；④质量高的 CTPA 检查，如果阴性，可以不再需要做其他检查，也不需要进行肺栓塞的临床治疗；⑤CTPA 能可靠地诊断大面积肺栓塞。

2003 年英国胸科学会（BTS）在肺栓塞指南中指出，大面积肺栓塞应该在 1 小时内进行影像学检查，非大面积肺栓塞应该在 24 小时进行检查。

6）超声心动：①心腔内径改变：右心增大尤以右心室（RV）增大显著；②室壁运动异常：室间隔运动异常，表现为左心室后壁的同向运动，其幅度显著大于其他原因造成的室间隔异常运动，随呼吸变化幅度增大；③三尖瓣环扩张伴少至中量的三尖瓣反流；④肺动脉高压；⑤直接检出肺动脉内栓子并评估其位置、阻塞程度、累及范围有利于制定治疗方案，但超声心动检出率较低。

7）肺通气及灌注（V/Q）显像：肺通气/灌注显像结果可分为正常、低度可能、中度可能和高度可能性。正常和低度可能性者基本可除外肺栓塞，高度可能性者 PTE 的可能 > 90%。同时 V/Q 显像可为选择性肺动脉造影指示病变部位。2003 年英国胸科学会（BTS）在肺栓塞指南中指出，肺 V/Q 显像可用于：①胸部 X 线检查正常的患者；②目前患者无明显的心肺疾病症状；③如果 V/Q 显像结果无诊断意义，往往需要其他影像学检查；④V/Q 显像正常，可以除外肺栓塞。

8）肺动脉造影：选择性 CPA 是目前诊断肺栓塞最正确、可靠的方法，阳性率高达 85%~90%，可以确定阻塞的部位及范围。肺动脉造影的 X 线征象：①血管腔内充盈缺损：肺动脉内有充盈缺损或血管中断对诊断 PTE 最有意义；②肺动脉截断现象：为栓子完全阻塞一支肺动脉后造成；③某一肺区血流减少，一支肺动脉完全阻塞后，远端肺野无血流灌注，局限性肺叶、肺段血管纹理减少或呈剪枝征象；④肺血流不对称：栓子造成不完全阻塞后，造影过程中动脉期延长，肺静脉的充盈和排空延迟。

3. 关于治疗

（1）抗凝治疗：常用抗凝药物有肝素和华法林。开始口服抗凝剂华法林之前，须给予肝素治疗。起始单独应用口服抗凝剂无效或更危险。

1）肝素疗法：对于临床上高度可能肺栓塞病例，如无抗凝绝对禁忌证，在影像学检查之前，就应立即给予肝素治疗。①持续静脉内输液效果最好，出血并发症也减少。首次应给予一个初始负荷剂量（2000~5000U）静脉内冲入。2~4 小时后开始标准疗法，每小时滴入 1000U，或以 18U/（kg·h）持续静脉滴注，由输液泵控制滴速，每日总量约为 25000U。如按体重计算：则最初肝素的冲击负荷剂量为 80U/kg，随后维持剂量为：18U/（kg·h）；②间歇静脉注射：每 4 小时（5000U 肝素）或每 6 小时（7500U 肝素）静脉内给肝素 1 次，每日总量为 36000U；③间歇皮下注射：每 4 小时（5000U）、每 8 小时（10000U）、每 12 小时（20000U）皮下注射 1 次肝素，必须避免肌内注射，以防发生血肿。肝素一般连续使用 7~10 天。肝素抗凝治疗的主要并发症是出血，出血部位常见于皮肤、插管处，其次胃肠道、腹膜后间隙或颅内。

2）低分子量肝素（LMWH）：可与 AT-Ⅲ相结合而产生抗凝作用。因 LMWH 对因子 Xa 比凝血酶有较高的亲和力，故不影响 APTT。LMWH 经皮下注射后有相当高的生物利用度，血清半衰期也较长，可产生预期抗凝反应。而且出血的并发症也较少。

3）维生素 K 拮抗剂：防止复发性血栓栓塞是肺栓塞治疗中很重要的问题，一般在应用肝素3~7天后或达到治疗性APTT水平后，目标国际标准化比值（INR）为2.0~3.0；一旦达到，肝素可以停用（无论是应用普通肝素还是LMWH），此时都应开始口服抗凝剂。华法林（warfarin，苄丙酮香豆素钠）每日剂量2.5~5mg。口服抗凝剂维持量均根据凝血酶原活动度调节，使其保持在20%~30%，或使凝血酶原时间保持为对照值的1.5~2.5倍，国际标准化比值（INR）为2.0~3.0。因口服抗凝剂发挥治疗作用需3~5天，故需与肝素合用数天，直到口服抗凝剂起作用，才停用肝素。一般口服抗凝剂需持续6周~6个月不等。标准治疗时间：①短暂危险因素者4~6周；②首次非特异因素者3个月；③其他至少6个月；如果栓塞危险因素继续存在，则需长期使用抗凝治疗。

（2）溶血栓治疗

1）适应证：主要用于大面积肺栓塞、肺血管床阻塞50%以上，或伴有低血压患者。肺栓塞发生少于14日内溶栓疗法较为理想。对于非大面积肺栓塞，溶栓治疗不应作为一线治疗。

2）禁忌证：①绝对禁忌证：患有活动性出血及颅内新生物；近2个月内有过脑卒中或颅内手术史。对大面积肺栓塞和休克患者则无绝对禁忌证；②相对禁忌证：近2周内有大手术、分娩或创伤；近10日内做过活检或创伤检查，如腰穿、胸腔穿刺等；妊娠、心房纤颤、近期内链球菌感染、胃肠道溃疡病、出血体质等。

3）急性肺栓塞的溶血栓治疗方案见表48-2。

表48-2 急性肺栓塞的溶血栓治疗方案（美国FDA批准）

| 溶栓药物 | 方　案 | 批准时间 |
|---|---|---|
| 链激酶（streptokinase，SK） | 25万U静脉注射（负荷量，注射时间>30分钟）；随后10万U/h，共24小时 | 1977年 |
| 尿激酶（urokinase，UK） | 4400U/kg静脉注射（负荷量，注射时间>10分钟）；随后4400U/（kg·h），共12~24小时 | 1978年 |
| 重组组织型纤维蛋白溶酶原激活剂（rt-PA） | 100mg静脉注射，注射时间>2小时 | 1999年 |

（3）应用下腔静脉滤器的适应证：①对有抗凝治疗禁忌的肺栓塞患者；②抗凝治疗得当但有严重出血或再发肺栓塞（尤其是中、重度肺动脉高压）危险的患者；③对高危患者（如与介入治疗或外科肺动脉血栓内膜剥脱术并用；中重度肺动脉高压，伴较高部位深静脉血栓形成者；矛盾性栓塞伴深静脉血栓形成的患者）；④髋关节骨折作紧急手术前，也可预防性使用下腔静脉滤器。如果应用可撤离的下腔静脉滤器，植入10~14天后静脉造影证明远端无血栓则可以撤除下腔静脉滤器。既往认为，下腔静脉滤器植入术对预防肺栓塞及防止再次发生肺栓塞是一种安全有效的方法。然而，1998年临床研究证实，下腔静脉滤器放置后12天有效，但是对短期和远期的病死率均无改善，而且下腔静脉滤器组2年内DVT的复发率明显增加。目前临床上对于下腔静脉滤器的放置已经不如以前积极。

## 专家点评

肺血栓栓塞的诊断比较困难，临床工作中易忽略及误诊，诊断过程中应注意以下几点：

1. 重视发生肺血栓栓塞的可能情况　①注意肺栓塞的危险因素：如外科手术、分娩、骨折、长期卧床、肿瘤、心脏病（尤其合并心房纤颤）、肥胖及下肢深静脉炎等。出现下肢无力、静脉曲张、不对称性下肢水肿；②警惕原有疾病突然变化，不能解释的呼吸困难加重、胸痛、咯血、发绀、心律失常、休克、昏厥、发作性或进行性充血性心力衰竭、慢性阻塞性肺疾病恶化、手术后肺炎或急性胸膜炎等症状；③不能解释的低热、红细胞沉降率增快、发绀、黄疸；④心力衰竭时对洋地黄制剂反应不好；⑤胸部 X 线片有圆形或楔形阴影，原因不明的肺动脉高压及右室肥大。

2. 临床和实验室诊断程序（图 48-4）

（1）常规实验室检查：如胸部 X 线片、心电图、血气分析、血液生化试验等检查，可为部分患者排除肺栓塞的诊断，而确诊为其他心肺疾病。

（2）CTPA，肺灌注和通气显像，如结果正常，则可除外肺栓塞。如灌注和通气显像不正常，可根据 PIOPED 标准进行判断。如不能诊断，可做下肢静脉血管造影（CV）、IPG、DUS 等以辅助诊断肺栓塞。

（3）肺动脉造影：经 CTPA、V/Q 显像后，还不能确诊的可疑患者应行肺动脉造影，可使其中 15%～50% 得到肺栓塞的诊断。疑大面积肺栓塞者或伴有明显的低氧血症和（或）低血压时，可直接作肺动脉造影。

1）非大面积肺栓塞的诊断程序：怀疑肺血栓栓塞时，应首先快速检测 D-二聚体，如 <500μg/L，可基本排除肺栓塞；如 >500μg/L，继续行下肢静脉超声检查，如有深静脉血栓形成，即可开始抗凝治疗；如下肢静脉超声检查无明显异常，应行肺通气/灌注显像，结果正常或接近正常者，不予治疗，肺血栓栓塞高度可能者，可做超声心动图检查，以观察右心室功能，并采取合理治疗（溶栓或抗凝）；不能确诊者，应行肺动脉造影检查。目前已应用 CTPA 替代肺通气/灌注显像和（或）肺动脉造影。但 CTPA 对肺段以下栓塞诊断有困难，需参考核素肺通气/灌注扫描结果，综合分析。

2）大面积肺栓塞的诊断程序：怀疑大面积肺栓塞时，由于存在休克或低血压，病情危重，应首先行超声心动检查，如为大面积肺栓塞，可显示肺动脉高压及右心室超负荷的征象；并可排除其他心血管疾病，如心脏压塞或主动脉夹层瘤。高度可疑肺血栓栓塞患者，可仅依据超声心动结果行溶栓治疗。若患者病情稳定，应根据患者既往有无心肺疾病情况选择肺通气/灌注显像和（或）CTPA 血管造影检查（包括电子束 CT、螺旋 CT 或多排 CT），以明确诊断。

　　3. 鉴别诊断　肺栓塞的临床表现非特异性，与其他许多疾病的临床表现相类似，故对临床已发现的可疑患者必须做进一步的鉴别诊断。

　　(1) 冠状动脉供血不足：约 19% 的肺栓塞患者可发生心绞痛，原因：①巨大栓塞时，心排出量明显下降，造成冠状动脉供血不足，心肌缺血；②右心室的压力升高，冠状动脉中可形成反常栓塞（或矛盾栓塞）。所以诊断冠状动脉供血不足时，如发现患者有肺栓塞的易发因素需考虑肺栓塞的可能性。

　　(2) 细菌性肺炎：可有与肺梗死相似的症状和体征，如呼吸困难、胸膜痛、咳嗽、咯血、心动过速、发热、发绀、低血压，胸部 X 线片也可相似。但肺炎有寒战、脓痰、菌血症等。

　　(3) 胸膜炎：约 1/3 的肺栓塞患者可发生胸腔积液，易被诊断为结核性胸膜炎。但是并发胸腔积液的肺栓塞患者缺少结核病的全身中毒症状，胸腔积液常为血性、量少，消失也快。

　　(4) 急性心肌梗死、降主动脉瘤破裂、夹层动脉瘤、急性左心衰竭、食管破裂、气胸、纵隔气肿等也可表现为剧烈的前胸痛，也应与肺栓塞仔细鉴别。

（蔡柏蔷）

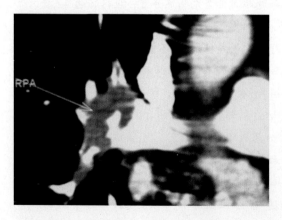

图 48-1　右侧肺动脉内多发肺血栓栓塞（箭头所指）

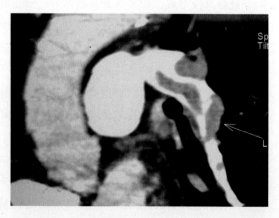

图 48-2　左侧肺动脉内多发肺血栓栓塞（箭头所指）

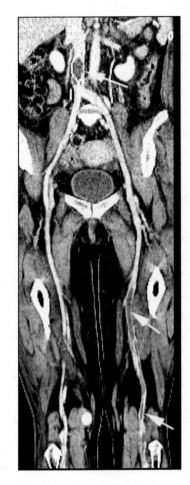

图 48-3 CT 静脉造影示下腔静脉、股静脉、左胫后和腓后静脉干血栓形成（箭头所指）

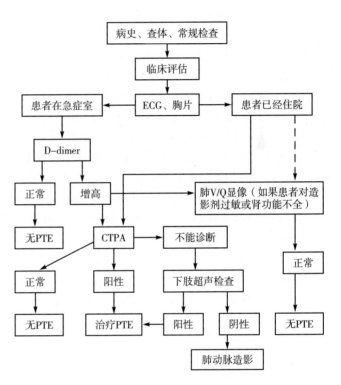

图 48-4 对临床症状提示有肺血栓栓塞可能的患者应进行的诊断程序

## 参 考 文 献

[1] 蔡柏蔷. 提高对深静脉血栓形成的认识. 中华内科杂志, 2000, 39（8）: 509 – 510

[2] 徐凌, 毕红霞, 蔡柏蔷, 等. 深静脉血栓形成 103 例临床分析. 中华内科杂志, 2000, 39（8）: 513 – 516

[3] 蔡柏蔷. 北京协和医院肺栓塞基础病因的变迁. 中华结核和呼吸杂志, 2001, 24（12）: 715 – 717

[4] 蔡柏蔷. 肺血栓栓塞症诊断和治疗的新进展. 世界医学杂志, 2002, 6（1）: 1 – 4

[5] 中华医学会呼吸病分会. 肺血栓栓塞症的诊断与治疗指南（草案）. 中华结核和呼吸杂志, 2001, 24（5）: 259 – 264

［6］ Task force on pulmonary embolism. European Society of Cardiology. Guidelines on diagnosis and management of acute pulmonary embolism. Euro Heart J. 2000, 21：1301 – 1336

［7］ BTS Guidelines：British thoracic society guidelines for the management of suspected acute pulmonary embolism. Thorax 2003, 58：470 – 484

［8］ Schoepf UJ, Costello P. CT angiography for diagnosis of pulmonary embolism：State of the art. Radiology 2004, 230（2）：329 – 337

［9］ 8. Goldhaber SZ. Pulmonary embolism. The Lancent 2004, 363：1295 – 1303

［10］ Qaseem A, Snow V, Barry P, et al. Current Diagnosis of Venous Thromboembolismin Primary Care：A Clinical Practice Guideline from the American Academy of Family Physicians and the American College of Physicians. Ann Fam Med 2007, 5：57 – 62

［11］ Segal J, Eng J, Tamariz LJ, et al. Review of the Evidence on Diagnosis of Deep Venous Thrombosis and Pulmonary Embolism. Ann Fam Med 2007, 5：63 – 73

［12］ Hirsh J, Guyatt G, Albers GW, et al. Antithrombotic and thrombolytic therapy：American College of Chest Physicians Evidence-Based Clinical Practice Guidelines（8th Edition）. Chest, 2008, 133：110S – 112S

［13］ Adam Torbicki, Chairperson, Arnaud Perrier, et al. Guidelines on the diagnosis and management of acute pulmonary embolism：The Task Force for the Diagnosis and Management of Acute Pulmonary Embolism of the European Society of Cardiology（ESC）. European Heart Journal, 2008, 29：2276 – 2315

［14］ Sanchez O, Planquette B and Meyer B. Update on acute pulmonary embolism. Eur Respir Rev 2009, 18：113, 137 – 147

［15］ Segal JB, Streiff MB, Hofmann LV, et al. Management of Venous Thromboembolism：A Systematic Review for a Practice Guideline. Ann Intern Med. 2007, 146：211 – 222

［16］ Todd JL, Tapson VF. Thrombolytic Therapy for Acute Pulmonary Embolism. Chest 2009, 135：1321 – 1329

# 病例 49　气短、发热、肺部阴影
## ——胰腺神经内分泌肿瘤、肺转移性腺癌、肺栓塞

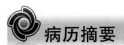 病历摘要

患者女性，50 岁，因咳嗽、气短 1 个月，伴发热 3 周于 2004 年 12 月 17 日入院。

患者入院前 1 个月无明显诱因出现咳嗽，为刺激性干咳，无痰，气短，活动后明显，可上 4 层楼，无发热、咳痰，无胸痛、咯血，未予重视。3 周前在上述症状基础上出现发热，T 38.1℃，以午后及傍晚为著，左侧下胸痛，深呼吸时明显，与体位变化无关，双腓肠肌疼痛，无下肢水肿，伴食欲减退，偶有盗汗，自服阿莫西林、头孢呋新钠无效，症状逐渐加重，12 月初就诊于当地医院，查血常规：WBC 正常，N 比例轻度升高；尿常规：少量红白细胞；肝功转氨酶轻度升高；ESR 90mm/lh；ECG、超声心动图正常；超声：左侧胸腔积液 1.0cm；CT（12 月 1 日）示左下肺近胸膜片状高密度影，胸膜局部增厚粘连，予头孢曲松钠、左氧氟沙星规律抗感染，症状无明显好转，体温高峰 37.8℃，近一周不规律用地塞米松 2～10mg 不等，患者感气短较前明显，轻微日常活动后即出现，12 月 13 日胸部 CT 双下肺近胸膜片状高密度影（图 49-1），为进一步诊治入院。

**既往史：**慢性鼻炎，半年前眼睑、双下肢水肿史，抗感染治疗后缓解，否认哮喘史、避孕药服用史。

**入院查体：**浅表淋巴结不大，唇无发绀，双肺呼吸音清，双下肺湿啰音，心律齐，各瓣膜区未闻及杂音，腹软，无压痛，无关节红肿、压痛，肌力正常，左腓肠肌轻握痛，双下肢不肿，髌下 10cm 周径均为 29.5cm。

**诊治经过：**入院后查血常规：WBC、N 轻度升高，嗜酸性粒细胞正常，Hb 轻度降低，PLT 正常。尿常规：PRO 阴性，BLD TRACE，沉渣：正常形态×1，异常形态×1。肝肾功能：ALT 90～411U/L，AST 82～310U/L，ALB 2.8～3.5g/dl，ALP 232～348U/L，GGT 287～411U/L，CRP 10.4mg/dl，PT＋A：PT、APTT 正常。补体：CH50 63.9U/ml，C4 156mg/dl；蛋白电泳：ALB 48.7%，$\alpha_1$ 6.1%，$\alpha_2$ 17.1%，$\gamma$ 正常，PPD（＋＋）。病原：痰培养、抗酸染色、真菌涂片（－），血培养（－）×2，乙肝五项（－），抗 HCV（－），抗 CMV IgG 1：128，支原体 IgG 1：64、衣原体抗体（－）。免疫指标：Ig 正常，ANA、抗 dsDNA、抗 ENA（－），自身抗体、RF、ACL（－）；血气分析：$PaCO_2$ 48.2mmHg，$PaO_2$ 114mmHg（吸氧 3L/min）。CXR 示双肺纹理粗乱，右下片影，散在钙化灶；CT 示双下肺近

胸膜斑片影，较前增多（图49-1）；支气管镜未见明显异常，BALF、毛刷病原（－），真菌培养、涂片、抗酸染色（－）；TBLB：胶原增多，肺泡上皮细胞增生。腹部及盆腔超声：肝囊肿，双肾、子宫、双附件未见异常，ECG：Ⅱ、Ⅲ、aVF、$V_4 \sim V_6$ 低平、倒置。超声心动图示肺动脉压44mmHg。

入院后患者发热，T 39℃，咳嗽、少许白痰，气短明显，低氧血症，予左氧氟沙星片（可乐必妥）抗感染治疗无效，因未明确诊断、病情进展快，不除外血管炎，2004年12月24日予甲基泼尼松龙 80mg/d×3 天。复查血常规：WBC（14.88～15）×$10^9$/L，N 88%～92%，CA199＞5000U/ml，CA242＞200U/ml。12月27日肺 V/Q 显像示肺栓塞。深静脉彩超：未见下肢深静脉血栓形成。临床高度怀疑肺栓塞，予低分子肝素钙（fraxiparine，速碧林）抗凝，6150U（0.6ml）ih q12h，12月30日加用华法林 3mg qd，12月27日始予头孢哌酮钠舒巴坦钠＋阿奇霉素抗感染治疗。

12月23日行 CT 引导下经皮肺穿刺活检，病理报告：较多脉管内见腺癌癌栓，不除外转移癌。经皮肺穿刺后少量气胸（图49-1）。2005年1月18日胰腺薄扫＋肝脏增强：胰腺形态如常，实质内未见异常密度影，增强后胰腺实质强化均匀，肝内多发小囊肿。盆腔CT未见占位性改变。头颅 MRI 未见明显异常。骨扫描：右侧肋骨放射性分布欠均匀，左第4前肋可见异常放射性稍增高点。生长抑素受体显像提示胰腺神经内分泌肿瘤。患者自2005年1月13日开始接受多程正规化疗，临床症状及肺部病变明显好转。

**诊断：** 胰腺神经内分泌肿瘤

　　　　肺内转移性腺癌

　　　　肺栓塞

　　　　肺梗死

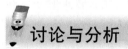

## 讨论与分析

患者为中年女性，病程1个月，主要表现为咳嗽、气短、午后发热，伴盗汗，影像学示双侧靠近胸膜处有高密度斑片状影，以右下肺为重，症状及影像学改变成进行性加重。临床诊断首先考虑感染，但正规的抗感染治疗效果不明显，近期尚有加重的表现，且患者有发热、盗汗、红细胞沉降率快等结核中毒症状，需警惕结核的可能，还需除外其他非典型菌的感染。另外，需考虑间质性肺炎，虽影像学不典型，但仍提示间质病变；患者为中年女性，发热，红细胞沉降率增快，有肝脏损害、尿中红白细胞等多系统受损的表现，需警惕CTD引起的肺间质病变的可能。患者病情进展快，但肺内病变不能解释严重低氧血症，需警惕DVT、肺栓塞，虽然患者无明确手术外伤、制动、服用避孕药等高危因素，但病程中曾有下肢肌肉疼痛、水肿等情况，需行相关检查予以明确。

本例患者最后经 V/Q 显像及肺穿刺活检病理均提示肺栓塞。结合本例特点，肺栓塞诊断明确。下一步的重点是查明肺栓塞原因，肺栓塞多与深静脉血栓（DVT）伴发，但本患者为中年女性，临床上并无明显导致 DVT 及肺栓塞的高危因素，超声检查也并未发现 DVT，需注意有无肿瘤因素。患者胰腺薄扫 + 肝脏增强 CT、盆腔 CT 未见肿瘤原发灶，生长抑素受体显像最终证实为胰腺神经内分泌肿瘤。

本病例以低氧血症、发热、双肺弥漫性病变为首发表现，病程进展快，临床曾考虑感染及间质性肺炎，但最终证实为肺栓塞。从该患者的临床特点来看并非典型的肺栓塞，但也说明了肺栓塞的临床表现常常并不具有特异性，表现可以多种多样。因此，对于临床上不明原因低氧血症的患者要考虑肺栓塞的可能性，应尽快行相应特异性检查予以明确。

诊断肺栓塞后要寻找肺栓塞的原因，这样对病因的治疗以及以后的预防都有指导意义。肺栓塞（pulmonary embolism，PE）是内源性或外源性栓子阻塞肺动脉引起肺循环障碍的临床和病理生理综合征，包括肺血栓栓塞症（PTE）、脂肪栓塞综合征、羊水栓塞、空气栓塞、肿瘤栓塞等。其中肺血栓栓塞症占肺栓塞的绝大多数，是最常见的肺栓塞类型，占 PE 的 90%。肺栓塞（PTE）多与深静脉血栓（DVT）伴发，是同一种疾病病程中两个不同阶段的不同临床表现，故统称为静脉血栓栓塞症（venous thromboembolism，VTE）。导致 VTE 的高危因素很多，常见的为手术、外伤、长时间制动、肥胖、服用避孕药、恶性肿瘤等，无论哪种高危因素，最终的结果都是以导致血管壁损伤、血流淤滞或高凝状态而引起 VTE。本患者在临床上并无以上常见高危因素，既往也无恶性肿瘤的病史，因此在临床上很容易忽视肺栓塞的可能性。但最后经 V/Q 显像及肺穿刺活检明确诊断为肺栓塞，并证实患者的基础疾病为恶性肿瘤——胰腺神经内分泌肿瘤伴肺转移，这也再次证实了肺栓塞的临床特点可以多种多样，

肺栓塞的治疗，目前主要根据肺栓塞的危险度的分层来制定治疗策略，对于非高危肺栓塞患者，主要采取抗凝治疗，而对于高危患者才考虑溶栓或手术介入治疗，溶栓时间窗通常在急性肺栓塞发病或复发后 2 周以内，症状出现 48 小时内溶栓获益最大，溶栓治疗开始越早，疗效越好。本患者危险分层属于中危，而且治疗上已超过溶栓的时间窗，应予以抗凝治疗。对于肺栓塞长期抗凝治疗的策略应该个体化，一般至少 3 个月，对于静脉血栓栓塞危险因素长期存在的患者，如癌症患者应长期抗凝治疗。

## 专家点评

近十年，随着肺栓塞增多，大家对肺栓塞的警惕性升高，对肺栓塞需有规范诊治。诊断前应评估危险因素、临床症状及考虑除外其他疾病。对有高度可疑的患者需行肺栓塞的特异检查，早期干预治疗明显影响预后，需建立绿色通道尽早明确诊断及治疗。

（钟　旭）

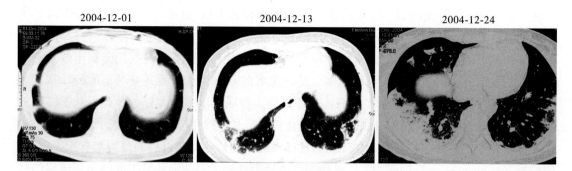

图 49-1　胸部 CT 肺窗比较：可见双肺近胸膜处多发斑片影，呈楔形改变，且进展迅速，2004 年 12 月 24 日胸部 CT 为穿刺活检后，右侧可见少量气胸

# 参 考 文 献

［1］ Paul D. Stein, Afzal Beemath, Fadi Matta, John G. Weg, Roger D. Yusen, Charles A. Hales, Russell D. Hull, Kenneth V. Leeper, Jr. , H Dirk Sostman, Victor F. Tapson, John D. Buckley, Alexander Gott-schalk, Lawrence R. Goodman, Thomas W. Wakefied, Pamela K. Woodard Clinical Characteristics of Patients with Acute Pulmonary Embolism：Data from PIOPED Ⅱ Am J Med. 2007, 120（10）：871－879

［2］ K Hogg, D Dawson. K Mackway-Jones Outpatient diagnosis of pulmonary embolism：the MIOPED（Manchester Investigation of Pulmonary Embolism Diagnosis）study Emerg Med J. 2006 February；23（2）：123－127. doi：10. 1136/emj. 2005. 027110

［3］ Hikmat N Abdel-Razeq, Asem H Mansour. Yousef M Ismael Incidental pulmonary embolism in cancer patients：clinical characteristics and outcome-a comprehensive cancer center experience Vasc Health Risk Manag. 2011, 7：153－158

［4］ Alexander Schellhaaβ, Andreas Walther, Stavros Konstantinides, et al. Böttiger The Diagnosis and Treatment of Acute Pulmonary Embolism Dtsch Arztebl Int. 2010 August, 107（34~35）：589－595

［5］ Jeffrey A. Kline, Melanie M. Hogg, D. Mark Courtney, Chadwick D. Miller, Alan E. Jones, Howard A. Smithline, Nicole Klekowski, Randy Lanier D-Dimer and Exhaled $CO_2/O_2$ to Detect Segmental Pulmonary Embolism in Moderate-Risk Patients Am J Respir Crit Care Med. 2010 September 1, 182（5）：669－675

［6］ Claire Andréjak, Nicolas Terzi, Stéphanie Thielen, et al. Vincent Jounieaux Admission of advanced lung cancer patients to intensive care unit：A retrospective study of 76 patients BMC Cancer. 2011, 11：159. Published online 2011 May 2. doi：10. 1186/1471－2407-11-159

［7］ Ji Eun Lee, Hye-Ryoun Kim, Sang-Min Lee, et al. Seok-Chul Yang Clinical Characteristics of Pulmonary Embolism with Underlying Malignancy Korean J Intern Med. 2010 March, 25（1）：66－70

［8］ Hikmat N Abdel-Razeq, Asem H Mansour. Yousef M Ismael Incidental pulmonary embolism in cancer patients：clinical characteristics and outcome-a comprehensive cancer center experience Vasc Health Risk Manag. 2011, 7：153－158

［9］Leslie E. Quint Thoracic complications and emergencies in oncologic patients Cancer Imaging. 2009，9（Special issue A）：S75 – S82

［10］Ying Zhang，Fadila Guessous，Alex Kofman，David Schiff，Roger Abounader XL-184，a MET，VEGFR-2 and RET kinase inhibitor for the treatment of thyroid cancer，glioblastoma multiforme and NSCLC IDrugs. 2010 February，13（2）：112 – 121

# 病例 50　反复意识丧失伴胸痛 1 天
## ——Klinefelter 综合征并发肺血栓栓塞症

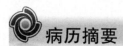 **病历摘要**

患者男性，36 岁，因反复意识丧失伴胸痛 1 天入院。

2005 年 1 月 30 日凌晨患者起床接电话后，突发意识丧失，摔倒在地，无二便失禁。4 小时后意识自行恢复，感胸部剑突下疼痛，呈刀割样，不放射，伴气短、恶心、反酸、呕吐胃内容物，无头晕、头痛和肢体活动障碍。予硝酸酯类药物治疗无效。心率 105 次/分，呼吸 22 次/分，血压 110/70mmHg。ECG（图 50-1）示窦性心动过速（心率 105 次/分），电轴右偏，$S_1Q_{\text{III}}T_{\text{III}}$，$V_1$ 导联 rS 型，S 波顿挫；血气分析：pH 7.469，$PaCO_2$ 21.7mmHg，$PaO_2$ 63.3mmHg（鼻导管吸氧 5L/min）。UCG 示右心压力负荷增加，室间隔偏向左室，左室呈 D 型，主肺动脉（28mm）和下腔静脉（23mm）增宽，右心房（53mm×47mm）和右心室（51mm×35mm）增大，中度三尖瓣反流（3.6m/s），估测肺动脉收缩压 67mmHg。肺动脉造影：左肺动脉主干可见充盈缺损，骑跨左上肺和左下肺动脉开口；右肺动脉主干内充盈缺损，右上肺前段血管影缺如。肝肾功能、心肌酶、PT + A 正常。急诊就诊期间曾有两次活动后意识丧失，约 5 分钟后自行缓解。

**诊断**：急性大面积 PTE。1 月 30 日 8：00pm：P 135 次/分，R 25 次/分，BP 90/60mmHg，ECG（图 50-2）示窦性心动过速（心率 135 次/分），$V_{5\sim6}$ 导联 ST 段水平下移 0.15MV。予重组组织型纤维蛋白溶酶原激活剂（rt-PA）100mg（2h）经外周静脉溶栓，结束后予低分子肝素（依诺肝素钠，克赛）100mg q12h 静脉滴注。1 月 31 日凌晨胸痛明显缓解，收入病房。

**既往史**：1991 年在我院确诊 Klinefelter 综合征（染色体核型 47XXY），1991～1992 年和 2003～2004 年间断予甲基睾丸酮治疗；1994 年右下肢肿胀，外院经活血化瘀治疗 1 周好转，未再复发。1997 年曾口服减肥药。

**入院查体**：T 36.5℃，P 78 次/分，R 20 次/分（面罩吸氧 8L/min），BP 120/60mmHg，体重 100kg，身高 180cm，BMI 30.8。肥胖体型，神清，言答合理，皮肤细腻，肌肉不发达，口周小绒毛（从未剃过胡须），无颈静脉怒张，双乳房 I 期，双肺呼吸音清，心率 78 次/分，律齐，无杂音，$P_2 > A_2$，腹部查体无异常，双下肢对称，无肿胀、溃疡，阴毛 IV 期，阴茎长径 6.5cm、周径 8.0cm，睾丸：左侧 2.5cm×1.7cm，体积 5ml；右侧 2.2cm×

1.4cm，体积4ml。

**实验室检查**：心肌酶谱：CK 173U/l，CK-MB 15.8ng/ml，cTnI 1.13ng/ml，均升高。ECG（图50-3）：窦性心律，心率75次/分，电轴右偏消失，Ⅰ导联S波消失，Ⅲ导联T波由倒置转为低平，$V_1$导联S波顿挫消失，$V_{5\sim6}$导联ST段恢复至基线。ABG：pH 7.426，$PaCO_2$ 38.7mmHg，$PaO_2$ 72.3mmHg（鼻导管吸氧5L/min）。血 ALT 3342U/L，AST 1579U/L明显升高。肾功能、PT+A、肿瘤筛查均正常；ANA、抗 dsDNA、ENA、ANCA 均阴性。睾酮4.8nmol/L（23.1±6.0 nmol/L）显著降低，卵泡刺激素（FSH）31.3mIU/ml（7.3±6.5mIU/ml）和黄体生成素（LH）29.1mIU/ml（4.7±3.2 mIU/ml）均明显升高，雌二醇（$E_2$）174.53pmol/L（146.7±51.4）正常高限值。

CTPA（图50-4）：双肺动脉多发血栓栓塞（$RA_3$，$RM_5$，RIA，$RA_{7\sim10}$，LPA，LSA，$LA_1$，$LA_{4\sim5}$，LIA，$LA_6$，$LA_{8\sim9}$），主肺动脉扩张，右心房室扩大，室间隔平直，双侧胸腔积液，双上肺、右下肺多发斑片影；CTV：下腔静脉和双下肢深静脉未见血栓形成。

凝血和纤溶检查见表50-1。

**表 1 凝血和纤溶检查**

| 项目 | D-dimer * (mg/L) | PC * (μg/ml) | PC 活性* (%) | PS * (μg/ml) | PS 活性 (%) | AT-Ⅲ 活性 (%) | TM * (ng/ml) | tPA (ng/ml) | PAI (ng/ml) | tHcy * (μmol/L) | ACA (BI) | LA | PLT 聚集 (%) |
|---|---|---|---|---|---|---|---|---|---|---|---|---|---|
| 结果 | 0.59 | 1.18 | 19 | 15.70 | 156 | 112.5 | 1.85 | 10.3 | 17.5 | 21.63 | (−) | (−) | 52 |
| 正常值 | 0~0.5 | 3~5.2 | 66~145 | 19~26.8 | 80~120 | 92.7~123.3 | 4~5.3 | 1~12 | 5~45 | <15 | (−) | (−) | >50 |

注：D-dimer：D-二聚体；PS：蛋白S；PC：蛋白C；AT-Ⅲ：抗凝血酶Ⅲ；TM：凝血酶调节蛋白；tPA：组织纤溶酶原激活物；PAI：纤溶酶原抑制因子；tHcy：（总）同型半胱氨酸；ACA：抗心磷脂抗体；LA：狼疮样抗凝物；PLT：血小板

患者入院后继续抗凝治疗，症状逐渐缓解。2月8日心肌酶：CK19U/l，CK-MB 0.2ng/ml，cTnI 0.26ng/ml，均正常。2月18日 ABG：pH 7.39，$PaCO_2$ 42.4mmHg，$PaO_2$ 87.4mmHg（自然状态），基本正常；CTPA（图50-5）：与2月2日比较，双肺动脉血栓栓塞（RSA，$RA_{5a}$，RIA，$RA_{8a}$，LPA，LSA，LIA）范围明显减小，心影不大，双侧胸膜无增厚，左上肺前段斑片和纤维索条影。2月25日心脏超声：心脏结构和功能未见异常。肝功能恢复正常。2005年3月29日开始华法林3mg qd 口服，调节 INR 2.0~2.5。并穿弹力袜，加强锻炼，减轻体重，继续甲基睾丸酮治疗，目前正常工作和生活。

**诊断**：Klinefelter 综合征，肺栓塞。

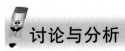 讨论与分析

Klinefelter 综合征又称先天性睾丸发育不全，是一种常见的性染色体数目异常引起并

伴多种临床表现的疾病，发病率约 1/500，典型染色体核型是 47XXY（占 80%）。常见表现包括睾丸小硬、精子缺乏、不育、下肢长，身材高，双侧无痛性乳房增大等，血浆睾酮水平低下，而卵泡刺激素和黄体生成素通常升高，雌激素水平也可升高，但多在正常范围。

Klinefelter 综合征可并发多种疾病，除恶性肿瘤、自身免疫性疾病、内分泌疾病等外，静脉血栓栓塞症（VTE）是 Klinefelter 综合征常见并发症之一，1981 年英国 Campbell 和 Price 对 412 例 30~70 岁 Klinefelter 综合征患者观察 1~20 年，发现 DVT 和 PTE 患病率分别为 22.8/10 万病人·年（正常对照 4/10 万人·年）和 16/10 万病人·年（正常对照 0.9~3/10 万人·年），是正常男性 5~20 倍。其中 VTE 占 3.4%、DVT 占 2.9%、PTE 占 1.9%、静脉曲张占 40%、下肢溃疡占 13%，应该指出的是，约一半以上的 VTE（主要是 DVT）因无明显临床症状未能发现而漏诊，常因出现下肢静脉炎综合征（如静脉曲张、下肢溃疡）后被发现，而临床常见的是其并发症。

Klinefelter 综合征并发 VTE 的原因目前尚不清楚，主要包括三个方面：

1. 低睾酮水平　1989 年 Caron P 对 52 例正常性激素水平的男性进行研究证明，静脉阻塞后的纤溶活性与 PAI-1 和睾酮水平密切相关，其中以 PAI-1 的作用更重要，而且 PAI-1 水平与睾酮浓度呈独立负相关。同时 Bennet A 研究进一步表明，低性腺激素可导致纤溶活性下降、PAI-1 水平升高、tPA 减少，而且 PAI-1 水平与睾酮浓度呈明显负相关，因此，性腺功能减退的男性同时存在纤溶功能障碍和 DVT 是相当常见的。至今已有 5 例有关 Klinefelter 综合征并发 DVT 和（或）下肢溃疡患者存在纤溶活性异常和（或）PAI-1 水平升高的报道也证实了上述观点。另外，2002 年 Kumanov P 研究证实，低性腺激素可使血浆内皮素水平升高，从而增加 VTE 的危险性。

2. X 染色体数目增加和高雌激素水平　1971 年 Mantle 发现，XXX 染色体核型的女性血浆 FVⅢ水平增加，并与 DVT 危险性增加呈正相关，因此，X 染色体数目增加可直接影响凝血系统，异常的性染色体可能起重要作用。2005 年德国 Dissemond J 首次发现 Klinefelter 综合征并发静脉溃疡患者存在 FⅧ活性增加，使上述观点得到进一步证实。另外，有研究表明，部分 Klinefelter 综合征患者雌激素水平升高可改变凝血因子和抗凝蛋白水平，从而增加促凝因素，如 1989 年 Higgins EJ 报道 2 例 Klinefelter 综合征患者下肢溃疡与血小板聚集功能增强有关。

3. 先天或获得性易栓症　大量研究表明，Klinefelter 综合征上述性染色体和性激素异常的共同作用可导致中等程度的纤溶水平下降和高凝状态，使 VTE 发生的危险性中度增高。对于发生严重 VTE 的 Klinefelter 综合征患者，除性激素失衡外，可能同时存在一种或多种先天或获得性易栓症。一般认为同时存在两种易栓症者可使 VTE 的危险性升高 6 倍。目前公认的五种主要先天或获得性易栓症包括 PC、PS、AT-Ⅲ缺乏和高同型半胱氨酸血症以及活性蛋白 C（APC）抵抗。对 Klinefelter 综合征患者 VTE 与易栓症的关系研究很少，至今仅有 3 例 Klinefelter 综合征并发 VTE 与先天或获得性易栓症有关的报道，1997 年法国 De-

paire-Duclos E 首次报道 1 例 62 岁 Klinefelter 综合征并发 VTE 患者，存在 FV Leiden 突变；同年英国 Ranganath LR 报道了 1 例 60 岁 Klinefelter 综合征并发 PTE 患者，存在多种促凝因素如自发血小板聚集、巨大血小板、狼疮样抗凝物、ACA-IgM 阳性；2003 年意大利 Lapecorella M 报道的 1 例 36 岁 Klinefelter 综合征并发严重 VTE 患者存在双重杂合的 FV Leiden 和 F II A[20210] 突变，并伴家族易栓症。

我国至今报道成年男性 Klinefelter 综合征约 1500 例，占男性不育和生殖腺发育不良 15%~30%，可合并智力或精神障碍（11 例）、2 型糖尿病（3 例）、内脏畸形或转位（3 例）、心脏瓣膜疾病（2 例）、窦性心动过缓（1 例）和肺癌（1 例），尚无 Klinefelter 综合征并发 PTE 的报道，本例是国内首例 Klinefelter 综合征并发 PTE 的患者。

本文报道的 Klinefelter 综合征并发 PTE 患者，存在 PC 缺乏和活性下降、PS 和 TM 缺乏和高同型半胱氨酸血症四种易栓症。因此，对于有个体或家族 VTE 的 Klinefelter 综合征患者，不仅要评估内分泌激素水平，而且要检测先天或获得性易栓因素，评估是否有 DVT 或 PET 易患因素。同时对无明确 DVT 而发生急性严重大面积 PTE，特别是中青年男性患者，寻找 VTE 的原因时，不仅要考虑常见病因，也要想到少见疾病，如 Klinefelter 综合征。遗传性疾病的筛查，必要时行染色体检查。

Klinefelter 综合征合并 VTE 患者需要长期抗凝治疗，需要指出的是，Klinefelter 综合征患者口服抗凝治疗应从小剂量起始，除严密检测 INR 外，应提高对华法林相关皮肤坏死的认识。至今已发现 2 例 Klinefelter 综合征患者口服华法林过程中出现臀部皮肤华法林相关性坏死：1977 德国 Klemm G、1984 美国 Franson TR 各报道 1 例，前者发生在华法林抗凝早期，并伴 $E_2$ 水平明显增加；后者发生在华法林抗凝治疗 1.5 年，同时合并传染性单核细胞增多症。

华法林相关皮肤坏死是口服抗凝剂的少见并发症之一，发生率为 0.01%~0.1%，自 1961 年美国的首例报道至 2000 年，全世界仅报道约 300 例；主要见于 VTE 患者，而心房纤颤和脑血管疾病患者相对少见；典型的华法林引起皮肤坏死发生在服药的 1~10 天（多在第 3~6 天），少见病例甚至发生在口服抗凝治疗 15 年后；经常与首次剂量过大有关；部位常在臀部、大腿、乳房（女性），偶尔位于躯干、面部、四肢、阴茎（男性）；一般停药后可自愈，再次给药后可不复发，但需从小或中等剂量起始，部分患者需外科清除、皮肤移植或切除，早期诊治不当可使致残性增高，甚至死亡。发生机制目前仍不清楚，可能包括血栓形成、药物高度敏感、出血、FV II 缺乏、PC 缺乏和直接毒性反应的共同作用，目前认为 VK 依赖蛋白（如 PC、PS 等）减少可能起重要作用，口服华法林早期，PC 突然缺乏，使其他 VK 依赖因子（如 FIX、FX）相对增高，血液暂时高凝，微血管血栓形成，引起皮肤坏死。

因此，Klinefelter 综合征并发 VTE 患者口服华法林前应常规检测血/尿 $E_2$ 水平，积极防止感染，尤其是病毒感染，严密监测病情变化，重视华法林相关皮肤坏死的诊断和治疗。

## 专家点评

随着近年国内外对 VTE 认识的提高，尤其是我国十五科技攻关课题"VTE 规范化诊治研究"的开展，使国内 VTE 意识、诊治、预防水平均明显提高，本例患者及时成功的诊治过程即是典型的见证。本例急性大面积 PTE 患者伴严重血流动力学改变和急性肝细胞损伤，由于医师对 PTE 敏锐的意识，及时和规范的诊治，使患者度过危险，获得良好的预后；而且在明确 PTE 诊断后，高度重视 PTE 病因的寻找和易栓症的检测，从而发现我国首例 Klinefelter 综合征并发 PTE 患者，国际首例存在 PC 缺乏和活性下降、PS 和 TM 缺乏和高同型半胱氨酸血症四种易栓症的 Klinefelter 综合征并发 PTE 患者。

（季颖群　施举红　李炳宗　邵　池　杨　明　徐作军　陆慰萱）

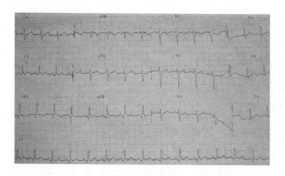

图 50-1　2005 年 1 月 30 日 8：40 心电图

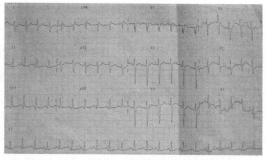

图 50-2　2005 年 1 月 30 日 20：00 心电图

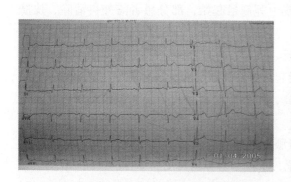

图 50-3　2005 年 2 月 1 日 8：00 心电图

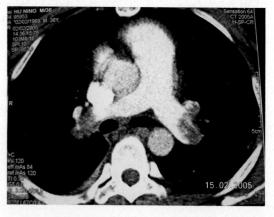

图 50-4　2005 年 2 月 2 日 CTPA

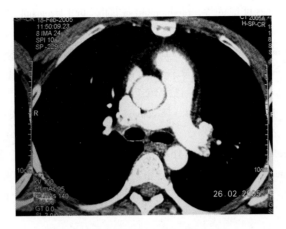

图 50-5　2005 年 2 月 18 日 CTPA

## 参 考 文 献

［1］ Campbell WA, Price WH. Venous thromboembolic disease in Klinefelter's syndrome. Clin Genet. 1981, 19 (4): 275 – 280

［2］ Caron P, Bennet A, Camare R, et al. Plasminogen activator inhibitor in plasma is related to testosterone in men. Metabolism. 1989, 38: 1010 – 1015

［3］ Bennet A, Sie P, Caron P, et al. Plasma fibrinolytic activity in a group of hypogonadic men. Scand J Clin Lab Invest. 1987, 47: 23 – 27

［4］ Dissemond J, Schultewolter T, Brauns TC, et al. Venous leg ulcers in a patient with Klinefelter's syndrome and increased activity of plasminogen activator inhibitor-1. Acta Derm Venereol. 2003, 83 (2): 149 – 150

［5］ Kumanov P, Tomova A, Kirilov G, et al. Increased plasma endothelin levels in patients with male hypogonadism. Andrologia. 2002, 34 (1): 29 – 33

［6］ Mantle DJ, C Pye RM, Hardisty MP, et al. Plasma factor VIII concentration in XXX women. Lancet i. 1971, 58 – 59

［7］ Dissemond J, Knab J, Lehnen M, et al. Increased activity of factor VIII coagulant associated with venous ulcer in a patient with Klinefelter's syndrome. J Eur Acad Dermatol Venereol. 2005, 19 (2): 240 – 242

［8］ Hiiggins EJ, Tidman MJ, Savidge GF, et al. Platelet hyperaggregability in two patients with Klinefelter's syndrome complicated by leg ulcers. Br J Dermatol. 1989, 120: 322. Acta Derm Venereol. 2003, 83 (2): 149 – 150

［9］ Lapecorella M, Marino R, Pergola GD, et al. Severe venous thromboembolism in a young man with Klinefelter's syndrome and heterozygosis for both G20210A prothrombin and factor V Leiden mutations. Blood coagulation and fibrinolysis. 2003, 14: 95 – 98

[10] Martinelli I, Bucciarelli P, Margaglione M, et al. The risk of venous thromboembolism in family members with mutations in the genes of factor V, prothrombin or both. Br J Haematol. 2001, 111：1223 – 1229

[11] Margaglione M, D'Andrea G, Colaizzo D, et al. Coexistence of factor V Leiden and factor Ⅱ A20210 mutation and recurrent venous thromboembolism. Thromb Haemost. 1999, 82：1583 – 1587

[12] Depaire-Duclos E, Gris JC, Dandurand M, et al. Thrombotic Klinefelter syndrome associated with factor V Leiden mutation. Arch Dermatol, 1997, 133：1051 – 1052

[13] Ranganath LR, Jones L, Lim AG, et al. Thrombophilia in a man with long——standing hypogonadism. Postgrad Med J. 1997, 73：761 – 763

[14] 许飞，葛金花. Klinefelter 综合征患者 141 例分析. 中国优生与遗传杂志，2001，9（2）:39

[15] 崔博，张开滋. Klinefelter 综合征及其文献复习. 中国优生与遗传杂志，1994，2（4）:104 – 105

[16] Chan YC, Valenti D, Mansfield AO, et al. Warfarin induced skin necrosis. Br J Surg. 2000, 87（3）: 266 – 272

[17] Klemm G, Engelmann C. Coumarin necrosis in Klinefelter's syndrome. Z Gesamte Inn Med. 1977, 15；32（24）:699 – 700

[18] Franson TR, Rose HD, Spivey MR, et al. Late-onset, warfarin-caused necrosis occurring in a patient with infectious mononucleosis. Arch Dermatol. 1984, 120（7）:927 – 931

# 第七章　其他少见病例

## 病例51　肺淀粉样变、气管支气管淀粉样变、胸膜和肺间质淀粉样变3例

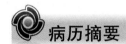

病历摘要

**病例一**

患者男性，68岁，因发现肺部占位性病变2个月余入院。

患者2个月前体检时胸透发现左下肺占位性病变，胸部CT示两下肺多发结节影，两上肺陈旧结核。免疫学检查：RF 132.8U/ml；抗RNP抗体32、17.5kD；ANA S 1∶80；抗ds-DNA、APF、AKA、ANCA（－），ESR 8mm/1h，CRP正常；IgM 2.93g/L，IgA、IgG正常。抗感染治疗1个多月后，复查胸部CT无明显变化。既往史：类风湿关节炎史10余年。胃炎病史7年。否认结核病史。吸烟1.5包/日，30余年，已戒烟4年。

**入院查体：**浅表淋巴结未及，轻度桶状胸，双肺呼吸音清，未闻及干湿啰音。

**实验室检查：**血常规、尿常规、便常规、AFP、甲状腺功能均正常。血免疫球蛋白、蛋白电泳、免疫电泳、尿轻链定量均正常。骨髓涂片正常，头颅X线正常。肺功能无异常，血气分析：pH 7.404，PaO$_2$ 81.8mmHg，PaCO$_2$ 42.9mmHg，SaO$_2$ 96.4%。痰细胞学阴性，痰细菌涂片、真菌涂片阴性。

**胸部CT**（图51-1）：两下肺多发结节影，两上肺陈旧结核。

纤维支气管镜：镜下见广泛炭末沉积。毛刷涂片革兰染色、抗酸染色、找真菌、找瘤细胞均（－），左下叶BALF未见瘤细胞。

CT引导下经皮行左下肺肺穿刺病理检查（图51-2）：纤维组织内可见弥漫淋巴细胞浸润，间质见淀粉样物沉积；免疫组化CD20（＋），CD3（＋），LCA（＋），PC（散在阳性）；刚果红（＋）；抗酸染色（－）。

**齿龈活检：**刚果红染色（＋）。

**诊断：**肺淀粉样变

**诊疗过程**：随诊观察 2~3 个月，复查胸部 X 线片或 CT，若病变稳定可继续观察，若病变进展建议行化疗：美法仑 2mg qd、泼尼松 40mg qd、秋水仙碱 0.5 mg bid ×2 周。

### 病例二

患者男性，55 岁，因活动后气短 2 年，进行性加重 3 个月余入院。

患者近 2 年来无明显诱因出现活动后气短，无发热、咳嗽、咳痰和其他不适。因发作喘憋行支气管镜示左主支气管开口明显狭窄，病理刚果红染色（＋），曾行激光和冷冻治疗各 1 次，效果不明显。随后喘憋加重、平卧困难，伴喉中有哮鸣音。近 3 个月来，活动后气短进行性加重，登楼和平路行走气短明显。

**既往史**：无特殊。

**个人史**：吸烟 20 年，1 包/日，戒烟 2 年。

**入院查体**：轻度桶状胸，双肺呼吸音清，未闻及干湿啰音。

**实验室检查**：红细胞沉降率、CRP 均正常，5U PPD 皮试（＋＋），血 TB-Ab（＋），肝、肾功能正常。血尿轻链定量、血蛋白电泳和免疫球蛋白均正常。尿本周蛋白阴性。免疫学指标阴性。肺功能：阻塞性通气障碍，$FEV_1$ 17.5% 预计值，$FEV_1$/FVC 15.6%，流速容量环见呼气期平台。

**纤维支气管镜检查**（图 51-3）：镜下见支气管黏膜充血、水肿明显，软骨环结构消失，正气道内可见突向管腔的多发结节，黏膜表面粗糙、脆、易出血。隆突增宽，左右主支气管开口不规则狭窄，因黏膜易出血，未行黏膜活检。

**胸部 CT**（图 51-4）：正气道远端管壁增厚，管腔狭窄，可见突向管腔的多发结节。

**诊断**：气管支气管淀粉样变

**治疗与处理**：建议激光治疗。

### 病例三

患者男性，39 岁，因咳嗽、咳痰 3 个月余，气促 2 个月入院。

患者于 2004 年 11 月末感冒后出现咳嗽、咳痰，为阵发性咳嗽，咳黄白色痰液，无发热、盗汗、乏力、胸痛和咯血等其他不适症状，自服感冒药后咳嗽、咳痰症状渐好转，后逐渐出现气促，活动后加重。在当地医院摄胸部 X 线片示双下肺感染，双侧胸腔积液。

**入院查体**：全身浅表淋巴结未及增大，口唇无发绀，咽部轻度充血，颈静脉无充盈怒张，气管居中，胸廓对称，双肺呼吸音粗，双下肺叩浊、呼吸音减弱，未闻及干湿啰音及哮鸣音，无胸膜摩擦音。心界不大，心率 93 次/分，律齐，未闻及病理性杂音。腹部阴性，双下肢轻度可凹性水肿，无杵状指（趾）。

**实验室检查**：肺功能：轻度混合性通气障碍，弥散正常；痰细胞学检查阴性，痰细菌培养阴性，痰找结核菌阴性；PPD 阴性。胸部 X 线片示双肺纹理厚，可疑左下肺片状炎症，左侧少至中量胸腔积液（图 51-5）；胸部 CT 示双肺间质性改变，双侧胸腔积液，可疑左下肺片状炎症，纵隔内多发增大淋巴结（图51-6）；纤维支气管镜见支气管黏膜普遍炎症。

**病理：**经胸腔镜肺活检，肺胸膜和肺间质纤维组织增生伴透明变化；组化染色：胸膜和肺间质血管周，刚果红和甲基紫染色阳性，符合胸膜和肺间质淀粉样变。

**特异性检查：**胸液检查：粉红，微浊，黎氏试验阴性，细胞总数 7200/μl，有核细胞 160/μl，多核型 56%，单核型 44%，蛋白 17.9g/L，GLU 6.33mmol/L，CEA 系列阴性，CA125 314U/ml，未见抗酸杆菌，离心检查见较多组织细胞及淋巴细胞，少许间皮细胞，未见癌细胞。

**UCG：**左室心肌肥厚，EF 61.2%。

**诊断：**胸膜和肺间质淀粉样变

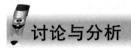

### 讨论与分析

1. 关于诊断

（1）常见淀粉样变的分类：本文论述了 3 例肺淀粉样变、气管支气管淀粉样变、胸膜和肺间质淀粉样变的病例。淀粉样变为一组表现各异的疾病，其共同特点是受累组织的细胞外基质中有淀粉样蛋白质沉积。沉积在组织中的蛋白聚集物为具有 β 片层结构的原纤维蛋白，这些淀粉样物质（amyloid）可被过碘酸－雪夫（PAS）染色成紫色，对刚果红有嗜染性，经刚果红染色后，在偏光显微镜下呈黄、绿二色性双折光体。虽然淀粉样物质在形态上呈均一性，但实质上包含着不同类型的蛋白质，目前发现的蛋白质至少有 23 种。以往将淀粉样变分为原发系统性、继发系统性、家族性以及局限性淀粉样变，现在已不再使用这种分类方法，而是根据蛋白质性质的不同将淀粉样变分类（表51-1），命名方法为 A 加一个后缀，A 代表淀粉样物质（amyloid），后缀为特异的蛋白质。

**表 51-1　常见淀粉样变的分类**

| 类型 | 原纤维前体蛋白 | 临床综合征 |
| --- | --- | --- |
| AA | 血清淀粉样 A 蛋白 | 与遗传或获得性慢性炎症性疾病相关的继发性系统性淀粉样变 |
| AL | 单克隆免疫球蛋白的轻链 | |
| | 系统性生成 | 与单克隆丙种球蛋白病、骨髓瘤等相关的系统性淀粉样变 |
| | 局部生成 | 局限于泌尿生殖道、胃肠道、皮肤、眼、呼吸道等处的淀粉样变 |
| ATTR | 正常血浆甲状腺转载蛋白 | 心脏显著受累的老年系统性淀粉样变 |
| | 遗传性甲状腺转载蛋白变体 | 常染色体显性遗传淀粉样变；家族性淀粉样多神经病，常有显著的心和（或）肾受累 |
| Aβ | $β_2$ 微球蛋白 | 与肾衰和长期透析相关的系统性淀粉样变，主要累及关节周围 |
| Aβ | （β-）淀粉样前体蛋白 | 老年性痴呆（Alzheimer 病） |
| AIAPP | 胰岛淀粉样多肽 | 2 型糖尿病中胰岛的淀粉样物质 |

（2）淀粉样变的发病机制：AL 淀粉样变的原纤维来自于免疫球蛋白的轻链或轻链碎片。在系统性 AL 淀粉样变中，单克隆轻链通常由髓内低度恶性的克隆性浆细胞产生，可累及除脑以外的所有器官，主要为心、肾、肝、周围以及自主神经系统。即使只有单个器官功能受损的表现时，血管通常也广泛受累，其他器官中可有淀粉样物质的隐性沉积。系统性 AL 淀粉样变的发病率不高，在美国年发病率为 5.1～12.8/100 万，中位发病年龄为 64 岁，无性别差异。未治疗的系统性 AL 淀粉样变中位生存期为诊断后 12～13 个月，有充血性心力衰竭的患者中位生存期更短，为 4～6 个月。局限性 AL 淀粉样变很少见，轻链由位于淀粉样沉积物附近的淋巴浆细胞克隆产生。

AA 淀粉样变的原纤维系由血清淀粉样 A 蛋白（serum amyloid A protein，SAA）分解而来。人 SAA 家族为高密度脂蛋白的载脂蛋白，分子量为 12～14kD。急性相 SAA 由 SAA1 和 SAA2 组成，主要由肝产生，炎症时可升高 1000 倍。当 SAA 与高密度脂蛋白分离并降解后，以 AA 淀粉样原纤维的形式沉积在组织细胞外基质中，导致器官功能紊乱，其中 SAA1 在淀粉样变中起主要作用。AA 蛋白沉淀引起的淀粉样变可见于慢性感染性炎症（结核病、骨髓炎、麻风病、支气管扩张等）、慢性非感染性炎症（类风湿关节炎、强直性脊柱炎、Reiter 病、银屑性关节炎、Crohn 病、囊性纤维化、Castleman 病等）、肿瘤（霍奇金淋巴瘤、肾癌等），称为继发性淀粉样变性。在美国，慢性炎症性疾病（包括肿瘤）患者中 1% 出现 AA 淀粉样变，在欧洲，这一数值升高到 5%～10%。AA 淀粉样变患者中约 91% 有肾受累，表现为蛋白尿以及肾功能的丧失，其他受累部位有胃肠道（22%）、肝（5%）、神经（3%）、淋巴结（2%），心脏受累罕见，如果受累也几乎从不导致心衰，肺受累少有报道。AA 淀粉样变患者的中位生存期为 2～3 年，其生存时间的长短很大程度上依赖于原发炎症的活动性以及有无肾受累。家族性地中海发热（familial Mediterranean fever，FMF）的患者也可发生 AA 淀粉样变，此病为常染色体隐性遗传病，特征性的表现为痛性发热性浆膜炎，逐渐出现淀粉样变，偶有肺部受累，表现为弥漫性阴影、肺门淋巴结增大和肺动脉高压。

ATTR 淀粉样变的原纤维来自于甲状腺转载蛋白（transthyretin，TTR），血浆 TTR 为 55kD 的四聚体，主要由肝合成。TTR 导致的淀粉样变有两种：突变 TTR 引起的遗传性或家族性淀粉样变以及正常 TTR 引起的老年系统性淀粉样变。前者由 TTR 中单个氨基酸的替代造成，这种替代可改变单体的折叠，促进 β 片层的形成，目前已发现 60 种以上的变体。在美国遗传性淀粉样变的发病率 <1/10 万，周围神经和心脏是最常受累的部位，肺受累罕见。老年系统性淀粉样变的发生率随年龄的增加而增加。尸检资料显示，肺血管或肺泡隔淀粉样物质沉积在小于 80 岁的患者中发生率为 2%，80～84 岁为 10%，85 岁以上为 20%。虽然组织学上有肺淀粉样变的证据，但很少有临床症状。

（3）呼吸道淀粉样变综合征：呼吸系统淀粉样变既可为原发系统性淀粉样变累及呼吸系统所致，也可为局限于呼吸道的淀粉样变（表51-2）。在大多数情况下，呼吸道淀粉样变为 AL 型。

表 51-2　呼吸道淀粉样变综合征

| 淀粉样<br>物质类型 | 淀粉样物质的分布<br>（放射学 ± 支气管镜） | 临床意义 |
| --- | --- | --- |
| AL | 喉 | 结节或弥漫浸润型。通常为局限性，有时可延伸到气管支气管树 |
| | 气管支气管 | 结节或弥漫浸润型。淀粉样沉积通常局限于呼吸道 |
| | 肺实质 | |
| | 　结节型 | 单个或多发结节，通常局限于呼吸道 |
| | 　弥漫肺泡隔型 | 弥漫肺泡间隔受累，通常为系统性 AL 淀粉样变的表现 |
| | 　胸内淋巴结病 | 通常为系统性 AL 淀粉样变的表现 |
| ATTR、AA、其他 | 肺实质 | |
| | 　弥漫肺泡隔型 | 通常为组织学上的偶尔发现，明显的临床症状和放射学异常非常少见 |

1）喉淀粉样变：喉是上呼吸道淀粉样变最常累及的部位，占呼吸道淀粉样变的 12%～40%。有症状的喉淀粉样变常为局限型，偶为系统性 AL 淀粉样变的一个表现。喉淀粉样变可表现为散在结节，也可为弥漫浸润，以后者更常见。声门上区最常受累，常表现为声嘶或喘鸣，可有喉部胀满感、憋闷感和劳累性呼吸困难。喉镜检查可见弥漫性黏膜肥厚，或伴有息肉样肿物。组织活检显示黏膜下淀粉样物沉积，侵及血管壁或浆液黏液腺基底膜，脂肪组织中的淀粉样物可呈透明环状，常有浆细胞、异物巨细胞等在周边浸润，可见局灶性钙沉积。其他脏器，如泪腺、淋巴结、胃或皮肤淀粉样变，偶尔也可累及喉部。

2）气管支气管淀粉样变：气管支气管淀粉样变不常见（病例二），占所有有症状的气管支气管病变的 0.5%。据报道，其 5 年生存率为 30%～50%。此种类型淀粉样变的发病年龄为 9～94 岁（平均 53 岁），男女之比 1∶1，无种族差异。绝大多数患者无基础疾病。临床类型以多灶性气管支气管黏膜下斑块最常见，其次为单灶瘤块样肿物，弥漫浸润型最少见。病变一般不扩展至支气管壁外。

①临床表现：典型表现为 50 岁后发病，常见症状为咳嗽，当病变引起气道部分阻塞时，可有哮鸣，呼吸困难和反复肺部感染症状，如发热、咳脓痰等，部分患者有咯血。患者有广泛性支气管内多发性淀粉样物质沉积时，可引起阻塞性通气障碍，严重时有低氧血症。如果气道狭窄分泌物滞留合并有继发感染，咳嗽则呈持续性伴咳脓痰，临床上可有发热和白细胞增多。支气管阻塞可造成肺叶或肺段不张，患者可出现活动后气短、呼吸困难加重。淀粉样物沉积可导致血管脆性增加和出血机制障碍，故咯血颇为常见。

虽然组织学上气道受累在系统性 AL 淀粉样变中可能较常见，但有症状的气管支气管淀粉样变通常为局限型。气管或支气管壁被淀粉样物质浸润以弥漫浸润（多灶性黏膜下斑块）最常见，其次为单灶结节或肿瘤样肿物。

②影像学表现：胸部 X 线片或 CT 可显示阻塞性肺炎、肺不张和气管支气管树局灶性

或弥漫性狭窄等征象。约 1/4 病例胸部 X 线片所见在正常范围。56% 的病例有肺不张，9% 有纵隔或肺门团块状阴影，1% 有单侧肺气肿，这与气道内淀粉样变物质起了单向活瓣作用有关。CT 有助于发现气管和支气管内的淀粉样斑块及气道狭窄，但其临床价值有限。螺旋 CT 扫描和气道解剖数字图像重组可显示黏膜所累及程度和气道阻塞状态，该项技术与支气管镜相比，创伤较少。气管解剖数字图像重组技术，对通过支气管镜切除淀粉样斑块起了很大作用。这项技术可显示从喉至亚段支气管内弥漫性环状气管壁增厚或块状阴影。这两种类型的病变均可导致气道阻塞。气管解剖数字图像重组技术可清楚地显示气道的解剖结构，包括矢状面和冠状面的图像，有助于判断气道狭窄，并且能估计病程的进展和治疗情况。

③支气管镜：支气管镜检可见支气管壁多处或单灶隆起或普遍性狭窄。隆起呈光滑无蒂结节，大小不等，大者可达 1cm，其上覆盖苍白上皮。有时支气管完全阻塞。诊断主要靠组织活检，但活检可发生严重的出血。病理显示黏膜下有不规则结节状或弥漫片状均质嗜伊红物沉积，可深达软骨周围，包绕黏液腺。多数病例可见不同数量的浆细胞和多核巨细胞浸润。约 14% 病例有骨质化生。个别病例骨化异常明显和广泛，可诊断为继发性气管支气管骨化病。病变部黏膜上皮完整，偶可见鳞状化生。已报道死于呼吸道淀粉样变的病例（均为多灶性或弥漫性病变）死因主要为出血、肺部感染和呼吸衰竭。

3）**肺实质淀粉样变**：肺实质淀粉样变可表现为单发或多发结节型，也可表现为弥漫肺泡隔型，前者通常为局限 AL 型，后者常为系统性淀粉样变的一个表现。

①单发或多发结节型（病例一）：结节性病变多位于肺周围胸膜下区，由不规则团块状淀粉样物组成，呈灰色光亮结节，大小不等，大者可达 8cm。有的含白垩质小点或形成硬块。其间或邻近小血管壁和肺泡隔也受累。外周常有淋巴细胞和浆细胞呈不规则片状浸润和巨噬细胞反应。1/4 病例可见骨或软骨化生及钙化，约 5% 病例有空洞形成。已报道，有单结节型、多结节型、粟粒型等。发病年龄 37～94 岁（平均 65 岁）；结节型和 50% 多结节型有症状。

影像学表现为孤立结节影或多发结节影，多位于外周和胸膜下，常累及肺下叶，结节大小不等，小者直径 0.4cm，大者可达 15cm，80% 边缘光滑，约 1/4 病例可见骨或软骨化生及钙化，约 5% 病例有空洞形成。

50% 多结节型患者有症状，主要为咳嗽、无痰或少痰、咯血和活动后气促。肺功能一般不受损。肺部单个结节型的患者有时可无明显的临床症状。诊断主要靠开胸肺活检或手术切除后病理检查，个别病例经针吸肺活检确诊。极少单结节型和多结节型为系统性淀粉样变的一部分。

纵隔以及肺门淋巴结增大很少为局限型肺淀粉样变所致，遇此种情况时应寻找系统性病因。与孤立或多灶性 B 细胞淋巴瘤相关的局限性 AL 沉积可引起淋巴结淀粉样变。淋巴结淀粉样变常有爆米花样钙化，偶尔表现为蛋壳样钙化。

②弥漫肺泡隔型（病例三）：尸检资料表明，肺部弥漫性肺实质淀粉样变是系统性

AL淀粉样变的一个常见组织学表现，临床不常见。局限性肺淀粉样变表现为弥漫肺泡隔型者少有报道。肺部弥漫性肺实质淀粉样变的胸部X线片呈网状或网状结节影，有时与心源性肺水肿很相似，常伴有肺门及纵隔淋巴结增大，可有一侧或双侧少量胸腔积液。病理示两肺体积可增大，呈灰色，质地如橡胶状。病变主要位于肺泡隔间质和小动脉、静脉周围。超微结构检查见淀粉样物沉积于肺泡隔的胶原纤维部分，肺泡隔薄部（即肺泡上皮和毛细血管内皮基底膜融合为一的部位）较少受累。但大量沉积可导致肺泡隔的明显增厚和肺泡毛细血管的阻塞。可并发轻度纤维组织增生。肺门及纵隔淋巴结淀粉样变十分常见。

此型患者约90%有症状，进行性气促、呼吸窘迫最为常见和突出的症状。主要表现为呼吸困难、气促、咳嗽，咳少量白黏痰和咯血，较常合并肺部感染，经常发热伴咳脓痰。两肺可闻细湿啰音。后期出现发绀和低氧血症。肺功能检查可有限制性通气障碍和弥散功能减低。胸部X线片示两肺弥漫性网状、网状结节影，可伴肺门及纵隔淋巴结增大（淋巴结淀粉样变）。临床诊断有一定困难。文献中已报道的病例约一半为死后尸检诊断，其余为经支气管肺活检、开胸肺活检或经胸腔镜肺活检。部分病例可合并系统性或心脏淀粉样变。病情进展快，患者多死于呼吸衰竭、继发感染或全身衰竭。

4）胸膜淀粉样变：淀粉样变患者可出现胸腔积液（病例三）。淀粉样变所致胸腔积液可为单侧或双侧，可为渗出液或漏出液。淀粉样变引起胸腔积液的原因是多方面的，如为漏出液，其主要原因可能是充血性心力衰竭。文献报道，心脏淀粉样变与肺部病变之间存在显著的相关性，约50%的病例与心力衰竭有关。肺部淀粉样变阻碍淋巴回流以及肺血管内淀粉样变物质沉积导致肺静脉压升高也可能是漏出液的部分原因。虽然充血性心力衰竭在胸腔积液的产生中起了重要作用，但渗出液的发生率与漏出液相似。胸腔积液中的白细胞数在$50 \sim 400/\mu l$之间，以淋巴细胞为主，偶有乳糜性胸腔积液的报道。肾病综合征、血清白蛋白小于$2.5 g/dl$的患者如果不合并充血性心力衰竭，则较少出现胸腔积液。胸膜增厚见于3%系统性AL淀粉样变患者。

除系统性AL淀粉样变外，约3.6%的呼吸系统淀粉样变患者可有其他基础疾病，这类继发性淀粉样变临床症状常不明显，多于胸部X线检查或支气管肺组织活检，甚至尸检时发现，因此，对呼吸系统淀粉样变患者应做有关检查以确定有无基础疾病，以免贻误对基础疾病的治疗。

5）诊断：诊断呼吸系统淀粉样变有一定困难。目前常用的诊断方法有：①胸像及胸部CT：可显示气管，支气管狭窄和阻塞的部位，以及气管、支气管管壁的结节和肺内的单个、多发结节，提示肺不张或阻塞性肺炎；②肺功能检查：尤其是流速 - 容量图，对估计患者的气道阻塞程度相当有用，可显示气管淀粉样变的典型上气道阻塞图形；③纤维支气管镜：为诊断本病的最佳方法，支气管镜不仅可发现气管、支气管管壁的结节、管腔狭窄，而且可显示阻塞的部位、程度、范围和形态，更为重要的是，可通过纤支镜能活检取得标本做病理检查；④外科手术：手术切除肺内的结节做病理检查，可明确诊断；⑤开胸或经胸腔镜肺活检：此为创伤性检查，肺部弥漫性病变型的淀粉样变病例可以采用，但需严格掌握适应证。

总之，诊断淀粉样变需要得到病理组织学的证实。系统性淀粉样变可行腹壁皮下脂肪活检（敏感性 54%～82%，特异性 100%），直肠活检（敏感性 75%～85%）、唇腺活检（敏感性 86%）和骨髓活检（敏感性 50%～60%）。呼吸系统淀粉样变可通过支气管镜活检、经皮肺穿、外科手术切除、开胸或经胸腔镜肺活检获取标本。刚果红染色后，在偏光显微镜下呈黄、绿二色性双折光体仍是诊断的金标准。但须注意，在常规实践中可有假阳性结果出现，一般是刚果红染色方法不佳所致。

确诊淀粉样变后，还需判定原纤维的类型，方法有两类：①组织样本的直接检测；②证明存在浆细胞恶病质或变体 TTR。直接检测包括：（a）高锰酸钾法：高锰酸钾处理后刚果红染色失去双折光特性见于 AA 和 A$\beta_2$M 淀粉样变。AL 和 ATTR 淀粉样变对高锰酸钾具有抵抗性；（b）免疫组化法：应用针对 λ 或 κ 轻链、SAA、TTR 的抗体进行免疫组化染色，但是免疫组化法常不能使 AL 淀粉样物着色，可能是原纤维来自于单克隆轻链的可变区，个体之间存在差异所致。然而免疫组化如能除外 AA 以及 ATTR 淀粉样变，则 AL 淀粉样变的诊断极为可能。证明存在浆细胞恶病质或变体 TTR 的方法包括尿液、血液以及骨髓检查。免疫固定电泳可检测血清、尿液中有无 κ 或 λ 轻链的过度产生，但由于系统性 AL 淀粉样变时髓内浆细胞克隆常非常少，故 10% 的患者免疫固定法检测可阴性。骨髓浆细胞免疫表型的测定则有助于单克隆丙种球蛋白病的诊断。免疫球蛋白基因重排研究可识别骨髓内或局限型 AL 淀粉样变组织内微少的克隆。变体 TTR 的检测需行氨基酸测序或基因型分析。第三步是要明确器官受累的部位及其功能。对于呼吸道淀粉样变来说，包括胸部 X 线平片、CT、肺功能检查（可显示气管淀粉样变的典型上气道阻塞图形）以及纤维支气管镜检查。要注意寻找系统性淀粉样变的证据。放射性标记的血清淀粉样 P 成分（serum amyloid P component，SAP）可与体内淀粉样沉积物特异结合，并与淀粉样沉积物的数量成正比，因此[123]I-SAP 闪烁扫描术可用于诊断、定量和监测。此项检查对实质脏器，如肝、肾和脾最敏感，虽然对肺的敏感性差，但可帮助判断是否有其他脏器受累。

6）鉴别诊断：呼吸系统淀粉样变需与下列疾病相鉴别：①如果胸部 X 线片或 CT 显示有气管或支气管狭窄（或）结节状改变，临床上有声嘶、咳嗽、气道阻塞合并阻塞性肺炎，肺功能表现为阻塞性通气功能障碍时，则需与复发性多软骨炎、正气管内肿瘤（如圆柱瘤等）、支气管内膜结核和韦格纳肉芽肿等疾病相鉴别；②当患者有咯血时，应与支气管扩张相鉴别；③当胸部 X 线片显示弥漫性肺部病变时，则应注意与各种原因所致的肺弥漫性病变相鉴别；④当胸部 X 线片显示单个团块阴影时，临床上要与原发性支气管肺癌相鉴别；⑤当胸部 X 线片显示多发性结节影时，需注意与来自全身各器官的恶性肿瘤所致的肺内多发性转移瘤相鉴别。

2. 关于治疗

（1）局限型呼吸道淀粉样变：有症状的喉淀粉样变常需内镜下切除治疗，较大的肿块可通过喉正中切开术切除，但分期内镜下切除可能同样有效且并发症较少。二氧化碳激光烧灼对于小的复发性病变可能部分有效，此项技术对机体的损伤较小，有助于保存喉部功能。局部以及全身糖皮质激素对喉淀粉样变无效。气管支气管淀粉样变的治疗很大程度上取决于患者的症状，治疗方法包括间断支气管镜下切除、外科手术切除、二氧化碳激光烧灼和 Nd：YAG（钕：钇－铝－石榴石）激光治疗。反复支气管镜下治疗更可取，要比外科手术切除安全。此外，有低剂量外照射放疗成功的报道。应用支气管镜在狭窄部位放入支架能起姑息治疗作用。如果患者无明显症状可不予处理。肺淀粉样结节生长缓慢，不影响肺的气体交换以及患者的生存，因此很少需要处理，必要时可手术切除，但部分患者可于术后数年内复发。由于淀粉样变患者有凝血机制的异常以及淀粉样物质对血管系统的浸润，进行上述操作时有可能引起严重的出血，应注意防范。

（2）系统性淀粉样变呼吸道受累：弥漫肺实质受累常是系统性淀粉样变的一个表现，预后差。放疗不能改变疾病的病程。如果是 AL 淀粉样变，可采用化疗的方法来抑制浆细胞的增生。方案：① VAD（长春新碱＋阿霉素＋地塞米松）：年龄＜79 岁、无心力衰竭症状、无自主神经病或周围神经病的患者可首选此方案，这些患者的临床反应率（受累器官功能改善）为54％，中位生存期为50个月，治疗相关的死亡率（治疗结束后100天内的死亡率）为7％。VAD 方案对干细胞无影响，保留了患者将来接受干细胞移植的机会；②中等剂量的美法仑（$25mg/m^2$）：对 VAD 或 VAD 治疗反应不佳的患者可选用此方案，血液学反应率为46％，中位生存期尚无法评估。

如果患者不适合上述两个方案，可选用下述方案：①标准口服美法仑＋泼尼松：反应率［指血浆单克隆蛋白浓度下降至少50％和（或）受累器官功能改善］为20％～30％，出现明显临床疗效的中位时间为12个月，中位生存期为治疗后18～25个月。具体剂量为：美法仑15mg/kg，泼尼松0.8mg/kg，每日一次，连续7天，每6周重复一次，每重复一次，美法仑的日剂量增加2mg，直至循环中期出现白细胞减少或血小板减少；②高剂量地塞米松：临床反应率为35％，出现疗效所需时间为2～6个月（中位时间4个月），中位生存期为治疗后20.6个月。剂量为40mg/d，连用4天，每21天一次，共8次；③口服美法仑＋高剂量地塞米松：血液学反应率为67％，出现反应所需时间为2.3～10.1个月（中位时间4.5个月），临床反应率为48％。在接受高剂量地塞米松治疗时，如患者存在成对室性期前收缩或室性心动过速应给予预防性胺碘酮治疗，另外，治疗期间给予 $H_2$ 受体阻断剂或质子泵抑制剂预防消化性溃疡，环丙沙星和伊曲康唑预防感染。因烷化剂治疗对干细胞的收获不利，因此，如果患者存在可逆禁忌证、有可能接受干细胞移植时最好选用高剂量地塞米松治疗；④高剂量美法仑（$200mg/m^2$）＋自体外周血干细胞移植：临床反应率为42％～83％，疗效多于治疗3～6个月后出现，据报道，接受治疗的患者中位生存期为治疗后7.8年，5年生存率为61％，但与治疗相关的死亡率也非常高，达13％～39％，尤其是有心脏受累以及多器官受累的患者，故有下列情形之一者不适合此方案治疗：（a）有症状的心脏淀粉样变；（b）有症状的自主神经病；（c）淀粉样变致胃肠道出血史；（d）需透析的肾衰；（e）年龄 >70 岁；（f）2 个以上脏器受累。

AA 淀粉样变的治疗目标是降低血清 SAA 水平，要达到这一目标首先要控制原发炎症。如果对原发疾病的治疗能使 SAA 浓度维持在 10mg/L 以下（正常基础值为 3mg/L 以下），则有助于淀粉样物质的消退，防止淀粉样物质的积累，延长患者的生存。对于 FMF，秋水仙碱可控制发热及 SAA 的合成，因此可预防和逆转淀粉样物质引起的器官功能紊乱。ATTR 淀粉样变的最有效治疗方法为肝移植，肝移植可消除 99% 的致病蛋白，阻止神经症状的进展，但不能预防淀粉样心肌病的恶化。

（3）淀粉样变治疗进展：淀粉样沉积物非常稳定，但在体内能不断溶解，只是溶解的速度很慢，慢于沉积的速度。上述化疗或控制原发炎症的方法都是为了降低致淀粉样变蛋白浓度至阈值以下，以减少淀粉样物质的沉积，从而有利于淀粉样物质的吸收。另一种治疗方法是针对淀粉样沉积物中的共同结构，目前已发现许多化合物能直接与淀粉样物质结合，诱导淀粉样物质的重吸收或分解。4′-碘-4′-脱氧阿霉素（4′-iodo-4′-deoxy doxorubicin，IDOX），蒽环霉素的一种衍生物，是这些分子的原型，能与各种生化组成的淀粉样原纤维特异地、高亲和力地结合，体外实验显示，这种化合物能促进淀粉样原纤维的解体，动物实验显示，IDOX 能减少小鼠 AA 淀粉样沉积物的形成。临床试验表明，单独应用这种药物治疗 AL 淀粉样变，小部分患者出现反应，治疗效应主要见于软组织受累者。

血清淀粉样 P 成分（serum amyloid P component，SAP）以及氨基葡糖多聚糖（glycosaminoglycans，GAGs）是各种淀粉样沉积物的共同成分。SAP 是一种糖蛋白，分子量 230kD，由 5 ~ 10 个相同的非共价亚单位连接而成，在电子显微镜下呈特异的 "炸面包圈" 样形态。SAP 能以一种钙依赖的方式与各种淀粉样沉积物结合。SAP 对各种蛋白酶介导的水解均具有高度抵抗力，与原纤维结合后能保护原纤维不被蛋白水解。SAP 结合抑制剂 CPHPC，脯氨酸的一种回文衍生物，能阻断 SAP 的结合位点，并能与 SAP 交叉连接，从而有利于循环中 SAP 的清除。动物实验已显示 CPHPC 可使淀粉样沉积物减少。对 19 名外周淀粉样变患者的初步研究也显示组织淀粉样 P 物质负荷减少。如果这种药物确能阻止淀粉样物质的积累，就可用于各种淀粉样变的治疗。

GAGs 能促进蛋白前体转变为原纤维聚集物，高度硫酸化的 GAG 链可作为原纤维装配的脚手架。在 GAGs 与淀粉样原纤维结合时，能与之竞争结合的小分子物质有抑制淀粉样物质沉积的作用。许多聚磺酸化 GAG 类似物正在研究之中，其中 Fibrillex（钠-1,3-丙烷-二磺酸盐）是第一个进入临床的药物，对于 AA 淀粉样变来说，Fibrillex 是一个有前途的治疗药物。Fibrillex 能竞争性地与 SAA 结合，从而抑制 SAA 与组织中 GAG 的结合。动物实验已显示 Fibrillex 对 AA 淀粉样物质的沉积有抑制作用，2005 年完成的多中心 Ⅱ/Ⅲ 期试验结果显示，Fibrillex 在一定程度上降低 AA 淀粉样变的死亡率，但与安慰剂组比较无统计学意义。但是该药可明显抑制 AA 淀粉样变患者肾功能的衰退，同时其产生的严重及非严重不良反应与安慰剂组无显著差异，因此，仍有一定的临床价值。

另一种有希望的治疗方法是免疫治疗，即应用针对淀粉样物质的抗体。这种单克隆抗体（11-1F4）能识别各种淀粉样蛋白共有的 β 片层结构。动物试验已显示 11-1F4 能使 AL 淀粉瘤快速消退，并能快速显著减少 AA 淀粉样变小鼠肝、脾原纤维的沉积。免疫组化分析显示 11-1F4 还能识别其他类型的淀粉样物质，如 ATTR、AlyS、AApoA1 和 Aβ。目前正在大规模的生产这种抗体以便进行 Ⅰ／Ⅱ 期临床试验。

IL-6 在 AA 淀粉样变中起重要作用，载有人 IL-6 基因的转基因小鼠在 3 月龄大时脾、肝、肾中有淀粉样物质沉积。研究显示 IL-6 受体抗体能显著抑制 SAA 的产生，抑制淀粉样物质的沉积，因此 IL-6 受体抗体有望用于 AA 淀粉样变的治疗。

## 专家点评

关于呼吸道淀粉样变的诊治可按图 51-7 进行。

（徐　凌）

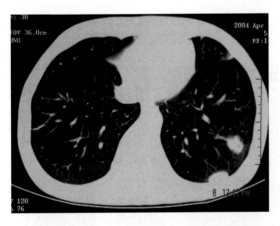

图 51-1　肺实质淀粉样变（多发结节型），CT 示左下肺近胸膜处两个结节影

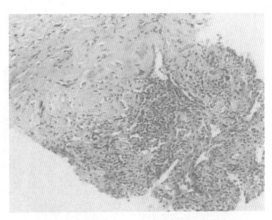

图 51-2　左下肺穿刺病理检查示纤维组织内可见弥漫淋巴细胞浸润，间质见淀粉样物沉积；免疫组化 CD20（＋），CD3（＋），LCA（＋），PC（散在阳性）；刚果红（＋）

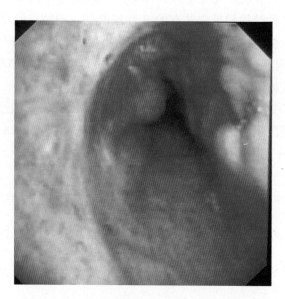

图 51-3 气管支气管淀粉样变支气管镜下表现为正气管黏膜充血、水肿，软骨环结构消失，可见突向管腔的多发结节

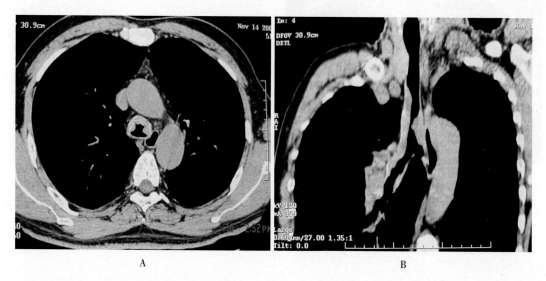

A

B

图 51-4 气管支气管淀粉样变 CT 表现（A，B）正气道远端管壁增厚，管腔狭窄，可见突向管腔的多发结节

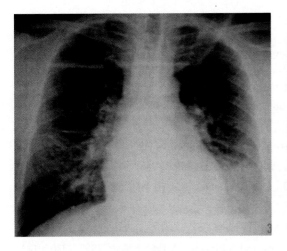

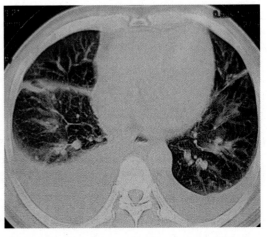

图 51-5　双肺纹理增粗，可疑左下肺片状炎症，左侧少至中量胸腔积液

图 51-6　双肺间质性改变，双侧胸腔积液，可疑左下肺片状炎症，纵隔内多发增大淋巴结

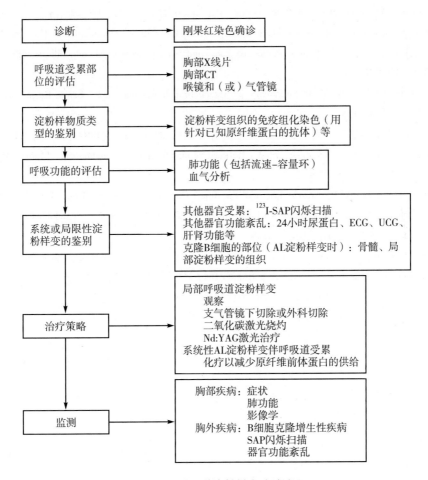

图 51-7　呼吸道淀粉样变诊治流程

# 参 考 文 献

［1］ Gillmore JD，Hawkins PN. Amyloidosis and the respiratory tract. Thorax. 1999，54：444－451

［2］ Gibbaoui H，Abouchacra S，Yaman M. A case of primary diffuse tracheobronchial amyloidosis. Ann Thorac Surg. 2004，77（5）：1832－1834

［3］ Merlini G，Westermark P. The systemic amyloidoses：clearer understanding of the molecular mechanisms offers hope for more effective therapies. J Intern Med. 2004，255（2）：159－178

［4］ van Gameren Ⅱ，Lokhorst H，Hazenberg BP，et al. Therapeutic options in systemic AL amyloidosis. Neth J Med. 2004，62（4）：106－113

［5］ Kyle RA，Gertz MA，Greipp PR，et al. A trial of three regimens for primary amyloidosis：colchicine alone，melphalan and prednisone，and melphalan，prednisone，and colchicine. N Engl J Med. 1997，336（17）：1202－1207

［6］ Skinner M，Sanchorawala V，Seldin DC，et al. High-dose melphalan and autologous stem-cell transplantation in patients with AL amyloidosis：an 8-year study. Ann Intern Med. 2004，140：85－93

［7］ Guidelines Working Group of UK Myeloma Forum；British Commitee for Standards in Haematology，British Society for Haematology. Guidelines on the diagnosis and management of AL amyloidosis. Br J Haematol. 2004，125（6）：681－700

［8］ Berk JL，O'Regan A，Skinner M. Pulmonary and tracheobronchial amyloidosis. Semin Respir Crit Care Med，2002，23（2）：155－165

［9］ 孙永昌，许文兵，罗慰慈，等. 胸膜淀粉样变. 中华结核和呼吸杂志，1997，20（4）：212－214

［10］ Xu ling，CAI Bai-qiang，Zhong Xu，et al. Respiratory manifestation in amyloidosis. Chinese Medical Journal 2005，118（24）：2027－2033

［11］ Lachmann HJ，Hawkins PN. Amyloidosis and the lung. Chronic Respiratory Disease 2006，3：203－214

［12］ Pettersson T，Konttinen YT，Maury CPJ. Treatment strategies for amyloid A amyloidosis. Expert Opin. Pharmacother，2008，9（12）：2117－2128

［13］ Nishida S，Hagihara K，Shima Y，et al. Rapid improvement of AA amyloidosis with humanised anti-interleukin 6 receptor antibody treatment. Ann Rheum Dis，2009，68：1235－1236

# 病例52　不明原因低氧血症
## ——肝肺综合征

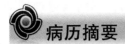 病历摘要

患者男性，16岁，因活动后气短2个月入院。

患者于2004年11月初无明显诱因出现行走50m左右即感气短，伴头晕，无咳嗽、咳痰、胸闷、胸痛、心悸、意识丧失等，休息5分钟左右症状可缓解。症状逐渐加重，发展为起床、穿衣等轻微活动后即憋喘明显，伴口唇青紫，休息数分钟后可缓解。当地医院查血常规：WBC（2.45~4.21）×$10^9$/L，PLT（41~48）×$10^9$/L，余正常；血气分析：pH 7.415，$PaO_2$ 59mmHg，$PaCO_2$ 27mmHg，$HCO_3^-$ 17.3mmol/L；肝肾功能：ALT 54U/L，AST 68U/L，ALB 3.3g/dl，TBil 21.8mmol/L（3.4~20.6mmol/L），DBil 17μmol/L（0~16.3μmol/L），Cr 47μmol/L；PT+A正常；多种自身免疫抗体阴性，X线胸片及胸部CT平扫未见明显异常；双肺血流灌注显像未见明显异常；骨髓涂片：增生尚可，G：E为1.42：1，大致正常骨髓象，为进一步诊治来我院。发病以来，患者无明显乏力，精神、睡眠、食欲可，二便正常。体重无明显变化。病程中无发热、皮疹、脱发、光过敏、口腔溃疡，无关节肿痛、雷诺征。自小体质较同龄人弱，近半年有磷化钙（防虫剂）接触史，否认慢性肝病史。

**入院查体：**生命体征正常，浅表淋巴结未及增大，口唇发绀，可疑杵状指，未见蜘蛛痣，双肺呼吸音清，未及干湿啰音，心律齐，各瓣膜区未及心脏杂音，肝脾肋下未及，双下肢未及可凹性水肿。

**实验室检查：**血常规：WBC（3.9~4.5）×$10^9$/L，N 64%~67%，Hb 144~149g/L，PLT（53~58）×$10^9$/L，血DC正常，尿便常规无异常。肝肾功能检查：ALT 88~162 U/L，AST 59U/L，ALB 3.5~3.8g/dl，GGT 77U/L，ALP 188U/L，LDH 165U/L，CHO 223mg/dl，TG 38mg/dl，Cr 0.7mg/dl；PT+A正常；蛋白电泳：γ 24.3%，余正常。ESR 31mm/1h，血CRP、D-dimer、LA均正常，血ANA+抗dsDNA、抗ENA、ACL、ANCA、RF均阴性；乙肝五项：HBcAb（+）；EBV、HCV、HIV抗体均阴性。血Ⅳ型胶原250ng/ml。血气分析：（自然状态）pH 7.46，$PaO_2$ 46.6mmHg，$PaCO_2$ 34.3mmHg，$HCO_3^-$ 24.1mmol/L；卧立位$PaO_2$相差3.2~8.1mmHg；（鼻导管吸氧3L/min）pH 7.44，$PaO_2$ 73.2mmHg，$PaCO_2$ 37.8mmHg；血铜氧化酶吸光度正常；眼底检查未见K-F环。胸

部 HRCT 未见明显异常（图 52-1）；肺功能：通气功能正常，弥散功能障碍（弥散量占预计值 44.7%）；$^{99m}$Tc-MMA 动态肺灌注显像提示存在肺内右→左分流，分流率 33.4%，双肺多发灌注减低区，考虑为右到左分流所致。肺动脉造影未见明显异常，肺动脉压正常（图 52-2）。ECG：左室高电压；超声心动图检查未见异常；腹部 BUS：肝回声稍粗，门脉宽 1.4cm，胆囊壁增厚，脾大（厚 3.6cm，肋下 2.9cm），脾静脉增宽（近脾门处 1.3cm）。腹部增强 CT：肝右叶点状钙化灶，脾大（图 52-3）。B 超引导下经皮肝穿刺活检病理回报：少许肝组织，肝索整齐，肝窦轻度扩张，部分肝组织胞质疏松，偶见炎性坏死，汇管区少许淋巴浸润（图 52-4）。诊断为慢性活动性肝炎（乙肝感染可能性大）、脾功能亢进、肝肺综合征，予保肝及氧疗后出院。

**最后诊断：**慢性活动性肝炎（乙肝感染可能性大）

脾功能亢进

肝肺综合征

## 讨论与分析

本病例特点为青少年男性，病程 2 个多月，主要症状为进行性加重的活动后气短伴口唇发绀，血气分析提示为单纯低氧血症（Ⅰ型呼吸衰竭）。

当对呼吸衰竭进行诊断和鉴别诊断时，首先要明确呼吸衰竭的定义和类型。呼吸衰竭的定义为在海平面大气压下，于静息时呼吸室内空气，动脉血 $PaO_2$ 低于 60mmHg，伴有或不伴有 $PaCO_2$ 高于 50mmHg。呼吸衰竭分为两型，即Ⅰ型和Ⅱ型呼吸衰竭。Ⅰ型为仅有缺氧，不伴有 $CO_2$ 潴留；Ⅱ型既有缺氧，又有 $CO_2$ 潴留。临床上导致呼吸衰竭的机制包括通气不足、弥散障碍、通气-灌注（V/Q）比值失调、血液右向左分流和吸入空气中氧分压降低等，Ⅱ型呼吸衰竭主要由通气不足引起，而其他机制往往只导致Ⅰ型呼吸衰竭。

本病例血气分析 $PaO_2 < 60mmHg$，$PaCO_2$ 为正常低限，为明确的Ⅰ型呼吸衰竭，肺功能也显示通气功能正常，患者既往无慢性阻塞性肺病的病史，因此可除外通气不足导致的低氧血症，另外患者亦没有吸入气中氧分压降低的原因。

患者肺功能提示存在弥散功能障碍，但患者病程中无发热、皮疹、脱发、光过敏、口腔溃疡，无关节肿痛、雷诺征等结缔组织疾病表现，各种免疫学指标均阴性，胸部 HRCT 亦未见明显异常，无导致弥散面积减少（如肺实质病变、肺气肿、肺不张等）及弥散膜增厚（肺间质纤维化、肺水肿等）的肺部基础病变。双肺血流灌注显像未见明显异常，肺动脉造影亦无异常，除外了由于肺动脉栓塞等原因造成的肺 V/Q 比值失调导致的低氧血症。

导致低氧血症的另一可能机制就是血液右向左分流，其中包括心内右向左分流和肺内右向左分流。由于右向左分流，静脉血未经氧合就直接进入动脉系统，从而导致动脉血氧含量减低。本例患者自幼无发绀、活动后气短等先天性心脏病的临床表现，查体也未发现心脏杂音，超声心动图检查未见房间隔或室间隔缺损，可除外心内分流的存在。患者立位 $PaO_2$ 比卧位低 8mmHg，提示肺血管扩张的存在。进一步 $^{99m}$Tc-MMA 动态肺灌注显像检查显示存在肺内右－左分流，分流率达 33.4%。临床上导致肺内右向左分流的常见原因是肺动脉静脉瘘和肺前毛细血管扩张。本病例肺动脉造影未见肺动脉静脉瘘，表明肺内右向左分流是肺血管扩张的结果。

结合患者在当地医院检查提示肝功能异常，血 ALB 降低，血常规有 WBC 及 PLT 降低，腹部 BUS 和增强 CT 显示肝回声稍粗，门脉宽 1.4cm，脾大，脾静脉增宽，我们认为患者存在一个慢性肝病、肝硬化基础，而肺血管扩张是肝硬化所致。患者肝炎指标检查提示 HBcAb（+），血 Ⅳ 型胶原增高，蛋白电泳示 γ 球蛋白增高（24.3%），B 超引导下经皮肝穿刺活检病理支持慢性活动性肝炎的诊断，诊断早期肝硬化，慢性活动性肝炎（乙肝可能性大），脾功能亢进。患者发病前曾有磷化钙接触史，该化学物质可对肝功能造成损害，但多为急性损伤，而且短时间内不至于引起肝硬化，但可能加重原来的肝功能损害。

总结以上检查，该患者同时存在肝功能不全、低氧血症及立位性缺氧、肺血管扩张等特点，据此明确诊断肝肺综合征。

肝脏疾病可影响肺功能。大部分患者仅表现为轻中度的动脉血氧降低，主要是通气/血流灌注比值失调所致，而且由于代偿性通气增加，其低氧程度往往会有一定限度。少部分患者（约 10%）可表现为"肝肺综合征"，即严重低氧血症（$PaO_2$ 低于 60mmHg）、呼吸困难、发绀、杵状指、直立性缺氧、平卧呼吸、肺血管明显扩张导致真性肺内分流及弥散功能障碍。肝肺综合征常见于肝炎后肝硬化、酒精性肝硬化及其他原因肝硬化，也可见于慢性活动性肝炎、急性暴发性肝炎、胆汁淤积、非肝硬化性门脉高压、α-抗胰蛋白酶缺乏症、Wilson 病和氨酸血症等。肝肺综合征患者的 $PaO_2$ 水平与肝病的临床征象，如蜘蛛痣、血清胆红素、白蛋白、血氨或用来反映门静脉压力的肝门静脉压力差等之间无明显相关性。极少部分患者（约 1%）可发展至肺动脉高压。

肝肺综合征发生低氧血症的原因是气体交换单位附近有弥漫性肺前毛细血管扩张和肺小动静脉之间直接形成交通。肺毛细血管的直径可由正常时的 8~15μm 扩张为 15~500μm，因气血之间弥散距离增加、弥散面积相对缩小（因血容量增加）和弥散时间缩短（因心排出量增加血流加快），导致患者弥散功能障碍。而动脉静脉交通形成的肺内分流，使部分静脉血绕过正常的肺毛细血管肺泡气体交换单位而直接进入体循环。

肝肺综合征胸部 X 线多无异常。肺功能检查多有肺内分流增加和肺弥散功能异常，但肺容量及通气功能正常。肺血管扩张是肝病发生低氧血症的病理基础，因此诊断肝肺综合征的关键是应用影像学手段检出肺血管扩张。心脏声学造影是筛选和诊断肝肺综合征最简单的无创检查方法，敏感性高，甚至可检出 $^{99m}$Tc-MMA 动态肺灌注显像阴性的肝肺综合征患者。而 $^{99m}$Tc-MMA 动态肺灌注显像也是诊断肝肺综合征肺血管扩张可靠而又无创的定量检查手段，也有助于肺内分流与心内分流的鉴别。肺血管造影是有创性、侵入性的检查方法，是诊断肝肺综合征的金标准，不仅可排除肺血栓性疾病，还可确定肝肺综合征肺血管异常的类型、部位和程度，对指导治疗有重要意义。肝肺综合征分两型：Ⅰ型：造影无异常或弥漫的前毛细血管扩张，呈蜘蛛样或海绵状（吸入100%氧可使$PaO_2$上升大于150mmHg）；Ⅱ型：断续的局部动脉畸形，交通支形成，造影显示为孤立的蚯蚓状或团状影像（吸入100%氧对$PaO_2$几乎无影响，一般小于150mmHg），此型少见。

## 专家点评

对于无慢性心肺疾病史、原因不明的低氧血症（呼吸困难、发绀或杵状指）患者，如经X线胸片、胸部HRCT、心电图、超声心动图、下肢深静脉和异常血红蛋白等检查无异常发现，而有肝病或肝功能不全等临床表现时应警惕肝肺综合征的可能，如患者有直立性低氧血症即应行心脏声学造影或$^{99m}$Tc-MMA动态肺灌注显像明确有无肝肺综合征，为选择肝肺综合征类型选择治疗方案可行肺动脉造影。

（钟　旭　郭潇潇）

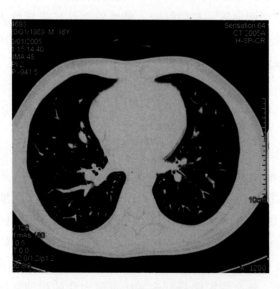

图 52-1　胸部 HRCT 未见明显异常

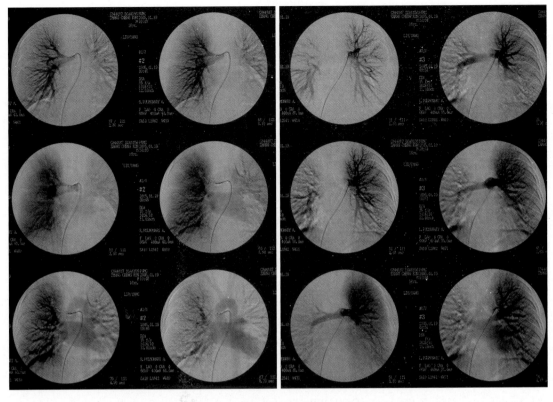

图 52-2　肺动脉造影未见明显异常

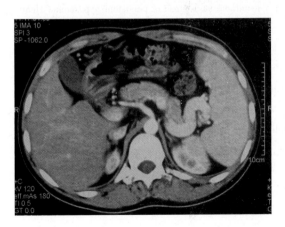

图 52-3　腹部增强 CT 示肝右叶点状钙化
灶，脾大

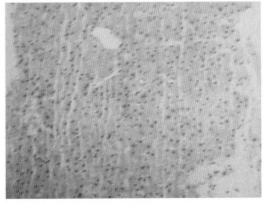

图 52-4　B 超引导下肝穿刺活检病理（HE
染色，×100）示肝索整齐，肝窦轻度扩张，部
分肝组织胞质疏松，偶见炎性坏死，汇管区少许
淋巴浸润

# 参 考 文 献

［1］ Vincent Ho Current concepts in the management of hepatopulmonary syndrome Vasc Health Risk Manag. 2008 October, 4 (5): 1035 - 1041

［2］ Hae Wcn Lee, Kyung-Suk Suh, Joohyun Kim, et al. Kuhn Uk Lee Pulmonary Artery Embolotherapy in a Patient with Type I Hepatopulmonary Syndrome after Liver Transplantation Korean J Radiol. 2010 Jul-Aug, 11 (4): 485 - 489

［3］ Kari E. Roberts, Steven M. Kawut, Michael J. Krowka, et al. Fallon Genetic Risk Factors for Hepatopulmonary Syndrome in Patients With Advanced Liver Disease Gastroenterology. 2010 July, 139 (1): 130 - 139

［4］ MICHAEL B. FALLON, MICHAEL J. KROWKA, ROBERT S. BROWN, et al. KAWUT Impact of Hepatopulmonary Syndrome on Quality of Life and Survival in Liver Transplant Candidates Gastroenterology. 2008 October, 135 (4): 1168 - 1175

［5］ Peter Deibert, Hans-Peter Allgaier, Stefanie Loesch, et al. Hubert Erich Blum Hepatopulmonary syndrome in patients with chronic liver disease: role of pulse oximetry BMC Gastroenterol. 2006, 6: 15

［6］ John R. Whitworth, D. Dunbar Ivy, Jane Gralla, et al. Sokol Pulmonary Vascular Complications in Asymptomatic Children with Portal Hypertension J Pediatr Gastroenterol Nutr. Author manuscript; available in PMC 2010 November 1

［7］ Published in final edited form as: J Pediatr Gastroenterol Nutr. 2009 November, 49 (5): 607 - 612

［8］ Samir Gupta, Marie E Faughnan, Gerald J Prud'homme, et al. Peter Kopplin Sarcoidosis complicated by cirrhosis and hepatopulmonary syndrome Can Respir J. 2008 April, 15 (3): 124 - 126

［9］ A P Fernandes, S Marum. J P Ribeiro Hepatopulmonary syndrome as a cause of persistent hypoxaemia Heart. 2005 November, 91 (11): 1441

［10］ Konstantinos Charalabopoulos, Dimitrios Peschos, Leonidas Zoganas, et al. Anna Batistatou Alterations in Arterial Blood Parameters in Patients with Liver Cirrhosis and Ascites Int J Med Sci. 2007, 4 (2): 94 - 97

［11］ Waleed K. Al-Hamoudi Cardiovascular Changes in Cirrhosis: Pathogenesis and Clinical Implications Saudi J Gastroenterol. 2010 July, 16 (3): 145 - 153

［12］ Ali Nawaz Khan, Hamdan Al-Jahdali, Khalid Abdullah, et al. Alaa Gouda Pulmonary vascular complications of chronic liver disease: Pathophysiology, imaging, and treatment Ann Thorac Med. 2011 Apr-Jun, 6 (2): 57 - 65

［13］ M. Mokhashi Hypoxaemia - think of the liver! Every internist should be aware of the hepatopulmonary syndrome Postgrad Med J. 1999 May, 75 (883): 295 - 297

［14］ P Schenk, V Fuhrmann, C Madl, et al. C Müller Hepatopulmonary syndrome: prevalence and predictive value of various cut offs for arterial oxygenation and their clinical consequences Gut. 2002 December, 51 (6): 853 - 859

# 病例53 不明原因胸腔积液
## ——原发性系统性淀粉样变

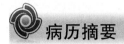
病历摘要

患者男性，39 岁，因咳嗽、咳痰 3 个月余伴气短 2 个月于 2005 年 2 月 25 日入院。

患者于 2004 年 11 月末感冒后出现咳嗽、咳痰，为阵发性咳嗽，咳黄白色痰液，并逐渐出现气短，活动后加重，伴双下肢可凹性水肿，无发热、盗汗、乏力、胸痛、咯血等其他不适症状。当地医院查血尿常规、肾功能、红细胞沉降率、免疫学指标、甲状腺功能均正常，痰涂片找抗酸杆菌阴性。肝功能轻度异常；CRP 23400μg/L；UA 549μmol/L；Ig：IgG 4.08g/L，IgA 0.29g/L，IgM 0.17g/L。X 线胸片示双下肺小片状影，双侧胸腔积液；胸部 CT：双侧胸腔积液，右侧叶间积液，纵隔内多发增大淋巴结；肺功能：轻度混合性通气障碍，弥散正常。全身骨显像阴性；PET 阴性。胸腔积液穿刺引流为粉红微浊液体，黎氏试验阴性，细胞总数 7200/μl，有核细胞 160/μl，多核型 56%，单核型 44%，总蛋白17.9g/L，GLU 6.33mmol/L，ADA 阴性，LDH 略减低；CEA 系列阴性，CA125 314U/ml，未见抗酸杆菌及癌细胞。胸膜活检为少量横纹肌组织，病变呈慢性炎。纤维支气管镜检查显示支气管黏膜普遍炎症，毛刷涂片见增生的纤毛柱状上皮，个别细胞具轻度异型性，考虑为炎症反应性增生。胸腔镜肺活检为肺胸膜和肺间质纤维组织增生伴透明变化；组化染色示胸膜和肺间质血管周，刚果红和甲基紫染色阳性，符合胸膜和肺间质淀粉样变。血清蛋白电泳检查未发现单克隆免疫球蛋白，$\alpha_1$ 4.8%，$\alpha_2$ 15.1%，$\gamma$ 7.3%。予 CTX 0.2g qod、MTX 15mg qw、甲基泼尼松龙 60~80mg qd 静脉滴注约 3 周，仍有多量胸腔积液，为进一步诊治收入院。患者发病以来，食欲睡眠可，二便正常，体重无明显变化，无口干、眼干、关节疼痛，无雷诺征、皮疹、口腔溃疡、脱发等。既往无糖尿病、高血压、肝炎、结核病史。吸烟 20 年，40 支/日，3 月前已戒。

**入院查体**：生命体征正常，浅表淋巴结未及增大，颈静脉无充盈怒张，双下肺叩浊、呼吸音减弱，未闻及干湿啰音及哮鸣音，无胸膜摩擦音。心界不大，心律齐，未闻及病理性杂音。腹部（阴性），双下肢轻度可凹性水肿，无杵状指（趾）。

**实验室检查**：血尿便常规、血电解质水平、免疫学指标甲状腺功能均正常。血清 TP5.4~6.7g/L，ALB 2.5~4.4g/L，LDH 164~374U/L，GGT 111~505U/L，AST 19~73U/L，ALT 47~254U/L。肝炎指标 HAV、HBV、HCV、HDV、HEV、HGV 均阴性，HBsAb

（＋）。CRP 23400μg/L。CA 系列检查除 CA125 轻度增高（169.4～314U/ml）外其余均正常。IgG 4.08～4.98g/L，IgA 0.29～0.436g/L，IgM 0.17～0.218g/L；血清蛋白电泳未发现单克隆免疫球蛋白。骨髓检查未见异常。尿本周蛋白（±）。ESR 6～15mm/1h，PPD 阴性，多次痰涂片未发现抗酸菌、其他病原菌及肿瘤细胞。腹部 B 超未见异常。ECG 大致正常。超声心动图检查示左心室肥厚，室间隔 16～18mm，左室射血分数（LVEF）61.2%→56.1%。肘正中静脉压 19cmH$_2$O。BNP 567pg/ml（0～100pg/ml）。PET 及全身骨扫描未见异常。肺功能：轻度混合性通气障碍，弥散正常；纤维支气管镜检查示支气管黏膜弥漫性炎症，毛刷涂片见增生的纤毛柱状上皮，个别细胞具轻度异型性。X 线胸片示双下肺小片状影，双侧胸腔积液，心影大小正常（图 53-1）；胸部增强 CT 示双侧胸腔积液，右侧叶间积液，纵隔内多发增大淋巴结（图 53-2）。多次胸腔积液检查均为粉红至淡黄色浑浊液，黎氏反应阴性，比重 1.016，细胞总数 7200～20400/μl，WBC 23～418/μl，Monocyte 35%～80%，TP 0.06～1.79g/dl，LDH 32～76U/L，GIU 5.2～8.0mmol/L，ADA 及 CEA 水平正常，未发现抗酸菌及肿瘤细胞。胸腔镜胸膜肺活检：肺胸膜和肺间质纤维组织增生伴透明变化；组化染色胸膜和肺间质血管周，刚果红和甲基紫染色阳性，符合胸膜和肺间质淀粉样变（图 53-3）。支气管黏膜活检及淋巴结穿刺未发现肿瘤细胞，刚果红染色阴性。齿龈黏膜活检刚果红染色（＋），氧化刚果红染色（＋）（图 53-4）。B 超引导下经皮肝穿刺活检刚果红染色阴性。

患者入院后给予利尿治疗后胸腔积液及双下肢水肿明显改善。于 3 月 20 日开始予美法仑 2mg tid 及甲基泼尼松龙 44mg/d 治疗，连用 7 天，间歇 5 周，再重复使用，患者咳嗽症状有所缓解。

**诊断：**原发性系统性淀粉样变

## 讨论与分析

本病例特点为中年男性，病程 3 个月，主要症状为咳嗽、咳痰、气短，活动后加重，伴双下肢可凹性水肿，X 线胸片及胸部 CT 提示双侧胸腔积液。根据胸腔镜胸膜肺活检病理回报肺胸膜和肺间质纤维组织增生，刚果红和甲基紫染色阳性，齿龈黏膜活检刚果红染色也阳性，淀粉样变诊断成立。

淀粉样变是指一组表现各异的临床综合征，可为原发也可继发，其共同特点为患者均有细胞外淀粉样蛋白沉积，根据其蛋白质性质的不同，可分为许多类，其中 AL 蛋白为原发性或伴发于浆细胞病，AA 蛋白为继发性淀粉样变，可继发于多种疾病，如慢性感染、结核、慢性炎症（类风湿关节炎）及肿瘤等，有家族史者要考虑遗传性淀粉样变等。

本例患者无发热、WBC 升高等感染征象，胸部 CT、腹部 B 超、全身骨显像及 PET 检查均未发现明显异常，血肿瘤标志物水平亦无明显异常，多次痰、胸腔积液检查均未发现细菌、结核菌及瘤细胞，支气管黏膜活检及纵隔淋巴结穿刺亦未发现肿瘤细胞，而且齿龈黏膜活检氧化刚果红染色为阳性（提示为 AL 蛋白），血清蛋白电泳未发现单克隆免疫球蛋白，骨髓检查未见异常。胸腔镜胸膜肺活检刚果红染色阳性，证实为胸膜肺淀粉样变。患者多次超声心动图检查均提示左心室肥厚，室间隔增厚达 16～18mm，左室射血分数（LVEF）从 61.2% 降至 56.1%。肘正中静脉压 $19cmH_2O$。BNP 明显升高（567pg/ml）。虽然未行心肌活检，但患者既往无高血压、冠心病、心功能不全表现，因此考虑其心脏病变是心肌淀粉样变的结果。因本次患者淀粉样变累及齿龈、胸膜、肺和心脏，可诊断为原发性系统性淀粉样变。

患者肝功能虽然轻度异常，但有脂肪肝，使用过 CTX 及 MTX 等损害肝功能的药物，且 B 超引导下肝穿刺活检刚果红染色为阴性，不支持肝淀粉样变，其肝功能异常可能为脂肪肝及药物损害所致。

本例病初以双侧胸腔积液为特点，多次胸腔积液检查均提示为漏出液。复查 UCG 提示 LVEF 较前下降，BNP 亦明显升高，肘正中静脉压也有升高（$19cmH_2O$）。淀粉样物质可以阻塞淋巴管，引起肺淋巴回流障碍，从而导致胸腔积液，起初性质多为漏出液，可不出现胸膜淀粉样变。同时，心血管检查提示患者心功能不全，不能除外胸腔积液与心功能不全有关。上述两种因素都可能参与了胸腔积液的形成。导致患者心功能不全的主要原因可能是心肌淀粉样变，后者是限制性心肌病的一种，可通过运动实验来证实，可以通过心脏导管观察心房压力，可以看到运动后心房压力明显升高。

BNP 是明确有无心衰的一个很好的指标，其是心室肌受到牵拉释放的一种多肽。我们在急诊室进行的研究表明，心衰患者的 BNP 水平明显高于无心衰者。其他许多文献也报告了 BNP 与心衰之间的相关性。

原发性淀粉样变目前尚无有效治疗，多采用美法仑和泼尼松治疗，国外多主张大剂量美法仑化疗后续贯 VAD 方案化疗，然后行自体骨髓移植，但疗效都很有限。

## 专家点评

我们医院曾经总结过肺淀粉样变的病例，其中很多合并胸膜淀粉样变和胸腔积液，因此认为胸腔积液更可能是胸膜淀粉样变引起的。本病例中提出的淀粉样变阻塞淋巴回流以及淀粉样变累及心脏导致心功能不全而引起胸腔积液的机制，值得我们思考。

（钟 旭 郑 可）

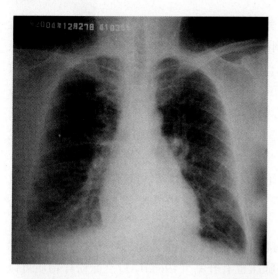

图 53-1 后前位胸片示双侧胸腔积液，双下肺小片状阴影，心影正常

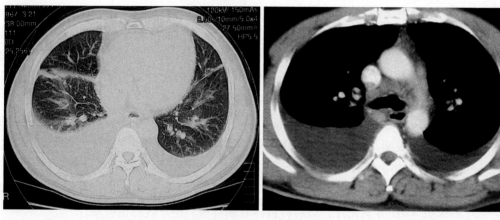

图 53-2 胸部增强 CT 示双侧胸腔积液，右侧叶间积液，纵隔内可见多发增大淋巴结

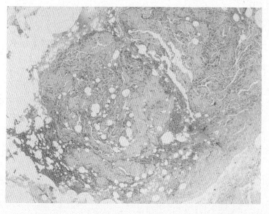

图 53-3 胸腔镜胸膜肺活检（刚果红染色，×60）：胸膜和肺间质血管周围深紫染物质沉积

图 53-4 齿龈黏膜活检（HE，×60）：上皮下粉染物质，特染：刚果红染色（＋），氧化刚果红染色（＋）

# 参 考 文 献

［1］ Rodney H. Falk Diagnosis and Management of the Cardiac Amyloidoses Circulation, Sep 2005, 112：2047 - 2060

［2］ Guidelines on the diagnosis and management of AL amyloidosis 2004 United Kingdom Myeloma Forum, 125, 681 - 700

［3］ Shu-ichi Ikeda Cardiac Amyloidosis: Heterogenous Pathogenic Backgrounds Internal Medicine Vol. 43. No. 12 (December 2004) 1107 - 1114

［4］ Sumit Madan, Angela Dispenzieri, Martha Q. Lacy, et al. Kumar Clinical Features and Treatment Response of Light Chain (AL) Amyloidosis Diagnosed in Patients With Previous Diagnosis of Multiple Myeloma Mayo Clin Proc. 2010 March, 85 (3): 232 - 238

［5］ Walid Hassan, Hani Al-Sergani, Walid Mourad, Rashed Tabbaa Amyloid Heart Disease: New Frontiers and Insights in Pathophysiology, Diagnosis, and Management Tex Heart Inst J. 2005, 32 (2): 178 - 184

［6］ Frederick L. Ruberg, Evan Appelbaum, Ravin Davidoff, et al. Manning Diagnostic and Prognostic Utility of Cardiovascular Magnetic Resonance Imaging in Light-Chain Cardiac Amyloidosis Am J Cardiol. Author manuscript; available in PMC 2010 February 15. Published in final edited form as: Am J Cardiol. 2009 February 15, 103 (4): 544 - 549

［7］ I Kholová. H W M Niessen Amyloid in the cardiovascular system: a review J Clin Pathol. 2005 February, 58 (2): 125 - 133

［8］ Dorothy Loo, Peter N. Mollee, Patricia Renaut, et al. Hill　Proteomics in Molecular Diagnosis: Typing of Amyloidosis J Biomed Biotechnol. 2011

# 病例54 发热、双肺多发团块、结节影
## ——肺 Castleman 病

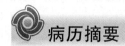 病历摘要

患者女性，64岁，因反复发热、咳嗽、咳痰1年余，气短8个月，加重4天入院。

患者于2006年4月初无诱因出现间断咳嗽，少量黄痰，无咯血、胸闷、胸痛。2006年4月中下旬出现发热，最高体温38℃，当地医院查血常规：WBC：$6.7 \times 10^9$/L，N：78%，X线胸片示右下肺纹理增粗，局部可见斑片索条影，右侧肋膈角钝；考虑肺部感染，予莫西沙星、头孢曲松治疗3天后体温降至正常，但仍有间断咳嗽、咳痰，遂于2006年5月中旬就诊某一上级医院，胸部CT示右下肺及胸膜下可见多发结节、斑片影，局部可见支气管扩张（图54-1、图54-2、图54-3、图54-4），行胸腔镜肺活检，病理经多家医院综合会诊后考虑淋巴组织增生性病变，但是诊断淋巴瘤证据不足，未予特殊治疗。2006年7月初后长期发热，最高体温37.7℃，间断有最高体温达38.8℃，予以抗生素（氟喹诺酮或三代头孢菌素）治疗1周后最高体温可降至37.7℃左右，体温高峰多在夜间出现，仍咳嗽，咳白色泡沫痰，偶有痰中带血丝。2006年10月起出现活动后气短，步行100m左右即出现气短，休息后减轻，夜间能平卧。2007年3月中旬因再次高热，最高体温达38.5℃，咳嗽、咳痰、呼吸困难症状加重，复查胸部CT，提示肺内病变较前明显加重（图54-5、图54-6、图54-7、图54-8），行CT引导下左肺阴影穿刺活检，但未能明确诊断而收住院。起病以来，食欲差，乏力明显，出汗多，夜间能平卧。无皮疹、关节痛，体重下降近20kg。

**既往史：** 1960年曾诊断肺结核，予抗结核治疗3个月，具体不详。1988年因子宫肌瘤行全子宫切除。2001年因左乳腺癌行乳腺癌切除术及淋巴结清扫术，术后行5周期化疗；此后每年复查一次，未见转移复发征象。患者在退休前于棉花纺织厂工作，工作环境中噪音较多，棉絮较多。不吸烟。

**入院查体：** 自然状态下指测氧饱和度92%，右侧腋下可及一直径约1.2cm淋巴结，质软，无压痛，活动可，余浅表淋巴结未及。口唇无发绀。胸廓呈乳腺癌术后改变，胸骨、肋骨无压痛，双肺呼吸音清，双下肺闻及爆裂音。心律齐，腹（－），双下肢无水肿。无杵状指。

**实验室检查：** 白细胞（12~18）×$10^9$/L，中性粒细胞75%~90%，血红蛋白100~123g/L，PLT（126~224）×$10^9$/L；外周血涂片（－）；骨穿提示感染性骨髓象；血生化：

LDH 296U/L, 余 (-); 蛋白电泳未见 M 蛋白。免疫球蛋白 (-); 血、尿 $\beta_2$-MG (-)、ANCA、ANA + dsDNA、ENA、抗结核抗体均 (-); 外周血 T 细胞亚群: $CD4^+$ T 细胞数正常, $CD8^+$ T 细胞比例增高且存在明显异常激活, $CD4^+/CD8^+$ 比例倒置。多次痰检: 白色念珠菌×1; 细菌 (-), 痰找抗酸杆菌 (-)。入院后患者最高体温在38℃左右, 给予盐酸莫西沙星及氟康唑治疗后无显效, 复查胸部 CT 提示肺内病变较 2007 年 3 月有加重 (图 54-9、图 54-10、图 54-11、图 54-12)。

CT 引导下经皮肺穿, 病理诊断肺 Castleman 病 (多中心型) (图 54-13) 免疫组化: CD3 (+)、CD20 (+), AE1/AE3 (+), CD21 (+)。6 月 21 日转入血液科化疗, 并于 6 月 22 日予 CHOP 方案化疗 (CTX 600mg d1, 400mg d4, 西艾克4mg d1, 艾达生80mg d4, 泼尼松 80mg d1~5)。化疗后未再发热, 咳嗽、咳痰症状缓解, 6 月 27 日复查 X 线胸片示右下肺团块影较 1 个月前吸收, 予以 1 个疗程 CHOP 化疗后, 患者体温正常, 复查胸片提示右下肺阴影较前有明显吸收。后又间断予以 CHOP 方案化疗 3 个疗程, 2008 年 2 月初, 因受寒后发热, 出现渐加重的气短, 于 2008 年 2 月死亡。

**诊断:** 肺 Castleman 病 (多中心型)

　　　　陈旧性肺结核

　　　　子宫肌瘤术后

　　　　左乳癌术后、化疗后

## 讨论与分析

Castleman 病 (CD) 属原因未明的慢性淋巴组织增生性疾病, 属少见病; 其命名也较多, 又名巨大淋巴结增生、血管滤泡性淋巴样增生、淋巴结错构瘤等。由 Castleman 于 1956 年首次报告, Keller 于 1972 年对其病理改变做了进一步描述和分析。CD 的临床表现无特异性, 主要依靠病理诊断。一般以淋巴结内起病多见, 绝大多数表现为淋巴结明显增大或有巨大肿块。我院收治的 1 例患者, 临床表现为发热、咳嗽、咳痰及活动后气短, 胸部 CT 提示为双肺弥漫性结节、团块影, 纵隔内小淋巴结, 浅表淋巴结及肺门、腹膜后淋巴结无增大, 最终通过经皮肺穿及 VATS 肺活检诊断为肺 Castleman 病, 这在国内外均很罕见, 现将该病例及 CD 的肺部受累的文献复习报告如下:

CD 是一少见病, 目前主要是一些个案报道或小宗病例复习; 病因仍不明, 免疫调节异常可能是 CD 的始发因素, 如 AIDS 可同时发生 CD 和 Kaposi 肉瘤, 少数 CD 也可转化为 Kaposi 肉瘤; 也有认为与人类 8 型疱疹病毒 (HHV-8) 感染有关, 也有学者提出与白介素-6 的过度产生相关。

病理上, CD 分为透明血管型 (HV)、浆细胞型 (PC) 和混合型; 临床上分为局限型和多中心型。Dham 等把 CD 分为单中心型和多中心型, 其中单中心型包括透明血管为主型和浆细胞为主型, 多中心型包括浆细胞为主型和浆母细胞型。临床上, 以局灶型或单中心型的 CD 为主。其中，70%~90% 的单中心型为 HV 型，临床呈单个淋巴结无痛性缓慢肿大，形成巨大肿块，以纵隔淋巴结最多见，还可见于颈部、腋窝、肠系膜、软组织、三角肌等。大多不伴全身症状，10%~20% 为 PC 型，腹腔淋巴结受累多见，常伴全身症状，临床过程与多中心型的 CD 类似。多中心性较少见，发病年龄较晚，有多部位淋巴结缓慢增大，常伴有发热、乏力、盗汗、体重下降等全身症状，常有多系统累及的表现，如肾病综合征、淀粉样变、严重的周围神经病、重症肌无力、口腔炎、角膜炎等等，可出现贫血、多株性高免疫球蛋白血症、低白蛋白血症等，预后差。治疗上，对于单中心型的患者，一般可以经外科手术治愈，对于不能手术的此类患者，可以接受放疗。对于多中心型者，目前还没有公认的处理方案：对于 HIV 阴性的患者，一般按非霍奇金淋巴瘤（NHL）的治疗方法来治疗，采用 CHOP 或 CVP 方案化疗；但对于合并 HIV 感染的患者，可能在化疗前需要接受 HAART 的治疗，不过这一治疗可能增加化疗的不良反应。另外，对于 HHV-8 标志物阳性的患者，不论是否有 HIV 感染，近来还推荐使用抗 CD20 的单抗治疗。还有一些报道提出使用抗 IL-6 的单抗及抗 HHV-8 的治疗，目前还没有得到公认。

CD 最常发生的部位是胸腔，其中局限型占 60%~70%。绝大多数表现为纵隔、肺门淋巴结的增大，少部分表现为胸壁肿物，多中心型 CD 可侵犯肺实质，肺病理学以淋巴细胞性间质性肺炎（LIP）多见，有 CD 合并副肿瘤天疱疮及闭塞性细支气管炎的个案报道。

胸壁肿物：最近 20 年来，Pubmed 上有十多例散在病例报道，女性为主，以单中心型的 CD 多见，且绝大多数分布在右侧胸腔。胸部 CT 主要表现为与胸膜紧密相连的边界光滑的肿物，增强 CT 提示为富血管性的肿物，少部分可以有肿瘤内的钙化，有 2 例合并同侧胸腔积液。文献报道的病例中绝大多数是通过开胸或内镜活检诊断的，术中肿物出血多，与胸膜关系紧密。所有的报道病例均在手术后存活，且没有复发的报道。

LIP：多中心型 CD 可侵犯肺实质，肺病理学以淋巴细胞性间质性肺炎（LIP）多见，机制是大量淋巴细胞在肺实质内的浸润，胸部影像学主要表现为磨玻璃样影、气腔实变、边缘模糊并呈小叶中心性分布的小结节、支气管血管束增厚、小叶间隔增厚及薄壁肺气囊等。

BO：有 CD 合并副肿瘤天疱疮及闭塞性细支气管炎的个案报道，BO 的发生机制考虑为肿瘤相关自身免疫抗体沉积在特定区域的细支气管黏膜所致，临床以进行性呼吸困难为主要表现，肺功能提示为阻塞性通气功能障碍，胸部 HRCT 可见双肺透亮度明显增加，弥漫性的支气管扩张，肺内有较多的囊腔。肺组织活检提示直径为 1~6mm 的小支气管和细支气管的瘢痕狭窄和闭塞，管腔内无肉芽组织，而且肺泡管和肺泡正常，Castleman 病合并 BO 是一种严重的不可逆的合并症；可并发纵隔气肿、肺间质气肿和皮下气肿等。

本例患者的肺内病变进行性发展，不过较一般的恶性肿瘤进展要慢些。该例有发热、乏力、体重下降等全身表现，特别之处在于其胸部影像学表现为进行性加重的双肺团块、结节影，病变部分以胸膜下分布为主，部分沿支气管血管束走行；另外，患者的肺组织病理表现为典型的 CD 的表现，这在既往的报道中很罕见。曾在 HIV 阳性的 CD 患者中报道过，肺影像学表现为肺实质的结节团块影。该患者既往有乳癌手术、化疗的基础，且在化疗期间患带状疱疹，说明患者的机体抵抗力很低下，可能与其肺部的影像学特殊有一定关系。该例患者无明显自觉症状，浅表淋巴结增大又不显著，病理科医师若对此少见病缺乏认识，易漏诊。该患就是在胸腔镜活检术后 1 年余才明确诊断，并开始接受治疗的，这可能也是影响患者预后的重要因素。

## 专家点评

　　Castleman 属于少见病，虽然临床确诊需要依靠病理诊断，但如果临床医师对本病不了解，很难做出正确的诊断。Castleman 最常受累的部位为胸内淋巴结，因此，临床上需与结节病、淋巴瘤、淋巴结结核以及肿瘤转移相鉴别。对于以 LIP 和 BO 为表现的 Castleman 病，需要与间质性肺病、肺内淋巴瘤相鉴别。Castleman 为少见病，病理科医师对此病警惕性不高，当病理不具有典型特征时，很容易误诊、漏诊，因此，若临床上怀疑该病，应及时与病理科医师沟通，提请其注意。

（黄　慧）

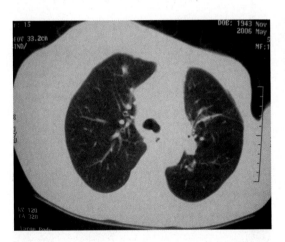

图 54-1　2006 年 5 月胸部 CT（气管分叉水平，肺窗）示右肺上叶前端小结节影，左侧胸廓术后改变

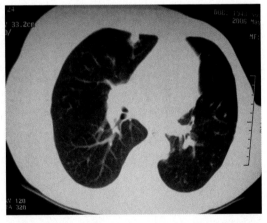

图 54-2　2006 年 5 月胸部 CT（四腔心水平）示右中叶小结节影，左侧胸廓术后改变

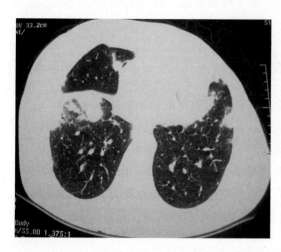

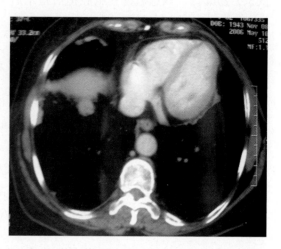

图 54-3 2006 年 5 月胸部 CT（膈上水平，肺窗）示右中叶结节影，右下叶近胸膜处结节团片影，左下叶胸膜下结节团片影

图 54-4 2006 年 5 月胸部 CT（膈上水平，纵隔窗）示右下叶近胸膜处结节团片影

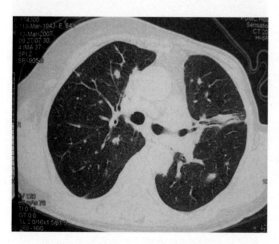

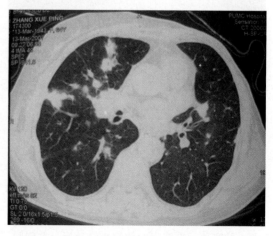

图 54-5 2007 年 3 月（气管分叉处，肺窗）示右上叶前段小结节影，左舌叶斑片索条影、小结节影

图 54-6 2007 年 3 月（主肺动脉窗水平，肺窗）示右中叶多发结节影，左舌叶结节影

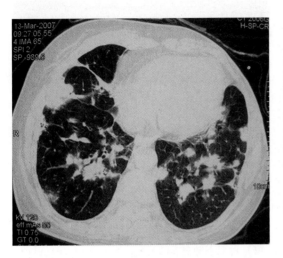

图 54-7　2007 年 3 月（膈上水平，肺窗）示双下叶多发结节、团片影

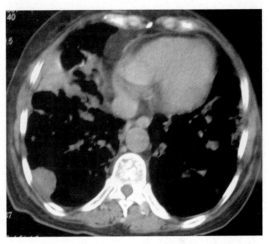

图 54-8　2007 年 3 月（膈上水平，纵隔窗）示双下叶多发结节、团片影，右下肺胸膜下团块影

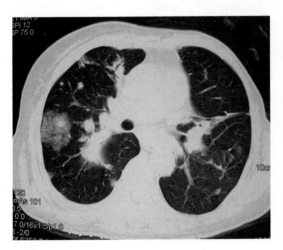

图 54-9　2007 年 6 月（右肺动脉主干水平，肺窗）右上叶前段结节影，尖后段结节影、斑片影；左舌叶索条结节影

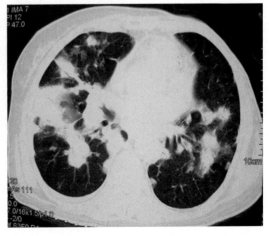

图 54-10　2007 年 6 月（四腔心水平，肺窗）双下肺、右中叶多发结节团片影

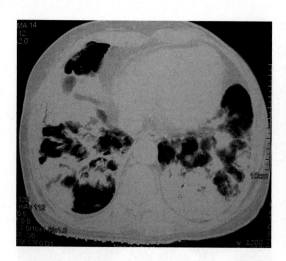

图 54-11　2007 年 6 月（膈上水平，肺窗）
双下肺多发结节团片影

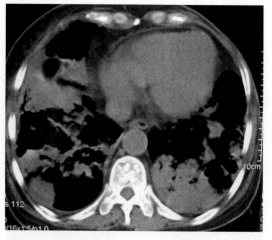

图 54-12　2007 年 6 月（膈上水平，纵隔
窗）示双下肺多发结节团片影

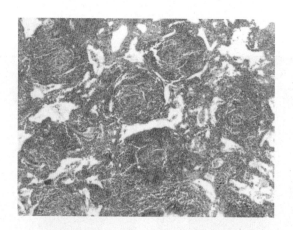

图 54-13　经皮肺病理（HE×4）
病变部位见大量增生的淋巴滤泡，滤泡生发中心
血管增生及玻璃样变性，滤泡中心区细胞减少，帽带
区细胞增生呈同心圆状环绕生发中心，形成"洋葱
皮"状结构

# 参 考 文 献

[1] Castleman B, Inverson L, Menedex V. Localized mediastinal lymph-node disease in human immunodeficiency virus infected patients: the impact of hyperplasia resembling thymoma. Cancer. 1956, 9:822-830

[2] Dham A, Peterson BA. Castleman disease. Current opinion in hematology. 2007, 14:354-359

[3] Al-Maghrabi JA. Castleman's disease. Update on pathogenesis. Saudi Med J. 2011, 32:451-458

[4] Van Rhee F, Stone K, Szmania S, et al. Castleman disease in the 21st century: an update on diagnosis, assessment, and therapy. Clin Adv Hematol Oncol. 2010, 8:486-498

[5] Tanaka O, Kiryu T, Hirose Y, et al. Chest wall Castleman's disease: CT and MRI findings. Radiat Med. 2006, 24:529-533

[6] Do KH, Lee JS, Seo JB, et al. Pulmonary parenchymal involvement of low-grade lymphoproliferative disorders. J Comput Assist Tomogr. 2005, 29:825-830

[7] Guihot A, Couderc LJ, Rivaud E, et al. Thoracic radiographic and CT findings of multicentric Castleman disease in HIV-infected patients. J Thorac Imaging. 2007, 22:207-211

# 病例55 锁骨骨折、胸腔积液
## ——鬼怪骨病

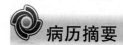 **病历摘要**

患者女性，22岁，因左侧胸痛2个月，胸闷1个月入院。

患者入院前2个月无明显诱因左侧胸痛，继之胸闷，X线胸片显示右侧第6后肋变细（图55-1），左侧肋膈角钝，行3次胸腔穿刺均抽出淡红色稍混浊液体，乳糜试验阳性2次、阴性1次，结核菌素纯蛋白衍生物试验阳性，于2008年6月15日加用异烟肼、利福平、丁胺卡那和左氧氟沙星抗结核治疗（剂量不详），无明显疗效转入我院。患者自发病以来无发热、盗汗、咳嗽、咯血及体重减轻。于2000年右侧锁骨疼痛，未予治疗，2005年打羽毛球时突发右侧锁骨骨折，行移植骨治疗，术中发现原锁骨变黑变细，术后病理提示慢性炎症，破骨细胞稍活跃，临床考虑结核病变不除外，规律四联抗结核治疗7个月。

**入院体检：**发育正常，右侧锁骨部分缺如，右侧上臂不能上抬，胸椎有压痛，左下肺叩诊呈实音，听诊双肺未闻及干湿性啰音，肝脾不大，双下肢无水肿。

**入院后实验室检查：**红细胞沉降率4~14mm/1h，多次查血常规、尿常规、肝肾功能正常；血中未见微丝蚴；游离钙0.72mmol/L（参考值：1.13~1.23mmol/L），甲状旁腺激素73.2ng/L（参考值：7~53ng/L）。胸腔积液检查：砖红色混浊，细胞总数15000×10⁶/L，白细胞6030×10⁶/L，单核细胞0.2，多核细胞0.8；黎氏试验阴性；乳糜试验阳性；总胆固醇2.46mmol/L，三酰甘油6.96mmol/L（血三酰甘油0.71mmol/L）；胸腔积液抗酸染色及细菌、真菌涂片、培养均阴性，胸腔积液脱落细胞学检查：阴性；核素淋巴管显像：双下肢淋巴管显影清晰，回流通畅，腹股沟、髋、腰淋巴结显影清晰，对称；胸导管可见，局部略有增宽；观察至22.5小时，胸腔内未见明显异常放射性分布。入院后给予患者中链三酰甘油膳食，停用抗结核药。胸廓三维重建发现颈、胸椎多发低密度影，右侧肩峰骨骨质破坏。请骨科会诊：患者胸椎、肩峰已发生破坏，建议配戴支具治疗防止截瘫。间断引流胸腔积液，每次可引出血性混浊胸腔积液500~800ml，并进行性减少。补钙治疗后复查游离钙1.14mmol/L，甲状旁腺激素41.6ng/L。

**治疗过程：**临床考虑患者鬼怪骨病诊断成立，考虑到颈椎、胸椎、肩峰受损合并乳糜胸，临床骨痛明显，于2008年9月1日~10月7日接受放射治疗，6MV-X线照射胸椎（$T_3$~$T_{11}$水平）、胸骨区$D_T$ 36Gy，照射右侧肩峰区及部分肋骨区$D_T$ 30.6Gy，同时接受帕米磷酸二钠90mg静脉输入每月一次，共6次，口服中链甘油三酯酸对症治疗，患者骨痛明显缓解，未主诉胸闷以及活动后气短。该患者随诊三年半病情平稳，已经结婚生子。

　　**诊断：**鬼怪骨病

　　　　　　右侧锁骨骨折，右侧锁骨移植术后

　　　　　　右侧第 1 肋骨、第 2 肋骨、第 6 肋骨、肩胛骨、第 7 颈椎、第 7 胸椎受累

　　　　　　乳糜胸

 讨论与分析

　　该病例特点：年轻女性，多处骨骼溶骨性改变，合并乳糜胸。

　　诊断和鉴别诊断：

　　（1）外伤：患者无外伤史，胸部手术 3 年后出现乳糜性胸腔积液，淋巴管核素显像未见异常，所以不考虑外伤、手术引起。

　　（2）结核：患者同时存在乳糜胸和骨破坏，考虑可能存在结核病变，而临床无结核中毒症状，受累部位不典型，为非承重关节，ESR、C-反应蛋白正常，胸腔积液腺苷脱氨酶不高，目前无结核相关证据。

　　（3）大块骨溶解病：又称 Gorham-Stout disease、鬼怪骨病（phaniom bone），是骨骼中的血管淋巴管增殖引起大块骨质溶解的一种相对无痛的罕见的骨破坏性疾病，破骨细胞活跃也可能积极参与了疾病的发生发展。进行性特发性的骨溶解围绕一个中心可涉及单块或多块骨，不受关节限制，可涉及各部位骨组织，但是颅骨、肩胛骨以及骨盆骨多见，常出现自发性骨折；疾病可以自发进入静止期，但是破坏的骨不会再生；肩胛骨、肋骨以及胸椎受累可引起约 17% 患者合并乳糜胸，可能是淋巴管扩张累及胸膜或胸导管引起病变，合并乳糜胸患者预后差，死亡率约 64%。

　　患者影像学特点为单纯溶骨性病变，周围无骨质硬化和骨膜反应。临床常见溶骨性疾病：①创伤：创收后骨萎缩明显，但是骨皮质完整；②甲状旁腺亢进：骨质硬化明显，伴关节周围软组织硬化，多表现为纤维囊性骨炎或棕色瘤，血、尿钙磷明显异常，影像学特点病变多在手指，呈虫蚀样，头颅 X 线沙粒样改变；③骨血管瘤：溶骨病变为局限性，伴髓腔内透亮区；④骨肿瘤：溶骨性单发多见，多不破坏骨皮质，病史短，骨痛明显；⑤骨骼先天发育异常，又称进行性骨干发育不全，多为长骨骨骼膨胀性改变，常不侵犯骨骺，双侧性、对称性及全身性病变多见；以上疾病患者临床及影像学不支持。大块骨溶解病，为非瘤样进行性骨骼消失，钙磷代谢及调钙激素基本正常，结合乳糜胸，支持大块骨溶解病诊断，其影像学分为四期：骨内早期：多发斑点状髓内及皮下透亮区（骨质疏松期）；进展期：病灶扩大，相互融合，病灶周围出现新的透亮区；骨外期：皮质侵袭，累及邻近软组织，并可跨越关节，累及邻近骨骼；晚期：累及的骨质吸收，被纤维组织代替，骨端变细，呈"吮糖棒"征，骨骼变形，可出现病理骨折。该患者属于晚期病变。治疗以二膦酸盐及放疗为主。未来研究方向，应该与血小板衍生生长因子可能有关，有人建议应用 PDGF

受体抑制剂治疗。同时大块骨溶解病合并乳糜胸提示预后不好，乳糜胸营养支持包括静脉营养或口服中链甘油三酯酸（medium-chain triglycerides，MCT）治疗。MCT 口服治疗方法为 2005 年首次提出，MCT 自然界不存在，其不经过乳糜形成过程，直接通过门静脉吸收入血。长期口服 MCT 膳食要求补充一定长链，需要定期静脉补充长链脂肪酸，一般 7～10 天一次；MCT 服用过快，可以引起高渗腹泻；供能快，如果无足量碳水化合物支持，易发生酮症，故主张联合复合碳水化合物应用，不主张联合纯糖食物摄入。患者尚需要补充一定蛋白质；平日饮食推荐水煮蔬菜或生食蔬菜，逐渐过渡到 MCT 烹饪蔬菜，正常主食，橄榄油不是 MCT，不推荐应用，不能进食豆制品及瓜子等含 LCT 过高的食物。

## 专家点评

鬼怪骨病是以淋巴管、血管增生引起骨吸收、骨破坏的一种罕见疾病，病因尚不明确。各年龄段均可发病，但以青年人居多，无性别、种族差异，目前未发现家族史。临床表现无明显特异性，临床误诊率较高，起病多隐匿，常以非特异性骨痛为主要临床症状，多在发生骨折甚至多次骨折后方能明确诊断。该患者即为骨折后移植骨再次发生溶骨性骨破坏后方明确诊断。该病病程相对较长，预后不一，部分患者具有自限性，部分患者进行性发展，病变部位骨溶解，引起功能障碍；如果病变累及胸椎、胸骨、肋骨、肩胛骨尚可以引起乳糜性胸腔积液以及心包积液，则预后极差，病死率高。鬼怪骨病治疗主要是放射治疗、抑制骨溶解治疗（二膦酸盐）以及 α-2b 干扰素治疗，手术治疗之应用于上述治疗无效时，包括切除病变部位以及抑制骨或假体治疗，但是移植骨可以再次发生病变，乳糜胸治疗包括中链脂肪酸饮食、放疗以及手术治疗。

（柳　涛）

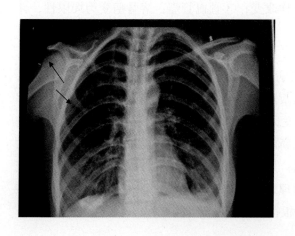

图 55-1　第 6 后肋变细以及肩峰病变，第 1～6 肋骨变细，骨质密度减低（箭头所指）

# 参 考 文 献

[1] Moller G, Priemel M, Amling M, et al. The Gorham-Stout syndrome (Gorham's massive osteolysis): a report of six cases with histopathological findings. J Bone Joint Surg [Br] 1999, 81：501 – 506

[2] Tie ML, Poland GA, Rosenow EC 3rd. Chylothorax in Gorham's syndrome: a common complication of a rare disease. Chest 1994, 105：208 – 213

[3] Fujiu K, Kanno R, Suzuki H, et al. Chylothorax associated with massive osteolysis (Gorham's syndrome). Ann Thorac Surg 2002, 73：1956 – 1957

[4] Dunbar SF, Rosenberg A, Mankin H, et al. Gorham's massive osteolysis: the role of radiation therapy and a review of the literature. Int J Radiat Oncol Biol Phys 1993, 26：491 – 497

[5] Gorham LW, Stout AP. Massive osteolysis (acute spontaneous absorption of bone, phantom bone, disappearing bone): its relation to hemangiomatosis. *J Bone Joint Surg [Am ]* 1955, 37：985 – 1004

[6] Patel DV. Gorham's disease or massive osteolysis. Clin Med Res 2005, 3：65 – 74

[7] Bruch-Gerharz D, Gerharz CD, Stege H, et al. Cutaneous vascular malformations in disappearing bone (Gorham-Stout) disease. JAMA. 2003 Mar 26, 289 (12)：1479 – 1480

[8] Bruch-Gerharz D, Gerharz CD, Stege H, et al. Cutaneous lymphatic malformations in disappearing bone (Gorham-Stout) disease: a novel clue to the pathogenesis of a rare syndrome. J Am Acad Dermatol 2007 Feb, 56 (2 Suppl)：S21 – S25

[9] Choma ND, Biscotti CV, Bauer TW, et al. Gorham's syndrome: a case report and review of the literature. Am J Med 1987, 83：1151 – 1156

# 病例56 反复发热、皮疹、肺部阴影
## ——坏疽性脓皮病的肺损害

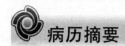 **病历摘要**

患者男性，29岁。因反复发热、皮疹18个月，肺内阴影16个月入院。

2007年5月患者无明显诱因出现左下肢胫前皮疹，逐渐增大、破溃，疼痛；后来右下肢亦出现相同皮疹。伴发热，最高体温>40℃，畏寒、寒战。抗生素治疗无效。2007年7月出现咳嗽、咳白痰，于外院住院治疗。行胸部CT示肺内多发浸润影。经皮肺穿病理示肺泡腔内可见纤维素样渗出及不典型透明膜形成，肺泡间隔少许淋巴细胞浸润，局灶小脓肿形成。痰培养可见白色念珠菌。先后使用多种抗生素，以及氟康唑、伊曲康唑、两性霉素B等抗真菌治疗，效果不佳。后来在抗感染基础上加用泼尼松40mg qd治疗1个月症状缓解。此后间断皮疹、发热，伴咳嗽、咳痰。反复使用抗生素、抗结核治疗，并且不规律使用激素治疗。2008年4月在我院皮肤科住院治疗，诊断为坏疽性脓皮病。胸部CT示双肺多发斑片影，双侧胸腔积液，胸膜粘连，纵隔内可见增大淋巴结。经皮肺穿刺病理显示急性及慢性炎，肺泡上皮增生，肺组织中见较多中性粒细胞浸润，六胺银染色（-）。予泼尼松80mg/d治疗并逐渐减量，以及雷公藤20mg tid、田可50mg bid治疗，症状缓解，于2008年7月出院。出院后患者自行停用雷公藤、田可，泼尼松快速减量至停用。2008年8月下肢胫前皮疹再次复发，伴发热，咳嗽咳痰、活动耐力下降，行胸部CT示肺内多发斑片影，外院予抗结核治疗无效。患者自行加用泼尼松70mg/d口服，后每周减10mg，至30mg/d维持。皮疹好转，但高热持续、呼吸道症状无改善，为进一步诊治收入我科。

**既往史：**2004年患结核性胸膜炎，抗结核治疗6个月。

**入院查体：**T 36.6℃，P 123次/分，R 28次/分，BP 120/88mmHg，$SpO_2$ 88%（自然状态）。满月脸，口唇无发绀，双下肢可见大片褐色色素沉着及瘢痕，浅表淋巴结未触及增大。呼吸浅快，双肺叩诊清音，双下肺呼吸音减低，未及干湿啰音，无杵状指。

**实验室检查：**血常规：WBC $12.99×10^9$/L，N 86.5%，Hb 81g/L，PLT $598×10^9$/L；肝肾功能正常；尿、便常规正常。血 $CD4^+$ 细胞 411/$\mu$l、$CD4^+$/$CD8^+$ 0.78；ESR 101mm/1h；CRP 214mg/L。胸部CT示双肺多发结节影及片状实变影（图56-1）。血气分析（室内空气）：pH 7.43，$PaO_2$ 53.9mmHg，$PaCO_2$ 36mmHg，$SaO_2$ 86%。血降钙素原正常；CMV-PP65、CMV-Ab及EB-Ab均（-）；血抗结核抗体（-），PPD试验（+）；血衣原体IgG 1:64、IgM（-），支原

体抗体（-）；军团菌尿抗原及血抗体（-）；血 G 试验及 GM 试验（-）；多次痰培养：白色念珠菌；多次痰抗酸染色（-）；支气管镜下毛刷涂片找细菌、真菌、抗酸染色（-），支气管吸取物送检细菌、真菌涂片及培养、抗酸染色（-）；肺组织标本送检细菌、真菌涂片培养、抗酸染色（-）。RF（-）；ANA 1∶80，自身抗体及抗 ENA 抗体、抗双链 DNA 抗体、LA、ACL、AN-CA 均（-）。肿瘤标志物筛查（-）；骨穿及骨髓活检大致正常；腹部 B 超及 CT 无肿瘤证据。支气管镜检查示镜下大致正常。经支气管镜肺活检：少许支气管黏膜及肺组织显慢性炎，小气道内见少量粉染物伴机化；经皮肺穿刺活检：肺组织显慢性炎，肺间隔增宽，可见淋巴细胞浸润，肺泡 II 型上皮细胞增生，肺泡内可见泡沫细胞聚集。入院后先后予氟康唑、头孢他啶、盐酸莫西沙星抗感染。但持续发热，皮损有加重趋势，表现为皮肤疼痛、陈旧性皮疹周围皮肤红色隆起。考虑坏疽性脓皮病肺部受累、感染不除外，加用泼尼松 60mg qd，CTX 0.2g qod iv，同时予异烟肼 300mg qd、利福喷丁 450mg 每周 2 次、乙胺丁醇 750mg qd 治疗。观察 1 周仍然高热，复查 CT 肺内阴影进一步加重（图 56-2）。遂加用雷公藤 20mg tid 口服及人免疫球蛋白治疗，2 天后体温迅速降至正常。患者一般情况逐渐好转，1 个月后复查胸部 CT 示实变影及团块影明显吸收（图 56-3），$PaO_2$ 由 53.9mmHg 升至 75mmHg，CRP 及 ESR 降至正常，血 WBC 由 $12.99 \times 10^9/L$ 降至 $5 \times 10^9/L$，Hb 由最低 70g/L 升至 120g/L。

**诊断**：坏疽性脓皮病

## 讨论与分析

患者青年男性，慢性病程，表现为反复发热、皮肤溃疡伴肺内阴影 1 年半。皮肤损害方面，我院皮科曾诊断坏疽性脓皮病（pyoderma gangrenosum，PG）。就肺部情况而言，既往肺组织病理均显示中性粒细胞浸润；反复使用抗感染（包括细菌、真菌、结核）治疗效果不佳；激素免疫抑制治疗曾经有效；不规律使用激素及免疫抑制剂，症状加重似乎与减量有关，但同时处于免疫抑制状态具有感染高风险。患者此次入院时，高热，I 型呼衰，CT 示双肺多发实变影及结节影，炎症指标显著升高，而双下肢皮损表现为陈旧性病变，患者在病情加重后自行加用大剂量激素并减量的过程中，体温一直未得到控制。我们最初的考虑包括：①PG 累及肺部；②PG 使用激素免疫抑制剂治疗后合并感染，尤其是真菌、结核及其他机会感染；③PG 背后是否隐藏着系统性疾病；④是否能除外其他同时累及皮肤和肺部的疾病，如结缔组织病、恶性肿瘤或者特殊感染。

PG 表现为单发或多发、破坏性皮肤溃疡。病因和发病机制尚不清楚，目前认为与自身免疫相关。皮肤病理表现为中性粒细胞为主的炎症反应，伴或不伴血管炎（白细胞碎裂性血管炎，leukoclastic vasculitis）。其病理及实验室检查均不特异。确立诊断主要靠典型的临床表现，并且除外其他疾病。皮质激素、免疫抑制剂治疗有效。临床上 50%～70% 的 PG 患者合并系统疾病，包括炎性肠病（溃疡性结肠炎、克罗恩病）、类风湿关节炎、慢性活动性肝炎、MDS、白血病、内脏恶性肿瘤、单克隆球蛋白血症等。另外，PG 诊断需要除外其他有类似皮肤表现的疾病，如系统性血管炎（如坏死性肉芽肿血管炎，结节性多动脉炎）、感染（梅毒、奴卡菌、阿米巴）、缺血性溃疡、原发 T 细胞淋巴瘤等。因此，增加了诊断和治疗的复杂性。PG 的系统性损害很少见，其中相对常见的有肺部受累，其他心脏、肝、胰腺、神经系统、骨骼受累也有报道。PG 肺部损害可累及肺实质、支气管及胸膜。其影像表现为单发或多发性结节、伴或不伴空洞性、单发或多发实变影、胸腔积液等。病理表现为中性粒细胞、淋巴细胞或组织细胞浸润。有学者认为，PG 的皮肤和皮肤外表现均符合中性粒细胞疾病。

发热，肺内多发阴影，肺组织病理为中性粒细胞，首先会考虑感染。但如果反复抗感染治疗效果不好，结合疼痛的、潜行性皮肤溃疡，应联想到 PG 合并肺损害这种非常少见的疾病。针对该患者，2008 年 4 月住我院皮科时，有双下肢多个潜行性溃疡、疼痛明显，确诊 PG。多发肺内阴影，两次病理均提示中性粒细胞为主的炎症，与文献报道的 PG 肺损害一致。

此次入院时，我们也的确考虑到 PG 合并肺损害。但是，此时患者已长期使用免疫抑制剂、免疫功能低下；入院前自行将激素加至 70mg 仍无法控制症状；高热伴肺内病变加重，但皮疹相对陈旧；另外，由于患者既往影像资料丢失，我们无从比较肺内病变是否一致。以上均让我们怀疑感染。感染还是原发病加重？治疗是截然相反的。所以诊断方面首先需要除外感染。血降钙素原、军团菌、支原体、衣原体、病毒、多次 G 试验和 GM 试验均正常，多次痰涂片及培养仅发现少量白色念珠菌，支气管镜下小灌洗以及经皮肺穿刺组织标本送检病原学均无阳性发现。TBLB 及肺穿刺病理均为非特异性表现，感染证据不足。另外，恶性肿瘤方面：肿瘤指标筛查、骨穿及骨髓活检、腹部 B 超及 CT、肺部病理以及既往皮肤病理均未提示肿瘤线索。结缔组织病方面：除了 ANA 低效价阳性，其余所有免疫指标、包括 ANCA 均为阴性；除皮肤和肺部受累外，无肾、上呼吸道以及其他多系统受累表现；肺组织和皮肤病理均无血管炎表现，故系统性结缔组织病或血管炎难以诊断。因此考虑坏疽性脓皮病合并肺损害，加用泼尼松和 CTX 治疗，同时予抗结核治疗保驾。观察 1 周仍然高热，复查 CT 肺内阴影进一步加重。此时，感染还是原发病活动的问题再次被提出来。然而，进一步加用雷公藤及人免疫球蛋白治疗 2 天后体温迅速降至正常。患者一般情况、胸部 CT、氧合状态、炎症指标及贫血全面改善。回顾整个治疗过程，诊断和治疗的困难在于，感染和原发病活动这个问题一直在困扰我们，需要很仔细的把握。重复经皮肺穿刺并未见到中性粒细胞为主的炎症，可能与已使用激素有关。综合实验室检查以及治疗反应，目前我们可以认为是原发病加重而不是感染。

PG 的治疗方面，糖皮质激素最有效，可作为治疗首选。初始剂量相当于泼尼松 1mg/（kg·d）（急性进展期时皮损用量≥80mg/d），无效则迅速加量，不宜采用小剂量逐渐加量法。PG 对糖皮质激素的治疗常反应迅速，全身症状（如疼痛、发热等）可在用药后 24 小时内消失。原有皮损停止进展，不再有新皮损，红斑减轻，溃疡基底出现肉芽常常提示病情被控制。皮损控制后激素应缓慢减量，减量过快容易复发。如果常规剂量无效可用甲泼尼龙冲击。另外，可使用免疫抑制剂，常用药物有环磷酰胺、硫唑嘌呤、环孢素 A、苯丁酸氮芥、他克莫司、霉酚酸酯、免疫球蛋白（IVIG）等。PG 合并肺损害治疗也是使用激素或免疫抑制剂，因 PG 合并肺损害病例数较少，治疗疗程和预后没有统一意见。

PG 是一种少见疾病，其合并肺损害更是少见。当病人表现为破坏性皮肤溃疡和肺内阴影时，应考虑到 PG 合并肺损害。但是，临床诊断 PG 合并肺损害仍然需要慎重，需要做多方面的鉴别诊断。首先，需要除外 PG 合并感染，这类病人常常使用过激素、免疫抑制剂，具有感染的高危因素；发热，肺内团块影（甚至伴有空洞）或实变影，肺部组织病理是中性粒细胞为主的炎症或非特异性炎症，上述特点尽管可见于 PG 肺损害，但毕竟更常见于感染。其次，某些疾病也可以表现为 PG 样皮损、同时有肺内病变，如血管炎（坏死性肉芽肿血管炎）、淋巴瘤以及特殊感染（如奴卡菌）等，需要除外。另外，即使皮疹符合 PG，也要仔细寻找是否合并系统疾病，如炎性肠病、类风湿关节炎、慢性活动性肝炎、MDS、白血病、内脏恶性肿瘤等。

该患者目前诊断坏疽性脓皮病合并肺损害，糖皮质激素和免疫抑制剂治疗有效。但是激素减量、免疫抑制剂使用疗程仍然需要摸索，并且应该密切随诊，随着病情发展，也许会出现系统性血管炎或者肿瘤性疾病的证据。

（彭　敏）

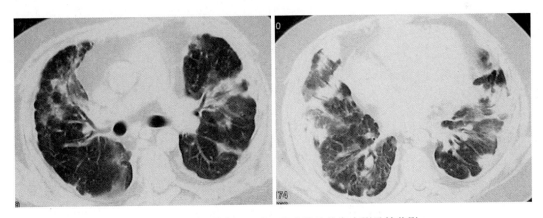

图 56-1　入院时胸部 CT 示双肺多发片状实变影及结节影

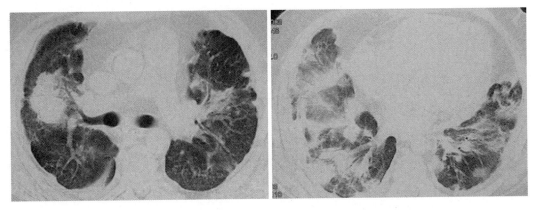

图 56-2　治疗 1 周胸部 CT 示双肺多发片状实变影及团块影

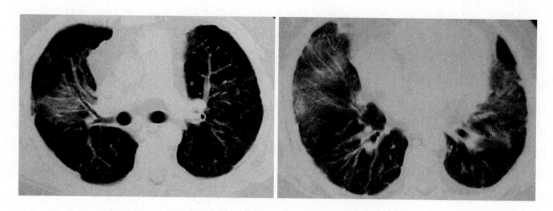

图 56-3 治疗后 1 个月胸部 CT 示双肺片状磨玻璃影

# 病例57　皮肤松弛2年余，气短1年余
## ——获得性皮肤松弛症合并肺气肿

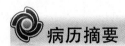 病历摘要

患者男性，26岁，因皮肤松弛2年余，气短1年余入院。

患者出生、发育均正常，运动与同龄人无异。2007年患者于腹部、双胁、双腹股沟区无诱因出现片状红色斑疹，无瘙痒、疼痛，按之褪色，持续约半年后色退，之后原皮疹处皮肤松弛。2008年在本院皮肤科行皮肤活检：角化过度，表皮基底层色素增加，真皮中下层纤维致密，弹性纤维染色示弹性纤维断裂、减少，符合皮肤松弛症。未予特殊治疗，皮肤松弛无变化。2008年9月患者于夜间憋醒坐起，伴喘鸣，外院按照哮喘治疗后症状减轻。2008年11月就诊于本院呼吸科，查红细胞沉降率正常；血常规：血红蛋白186g/L，余（－）。胸部CT：肺容积正常，双下肺磨玻璃影，左肺下叶索条影。肺功能示重度阻塞性通气功能障碍，舒张试验（－）。予布地奈德/福莫特罗吸入80μg/4.5μg bid，持续至今。自觉活动耐量呈进行性下降，平地慢走尚可，上6楼需休息4次且明显劳累。2010年5月24日收住本院。

**入院查体**：脉搏120次/分，呼吸21次/分，血压100/70mmHg，脉搏氧饱和度（鼻导管4L/min）95%。眼睑水肿，脸皮略松，腹部、双胁、双腋下、双腹股沟区皮肤明显松弛（图57-1）。双肺呼吸音低，心音遥远，杵状指（－）。

**实验室检查**：血气分析：pH 7.37，$PaCO_2$ 49mmHg，$PaO_2$ 60mmHg，$HCO_3^-$ 28.3mmol/L。血常规：血红蛋白207g/L，余（－）。肝肾功能、电解质均正常。乙肝检查示小三阳。抗核抗体、抗双链DNA抗体、抗可提取核抗原抗体、抗中性粒细胞胞浆抗体、抗着丝点抗体和补体均正常，口腔科、眼科检查不支持干燥症。$α_1$-抗胰蛋白酶水平正常。蛋白电泳示M蛋白2.75g/L（3.8%）。免疫固定电泳示M蛋白为IgG λ型。免疫球蛋白定量正常。血轻链：λ 1050mg/dl。$β_2$微球蛋白为2.73mg/L。JAK2 V617F基因突变（－）。胸部高分辨CT示双肺全小叶型肺气肿，右肺中叶与左肺叶间裂可见斑片索条影（图57-2）。入院肺功能见表57-1。全消化道造影未见憩室。骨髓涂片及活检未见明显异常。头颅正侧位、骨盆正侧位未见异常。

再次皮肤活检，病理符合皮肤松弛症，刚果红染色（－）。行开胸肺活检，示右肺组织可见肺气肿及多个肺大疱形成。皮肤与肺组织免疫荧光（IgG、轻链）均为阴性。肺组织电镜示肺泡间隔增宽，间隔内未见成结构的弹性纤维，可见大量胶原纤维增生（图57-3）。

予持续小流量吸氧，并予沙美特罗替卡松、噻托溴铵吸入治疗，病情维持稳定，复查

肺功能较入院略有好转（表 57-1）。

**最后诊断：获得性皮肤松弛症合并肺气肿**

表 57-1　患者入院时与治疗后肺功能

| 肺功能 | 入院时（%） | 治疗后（%） |
| --- | --- | --- |
| $FEV_1$ | 18（0.7L） | 25（0.9L） |
| $FEV_1/FVC$ | 33 | 33 |
| TLC | 148（9.2L） | 145（8.8L） |
| RV | 451（6.86L） | 399（6.0L） |
| RV/TLC | 74 | 68 |
| TLco | 40 | 40 |
| TLco/VA | 43 | 42 |

## 讨论与分析

皮肤松弛症是一种少见的结缔组织异常性疾病，病理可见皮肤内弹性纤维破损、减少甚至缺如。由于受累皮肤松垂无弹性，导致患者看起来呈"早衰"样表现。根据发病年龄及有无病因区可将皮肤松弛症分为先天性皮肤松弛症和获得性皮肤松弛症。

文献报道较多的为先天性皮肤松弛症，可呈家族聚集。常染色体显性遗传性皮肤松弛症多为良性疾病，主要累及皮肤，极少系统性受累，一般不影响寿命。而某些常染色体隐性遗传性皮肤松弛症不仅累及皮肤，还可累及其他含有弹性纤维的重要脏器，临床上可表现为肺气肿、脐疝、腹股沟疝和膀胱输尿管憩室等，预后差。获得性皮肤松弛症约有一半继发于各种炎症性皮肤疾病，如慢性荨麻疹等；其余较多继发于血液系统疾病，包括多发性骨髓瘤、重链沉积症、皮肤血管 T 细胞淋巴瘤和皮肤淋巴浆细胞样细胞淋巴瘤等，其他尚有继发于类风湿关节炎、炎性肠病等罕见报道。根据受累皮肤面积，皮肤松弛症分为局限型和广泛型，局限型一般不合并系统受累；而广泛型往往累及皮肤外脏器，心、肺受累是影响预后最重要的因素。

皮肤松弛症是罕见疾病，而皮肤松弛症累及肺更为罕见，英文文献报道不超过 30 例，而获得性皮肤松弛症合并肺气肿仅见于极少数个案报道，国内仅俞晓林等在 2005 年报道了 1 例皮肤松弛症合并肺气肿的个案。根据病理结果，此患者皮肤松弛症诊断明确，由于其松弛皮肤均发生在之前皮疹处，考虑其皮肤松弛症继发于皮炎。值得关注的是，与传统意义上的肺气肿比较，此患者在影像学表现肺气肿前肺功能已经提示重度阻塞性通气功能障碍，说明肺组织内弹性纤维的破坏速度远大于代偿性肺气肿的速度。事实上，此患者从皮肤受累至出现肺部症状间隔仅为 1 年，而至影像呈典型的肺气肿表现也只间隔了 3 年，这与文献报道的2例获得性皮肤松弛症合并肺气肿的病例很相似，提示获得性皮肤松弛症一旦累及肺，预后将很差。

Hu等研究了皮肤松弛症合并肺气肿转基因小鼠的肺组织，发现其肺静态顺应性较正常小鼠升高，而肺组织硬度较正常小鼠降低。此患者电镜下肺泡间隔内未见弹性纤维，可以解释上述病理生理改变；而肺泡间隔内胶原纤维较正常增多，提示其肺泡间隔结构破坏已经往纤维化方向发展，为预后不佳指标。

有报道，继发于IgG-λ型M蛋白血症的皮肤松弛症患者，经过治疗M蛋白血症皮肤松弛可保持稳定，而此患者同样发现血中持续存在IgG-λ型M蛋白，因此笔者也期待在其皮肤或肺组织中找到M蛋白沉积，但免疫荧光检查排除了此种可能性。针对其肺气肿，加用了氧疗、吸入长效β受体激动剂、吸入激素和吸入噻托溴铵治疗，其肺功能暂时可维持稳定，但从长远看其预后并不乐观。文献中只查到1例先天性皮肤松弛症合并肺气肿患者行双肺移植，但此患者10年后死于免疫抑制药物所致的肾功能衰竭。

## 专家点评

　　皮肤松弛症是一种少见的结缔组织异常性疾病，弹性纤维的破损、缺如是其病理特点。罕见情况下可累及肺引起肺气肿，是皮肤松弛症患者预后不良的一个重要原因。因其罕见，皮肤松弛症合并肺气肿在临床中易被误诊或漏诊。故当不吸烟年轻患者出现典型肺气肿表现时，在除外$\alpha_1$-抗胰蛋白酶缺乏症后，需考虑皮肤松弛症的可能，仔细的病史问询和查体对于明确诊断非常必要。

（钟　旭　孙雪峰）

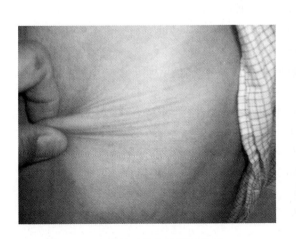

图57-1　左胁处可见皮肤明显松弛

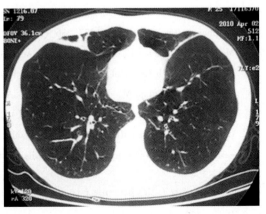

图57-2　胸部高分辨CT示双侧全小叶型肺气肿，右中叶及左叶间裂可见斑片条索影

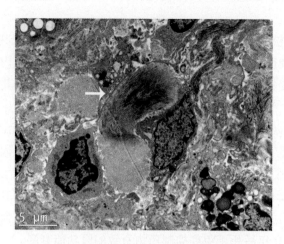

图 57-3　肺组织电镜下示肺泡间隔内未见
成结构的弹性纤维，可见大量胶原纤维增生
（箭头所示）

# 参 考 文 献

[1] Chun SI, Yoon J. Acquired cutis laxa associated with chronic urticaria. J Am Acad Dermatol, 1995, 33 (5 Pt 2): 896 – 899

[2] Gupta A, Helm TN. Acquired cutis laxa associated with multiple myeloma. Cutis, 2002, 69 (2): 114 – 118

[3] Harrington CR, Beswick TC, Susa JS et al. Acquired cutis laxa associated with heavy chain deposition disease. J Am Acad Dermatol, 2008, 59 (5 Suppl): S99 – S101

[4] Chartier S, Faucher L, Tousignant J et al. Acquired cutis laxa associated with cutaneous angiocentric T-cell lymphoma. Int J Dermatol, 1997, 36 (10): 772 – 776

[5] Machet MC, Machet L, Vaillant L et al. Acquired localized cutis laxa due to cutaneous lymphoplasmacytoid lymphoma. Arch Dermatol, 1995, 131 (1): 110 – 111

[6] Rongioletti F, Cutolo M, Bondavalli P et al. Acral localized acquired cutis laxa associated with rheumatoid arthritis. J Am Acad Dermatol, 2002, 46 (1): 128 – 130

[7] Garcia-Patos V, Pujol RM, Barnadas MA et al. Generalized acquired cutis laxa associated with coeliac disease: evidence of immunoglobulin A deposits on the dermal elastic fibres. Br J Dermatol, 1996, 135 (1): 130 – 134

[8] Reed WB, Horowitz RE, Beighton P. Acquired cutis laxa. Primary generalized elastolysis. Arch Dermatol, 1971, 103 (6): 661 – 669

[9] Turner-Stokes L, Turton C, Pope FM, et al. Emphysema and cutis laxa. Thorax, 1983, 38 (10): 790 – 792

[10] 俞晓林，王睿，郭华，等. 获得性全身性弹性组织离解症. 中国皮肤性病学杂志，2005，19（8）：471-473

[11] Hu Q, Shifren A, Sens C, et al. Mechanisms of emphysema in autosomal dominant cutis laxa. Matrix Biol, 2010 Jun, 28 [Epub ahead of print]

[12] Fernandez de Larrea C, Rovira M, Mascaro JM, et al. Generalized cutis laxa and fibrillar glomerulopathy resulting from IgG Deposition in IgG-lambda Monoclonal Gammopathy：pulmonary hemorrhage during stem cell mobilization and complete hematological response with bortezomib and dexamethasone therapy. Eur J Haematol, 2009, 82（2）：154-158

[13] Urban Z, Gao J, Pope FM, et al. Autosomal dominant cutis laxa with severe lung disease：synthesis and matrix deposition of mutant tropoelastin. J Invest Dermatol, 2005, 124（6）：1193-1199

# 病例 58 活动后气短 6 年，反复头晕、意识丧失 3 年
## ——遗传性毛细血管扩张症

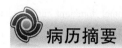 病历摘要

患者女性，22 岁，因活动后气短 6 年，反复头晕、意识丧失 3 年入院治疗。

患者于 2005 年左右出现活动后气短，上 2 层楼即感气短，休息后缓解，无发热、咳嗽、胸痛，夜间可平卧，无双下肢水肿。2008 年 10 月（妊娠 6 周）出现头晕、恶心、呕吐、气短，后意识丧失，休息后缓解。2009 年 4 月 29 日自然分娩后出现意识丧失，无抽搐、尿便失禁，查 ABG：7.40/19.3/48.8/11.8，LAC 6.0mmol/L。予气管插管、呼吸机辅助呼吸后好转出院。2010 年 3 月、2010 年 7 月、2011 年 3 月曾 3 次妊娠，当时气短加重。2011 年 10 月初头晕、胸闷、气短再次发作，意识丧失，当地医院予吸氧治疗 1~2 小时意识恢复。10 月 20 日于我院门诊查血常规：WBC $7.39 \times 10^9$/L，N 68.4%，RBC $5.46 \times 10^{12}$/L，Hb 170g/L，PLT $227 \times 10^9$/L；肝肾功基本正常。凝血 1 + D-dimer 正常；ABG（未吸氧、立位）：7.468/27.9/40.0/20.0，P（A-a）$O_2$ 78.1mmHg，Fshunt 54.3%，LAC 1.5mmol/L；CTPA（图 58-1）：双肺散在斑片、结节影；未见明确肺栓塞。头颅 CT：未见明显异常。心脏彩超未见明显异常。为求进一步诊治收入我科。患者自发病以来，未测体温，精神、食欲、睡眠尚可，二便无明显异常，否认黑便。

**既往史**：近五六年经常患上呼吸道感染；个人史无特殊。月经及婚育史：14 岁月经初潮，5~7/26~30 天，末次月经 2011 年 10 月 5 日。平素月经正常，无痛经、血块。$G_4P_1$，2009 年育 1 女，体健。2010 年人工流产 2 次（3 月、7 月），2011 年 3 月中期引产。家族史：父亲 30 岁左右出现活动后气短，活动耐量较同龄人稍差，但目前仍能从事农业劳动，去年起出现痰中带血丝，近日起出现涕中带血。否认家族肿瘤病史。

**入院查体**：T 37.6℃，P 86 次/分，R30 次/分，BP 82/52mmHg，$SpO_2$ 90%（储氧面罩）。消瘦，慢性病容，口唇发绀，浅表淋巴结未及增大，杵状指（+），指端发绀。双肺未及明显干湿啰音。心腹未及明显异常。双下肢不肿。

**实验室检查**：纯氧试验：吸入纯氧 20 分钟后，计算分流分数。分流分数大于 5% 提示有分流存在。卧立位血气分析见表 58-1。

**心脏彩超声学造影**：左前臂注射震荡生理盐水 9ml，右心房室显影后 3 个心动周期可见左心房室显影。除外了心脏内的右向左分流，进一步证实肺内右向左分流。

表58-1 卧立位血气分析

| | BP（mmHg） | HR | SpO$_2$<br>（储氧面罩） | 血 气 | 分流分数<br>Qs/Qt（%） |
|---|---|---|---|---|---|
| 卧位 | 89/48 | 110 | 86% | 7.44/33.3/51.1/22.2，P（A-a）O$_2$ 60.90mmHg，<br>Fshunt 37.4% | 28.1 |
| 立位 | 97/71 | 120 | 70% | 7.426/22.7/39.1/14.7，P（A-a）O$_2$ 85.0mmHg，<br>Fshunt 62.8% | 28.7 |

**核素肺首次通过试验**：提示右向左分流，分流率61%，双肺多发灌注减低区，考虑为右到左分流所致。

**心脏彩超声学造影和核素肺首次通过显像**：证实肺内右向左分流。

CTPA：靠近胸膜的血管影考虑为动静脉畸形（图58-1）。

## 讨论与分析

患者为青年女性，主要表现为呼吸困难及反复意识丧失，妊娠期加重。血气分析提示Ⅰ型呼吸衰竭，储氧面罩吸氧不能纠正的低氧血症。

低氧血症常见的有以下几种机制：低通气，通气血流比失调，右向左分流，弥散障碍，吸入氧分压下降。低通气引起的低氧血症一般为Ⅱ型呼吸衰竭，同时有CO$_2$潴留，轻度增加FiO$_2$就能纠正低氧血症，P（A-a）O$_2$一般正常。通气血流比失调可以通过中低流量的吸氧来纠正，而且P（A-a）O$_2$增加，常见的引起通气血流比失调的疾病有阻塞性肺病、肺血管病和间质性肺病。右向左分流很难通过增加供氧来纠正，P（A-a）O$_2$明显增加。右向左分流可以分为两种，解剖学分流和生理学分流。解剖学分流见于心内分流、肺动静脉畸形和肝肺综合征。生理性分流是由于肺泡有血供而无通气，右心血液未经充分氧合回到左心，见于肺不张、肺炎和急性呼吸窘迫综合征。弥散障碍引起低氧血症的特点是劳力性低氧血症，多在活动后出现。吸入氧分压下降多发生在高海拔地区。

该患者低氧的特点为程度重、吸纯氧难以纠正，且P（A-a）O$_2$明显升高，无CO$_2$潴留。结合临床，无阻塞性气道疾病的临床症状，CT无显著肺实质病变，难以解释低氧，CTPA无明确肺栓塞证据。因此，高度怀疑解剖性右向左分流引起低氧血症。患者的心脏彩超未发现明显的结构异常，考虑肺内分流为肺动静脉畸形和肝肺综合征可能性大。

纯氧试验及卧立位血气证实肺内分流存在，其特异性不如超声心动图声学造影和增强CT；其次，纯氧试验可导致肺膨胀不全和一定量分流，同时由于技术问题吸氧时常常有空气渗入影响测定结果。立位低氧是指站立后动脉血氧分压下降超过4mmHg或动脉氧饱和度下降超过5%，恢复卧位后血氧可以改善。肝病患者出现立位低氧高度提示肝肺综合征。下肺的肺动静脉畸形在立位时因为通气血流比失调加重会引起立位低氧。立位低氧也可见于肺切除后、反复的肺栓塞、房间隔缺损和慢性肺疾病。

核素肺首次通过显像在静脉注射 $^{99m}$Tc 标记的白蛋白颗粒后，如果没有肺内分流，这些颗粒会被肺毛细血管滤过；如果有肺内分流，这些颗粒就会最终达到肾、脑的毛细血管。本病例核素肺首次通过试验提示右向左分流，分流率61%，双肺多发灌注减低区，考虑为右到左分流所致。

肝肺综合征方面，患者无肝脏病史及临床表现，肝功能正常，胆红素不高，白蛋白不低，凝血功能正常，B超未见肝异常，腹部血管未见异常，故肝肺综合征证据不足。

因此，我们考虑肺动静脉畸形（pulmonary arteriovenous malformations，PAVMs）。PAVMs 最常见的是先天性的，如遗传性毛细血管扩张症（hemorrhagic telangiectasia，HHT）。其他获得性的原因，如创伤、二尖瓣狭窄、血吸虫病、放线菌病和转移性甲状腺癌。患者没有创伤病史，心脏彩超未见二尖瓣狭窄，没有疫水接触史，没有血吸虫感染的表现。甲状腺 B 超未见明显异常。获得性因素可能性不大。

入院后通过仔细问病史及查体发现：患者自幼鼻出血，3 岁时磕碰后出现流鼻血，此后每年磕碰后或自发性鼻出血 2~3 次，每次持续 10~20 分钟，可自行缓解，13 岁后未再明显流鼻血。查体右下肢、左上肢散在红色充血性皮疹（图58-2），局部可见毛细血管扩张。患者父亲亦有鼻出血及气短病史，后对其父进行仔细查体，发现其父肩背部散在红色充血性皮疹（图58-3）。因此，我们考虑到 HHT。

HHT 又称 Osler-Weber-Rendu 综合征，是常染色体显性遗传疾病。常见的有基因突变有两个，一个是位于 9 号染色体上 Endoglin 的突变，另外一个是 12 号染色体上 ALK-1 基因突变。Endoglin 和 ALK-1 是跨膜糖蛋白，在血管内皮细胞上丰富表达，是调节转化生长因子 β（transforming growth factor β，TGF-β）信号转导途径的蛋白。这两个基因突变相对应的就是 HHT1 和 HHT2 两个临床亚型。

HHT 的临床表现有鼻出血、消化道出血、黏膜毛细血管扩张，还有肺、肝和脑动静脉畸形。肺和脑的动静脉畸形在 HHT1 中更常见，而肝动静脉畸形在 HHT2 中更常见。据报道，50% 的 HHT 患者有肺部受累。肺部动静脉畸形常在青春期后显现。在年轻的患者中肺和脑动静脉畸形会造成栓塞性、出血性卒中和脑脓肿。因为鼻黏膜毛细血管扩张引起的反复的自发性鼻出血是最常见的临床表现，一般予局部鼻腔处理。大约 1/3 的 HHT 患者有消化道出血。消化道毛细血管扩张多在胃和十二指肠黏膜，通过内镜检查可以发现。皮肤黏膜的毛细血管扩张随着年龄的增长逐渐增大、增多。

肺动静脉畸形使肺动脉血未经氧合就流入左心，造成低氧血症；此外，肺动静脉畸形使栓塞性物质未经肺毛细血管的滤过作用达到中枢神经系统，从而导致矛盾栓塞。因此，肺动静脉畸形患者会发生脑栓塞、一过性缺血发作。肺动静脉畸形破裂会导致咯血或血胸。

脑动静脉畸形会引起头痛、抽搐，窃血效应引起的周围组织缺血，出血。

高达 74% 的 HHT 患者可能会有肝受累，但是临床症状较少，因不同的受累血管而出现不同的症状。大的肝动静脉畸形导致明显的左向右分流，增加心排出量，可能会导致心衰。

HHT 的诊断依据有四条：①反复的自发性鼻出血；②多发的黏膜毛细血管扩张；③内脏

受累（如胃肠道、肺、脑、肝动静脉畸形）；④一级亲属患 HHT。如果满足 3~4 条为确诊。

此患者满足了三条标准，考虑 HHT 诊断明确。

如果不治疗，肺动静脉畸形可能会逐步增大。治疗的指征为动静脉畸形逐步增大，直径大于 2~3mm；矛盾性栓塞；有症状的低氧血症。

治疗方面，局部的出血可对症止血。肺动静脉畸形目前主要用介入栓塞术。但是弥漫性肺动静脉畸形伴有严重低氧血症的可能疗效不佳。

拟行肺血管造影，但是考虑到患者目前诊断已较明确，弥漫性肺动静脉畸形介入治疗的疗效有限，且肺血管造影有一定的风险，与患者及家属沟通后未再进行。

患者的反复意识丧失可能有的原因：①低氧血症引起的脑缺氧；②小的矛盾栓塞。患者头颅 CT 未见明显病灶，且拒绝进一步行头颅 MRI、MRA。

## 专家点评

遗传性毛细血管扩张症又称 Osler-Weber-Rendu 综合征，是常染色体显性遗传疾病。主要表现为鼻出血、消化道出血、黏膜毛细血管扩张，还有肺、肝脏和脑的动静脉畸形。以低氧血症为表现的遗传性毛细血管扩张症临床上比较少见。沿着低氧血症这条线索，我们考虑到了肺动静脉畸形，当我们发现患者本人及其父亲的鼻出血病史和皮疹，才得以诊断遗传性毛细血管扩张症。UCSF 著名内科专家 Lawrence M. Tierney 教授曾经说道：For all the difficult cases, the most useful diagnostic tool is history, history and history。在各种先进检查设备和技术层出不穷的今天，详细的询问病史及查体仍然是临床医师在诊治病人时无法替代的法宝。

（斯晓燕　彭　敏　许文兵）

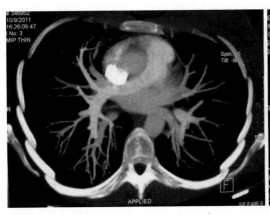
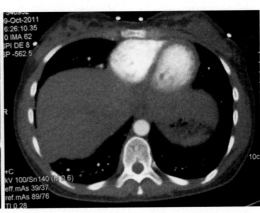

图 58-1　CTPA

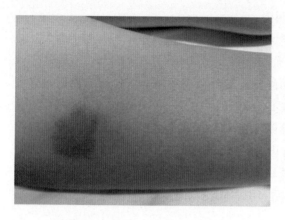

图 58-2  患者右下肢充血性皮疹

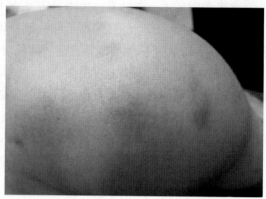

图 58-3  患者父亲右肩皮疹

## 参 考 文 献

[1] Chiang ST. A nomogram for venous shunt (Qs-Qt) calculation. Thorax, 1968, 23：563 – 565

[2] Seward JB, Hayes DL, Smith HC, et al. Platypnea-orthodeoxia：clinical profile, diagnostic workup, management, and report of seven cases. Mayo Clin Proc, 1984, 59：221 – 231

[3] Haitjema T, Disch F, Overtoom TT, et al. Screening family members of patients with hereditary hemorrhagic telangiectasia. Am J Med, 1995, 99：519 – 524

[4] Cottin V, Plauchu H, Bayle JY, et al. Pulmonary arteriovenous malformations in patients with hereditary hemorrhagic telangiectasia. Am J Respir Crit Care Med, 2004, 169：994 – 1000

[5] Shovlin CL, Guttmacher AE, Buscarini E, et al. Diagnostic criteria for hereditary hemorrhagic telangiectasia (Rendu-Osler-Weber syndrome). Am J Med Genet, 2000, 91：66 – 67

[6] Faughnan ME, Palda VA, Garcia-Tsao G, et al. International guidelines for the diagnosis and management of hereditary haemorrhagic telangiectasia. J Med Genet, 2011, 48：73 – 87

[7] Faughnan ME, Lui YW, Wirth JA, et al. Diffuse pulmonary arteriovenous malformations：characteristics and prognosis. Chest, 2000, 117：31 – 38

# 第八章　临床病理讨论

## 病例 59　咳嗽、气短、双肺大片实变影
### ——隐源性机化性肺炎

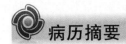病历摘要

**病例一**

患者男性，58 岁，因咳嗽 3 个月、气短 2 周，发热 3 天于 2004 年 4 月 29 日拟社区获得性肺炎入院。

患者 2004 年 2 月无明显诱因出现咳嗽、咳少量白黏痰，因未诊治咳嗽渐加重，伴头痛、乏力，活动后自汗，以后病情进行性加重，自觉活动耐量明显下降。2 周前因活动后气短明显，出现不能上楼，经平卧可略缓解。4 月 12 日外院 X 线胸片示双下肺少量斑片影，予以头孢呋辛 0.3g q12h，共 4 天，咳嗽、气短无缓解。4 月 26 日来我院门诊，查血常规：细胞总数 7.4×10⁹/L，中性粒细胞 0.67，血红蛋白 150g/L，血小板 247×10⁹/L；红细胞沉降率（ESR）47mm/1h；纯蛋白衍生物（PPD）试验阴性。X 线胸片示双中下肺斑片影的密度较前略增高；胸部 CT 示双肺片状和结节状密度增高影（图 59-1）。发病后于 4 月 25～27 日曾发热（体温 38.5℃），伴轻度畏寒、无寒战，无皮疹及关节肿痛、无盗汗及咯血。予以头孢曲松每天 2g（共 5 天）和对症治疗，体温恢复正常，但咳嗽、气短仍进行性加重。近 1 个月来体重下降约 5kg。体检发现双肺呼吸音呼气延长，双下肺可闻及高调湿啰音。ESR 70mm/1h，骨髓涂片、活检、培养均阴性；支原体抗体呈可疑阳性，衣原体抗体 1∶16、军团菌抗体、结核抗体均阴性，多次痰培养及痰找抗酸杆菌、痰找瘤细胞均阴性。5 月 8 日复查 CT 示双肺弥漫多发斑片状和结节状渗出影，病变范围、程度均较前进展。支气管肺泡灌洗液（BALF）和毛刷查真菌、细菌、瘤细胞均阴性。BALF 中 CD4/CD8 0.3；细胞总数为 1.4×10⁷/L，吞噬细胞 0.49，中性粒细胞 0.05，淋巴细胞 0.41，嗜酸性粒细胞 0.05；经支气管镜肺活检（TBLB）病理示：肺泡间隔轻度增宽，慢性炎细胞浸润，肺泡及小气道内可见较多疏松纤维肉芽沿肺泡腔伸延（图 59-2），符合机化性肺炎。2004 年 5 月 13 日予以泼尼松 65mg qd，体温即降至正常。1 个月后复查胸部 CT 示肺内病灶明显吸收（图 59-3）。

### 病例二

患者女性，52岁，胸闷、气短伴干咳2个月。于2004年10月20日拟诊肺部感染入院。

患者入院前2个月（2004年8月20日）无明显诱因出现胸闷，气短，伴干咳，痰少，无发热、咯血、胸痛而入当地医院治疗，查红细胞沉降率快，血象不高（具体不详），X线胸片等检查后诊为肺炎，给予头孢曲松（商品名：菌必治）、阿奇霉素（具体量不详）治疗1个月后，症状无缓解，后复查X线胸片、CT见病变无好转（图59-4）。体重无明显减轻。9月29日来我院门诊就诊，ESR 44mm/1h，4次痰找抗酸杆菌均阴性。类风湿因子（RF）阴性，抗核抗体及抗双链DNA抗体均为阴性，自身抗体：平滑肌抗体SMA弱阳性1∶80。10月10日在我院行气管镜检查，镜下检查大致正常。毛刷找结核菌均阴性，毛刷找瘤细胞均阴性。BALF细胞分类：吞噬细胞0.16，淋巴细胞0.59，中性粒细胞0.12，嗜酸性粒细胞0.13。支气管肺泡灌洗液（BALF）中T4 23.8%，T8 65.1%，T4/T8 0.4。支气管镜肺活检（TBLB）支气管黏膜及肺组织显慢性炎，肺泡内可见增生的纤维组织，呼吸性细支气管腔内也可见纤维肉芽组织（图59-5）。查体听诊双肺呼吸音较粗，双下肺可闻及爆裂音。入院后给予泼尼松60mg qd治疗。11月2日复查CT与9月27胸部CT比较，肺内多发病灶较前吸收（图59-6）。

### 病例三

患者女性，42岁，发热、咳嗽2个月余于2005年2月6日以肺部感染入院。

患者2个月余前起劳累后出现畏寒，多为每天下午或晚上出现，持续数小时后缓解。2004年12月25日体温39.2℃，伴轻咳，无痰，X线胸片示右下肺炎。给予阿奇霉素×8天→菌必治×5天→头孢曲松×3天静脉滴注治疗，咳嗽、咳痰无明显好转，持续发热（38～39.5℃之间）。查痰培养2次均阴性，痰找结核杆菌3次均阴性，ESR 41mm/1h，2005年1月10日胸部CT示右中下肺及左下肺炎症，右侧为著（图59-7）。2005年1月15日曾在当地医院住院治疗，痰培养阴性，痰3次找结核杆菌阴性，纤维支气管镜检示毛刷革兰染色阴性，找结核杆菌阴性，找癌细胞阴性。灌洗液找结核杆阴性。血培养2次阴性。血结核抗体（TB-Ab，）阳性。1月24日胸部CT示与前比较（1月10日）双肺阴影进展，右侧少量胸腔积液；1月31日CT示右上肺阴影进展，右下肺阴影部分吸收，左下肺阴影变化不大，左上肺出现片状浸润影。为进一步治疗收入院。发病以来体重下降7.5kg。查体：体温38℃，脉搏96次/分，血压100/60mmHg。右中下肺语颤增强，语音传导增强，可闻支气管呼吸音，左下肺可闻极少量湿啰音。血常规：白细胞（11.15～5.48）×10⁹/L，血红蛋白109～131g/L，血小板（140～221）×10⁹/L；尿便常规阴性；肝肾功能正常。血气（自然）：$PaCO_2$ 34.3～40.6mmHg，$PaO_2$ 67.3～76.4mmHg。多次痰培养、痰找结核杆菌、痰找癌细胞均阴性，痰找真菌偶见少量孢子及假菌丝；抗核抗体（ANA）、类风湿因子（RF）、抗中性粒细胞胞浆抗体（ANCA）、抗盐水可提取抗原ENA阴性。超声心动图（UCG）示轻度肺动脉高压（53mmHg），左室射血分数（EF）73%。腹部B超示：脾大。肺功能显示限制性通气障碍及弥散障碍。胸部X线示左肺病变进展迅速。经皮肺活检：肺泡间隔明显增厚，肺泡腔内可见疏松的结缔组织填充（图59-

8）。因病情进展快，出现气短，呼吸困难，血气提示I型呼衰，用甲泼尼龙（商品名：甲强龙）40mg 每 q12h，3 天后，患者发热、咳嗽、咳痰症状逐渐缓解，改口服泼尼松 30mg qd，1 个月后复查胸部 CT 示双肺病变明显吸收（图 59-9）。

**最终诊断：**隐源性机化性肺炎（COP）

## 讨论与分析

**施举红医师：**3 例患者的病史特点：中年，既往体健，亚急性起病，病程 2～3 个月，临床表现为咳嗽、发热。胸部 CT 示双肺分布的大片实变影，伴有支气管充气征，病灶有游走现象，红细胞沉降率快，C-反应蛋白增高，病程中使用多种抗生素无效。依据病史，结合胸部影像学表现，应考虑如下疾病：①感染性疾病：患者病程已 2～3 个月，多次痰培养阴性，多种抗生素无效，普通细菌感染的可能性不大。患者既往身体健康，没有长期服用免疫抑制剂病史，特殊类型的细菌感染，如肺部真菌、肺孢子菌肺炎（PCP）及奴卡菌感染可能性小。因患者有低热、咯血、肺部阴影、结核似乎不能除外，但患者在未经抗结核治疗的情况下，左侧略有吸收，右侧增多，并且胸部影像学主要表现为大片实变，内有支气管充气征，不似典型的结核表现；②非感染性疾病中：a 肺癌，肺癌出现肺内大片实变者多数因累及支气管，出现阻塞性肺炎时，3 例患者气管镜检查时均未发现管腔阻塞，肺部实变不能用阻塞性肺炎解释。肺炎型肺癌，患者的胸部影像学改变是肺实变影伴有支气管充气征，这种表现也可见于低恶度的肺淋巴瘤和支气管肺癌；b 结缔组织病的肺病表现；c 其他少见肺部疾病。

**季颖群医师：**3 例患者均表现为多发性片状肺泡渗出，分布在周边部及双肺，病例二患者病变呈磨玻璃样，其余 2 例大片实变影，伴有支气管气象。病例一患者双肺间质性改变。病变有游走现象。从双肺多发边缘模糊影的影像学表现来看，需考虑：①感染：细菌、真菌，病毒，PCP 感染，②肿瘤：Kaposi 肉瘤；③其他：细支气管炎闭塞性机化性肺炎（BOOP），过敏性肺泡炎。

**徐作军教授：**本文 3 例患者起病时均有咳嗽、气短和呼吸困难，影像学表现为肺部阴影，院外诊断社区获得性肺炎。仔细分析，临床有诸多用社区获得性肺炎不能解释的表现，首先，患者无咳黄痰，白细胞总数及中性粒细胞均正常，支气管肺泡灌洗液中淋巴细胞及嗜酸性细胞增多，痰培养未找到致病菌，多种抗生素无效，病情呈进行性加重，不能用普通细菌感染解释。3 例患者既往健康，无大量使用激素、免疫抑制剂的病史或体液及细胞免疫功能受损，起病初胸部影像即表现为多段多叶的肺部阴影，也不能用非典型致病菌所致社区获得性肺炎解释。其次，患者一般状况好而肺部影像表现相对重，病程 2～3 个月病灶不吸收，延迟吸收性肺炎无法解释。此外，患者肺内阴影病变有游走性不似社区获得性肺炎的表现。对于此类诊断肺炎而抗生素治疗无效且血象不高，痰及血液检查未能获得病原学证据者，应尽早行 TBLB 或经皮肺活检，获得病理学依据，以明确诊断。

**刘鸿瑞教授（病理科）：**3 例患者肺活检显示肺泡腔内肉芽组织增生，内可见成纤维细胞、肌成纤维细胞和松散的结缔组织。病例一、病例二患者细支气管内也可见肉芽组织。对于病例 3 患者因获得的肺组织标本量小，只有肺泡结构而没有细支气管结构，或者有细支气管的结构但其内未见到肉芽组织，在这种情况下因为只看到了机化性肺炎，病理诊断就是机化性肺炎而不是 BOOP。机化性肺炎是血浆蛋白在肺泡内渗出后造成肺泡损伤后的病理表现，是非特异性的。感染，药物等均可引起机化性肺炎，诊断时必须根据临床表现，筛查已知原因的机化性肺炎，找不到原因后才诊断为隐源性机化性肺炎（COP）。COP 最早在 1983 年由 Davison 及同事描述其病理学特征，表现为肺泡腔内肉芽组织增生，并可见成纤维细胞、肌成纤维细胞和松散的结缔组织。细支气管管腔内也可见肉芽组织增生，认为是间质性肺病的一种。1985 年 Epler 描述了一组病理表现相同的疾病，命名为闭塞性细支气管炎伴机化性肺炎（BOOP），后认为是同一个病。1998 年 Katzenstein 认为 BOOP/COP 其病理改变主要位于肺泡腔内，不应归类于特发性间质性肺炎（IIP）中。在 2002 年 ATS/ERS 发布的 IIP 分类的共识中，将 COP（BOOP）重新包含在 IIP 内，理由是 COP 在临床上有其特征性表现，肺内病变除上述表现外，还可见大量淋巴细胞的浸润和Ⅱ型肺泡上皮的增生，易与其他类型的 IIP 混淆。按这项报告确定的统一命名标准，机化性肺炎在此类患者是主要的病理表现，闭塞性细支气管炎仅见于部分病例，COP 被认为比 BOOP 更接近疾病的本质。

**许文兵教授：** 从支气管肺泡灌洗液的结果分析：T 淋巴细胞增高的疾病有：①特发性间质性肺炎：包括淋巴细胞间质性肺炎（LIP）、非特异性间质性肺炎（NSIP）、COP（BOOP），支气管肺泡灌洗液中均可见淋巴细胞增多，部分患者可以有嗜酸性粒细胞的增多，影像学都可以表现为双肺多发片状阴影，需依靠病理进行诊断；②外源性过敏性肺炎：淋巴细胞在整个发病期内明显增高 CD4/CD8 <1.0，临床需进行鉴别；③嗜酸性粒细胞肺浸润：是各种原因导致的肺内嗜酸性粒细胞增多的一组疾病，外周血和支气管肺泡灌洗液中可有嗜酸性粒细胞的增多，组织活检可见较多的嗜酸性粒细胞浸润。本文患者病理不支持诊断；④结节病：主要以 T 淋巴细胞增多，T 亚群分析 CD4/CD8 增高 >3.5，本病例降低，肺组织病理未见上皮样肉芽肿，不支持。从病理结果分析：a 首先要排除已知原因的机化性肺炎，包括细菌、真菌、病毒感染后引起的机化性肺炎，但感染引起的机化性肺炎病理表现为肺泡内大量的慢性炎症细胞浸润，与本文 3 例患者的病理表现不同。b 除外药物因素引起的机化性肺炎，常见药物有胺碘酮、博来霉素、金制剂等。应询问患者是否有特殊药物用药病史；c 在血管炎，如 Wegener 肉芽肿、NSIP 中也可见到少量的机化性改变。本文 3 例外周血免疫学指标均阴性，不考虑 Wegener 肉芽肿，病理表现也不似典型的 NSIP。因此，在排除各种原因导致的机化性肺炎后，考虑 3 例患者为隐源性机化性肺炎。糖皮质激素是目前治疗 COP 的主要药物，文献报道糖皮质激素起始剂量每天 0.75mg/kg，2～4 周后减量。总疗程在 6～12 个月。激素减量或停药后出现复发。

**施举红医师：** 本文 3 例患者糖皮质激素起始剂量为每天 0.5mg/kg，48 小时后出现临床症状的改善，肺部浸润影在治疗 2 周后开始吸收，4 周基本消散。4 周后减量，随诊至今无复发。可见糖皮质激素治疗后 COP 的预后良好。但影像学以间质改变为主的 COP，BALF 中淋巴细胞数不多者，病理上除了机化性肺炎还有肺结构重建者，预后差。

**朱元珏教授：**隐源性机化性肺炎是一组原因不明的少见疾病。其相应的临床 – 放射 – 病理学定义是指没有明确的致病原（如感染）或其他临床伴随疾病（如结缔组织疾病）情况下出现的机化性肺炎。随着经皮肺活检及 TBLB 的开展，对 COP 有了一定的认识。COP 也被称为 BOOP，2002 年美国胸科学会/欧洲呼吸学会（ATS/ERS）发布了关于间质性肺病（IIP）分类的共识意见，由于这项报告试图确定一个统一的命名标准，COP 被认为比 BOOP 更接近疾病的本质，而且不容易与缩窄性细支气管炎（BO，又称 constrictive bronchiolitis）相混淆，因此，在北美和中国广泛应用的诊断名称 BOOP 建议用 COP 替代。同时认为，COP 与其他 IIP 一样，不再是单纯的病理诊断名称，而是结合了临床 – 影像 – 病理诊断之后的临床诊断名称。这些在过去只能属于组织病理学诊断的名称完成了从病理诊断到临床诊断的蜕变而成为有独特临床 – 影像 – 病理特征的独立病种。

COP 发病率男女基本相等，年龄在 50~60 岁之间。亚急性起病，表现为发热、刺激性咳嗽、乏力、食欲减低和体重下降。咯血、咳痰、胸痛、关节痛和夜间盗汗不常见。气短的症状较轻。上述临床症状在数周内进展。体检时可发现散在的湿性啰音。机化性肺炎的诊断一般在起病 6~10 周后确定。影像学表现为多发性片状肺泡渗出，分布在周边部及双肺，可伴有支气管充气征及有游走现象，病变也可呈磨玻璃样，胸腔积液少见。肺功能有轻至中度限制性通气功能障碍，CO 弥散率降低。支气管肺泡灌洗液的细胞分类中淋巴细胞（0.41~0.59）和中性粒细胞（0.05~0.12）增多，嗜酸性粒细胞也可增多。CD4/CD8 比值明显降低，患者红细胞沉降率和 C-反应蛋白明显增高。外周血白细胞总数正常，中性粒细胞可轻度增多。

我院呼吸科病房在短短半年期间收治经病理确定诊断的 COP 患者 3 例，患者起病初期均被误诊为肺部感染。病理确证后，经过激素治疗患者在短期内临床症状及胸部影像学均有显著改善。因此，作为呼吸专科医师，应对 COP 有一定的认识。

（施举红）

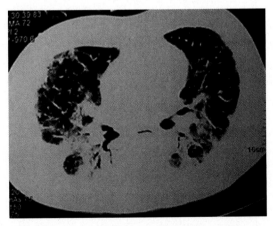

图 59-1　双下肺大片密度增高影，可见支气管充气征右侧沿胸膜下可见渗出病灶（治疗前）

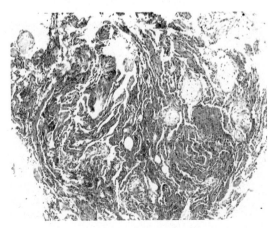

图 59-2　右下肺 TBLB 示肺泡间隔轻度增宽，慢性炎细胞浸润，肺泡及小气道内可见较多疏松纤维肉芽沿肺泡腔伸延（HE×100）

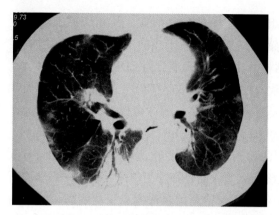

图 59-3 双下肺病灶明显吸收，右侧下肺可见片状密度增高影，内见支气管充气征（治疗后）

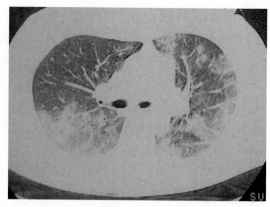

图 59-4 双肺纹理增粗，片状渗出，呈磨玻璃样变（治疗前）

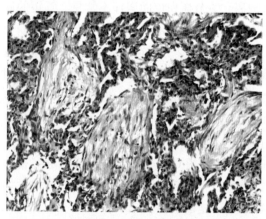

图 59-5 右下肺 TBLB 示支气管黏膜及肺组织显慢性炎，肺泡内可见增生的纤维组织（HE×200）

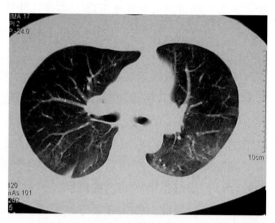

图 59-6 肺内病变大部分吸收，遗留少量粗索条及磨玻璃样变（治疗后）

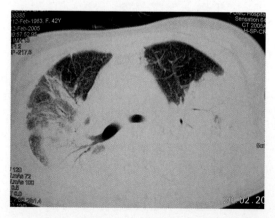

图 59-7 双肺大片实变影，可见支气管充气征（治疗前）

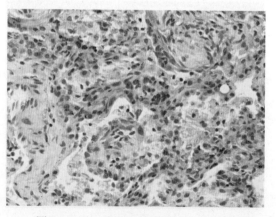

图 59-8 左下肺经皮肺活检：肺泡间隔增宽，炎性细胞浸润，肺泡腔内可见多疏松纤维（HE×200）

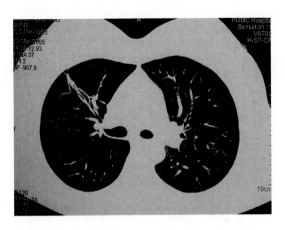

图 59-9 右肺粗索条影，双肺磨玻璃样变
（治疗后）

# 参 考 文 献

［1］ Davison AG，Heard BE，McAllister WA，et al. Cryptogenic organizing pneumonitis. Q J Med，1983，207：382－394

［2］ Epler GR，Colby TV，Mcloud TC，et al. Bronchiolitis obliterans organizing pneumonia. N Eng J Med 1985，312：152－158

［3］ Geddes DM. BOOP and COP. Thorax 1991，46：545－547

［4］ Katzenstein ALA，Myers JL. Idiopathic pulmonary fibrosis. Clinical relevance of pathologic classification. Am J Respir Crit Care Med 1998，157：1301－1315

［5］ American Thoracic Society/European Respiratory Society. International multidisciplinary consensus：classification of the idiopathic interstitial pneumonias. Am J Respir Crit Care Med 2002，165：277－304

［6］ Cordier JF，Loire R，Brune J. Idiopathic bronchiolitis obliterans organizing pneumonia：definition of characteristic clinical profiles in a series of 16 patients. Chest 1989，96：999－1004

［7］ Oikonomou A，Hansell DM. Organizing pneumonia：the many morphological faces. Eur Radiol 2002，12：1486－1496

［8］ Nagai S，Aung H，Tanaka S et al. Bronchoalveolar lavage cell findings in patients with BOOP and related diseases. Chest 1992，102：32S－37S

# 病例60 反复发热、肺部阴影5年余
## ——肺泡蛋白沉积症

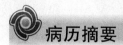 病历摘要

患者男性，47岁。因反复发热、盗汗、乏力5年余，肺部阴影原因不明于2004年2月25日入院。

患者1999年6月无明确诱因感乏力、发热，自测体温40℃，无皮疹，无咳嗽、咳痰、咯血、呼吸困难、胸痛、腹痛、腹泻。曾于当地医院就诊，予以退热消炎治疗2天后体温正常。不久又出现发热（37~38℃，以下午发热为主），盗汗症状明显，后因体温升至39℃再次住当地院治疗，查X线胸片诊断为肺结核，予以异烟肼、利福平、吡嗪酰胺、链霉素抗结核治疗10余天后体温恢复正常，2个月后乏力、盗汗症状缓解，出院后自行停用抗结核药治疗。以后前述症状反复发作，先后5次住院治疗，多次行胸部CT检查（图60-1）：双肺弥漫性病变，从双肺周边起病，病变呈淡片状，云雾状，右下叶基底端段重。气管、支气管通畅。予以四联（异烟肼、利福平、吡嗪酰胺、链霉素）抗结核治疗2~3个月，治疗10余天后体温恢复正常，自诉住院期间血培养、肝肾功能等检查无异常，出院后自行停用抗结核治疗。2004年初外院就诊时曾行纤维支气管镜（简称纤支镜）检查（结果不详），考虑为肺纤维化，予以地塞米松治疗（剂量不详），后改为泼尼松20mg，每天1次，总疗程共1个月但效果不明显。为进一步诊治收入院。患者自发病以来，食欲、睡眠、精神尚可，二便正常，无口腔溃疡、光过敏、口干眼干、雷诺征、关节疼痛等症状。起病后体力下降，活动后感气促，体重下降约5kg。否认毒物、放射线接触史，无动物饲养史，职业为司机，有吸烟史20年，每天10支，无嗜酒史。

**查体：**体温36.8℃，脉搏88次/分，呼吸20次/分，心率88次/分，律齐，血压130/80mmHg（1mmHg=0.133kPa）。全身皮肤黏膜无黄染及发绀。浅表淋巴结未增大。颈软，未见颈静脉怒张。气管居中，甲状腺未及明显肿大，双肺呼吸运动对称，双肺底有少许细湿啰音但未闻及干啰音。心前区无异常隆起或凹陷，各瓣膜区未闻及病理性杂音。肝脾肋下未及，肝颈静脉回流征阴性，肝肾叩击痛及移动性浊音均阴性。双下肢无水肿，各关节无压痛，无杵状指。

**实验室检查：**白细胞$6.1 \times 10^9$/L，中性粒细胞0.47，淋巴细胞0.50，肝肾功能正常，红细胞沉降率（ESR）8mm/1h，纯蛋白衍生物（PPD）试验院外多次检查均阴性。血清补体正

常。血免疫球蛋白（Ig）、抗核抗体（ANA）、抗盐水可提取物抗体（ENA）及抗中性粒细胞胞浆抗体（ANCA）、类风湿因子（RF）均阴性，抗结核抗体阴性。痰找瘤细胞、痰涂片找结核菌均阴性。血气分析：pH 7.428，动脉血氧分压（PaO$_2$）76.5mmHg，动脉血二氧化碳分压（PaCO$_2$）39mmHg。肺功能正常。腹部B超未见明显异常。支气管镜检查显示大致正常，经支气管镜肺活组织检查（简称肺活检）显示肺组织呈慢性炎症。心电图（UCG）显示正常。2003年12月19日外院（图60-2）正侧位胸片示双肺弥漫散在分布磨玻璃样网状高密度病变，边界尚清，双肺门、纵隔结构正常。2004年1月2日外院胸部CT示双肺弥漫性病变。2004年1月16日肺部CT（图60-3）示双肺弥漫分布网格状密度增高影，边界尚清，右下叶基底端段病变消失，右下叶前段、左舌叶、左下叶基底端出现新病灶。

**入院诊断**：双肺弥漫性病变性质待定

## 讨论与分析

**施举红医师**：47岁男性，本次以肺部阴影原因不明入院，病史5年中主要表现为间断发热，经相应对症治疗后能好转。本次无明显的呼吸道及全身症状。从临床表现来看，患者除了持续存在的肺部阴影外临床症状少，程度轻。在5年的病程中患者先后5次抗结核治疗，入院前2个月曾用静脉及口服糖皮质激素（简称激素）治疗。从用药角度来看，抗结核药物及激素均不能使患者肺部病变得到改善，也没有使肺部病变恶化。查体无杵状指及肺部干、湿性啰音，没有心衰的征象。患者从临床表现及体征上来看，似乎对诊断提示作用不大。肺功能表现为轻度的限制性通气功能障碍，弥散功能障碍。很多肺部浸润性阴影均能表现为此种类型的通气功能障碍。因此该患者诊断和鉴别诊断的切入点应从胸部X线表现入手。患者的胸部CT主要表现为肺实质内的阴影，不伴有纵隔肺门淋巴结的增大。从病变性质来看是肺泡填充性改变。影像学首先能除外的疾病有心源性肺水肿，急性呼吸衰竭综合征（ARDS），以及其他原因导致的急性起病，伴有严重呼吸道症状的疾病。尽管患者有发热，但不考虑肺结核，理由是临床上无咳嗽，血象不高，抗结核治疗肺部阴影不吸收，激素治疗也未见恶化。由于患者无长期用药史，药物肺损伤导致肺泡炎可除外。临床无呼吸道症状，无咯血，无贫血，肺泡出血可排除。尽管除外了上述疾病，单从临床表现上来分析，还有以下疾病需要考虑：结节病、慢性嗜酸性粒细胞性肺炎、闭塞性细支气管炎伴机化性肺炎（BOOP）、脱屑性间质肺炎（DIP）、过敏性肺炎及肺泡蛋白沉积症，这几种疾病的特点是临床症状少，胸部X线表现重。

**钟旭医师**：肺泡填充性疾病在常规胸部CT及高分辨胸部CT上有一些提示作用，包括血管、支气管肺实质和胸膜的累及、叶间胸膜的增厚、肺内结节影及磨玻璃样变。磨玻璃样变提示肺内实变影密度较低，不能完全遮盖肺血管，也不造成支气管充气征。尽管磨玻璃样是否能提示肺泡填充性疾病或肺泡炎的诊断还有争议，但对于一些肺内浸润性病变来说是特征性改变，也是主要表现。上述需要诊断和鉴别的疾病胸部X线及胸部CT均可显示磨玻璃样改变。从影像学来看，该患者属于肺泡填充性疾病。

**留永健医师：** 该患者首先要考虑结节病。因为结节病在诊断时患者多数无临床症状。患者胸部 CT 未发现纵隔及肺门淋巴结增大，结节病的患者约 25% 没有淋巴结的增大。在某些结节病病例，肺部病变可表现为弥漫性甚至广泛分布。另外一部分患者病变主要累及上肺，特别是在间质纤维化期。结节样肉芽肿性病变，是外周分布的磨玻璃样变，有时会有蜂窝样变。

**许文兵教授：** 过敏性肺炎（外源性过敏性肺泡炎）是由于患者吸入各种有机粉尘过敏，并且反复吸入后出现的一类疾病。病理表现为肺实质内弥漫性单核胸部性炎症，累及小支气管、间质和肺泡。炎症可形成肉芽肿并导致肺纤维化。典型的变应原是发霉的干草，即农民肺。目前认为植物、动物代谢产物、有机或无机化学物均可导致外源性过敏性肺泡炎。急性外源性过敏性肺泡炎的症状包括咳嗽、发热、胸闷、乏力，以及接触变应原数小时后出现皮肤一过性瘙痒。慢性患者主要表现为进行性气短，伴或不伴咳嗽。急性期影像学表现可正常，典型病变表现为双下肺分布的结节影，有时可见肺泡浸润影。急性及亚急性期的外源性过敏性肺泡炎胸部高分辨 CT（HRCT）表现为片状、游走性磨玻璃样变，小结节影，肺实变伴有支气管充气征。慢性或反复发作的外源性过敏性肺泡炎可表现为双肺散在的、不规则的小片影，弥漫的肺间质纤维化及蜂窝样变，病变主要分布在上肺野。该患者临床表现为反复发热，活动后胸闷，体重下降，但患者病史中无确切的变应原接触史，肺部阴影在 5 年的时间内没有增多，也没有减少，并且病灶在使用糖皮质激素后无吸收，尽管影像学表现应考虑外源性过敏性肺泡炎的可能，但整个病程的发展及对皮质激素的治疗反应均不支持外源性过敏性肺泡炎。

**徐作军教授：** 尽管此例 47 岁男性患者无明显的临床表现及体征，但依据胸部影像学表现，应考虑肺泡蛋白沉积症（PAP）的可能，肺功能的轻度异常是 PAP 的早期表现之一。患者 CT 阴影表现不是典型的肺泡蛋白沉积症。诊断 PAP 需依靠检测痰或肺活检组织中巨噬细胞内是否存在过碘酸-雪夫反应（PAS）（糖原染色）阳性的物质。该患者诊断应首先考虑行支气管肺泡灌洗（BAL）及经支气管镜肺活检（TBLB）检查。支气管肺泡灌洗液（BALF）可显示混浊，类似于牛奶样的不透明液体。过碘酸－雪夫（PAS）反应可阳性。

**施举红医师：** 该患者进行了支气管检测但镜下未见异常。右中叶进行 BAL，病理显示 BALF 为透明微混浊液体。右下叶后基底段行 TBLB，病理显示肺泡间隔有少量炎性细胞浸润（图 60-4）。从 BALF 外观及 TBLB 病理结果，该患者目前依然诊断不明确。但 BALF 离心涂片，HE 染色后发现细胞成分少，可见大量嗜伊红染色阳性的无定型物质（图 60-5）。

**陈勇主管技师：** 该患者 BALF 涂片结果，以及临床医师的提示可能是肺泡蛋白沉积症。文献提及 PAP 的 BALF 肉眼观为混浊不透明，类似于牛奶状。镜下表现为 HE 阳性的无定型物质，这是典型 PAP 的 BAL 表现。本例患者尽管肉眼观察 BALF 微混浊，并没有表现为牛奶样不透明，但镜下细胞成分少，可见 HE 阳性的无定形物质是 PAP 特征性表现。以往也有类似的病例，BALF 外观表现不典型，但镜下无定形物质，最后经 TBLB 证实为 PAP。

**施举红医师：** 在得到 BAL 结果提示后，再次给患者行 TBLB，在左下肺后基底段取病理组织，结果显示部分肺泡腔内有 PAS 染色阳性物质，奥辛蓝及黏液呈卡红染色阴性（图 60-6、图 60-7）。从目前的 BAL 及 TBLB 病理结果，患者 PAP 诊断明确。

**崔全才教授（病理科）：** 痰或 BALF 的检查对 PAP 的诊断比较有意义。BALF 的典型所见是肺泡巨噬细胞几乎消失，在嗜酸性颗粒的背景上可见弥漫分布的、无细胞的、嗜酸性小体。经 TBLB 是目前弥漫性肺疾病常用的诊断方法，但对 PAP 来说，文献并不强调它的价值。理由是，经 TBLB 所得到的组织有限，不足以除外继发感染，而这对于 PAP 来说是比较重要的。为了达到这个目的，一般希望得到较大的组织块，因此从病理诊断的角度来说，开胸肺活检的诊断价值较大，但开胸肺活检并发症多，有一定风险，难以作为常规开展。

**蔡柏蔷教授：** PAP 症状体征无特异性，实验室检查肺功能及血气有时也无特异性，而且正如本例胸部 X 线表现，并非文献描述的那样双肺对称性阴影，类似于肺水肿的表现，因此诊断需靠病理，开胸肺活检阳性率为 100%。需要强调的是，虽然 TBLB 在肺间质性病变中的诊断价值并不高，特别是在间质性肺病中价值不大，临床只作为除外肺泡癌的手段之一，但我们的体会是 TBLB 在 PAP 诊断中应作为首选，理由是创伤小，费用低，患者易接受；一旦怀疑 PAP，可反复多次多部位取材。BAL 在 PAP 中的诊断价值：无论外观是否混浊，其镜下可见 HE 阳性的无定型物质均需除外 PAP。BAL 对 PAP 的诊断起较关键性的作用，特别是在 TBLB 阴性时，更有较强的提示作用。

**刘鸿瑞教授（病理科）：** BAL 是确定 PAP 的病理重要方法，BALF 沉渣经石蜡包埋切片后显微镜下也能见到片状嗜伊红细颗粒状蛋白物质及针状裂隙。值得强调的是，BALF 在送检时，一定要加入 95% 的酒精固定，使脂蛋白凝集。在取沉淀物离心时切忌搅拌，因为搅拌后凝集的脂蛋白被搅碎，显微镜下难以观察到片状细颗粒状蛋白性物质及针状裂隙，使我们难以作出正确、可靠的病理诊断。

**林耀广教授：** PAP 是一类罕见的疾病，1958 年由 Rosen 首先提出。病理学表现为肺泡内充满过碘酸 - 雪夫反应阳性的无定型物质，肺间质也可见少量这种物质。病因未明。可能是血液系统肿瘤的前期表现，也可能是硅沉着病的表现。发病率男女之比为 1∶2。年龄多在 20～50 岁之间。起病时约 1/3 患者无自觉症状。有症状的患者常表现为活动后气短，刺激性咳嗽。体征少，可能存在肺部啰音、杵状指。实验室检查可正常，或出现高丙种球蛋白血症。乳酸脱氢酶（LDH）增高。早期肺功能正常。后期可出现明显的弥散功能障碍。胸部 X 线表现为双侧对称的阴影，病变性质和分布与心源性肺水肿相似。常见片状阴影，边界不清，形态不规则，散在分布在双肺。许多病例阴影可类似蝴蝶或蝙蝠翅膀样，此种表现在肺水肿时可见。CT 表现为磨玻璃样阴影，常以肺门为中心，也可从周边部起病，或病灶局限分布。支气管充气征少见。受累区域与未受累区域分解明显，形成马赛克征。细网状影是增厚的肺泡间隔。治疗后肺间质性改变的消失提示此种影像学改变是肺水肿或肺泡内填充性病变，而不是肺间质纤维化。磨玻璃样变及小叶间隔的增厚呈现为类似于"铺路石"的表现。

我院每年收治 PAP 的患者数在 10～15 例，并不是所有 PAP 患者都具有典型的影像学表现，当患者临床表现及影像学对诊断没有提示时，BALF 及经支气管肺活检对诊断具有较高的价值。

（施举红）

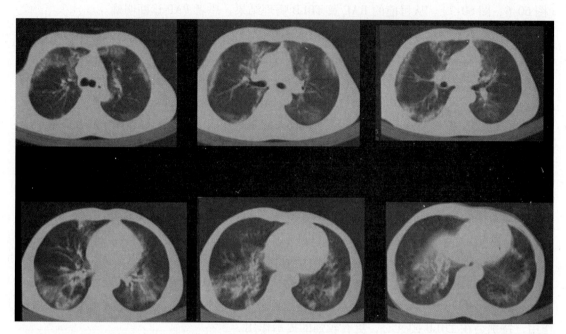

图60-1　1996 年 6 月 12 日 CT 示双肺弥漫性病变，从双肺周边起病，病变呈淡片状，云雾状，右下叶基底端段重。气管、支气管通畅

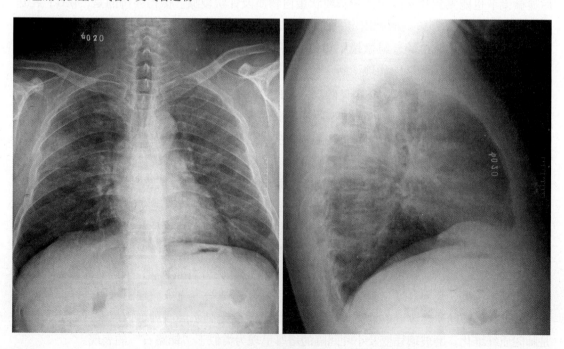

图60-2　2003 年 6 月胸部 X 线正侧位胸片示双肺淡片状阴影

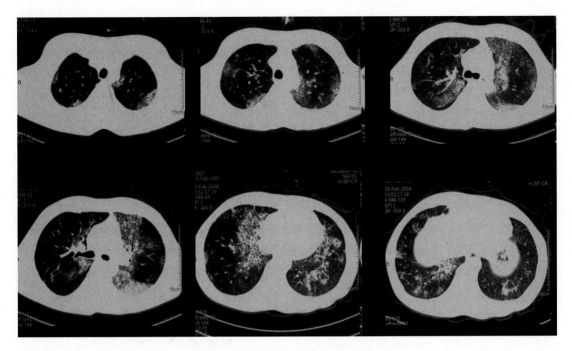

图60-3  2004年1月16日胸部CT

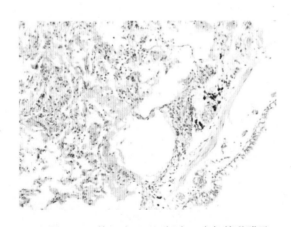

图60-4  第一次TBLB标本：支气管黏膜及肺部间质慢性炎症（HE×200，右下叶基底段）

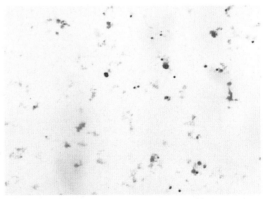

图60-5  第一次BAL外观略混浊。镜下可见较多嗜伊红无形态碎片，细胞成分少（HE×200）

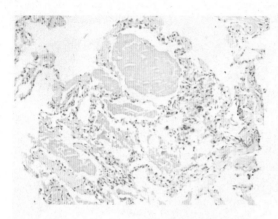

图 60-6　第二次 TBLB 病理显示部分肺泡腔内有 PAS 染色阳性物质，奥辛蓝及黏液卡红染色阴性（HE×200，左下叶基底段）

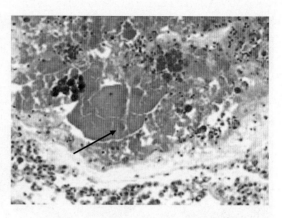

图 60-7　第二次 TBLB 病理显示部分肺泡腔内有 PAS 染色阳性粒状蛋白物质，可见针状裂隙（箭头示）（HE×400，左下叶基底段）

# 病例61　双肺多发结节影
## ——肺透明样变肉芽肿病

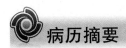

### 病历摘要

患者男性，43 岁，因体检发现双肺结节影19 天于 2005 年 5 月 8 日入院。

患者入院19 天前（2005 年 4 月 19 日）常规体检 X 线胸片发现双肺多发结节影，无低热、乏力、盗汗；无咳嗽、咳痰、胸闷、胸痛，无食欲下降、黄疸、腹泻，无便血、血尿、头痛、头晕，无关节痛、肌痛；无口干、眼干，无脱发、口腔溃疡。食欲正常，睡眠好，尿便无特殊。体重无下降。2001 年 9 月患者曾牙痛后出现右眼鼻侧半视野缺损，后缺损面积渐渐扩大，眼底检查诊断为视神经炎、视盘缺血，予以甲泼尼松龙冲击治疗 3 天后予地塞米松、泼尼松口服治疗，逐渐减量，至 2002 年初遵医嘱停药，治疗后视野未恢复；2002 年 4 月患者出现左下肢温度觉障碍及右下肢运动障碍，当地医院行胸椎磁共振检查（MRI），诊断为脊髓炎，予以地塞米松及泼尼松治疗，随后泼尼松 60mg/d，服用 1 周后减量，每周减 10mg，至 5mg/w 维持近 1 年，症状好转无后遗症。2003 年底患者曾出现左跖趾关节痛，持续 10 余天后症状缓解；同年出现面部结节样皮疹，色暗红，瘙痒；否认肝炎、结核病及接触史，否认高血压、冠心病、糖尿病史，否认输血史及食物、药物过敏史。患者有吸烟史 10 余年，每天 10~20 支；不嗜酒。否认疫区居留史及疫水接触史，否认放射线及毒物接触史，家中有养狗史（半年）。

**查体：**面部左、右耳前各可见一暗红色结节，无压痛，皮温正常。右颈部胸锁乳突肌后缘、左锁骨上可触及黄豆至蚕豆大小淋巴结 3 个，活动可，无压痛；余浅表淋巴结未触及增大。胸廓对称，双肺呼吸音清，右肺可闻胸膜摩擦音。心界不大，心率 80 次/分，律齐，未闻及杂音。腹软，无压痛、反跳痛、肌紧张，Murphy 征阴性，肝、脾肋下未及。双足背动脉搏动对称正常。四肢肌力、肌张力正常，右侧肢体温度觉稍较左侧减退，双下肢不肿，膝腱反射对称正常，左侧巴氏征阳性。

**实验室及辅助检查：**血常规，肝肾功能正常；甲胎球蛋白（AFP）、癌胚抗原（CEA）均在正常范围；红细胞沉降率 20mm/1h，C-反应蛋白（CRP）19mg/L；胸部 CT、MRI 显示双肺多发斑片结节影，病变以中、下肺为主，肺门纵隔内增大淋巴结；腹部及盆腔 CT 未见异常。骨扫描示左足趾骨代谢轻度活跃；结肠镜未见明显异常；胃镜：浅表性胃炎、反流性食管炎；甲状腺核素正常；正电子体层扫描术（PET）：双肺多发代谢略增高结节，双后下胸膜代谢略增高,右锁骨上、左腋下代谢略增高淋巴结;颈部、腋下 B 超:右锁骨上、左腋下多发淋巴结增大,直径 0.5~3.0cm。

## 讨论与分析

**施举红医师**:患者为中年男性,因无症状隐匿起病,胸部 CT 发现肺内多发结节影,伴肺门、纵隔淋巴结增大。诊断考虑:①转移瘤:常见有消化道、泌尿生殖系统、骨及甲状腺肿瘤。目前无临床症状,胃镜、肠镜检查未发现肿瘤表现;腹部及盆腔 CT 未见异常;骨扫描显示未见骨肿瘤表现;甲状腺扫描正常;因此无上述部位肿瘤的诊断依据;②呼吸道原发肿瘤肺内转移:患者无呼吸道相关症状,可考虑行支气管镜检查及肺癌血清学指标筛查以除外;③肉芽肿样病变:包括感染性疾病结核、真菌感染引起的肉芽肿,本例患者无结核接触史,无中毒症状,纯蛋白衍生物(PPD)阴性,结核抗体弱阳性不支持;真菌感染亦不考虑;非感染性主要为结节病也可表现为无症状,需行支气管镜及血管紧张素转化酶(SACE)检查,进一步明确;④肉芽肿性血管炎:可表现为结节样病变,但患者无鼻窦炎、咯血,无镜下血尿,可行相关检查以排除;⑤淋巴细胞增殖性疾病:淋巴管肌瘤病(LAM)或组织细胞增生 X(LCH)早期病变为结节影,但患者病变以中下肺为主,与 LCH 不同,男性患者不考虑 LAM。

**徐作军教授**:患者胸部 CT 可见双肺多发圆形结节,分布较广泛,肺尖即可见结节,中下肺多,沿支气管走行排列,边界较清(图 61-1),目前各项检查没有肿瘤依据。患者2001 年出现视力异常,2002 年出现神经病变,2003 年出现左趾跖关节痛;同年出现皮疹并呈结节样,本例患者要考虑结节病,可行下列检查:①纤维支气管镜检查,观察气道黏膜是否有粟粒样结节,也可行支气管肺泡灌洗(BAL),了解肺泡灌洗液中细胞总数及细胞分类,CD4、CD8 淋巴细胞比例,还可以通过支气管镜进行肺活组织检查(简称肺活检)获得病理标本,从而明确诊断并进行鉴别诊断;②可行 SACE、血钙、尿钙检查,PPD 检查;③请眼科会诊,了解是否有虹膜睫状体炎或其他眼底病变;④神经系统病变,了解左侧巴氏征阳性不能单纯用外周神经病变解释,应行头颅 MRI 明确有无颅内结节;⑤超声心动图检查,了解有无心脏结节;⑥必要时可行皮下结节或颈部淋巴结活检。

**施举红医师**:患者支气管镜下见隆突锐利,左右主支气管主段、亚段开口通畅,黏膜光滑,在右肺中叶行 BAL,T 淋巴细胞亚群 CD4/CD8 为 1.3。右下肺基底段行经支气管镜肺活检(TBLB),病理显示少许肺组织慢性炎症。SACE 15.9U(正常为 33±10 U),血钙、尿钙正常范围,PPD(-)。眼科会诊意见:左眼视神经萎缩,属陈旧病变。头颅 MRI 正常。超声心动图(UCG)显示心脏结构功能正常。根据支气管镜活检病理报告及 SACE 不高,结节病诊断缺乏依据。2005 年 5 月 18 日右下肺结节经皮肺活检,病理报告示少许肺组织显慢性炎,肺泡上皮轻度增生,可见小横纹肌组织。因考虑病理报告未能提示诊断,拟 2005 年 5 月 26 日行开胸肺活检。

**刘鸿瑞教授（病理科）：** 左舌叶肺开胸标本 2 块大体观：直径为 $1cm \times 0.7cm \times 0.2cm$，$2cm \times 0.3cm \times 0.2cm$，切面呈半透明棕色，有弹性。镜下：病变部位为胶原板层结构，呈同心圆样排列（图 61-2），外周有浆细胞、淋巴细胞浸润（图 61-3）。免疫组化显示 CD3 阳性（图 61-4），CD79 阳性（图 61-5），CD20 阳性（图 61-6）。病理诊断为肺透明样变肉芽肿病。肺透明样变肉芽肿病早期病灶活动时细胞占主要成分，陈旧性病灶主要以胶原板层结构为主。浆细胞、淋巴细胞和其他炎症细胞的浸润与 X 线胸片及胸部 CT 显示的边界不清有细毛刺的结节影相一致。目前病因不清楚，推测发病机制可能是组织胞浆菌病，抗酸杆菌感染或其他病原菌感染后的反应，是一种免疫反应。

**王京岚教授：** 本例患者 X 线胸片表现为多发结节，直径在 $0.2 \sim 5cm$ 之间，平均直径为 $2.0cm$。分布双侧肺，结节边界清晰，肺门纵隔淋巴结增大，当地医院曾怀疑肺的转移瘤、肺淋巴瘤等，入院后我们也曾考虑过是否有结节病。从影像学来说还应与类风湿结节、肺的淀粉样变、坏死性肉芽肿血管炎（韦格纳肉芽肿病）、结核结节、真菌感染相鉴别。为取得病理学依据，先后行经支气管镜肺活检、经皮肺活检，最后通过经胸腔镜活检得以确诊，对于此例患者来说，开胸肺活检是有价值的。

**许文兵教授：** 肺透明样变肉芽肿病是肺内结节需要鉴别的少见疾病之一。Engleman 于 1977 年首次报道，至今已有 60 例左右。好发于 $30 \sim 40$ 岁的中年者，男女比例大致相等。组织学表现为良性病变，临床生长缓慢，影像学在数目和大小均表现为缓慢增多或增长。临床上患者表现为咳嗽、气短及胸痛。部分患者无临床症状，仅在健康查体时通过 X 线胸片发现。本例患者目前肺内阴影经病理检查诊断为透明样变性肉芽肿病。既往有左下肢温度觉障碍及右下肢运动障碍，当地医院诊断为脊髓炎，我们查询了国外有关透明样肉芽肿病的报道，未发现该病合并肢体运动或感觉功能障碍的病例报告。透明样变性肉芽肿病共存的疾病有硬化性纵隔炎、腹膜后纤维化、类风湿关节炎、眼葡萄膜炎、视盘炎。也可合并的恶性肿瘤包括腹部淋巴瘤、多发性骨髓瘤、乳房 Paget 病、脑星状细胞淋巴瘤。该患者既往有右眼视神经炎，目前遗留有右眼视神经萎缩，推测为透明样肉芽肿病的共存疾病。入院后各项检查结果没有肿瘤的证据，也没有上述共存疾病的依据。

**朱元珏教授：** 透明变性肉芽肿仅占肺部肉芽肿性病变的 2%，属罕见病例。2001 年安贞医院曾有 1 例病理证实的个案报道。本例患者尽管肺部病变为透明样变肉芽肿病已经病理证实，但目前为止仍不能明确既往所患双下肢感觉运动神经障碍是否与肺部病变相关，也不清楚左足趾骨病变是否与肺部病变有关，因此不能满足于肺部病变的诊断，需长期随访观察，特别注意浅表淋巴结是否有进行性增大，必要时行淋巴结活检，警惕恶性肿瘤。

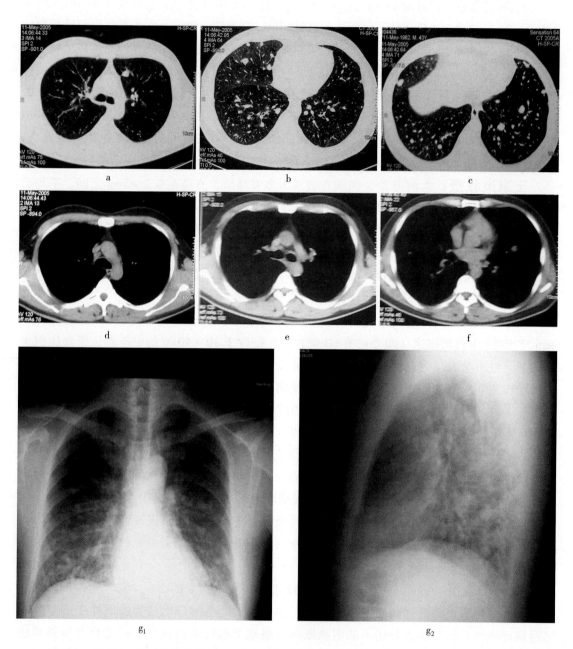

图61-1　胸部CT示双肺多发圆形结节，分布广泛，肺尖即可见结节，中下肺多，沿支气管走行排列，边界较清

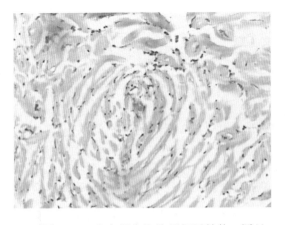

图61-2 病变部位为胶原板层结构，同呈心圆样排列（HE×100）

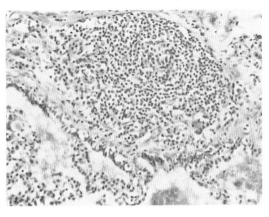

图61-3 病灶外周有浆细胞、淋巴细胞浸润（HE×100）

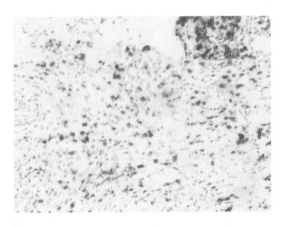

图61-4 免疫组化显示 CD3 阳性（HE×100）

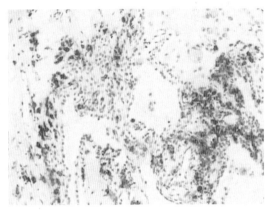

图61-5 免疫组化显示 CD79 阳性（HE×100）

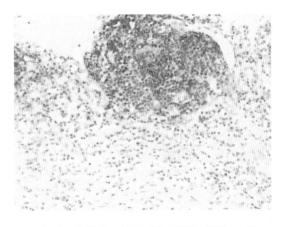

图61-6 免疫组化显示 CD20 阳性（HE×100）

# 参 考 文 献

[1] Engleman P, Liebow AA, Gmelich J, et al. Pulmonary hyalinizing granuloma. Am Rev Respir Dis, 1977, 115: 997 – 1008

[2] Yousem SA, Hochholzer L. Pulmonary hyalinizing granuloma. Am J Clin Pathol, 1987, 87: 1 – 6

[3] Ren Y, Raitz EN, Lee KR, et al. Pulmonary small lymphocytic lymphoma (mucosa-associated lymphoid tissue type) associated with pulmonary hyalinizing granuloma. Chest, 2001, 120: 1027 – 1030

[4] 杨京华, 梁瑛, 王福, 等. 肺玻璃样变肉芽肿病一例报告并文献复习. 中华结核和呼吸杂志, 2001, 24: 369 – 370

# 病例62　咳嗽、低热、肺部阴影 9 个月余
## ——结节病

### 病历摘要

患者男性，64 岁，因咳嗽、咳白痰半年于 2005 年 4 月 11 日以双肺阴影待查第二次入院。

2004 年 7 月患者无诱因开始出现咳嗽，咳白黏痰，时有低热（体温 37.5℃），且无明显规律（未监测体温），伴盗汗，无胸痛、咯血。予以甲磺酸左氧氟沙星片（商品名：利复星）治疗 5 天症状无改善。8 月 5 日 X 线胸片示双肺多发片状影（图 62-1）。8 月 9 日胸部 CT 示双肺多发片状密度增高影，左侧有胸腔积液，纵隔淋巴结增大（图 62-2）。予以四联抗结核治疗（异烟肼、利福平、乙胺丁醇、利复星）。患者 2004 年 8 月 25 日以肺多发片状影性质待定而第一次入院。第一次入院后实验室检查：血常规嗜酸性粒细胞 0.10，余基本正常。肝肾功正常，血肌酐 98.12mol/L，血尿素氮 4.97mmol/L。红细胞沉降率（ESR）28mm/1h。纯蛋白衍生物（PPD）阴性，抗结核抗体阳性。超声心动图及心电图正常。B 超示脾大，双肾弥漫性病变，右肾结石。免疫病、肿瘤相关筛查均阴性。骨显像示双肩、肘、腕、膝及踝关节摄取量增高，考虑为炎性病变。T 淋巴细胞免疫功能显著降低（CD4 191/μl，CD8 59/μl），血 Ig 定量和补体正常。继续予以抗结核治疗。8 月 14 日复查 X 线胸片示片状影较前增多，同时喘憋症状加重。多次痰培养为白色念珠菌，对氟康唑（大扶康）敏感。考虑真菌感染可能性大而加用氟康唑抗真菌治疗。8 月 31 日行纤维支气管镜（简称纤支镜）检查示镜下见大致正常，支气管肺泡灌洗液（BALF）、毛刷检查均阴性，经支气管镜肺活检（TBLB）病理示支气管黏膜慢性炎，可见上皮样肉芽肿，抗酸染色未找到抗酸杆菌。9 月 15 日停用抗结核治疗，加用两性霉素 B，从每天 1mg 开始，逐渐加量至 30mg qd。患者应用两性霉素 B 后咳嗽、咳痰、憋气症状无明显好转，10 月 6 日血肌酐 130.83mol/L，血尿素氮 10.87mmol/L（较前升高），将两性霉素 B 改为 25mg qd。患者仍有咳嗽、咳痰。2005 年 1 月 6 日复查胸部 CT 示双肺内实变影较前无明显变化；经呼吸科和感染科会诊，考虑为机化性肺炎不能除外，建议行支气管镜检和 CT 引导下经皮肺部病变穿刺活检术，行病原学检查（组织真菌及结核检查）和病理检查，以明确肺部病变状况。因患者不同意而要求出院，并拒绝继续行两性霉素 B 治疗。出院时两性霉素 B 累积达 1784mg。出院后改口服氟康唑 200mg qd，至

2005 年 3 月改为 150mg qd。1 周前改为伊曲康唑 200mg bid。为行肺穿刺活检，进一步明确诊断于 2005 年 4 月 11 日第二次入院。患者自第一次（2005 年 1 月 15 日）出院以来，仍有咳嗽，痰较少，无发热，晨起可咳出少量白黏痰。活动后有胸闷、憋气症状。无心悸、心前区疼痛。精神、食欲、睡眠好，体重无变化，二便基本正常，夜尿 3 次，排便 1~2 天 1 次。患者既往体健，1958~1992 年曾在地毯厂工作，密切接触羊毛。同事中呼吸系统疾病多发。发病前 1 年开始在室内养鸟，常与鸟接触。发病后不再养鸟。抽烟 30 余年，1 包/日，戒烟 2 年。否认家族中同类病及其他遗传病史。

**最终诊断：**结节病

## 讨论与分析

**施举红医师：**患者为老年男性，以咳嗽、咳痰起病，病程半年，病史中有发热，查体肺部未闻及干湿性啰音，白细胞总数和中性粒细胞在正常范围内，胸部 X 线表现为双肺多发斑片状阴影，伴有少量胸腔积液，肺门纵隔淋巴结增大。尽管起病初期痰培养为白色念珠菌，经支气管镜肺活检（TBLB）显示上皮样肉芽肿，抗酸染色阴性。诊断为肺部真菌感染，经过抗真菌治疗 8 个月后肺部病灶吸收不明显。因此从诊断角度来说，肺部真菌感染是否成立。如果是肺部真菌感染，那么抗真菌治疗肺部病变为什么不吸收？影响吸收的原因是什么？如果诊断不是肺部真菌感染，根据病史及影像学特征，还有哪几类疾病需要考虑？

**曹彬医师：**从胸部影像来看，不能除外肺部真菌感染。肺部真菌感染属于深部真菌感染，常见病原菌为曲霉菌属，毛霉菌属等。白色念珠菌常见于皮肤黏膜真菌感染。患者痰培养尽管多次检出真菌，但都是白色念珠菌，经皮肺活检组织真菌培养阴性，肺组织病理六胺银染色阴性，结合抗真菌治疗 8 个月后肺部病灶不吸收，肺部真菌感染的诊断不成立。痰涂片及培养检出白色念珠菌多半是口腔污染。

**留永健医师：**该患者影像学表现为双肺弥漫性病变，尽管胸部 X 线胸片报告有空洞，但双肺在实变的基础上有透光增强的区域，仔细看这些区域并没有完整的壁，结合胸部 CT 的表现，肺部病变不存在空洞。患者既往曾在地毯厂工作，有羊毛密切接触史。发病前 1 年开始在室内养鸟，常与鸟接触。外周血嗜酸性粒细胞增多，肺部多发片状阴影，首先考虑是否有外源性过敏性肺泡炎的可能。尽管有少量胸腔积液和纵隔淋巴结增大，但肺部恶性肿瘤不考虑。

**许文兵教授：**该患者起病初期表现为咳嗽，痰拉丝，发热，肺部阴影，痰中找到菌丝和孢子，TBLB 显示上皮样肉芽肿，病理表现为肉芽肿性病变的肺部病变，应考虑：①感染性疾病：结核及非典型分枝杆菌、曲霉菌、组织胞浆菌病、肺孢子菌病；②外源及过敏因素：过敏性肺炎、药物反应、吸入异物；③结缔组织病：坏死性肉芽肿血管炎（韦格纳肉芽肿病）表现为结节病样结节的罕见、类风湿关节炎累及肺部出现肉芽肿性改变；④间质性肺病：肺炎非特异性间质性肺炎（NSIP）、淋巴细胞性间质性肺炎（LIP）、坏死性肉芽肿。当时考虑真菌感染的理由为：患者老年男性，肺部有多发性边界不清的片状阴影，T淋巴细胞亚群检测提示细胞免疫功能低下，痰中多次找到真菌菌丝和孢子，在起病初期抗真菌治疗临床症状有明显改善支持诊断。由于从临床角度来看感染的可能性大，考虑到大量的支气管肺泡灌洗（BAL）有导致病原菌播散的可能，在行 BAL 时只灌入生理盐水 5ml进行了病原学检测，未进行细胞分类及 T 淋巴细胞亚群检测，在病理方面表现为上皮样肉芽肿后，由于没有 BALF 的指标，与其他疾病的鉴别诊断有一定的局限性。患者在抗真菌治疗 8 个月后肺部病变吸收不明显。因此支气管镜的重复检查及进一步的经皮肺活检对明确诊断是非常必要的。

**施举红医师**：2005 年 4 月 15 日患者行 CT 引导下左下肺穿刺活检。2005 年 4 月 20日行纤维支气管镜检查。BALF、肺穿组织真菌、细菌、抗酸菌涂片及培养均阴性。BALF中 T 淋巴细胞亚群分别为 T4 87.3%，T8 6.7%，T4/T8 13，T3 96.1%。细胞总数 9.1×$10^6$/L，吞噬细胞 0.34，淋巴细胞 0.51，中性粒细胞 0.15，嗜酸性粒细胞 0.00。病理报告示 TBLB（右下肺基底段），肺组织呈慢性炎，肺泡间隔增宽，间质内纤维组织增生。六胺银、糖原（PAS）染色均阴性。肺穿刺活检显示慢性炎，有肉芽肿形成，六胺银染色、糖原染色、黏液卡红染色、抗酸染色均阴性。

**王京岚教授**：患者 X 线表现为双肺多状阴影，从 BALF 来看该患者以淋巴细胞增高为主，嗜酸性粒细胞比例轻度增高。BALF 中淋巴细胞增高的疾病有外源性过敏性肺泡炎、铍肺、结节病、结核、结缔组织病、药物引起的肺损伤、恶性肿瘤肺浸润、硅沉着病（矽肺）、Crohn 病、原发性胆管硬化症、艾滋病病毒（HIV）感染、病毒性肺炎。这些疾病中有些 CD4/CD8 比例可增高或正常，有些可降低，CD4/CD8 增高的疾病有结节病、肺泡蛋白沉着症（PAP）、Crohn 病、结缔组织病。CD4/CD8 正常的疾病有肺结核、淋巴细胞来源的肿瘤。CD4/CD8 降低的疾病有外源性过敏性肺泡炎、药物引起的肺炎、细支气管炎闭塞性机化性肺炎（BOOP）、硅沉着病、HIV 感染。从 BALF 中细胞分类及 T 淋巴细胞亚群的比例来看，患者可能存在的疾病有结节病、结缔组织病肺部受累、PAP、Crohn 病。上述疾病可通过组织病理学表现来进行鉴别。

**刘鸿瑞教授（病理科）**：3 份标本分别为 2004 年 8 月 3 日、2005 年 4 月 15 日及2005 年 4 月 20 日。其中 2 份为 TBLB（右肺），1 份为经皮肺活检（左肺）。3 份标本镜下均可见上皮样肉芽肿，分布于支气管黏膜下（图 62-3）、肺间质（图 62-4）、经皮肺活检标本还可见肉芽肿性血管炎（图 62-5）。本例肉芽肿在肺组织内分布均匀，大小形态一致，无干酪样坏死，结节由紧密聚集在一起的局限性巨噬细胞和上皮样细胞组成，并可见上述细胞相互融合成朗格汉斯细胞，可见淋巴细胞聚集在结节的周边部位。在个别朗格汉斯细胞的胞质中可见星状体。病变部位小血管周围可见上皮样肉芽肿和淋巴细胞聚集，形成肉芽肿性血管炎，是结节病特征性的病理改变，这种表现还可在铍肺中见到。淋巴结（特别是胸内淋巴结）、肺、肝、脾及皮肤是结节病结节常见的部位。开胸肺活检及尸检者半数有血管累及。文献表明，经 TBLB 获得的肺组织标本如果 4 次均为肉芽肿，那么结节病的诊断特异性为 90%，5~6 次活检均为肉芽肿结节病诊断的特异性几乎为 100%。出现坏死性肉芽肿时应行抗酸染色及嗜银染色，除外结核及真菌感染。患者标本抗酸染色、六胺银染色、PAS 均阴性，可除外 PAP，也可除外真菌感染引起的肉芽肿性改变，但从病理科医师角度来看，抗酸染色阴性不能完全排除结核病，需要临床医师根据临床情况综合判断。

本例患者肺部病理标本在不同时间、不同部位所得到的均为上皮样肉芽肿，没有看到坏死，结合影像学表现为病灶沿支气管分布、纵隔内可见增大的淋巴结，结节病的可能性最大。

**徐作军教授：** 说到结节病，大家印象最深的就是纵隔淋巴结增大，双侧肺门对称性淋巴结增大，而且胸内结节病的分期也是以胸部 X 线表现来划分的。0 期：胸部 X 线正常。Ⅰ期：双侧肺门肿大。Ⅱ期：双侧肺门肿大伴有肺内浸润影。Ⅲ期：肺内浸润影（无肺门淋巴结增大）。Ⅳ期：肺间质纤维化。这里所说的肺内浸润影，表现可以是多种多样：可表现为片絮状阴影，呈节段分布，以叶间裂为界，似节段性肺炎，或以肺门为中心，向外周发展，呈典型的蝴蝶形改变；也可表现为直径 1~1.5cm 大小的圆形阴影，多发或单发，病变中央密度稍高，边缘浅淡，类似转移癌、外周型肺癌或结核病。还可表现为双肺呈粟点状影，边界清楚，直径 1mm，与粟粒型肺结核难鉴别。我们收治过影像学类似于粟粒型肺结核的结节病，也收治过类似于转移癌的结节病。本例患者影像学表现为多发的片状阴影，是我们遇见的第 2 例类似于肺炎的结节病。由于结节病的影像学表现的多样性，结节病的诊断并不能单纯从影像学表现来推断。同样，因上皮样肉芽肿可以是许多疾病的病理表现，故即使有了上皮样肉芽肿的组织病理学结果都不能轻易得出结节病的诊断。诊断结节病是需要依据病史，结合查体、影像学表现、病理结果、支气管肺泡灌洗液细胞分类及 CD4/CD8 进行综合分析的。

**蔡柏蔷教授：** 追踪随访患者 9 个月后目前诊断明确。对于此例患者值得吸取的教训是：对治疗效果反应不好时应对原来的诊断进行再次评价。

**随访结果：** 患者经病理讨论后给予泼尼松 30mg/d，服用 3 个月后逐渐减量，治疗过程中患者咳嗽症状消失。在治疗 5 个月后复查胸部 CT 显示肺部病变明显吸收（图 62-6）。

（施举红）

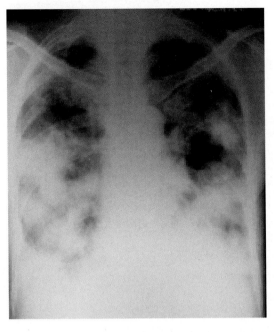
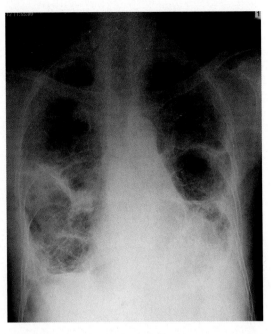

图 62-1A　2004 年 8 月 5 日胸片显示双肺多发片状阴影

图 62-1B　2004 年 8 月 5 日胸位片显示双肺病灶加重

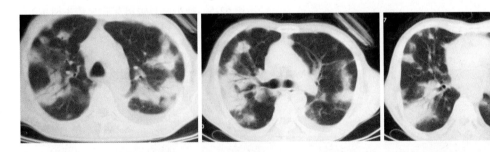

图 62-2A　（肺窗）2004 年 8 月胸部 CT 显示双肺多发片状密度增高影，实变病灶内可见支气管充气征

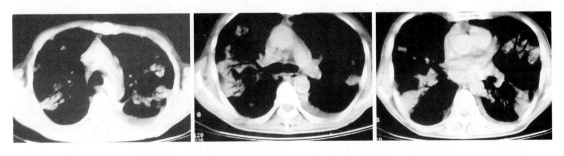

图 62-2B　（纵隔窗）2004 年 8 月胸部 CT 显示肺门纵隔淋巴结增大，左侧少量胸液

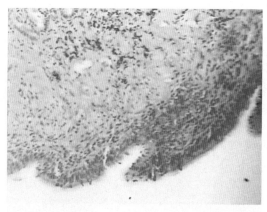

图 62-3 支气管黏膜下有上皮样肉芽肿（HE×100）

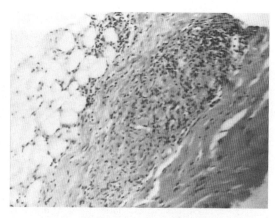

图 62-4 肺组织内有上皮样肉芽肿，周围有淋巴细胞浸润，并可见透明样变性（HE×100）

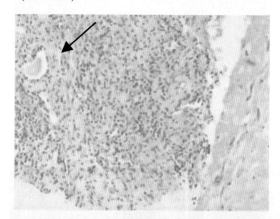

图 62-5 肺小血管被肉芽肿（箭头所示）（HE×100）

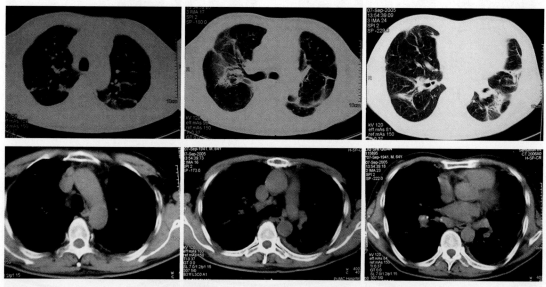

图 62-6 2005 年 9 月 7 日患者经糖皮质激素治疗 5 个月后肺内病变大部分吸收，纵隔淋巴结缩小，左侧胸腔积液吸收，遗留有左侧胸膜增厚

# 参 考 文 献

[1] Popper HH. Epithelioid cell granulomatosis of the lung: new insights and concepts. Sarcoidosis Vasc Diffuse Lung Dis, 1999, 16：32 – 46

[2] Meyer KC. The role of bronchoalveolar lavage in interstitial lung disease. Clin Chest Med, 2004, 25：637 – 649

[3] Gilman MJ, Wang KP. Transbronchial lung biopsy in sarcoidosis. An approach to determine the optimal number of biopsies. Am Rev Respir Dis, 1980, 122：721 – 724

[4] Statement on sarcoidosis. Joint Statement of the American Thoracic Society (ATS), the European Respiratory Society (ERS) and the World Association of Sarcoidosis and Other Granulomatous Disorders (WASOG) a-dopted by the ATS Board of Directors and by the ERS Executive Committee, February 1999. Am J Respir Crit Care Med, 1999, 160：736 – 755